本書では医薬品の添付文書に基づいて解説しておりますが、記載事項の簡略化をしたところがあります。実際に薬剤を使用する際には、当該医薬品の最新添付文書を十分にお読みいただき、慎重にご使用ください。

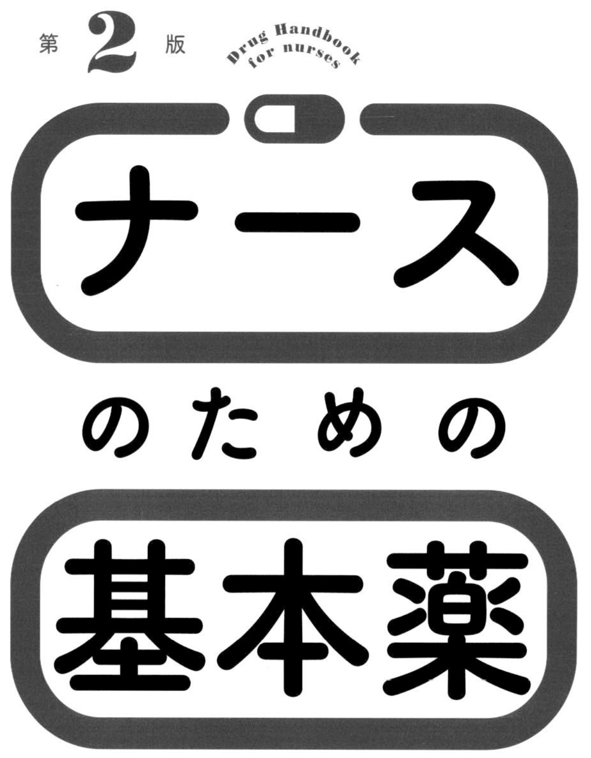

編集
木津純子

照林社

編集

木津純子（きづ・じゅんこ）

特定非営利活動法人 薬学共用試験センター顧問、元慶應義塾大学薬学部実務薬学講座教授、薬学博士。
1975年共立薬科大学薬学部卒業後、東京大学医学部附属病院分院薬剤部、共立薬科大学教授、慶應義塾大学薬学部教授などを経て、2017年より現職。日本化学療法学会理事、日本環境感染学会理事など。
共著に『今日の治療薬』（南江堂）、『ナーシング・グラフィカ臨床薬理学』（メディカ出版）、共同編集に『新しい薬学辞典』（朝倉書店）、『新 小児薬用量』（診断と治療社）など。

序 文

医学の進歩に伴い、効果や副作用の強い医薬品、使用方法が複雑な医薬品等が増え、医薬品による医療事故も多くなっています。医療事故を防止するには、患者さんのケアを第一線で実践しているナースの力が非常に重要です。

「ナースのための基本薬」は、2017年にナース必携の医薬品集として初版を刊行し、この度第2版を刊行する運びとなりました。医療現場で使用頻度の高い医薬品、使用する上で特に注意を要する医薬品など約650品目を選び、基本薬としています。ナースが医療現場で活用しやすいように、膨大な情報の中から利用する機会の多い情報を簡潔に記載し、ハンディで見やすい医薬品集をめざしました。

①本書の冒頭に“薬剤投与前に確認しておきたいこと”として、投与時の注意事項、剤形ごとの注意事項、小児・高齢者への薬剤投与時の注意事項、よく使用される単位をまとめました。

②後発品処方や一般名処方が推進されている昨今の状況を鑑み、薬効別に掲載しました。

③薬効分類ごとに、“ケアのポイント”として、ケア時に注意すべき共通ポイントを掲載し、医薬品独自のものは、“ナースのための知識”として記載しました。

④ハイリスク薬がわかるようにするとともに、“ここに注意！”として、ハイリスク薬を使用する際の注意事項を掲載しました。

⑤“check”として与薬時に特に注意を要するポイントを解説し、“Keyword”として日常的に使用される機会の多いキーワードについて解説しました。

⑥取り上げた薬剤一覧はできるだけ作用機序別に分類し、同効薬をよりわかりやすいようにしました。

⑦剤形はアイコンで表示し、注射剤は成分量と製剤量を示しました。

⑧基本情報として、添付文書に記載されている重大な注意である「警告」や「禁忌」情報、副作用については、「重大な副作用」は網羅し、「その他の副作用」は頻度の高いものを掲載しました。

著者による情報選択の差、表現の違いなどが起きないよう、すべての基本薬を一人でまとめ、多くの方に校閲をお願いしました。

本書がナース必携の医薬品集として、日常診療で活用されますことを願っています。

本書の刊行にご尽力いただきました照林社編集部の皆様に厚く御礼申し上げます。

2020年１月

木津純子

凡　例

1　基本薬　共通事項

本書では、看護師が日常的に扱う代表的な薬剤を選び薬効別に分類して記載した。各分類の冒頭に薬効ごとの共通事項をまとめ、取り上げた薬剤の一般名・商品名を作用機序別に分類した一覧を示した。

●ケアのポイント　薬効ごとの共通事項として、与薬時のケアのポイントを解説した。

ハイリスク薬　診療報酬上の薬剤管理指導料１に指定されているハイリスク薬（特に安全管理が必要な医薬品）を明示するとともに、使用する際の注意点を解説した。

Check　与薬時に特に注意すべきポイントについて解説した。

Keyword　日常的に使われる機会が多いキーワードについて解説した。

●本書で取り上げた薬剤一覧　取り上げた薬剤を薬効・作用機序別に分類し、収載ページなどを記載した一覧表。

薬効分類名 ── 抗不整脈薬

●ケアのポイント

- 医師の指示なしに中断もしくは中止しないよう指導する。
- 基礎心疾患のある患者、高齢者、他の抗不整脈薬との併用時には、少量から開始し、頻回に心電図検査を実施する。

ハイリスク薬　**抗不整脈薬　ここに注意！**

- 頻回に状態を観察し、定期的に心電図、脈拍、血圧、心胸比を検査する。
- 必要に応じ薬物血中濃度を測定する。　TDM対象薬
- 注射薬を投与する際は投与速度を確認する→Check。
- 催不整脈作用（新たな不整脈の誘発等）→Keywordが生じていないか確認する。
- 体調変化（動悸、ふらつき、低血糖の副作用症状等）の有無を確認する。
- 最近の発作状況を聞き取り、薬剤の効果が得られているかを確認する。
- 腎機能や肝機能が低下していないか確認する。
- 禁忌疾患や併用禁忌（QT延長を起こしやすい薬剤等）に留意する。

Check　リドカインの点滴静注時は、輸液ポンプの投与速度を必ず確認

点滴用リドカイン注射液（商品例：リドカイン点滴静注液1%タカタ→p.170）は、急速投与すると心停止となることがある。添付文書には1～2mg（0.1～0.2mL）/分で点滴静注と記載されているが、輸液ポンプの流量表示はmL/h（時間）であり、6～12mL/hに設定する。

ポンプ類には色々な機種があり、設定ミスによる事故が起こりやすい。指示された投与速度を慎重に入力する必要がある。また、病室から移動した際の付け替えミスによる事故も報告されているので十分注意する必要がある。

Keyword　催不整脈作用

抗不整脈薬には、新たな不整脈が発生したり、もともとあった不整脈が悪化したりする催不整脈作用がある。多くの場合、心電図にQT時間の延長が現れる。初期症状としては、動悸、息切れ、胸の痛み等を呈する。

抗不整脈薬、心不全治療薬、昇圧薬、血管拡張薬

2　基本薬　解説

基本薬の解説では、代表的な薬剤を、作用機序別に分類し、一般名を五十音順に配列した。説明文の情報は、2019年11月15日現在の医療用医薬品添付文書に基づき作成した。

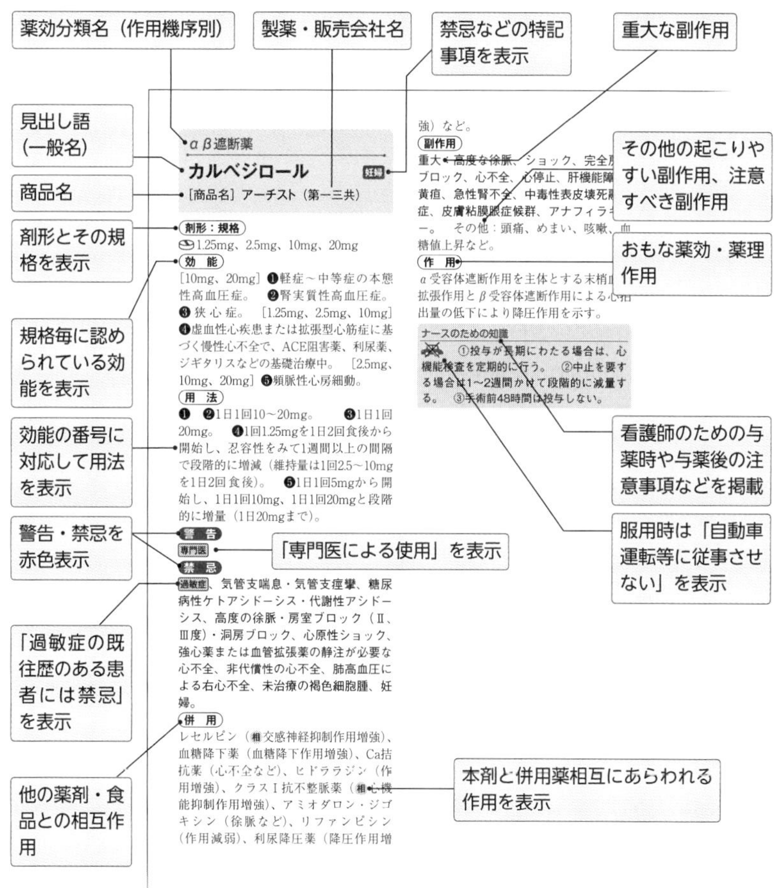

薬効分類名（作用機序別）
製薬・販売会社名
禁忌などの特記事項を表示
重大な副作用
見出し語（一般名）
商品名
剤形とその規格を表示
規格毎に認められている効能を表示
効能の番号に対応して用法を表示
警告・禁忌を赤色表示
「専門医による使用」を表示
「過敏症の既往歴のある患者には禁忌」を表示
他の薬剤・食品との相互作用
その他の起こりやすい副作用、注意すべき副作用
おもな薬効・薬理作用
看護師のための与薬時や与薬後の注意事項などを掲載
服用時は「自動車運転等に従事させない」を表示
本剤と併用薬相互にあらわれる作用を表示
αβ遮断薬
カルベジロール
妊婦
［商品名］アーチスト（第一三共）
剤形：規格
1.25mg、2.5mg、10mg、20mg
効能
［10mg、20mg］❶軽症～中等症の本態性高血圧症。❷腎実質性高血圧症。❸狭心症。［1.25mg、2.5mg、10mg］❹虚血性心疾患または拡張型心筋症に基づく慢性心不全で、ACE阻害薬、利尿薬、ジギタリスなどの基礎治療中。［2.5mg、10mg、20mg］❺頻脈性心房細動。
用法
❶❷1日1回10～20mg。❸1日1回20mg。❹1回1.25mgを1日2回食後から開始し、忍容性をみて1週間以上の間隔で段階的に増減（維持量は1回2.5～10mgを1日2回食後）。❺1日1回5mgから開始し、1日1回10mg、1日1回20mgと段階的に増量（1日20mgまで）。
警告
専門医
禁忌
過敏症、気管支喘息・気管支痙攣、糖尿病性ケトアシドーシス・代謝性アシドーシス、高度の徐脈・房室ブロック（Ⅱ、Ⅲ度）・洞房ブロック、心原性ショック、強心薬または血管拡張薬の静注が必要な心不全、非代償性の心不全、肺高血圧による右心不全、未治療の褐色細胞腫、妊婦。
併用
レセルピン（相交感神経抑制作用増強）、血糖降下薬（血糖降下作用増強）、Ca拮抗薬（心不全など）、ヒドララジン（作用増強）、クラスⅠ抗不整脈薬（相心機能抑制作用増強）、アミオダロン・ジゴキシン（徐脈など）、リファンピシン（作用減弱）、利尿降圧薬（降圧作用増
強）など。
副作用
重大　高度な徐脈、ショック、完全房室ブロック、心不全、心停止、肝機能障害、黄疸、急性腎不全、中毒性表皮壊死融解症、皮膚粘膜眼症候群、アナフィラキシー。　その他：頭痛、めまい、咳嗽、血糖値上昇など。
作用
α受容体遮断作用を主体とする末梢血管拡張作用とβ受容体遮断作用による心拍出量の低下により降圧作用を示す。
ナースのための知識
①投与が長期にわたる場合は、心機能検査を定期的に行う。②中止を要する場合は1～2週間かけて段階的に減量する。③手術前48時間は投与しない。

1．見出し語の表記と配列

1）一般名を見出し語とした。
2）見出し語の配列は、現代かなづかいで五十音順によった。
3）濁音は清音として、拗音・促音は直音として、長音（ー）は直前の母音として配列した。
4）欧文で始まるものは、日本語読みで配列した。数字で始まるものも同様とした。
例　A：エー　E：イー　H：エイチ　T：ティー　5：ファイブ

2．説明文

見出し　見出し上に、色文字で薬効分類名（作用機序別）を記載した。
見出しとして薬品成分の一般名、組織成分などを記載した。
一般名の後に頻出する禁忌などの特記事項をアイコンで表示した。

肝障害・肝機能障害のある患者に禁忌　　腎機能障害のある患者に禁忌
クレアチニンクリアランス値を参考に投与量及び投与間隔を調節するもの
妊婦　妊婦あるいは妊娠の可能性のある人に禁忌
授乳婦　母乳で授乳中の人に禁忌
麻薬　麻薬　　毒薬　毒薬
特定生物由来　人の血液や細胞などを材料にした薬剤で、特性に応じた安全対策が義務付けられたもの。

見出し下に代表的な商品名を記載し、その後に製造または販売会社名を括弧内に表示した。

会社名は添付文書の資料請求先を掲載し、判別可能な範囲で略称とした（おもな製薬・販売会社→p*13*）

［商品名］　同じ一般名の代表的な薬剤も合わせて表示。「……徐放錠」「……カプセル」「……静注用懸濁液」など、薬剤名に剤形などを付している薬剤名は、剤形などを省略した表記にした。後発医薬品には後を付けた。

（剤形：規格）　薬剤の剤形、規格単位を掲載。剤形は記号化して表示し、さらに細分化する場合は［口腔内崩壊錠］のように付した。複数の商品名が見出しに立つ場合は、剤形・規格を区別するために商品名を［　］で表示した。

剤形記号一覧

錠剤	カプセル	顆粒
散剤	細粒	原末
ゼリー　ゼリー	内用液	シ　シロップ
DS　ドライシロップ	吸入　吸入剤	噴霧　噴霧剤
注射剤（アンプル）		注射剤（バイアル）
注射剤（キットなど）		
軟膏	点眼　点眼液	眼軟膏　眼軟膏
点耳　点耳剤	点鼻　点鼻剤	坐剤

腟用 腟用錠　　クリーム　　貼付剤
外用液　ゲル ゲル　ゾル ゾル
スプレー スプレー

効能 薬剤の効能を解説。剤形・規格によって効能が異なる場合は、剤形記号や［　］で区別をつけた。抗生物質製剤の適応菌種は省略している。

用法 与薬方法・量・時間を解説。商品名、剤形・規格によって用法が異なる場合は、剤形記号や［　］で区別をつけた。また、効能の番号に対応して記載した。

警告 添付文書の警告を簡潔に記載。

・抗悪性腫瘍薬に共通する警告「本剤を含むがん化学療法は、緊急時に十分対応できる医療施設において、がん化学療法に十分な知識・経験を持つ医師のもとで、本療法が適切と判断される症例についてのみ実施すること。適応患者の選択にあたっては、各併用薬剤の添付文書を参照して十分注意すること。また、治療開始に先立ち、患者又はその家族に有効性及び危険性を十分説明し、同意を得てから投与すること。」は「抗悪性腫瘍薬に共通する警告」として省略した。
・専門医による使用を警告する「本剤を使用する場合は、治療に十分な知識・経験を持つ医師のもとで使用すること。」は、専門医として省略した。

禁忌 添付文書の禁忌を**太字**で簡潔に記載。

・「本剤の成分に対し重篤な過敏症の既往歴のある患者。」は、過敏症として省略した。
・他の薬剤との併用が禁忌の場合、［併用禁忌］として薬剤名または薬剤分類名と相互作用によってあらわれる症状などを**太字**で掲載した。また、併用薬にあらわれる場合に併、本剤と併用薬相互にあらわれる場合に相と記載した。

併用 他の薬剤・食品の併用によって起こる相互作用を簡潔に記載。また、相互作用が併用薬にあらわれる場合に併、本剤と併用薬相互にあらわれる場合に相と記載した。

副作用 添付文書の副作用を簡潔に記載。重大な副作用は**太字**で記載した。商品名、剤形・規格によって副作用が異なる場合は、剤形記号や［　］で区別をつけた。検査数値の変動は↑↓で示した。

作用 添付文書の薬効薬理を簡潔に解説。

ナースのための知識 薬剤の溶解や希釈時、また与薬時や与薬後の注意事項など、看護師への注意を解説した。

・添付文書の使用上の注意などで「自動車の運転や機械の操作には注意すること。」は、と記載した。一方、「自動車の運転など危険を伴う機械の操作に従事させないよう注意すること。」は、と記載した。

注…見出しや解説中で注記することは、項目末に記載した。

基本薬の探し方

本書は、一般の病院や診療所で使用される代表的な薬剤を選び、薬効・作用機序別に一般名を見出しにして掲載した。

1．薬剤の商品名で探す →p*40〜56*

五十音順の一般名・商品名索引（p*40〜56*）で目的の商品名を確認して掲載ページを見る。（商品名は細字表記）

2．薬剤の一般名で探す →p*40〜56*

目的の薬剤の一般名がわかっている場合、五十音順の一般名・商品名索引（p*40〜56*）で探して掲載ページを見る。（一般名は太字表記）

3．薬効で薬剤を探す →p*17〜38*

- 目的の薬剤の商品名や一般名がわからない場合、薬効別のもくじ（p*17〜38*）で薬剤を探して掲載ページを見る。
- 本書の冒頭・末尾のインデックス目次から主な薬効を探して、該当の薬効ごとに示した●本書で取り上げた薬剤一覧で掲載ページを見る。

薬剤投与前に確認しておきたいこと

薬剤投与時に必ず6Rを確認する

①正しい患者〔Right Patient〕
患者の氏名（フルネーム）、病名、アレルギーの有無など、患者本人から言ってもらい確認する。

②正しい薬剤〔Right Drug〕
指示の薬剤と間違いがないか、「名称・剤形・規格」を複数で確認する。

③正しい目的〔Right Purpose〕
何の目的で使用するかを確認し、目的を理解した上で投与する。

④正しい用量〔Right Dose〕
指示どおりの量や濃度になっているかを確認する。量は単位まで確認する。

⑤正しい用法（経路）〔Right Route〕
内服、坐薬、貼付など用法を確認する。末梢・中心静脈などのラインを確認する。

⑥正しい時間〔Right Time〕
指示どおりの日付、投薬時間、点滴の滴下スピードなどを確認する。休薬期間も確認する。

剤形ごとの注意事項

【PTP包装の錠剤やカプセル剤】

- PTPシートから取り出して服用するよう指導する。
  ※PTPシートの誤飲により、硬い鋭角部が食道粘膜へ刺入し、さらには穿孔を起こして縦隔洞炎等の重篤な合併症を併発することが報告されている。

【口腔内崩壊錠（OD錠）】

- 口腔内で崩壊するが、口腔の粘膜から吸収されることはないため、唾液または水で飲み込む。
- 舌の上に乗せ、唾液を浸潤させ舌で軽くつぶし、崩壊後唾液のみで服用可能である。また、水で服用することもできる。
- 寝たままの状態では、水なしで服用させない。

【徐放錠・持効錠】

- 割ったり、砕いたり、すりつぶしたりしないで、そのまま噛まずに服用するよう指導する。

  ※割ったり、噛み砕いたりして服用すると、徐放性が失われて血中濃度が高くなり、副作用が発現しやすくなる可能性がある

【舌下錠】

- 舌下の口腔粘膜より吸収されて効果を発現するため、そのまま飲み込んだり、なめたり、噛み砕いたりしないよう指導する。
- 舌下の奥のほうに入れて自然に溶解させ、舌下の口腔粘膜から吸収させる。
- 水なしで服用する。ただし、口腔内乾燥がある患者では、服用前に口腔内を水で湿らせてもよい。
- 服用後、5～10分間は含嗽（うがい）や飲食を避ける。

小児への薬剤投与時の注意事項

【小児薬用量】

- まず添付文書で投与量を確認する。小児への投与量の目安として、下記のvon-Harnackの表が汎用されている。ただし、抗菌薬の投与量は年齢でなく、体重で決定する。

●von-Harnack表（成人量を1とした場合の年齢別薬用量）

新生児	1/2歳	1歳	3歳	7と1/2歳	12歳	成人
1/20～1/10	1/5	1/4	1/3	1/2	2/3	1

●年齢別平均体重

新生児	1/2歳	1歳	2歳	3歳	4歳	5歳	6歳	7歳	10歳	12歳
3kg	8kg	9kg	12kg	14kg	16kg	18kg	21kg	24kg	34kg	43kg

【乳児・年少幼児への散剤の飲ませ方】

- おなかがいっぱいになると薬を飲まなかったり、吐いたりするので、食前（授乳の前）に飲ませる。
- むせないように上体を起こして飲ませる。
- 以下のような方法で飲ませる。
  - ・スプーンの上で、一口で飲めるくらいの少量の水かぬるま湯で溶いて、吐き出さないように心もち奥に入れて飲ませる。
  - ・小さな容器に入れ、できるだけ少量の水やぬるま湯で溶かし、スポイトで少しずつ頬の内側に流し込むようにする。

・1回分を小皿に入れ、水を1滴ずつ垂らしては混ぜ、小さな団子状に練る。清潔な指先で口の中に入れ、上顎や頬の裏側になすりつける。

- 飲ませた後は、すばやく湯冷ましを飲ませる。

ここに注意！

①舌の上にのせると苦みを感じやすくなるので舌にはのせない。
②ミルク、おかゆなどに混ぜると味が変わり、嫌いになることがあるので、混ぜない。
③蜂蜜の中にはボツリヌス菌が芽胞状態で含まれている。腸内細菌叢が未熟な1歳未満の乳児は、ボツリヌス菌が増殖する可能性があり蜂蜜は厳禁である。

【年長幼児・学童児への飲ませ方】

- ドライシロップ剤はそのまま口の中に入れるか、水などに溶かして飲ませる。水に溶かす場合には、1回分を飲む直前に飲み切れる量の水で溶かす。
- 嫌がって飲まないときは、味覚を鈍くさせるアイスクリームなど冷たいものと一緒に飲ませる。アイスクリームをスプーンにとり薬をのせ、さらに上からはさむようにアイスクリームをのせて飲み込ませる（かき混ぜない）。
  ※体が冷えて咳を誘発することがあることに注意。
- 服薬ゼリーやプリン、ジャム（粒がないものがよい）などで散剤をはさむようにして飲ませる（かき混ぜてしまうと苦みが広がり、かえって飲みにくくなる）。

ここに注意！

①ミノサイクリン、トスフロキサシンなどは、牛乳、乳製品と混ぜると吸収率が低下する。
②マクロライド系抗菌薬、セフェム系抗菌薬のなかには、オレンジジュースなど酸味の強いジュースやスポーツドリンクと混ぜるとかえって苦みが増すものがあるので注意する。

高齢者への薬剤投与時の注意事項

【高齢者では副作用発現に注意】

- 多剤併用（ポリファーマシー）患者が多く、副作用発現に留意する。特に、5種類以上の薬剤を服用している患者では、転倒の発生率が高くなる。
- 生理機能が低下していることから副作用が発現しやすく、意識障害、食欲低下、低血圧などの症状が認められる際には、服用薬剤の副作用である可能性を考慮する。
- 高齢者に対し用法用量や投与量の上限が設定されている薬剤（睡眠薬等）があるので、投与量に留意する。
- 他診療科・他院からの処方のみならず、一般用医薬品、サプリメント、健康食品の服用についても十分聞き取り、相互作用に留意する。

●残薬の確認等を実施して、服薬状況を把握する。

【服薬上の留意点】

●薬剤を飲ませるときは、上半身を起こした状態で飲ませる。寝たままの状態で飲ませると、のどや食道で薬剤が停留し、そこで崩壊して潰瘍を起こすことがある。また、薬剤が気管に入りやすくなり、むせたり誤嚥性肺炎を招いたりする。

●唾液の分泌量が減っているので、薬剤を飲む前に水や白湯を飲ませたり、多めの水で飲ませたりする。とろみをつける添加剤や嚥下補助ゼリーなどの使用も考慮する。

【高齢者が苦手な剤形】

●高齢者は苦手な剤形や包装も多いので、服薬アドヒアランスが低下している患者では投与薬剤の剤形にも注意する。

・散剤：味や粉の状態、量により服用しにくい。また、分包散剤をうまく開けられない。

・顆粒剤：入れ歯の間に入り込み不快感が生じる。

・錠剤：10mm以上の錠剤は服用しにくい。また小さすぎる錠剤は摘まみにくく服用しにくい。7～9mmの錠剤が飲みやすいとされる。

・坐剤：コンテナを開けにくい。

・液剤：服用ごとに計量しにくい。

・PTPシート：錠剤やカプセル剤をシートから取り出しにくい。

よく使用される単位

重量と容量

分類	単位	読み方	単位の置き換え
重量	kg	キログラム	1 kg＝1,000g
	g	グラム	1 g＝1,000mg
	mg	ミリグラム	1 mg＝1,000 μg＝0.001g
	μg	マイクログラム	1 μg＝0.001mg
容量	L	リットル	1 L＝1,000mL
	dL	デシリットル	1 dL＝100mL＝0.1L
	mL	ミリリットル	1 mL＝1,000 μL
	μL	マイクロリットル	1 μL＝0.001mL

濃度

主に百分率（%：パーセント）で表記される。

単位	意味	考え方
w/w%	固体を固体に混合 （例：散剤）	粉末A　1w/w%＝ 粉末A　1g ／ 全量 100g ×100 ［粉末A　1g　＋　粉末X］ 例）1w/w%塩化ナトリウムは100g中に1gの塩化ナトリウムと99gの添加剤が混ざっている状態
v/v%	液体を液体に溶解 （例：消毒剤）	液体B　1w/v%＝ 液体B　1mL ／ 全量 100mL ×100 ［液体B　1mL　＋　溶液Y］ 例）1v/v%エタノールは溶液100mL中にエタノール1mLが溶けている状態

w/v%	固体を液体に溶解 (例：注射剤)	粉末C　1w/v%＝ 粉末C　1g ／ 全量100mL ×100 ［粉末C　1g　＋　溶液Z］ 例）1w/v%塩化ナトリウム水溶液は溶液100mL中に塩化ナトリウム1gが溶けている状態

w：weight（重量）　v：volume（容積）

●単位の略号

●IU

国際単位（International Unit）の略で、ビタミンやホルモンなどの物質の生体内における効力を表した単位。

例）　ビタミンA：1 IU=0.00033mg

●U

ユニット（unit）の略で、酵素活性（酵素が持つ触媒能力）を表した単位。

主な製薬・販売会社（五十音順）

製薬・販売会社名	本書の表記
ア	
旭化成ファーマ（株）	旭化成ファーマ
あすか製薬（株）	あすか
アステラス製薬（株）	アステラス
アストラゼネカ（株）	アストラゼネカ
アスペンジャパン（株）	アスペン
アッヴィ合同会社	アッヴィ
アボットジャパン（株）	アボット
あゆみ製薬（株）	あゆみ
アルフレッサファーマ（株）	アルフレッサ
EAファーマ（株）	EAファーマ
日本イーライリリー（株）	イーライリリー
エーザイ（株）	エーザイ
エイワイファーマ（株）	エイワイファーマ
エフピー（株）	エフピー
MSD（株）	MSD
LTLファーマ（株）	LTLファーマ
（株）オーファンパシフィック	オーファンパシフィック
大塚製薬（株）	大塚
（株）大塚製薬工場	大塚製薬工場
大原薬品工業（株）	大原
小野薬品工業（株）	小野
カ	
カイゲンファーマ（株）	カイゲン
科研製薬（株）	科研
キッセイ薬品工業（株）	キッセイ
杏林製薬（株）	杏林
共和薬品工業（株）	共和
協和キリン（株）	協和キリン
ギリアド・サイエンシズ（株）	ギリアド

製薬・販売会社名	本書の表記
グラクソ・スミスクライン（株）	GSK
ＫＭバイオロジクス（株）	KMバイオロジクス
興和（株）	興和
寿製薬（株）	寿製薬
サ	
佐藤製薬（株）	佐藤製薬
サノフィ（株）	サノフィ
沢井製薬（株）	沢井
参天製薬（株）	参天
サンド（株）	サンド
サンノーバ（株）	サンノーバ
サンファーマ（株）	サンファーマ
CSLベーリング（株）	CSLベーリング
塩野義製薬（株）	塩野義
ゼリア新薬工業（株）	ゼリア
千寿製薬（株）	千寿
全薬工業（株）	全薬
タ	
第一三共（株）	第一三共
大正製薬（株）	大正製薬
大日本住友製薬（株）	大日本住友
大鵬薬品工業（株）	大鵬
太陽ファルマ（株）	太陽ファルマ
高田製薬（株）	高田
武田薬品工業（株）	武田
武田テバ薬品（株）	武田テバ薬品
田辺三菱製薬（株）	田辺三菱
中外製薬（株）	中外
長生堂製薬（株）	長生堂
帝國製薬（株）	帝國
帝人ファーマ（株）	帝人ファーマ

製薬・販売会社名	本書の表記
テルモ（株）	テルモ
東洋製薬化成（株）	東洋製薬化成
トーアエイヨー（株）	トーアエイヨー
鳥居薬品（株）	鳥居
ナ	
日医工（株）	日医工
一般社団法人日本血液製剤機構	日血機
日新製薬（株）	日新
日東電工（株）	日東電工
日東メディック（株）	日東メディック
ニプロESファーマ（株）	ニプロES
日本化薬（株）	日本化薬
日本ケミファ（株）	日本ケミファ
日本新薬（株）	日本新薬
日本製薬（株）	日本製薬
日本臓器製薬（株）	日本臓器
日本点眼薬研究所	日本点眼
日本ベーリンガーインゲルハイム（株）	日本ベーリンガー
ノーベルファーマ（株）	ノーベル
ノバルティスファーマ（株）	ノバルティス
ノボ ノルディスク ファーマ（株）	ノボ
ハ	
バイエル薬品（株）	バイエル
ビオフェルミン製薬（株）	ビオフェルミン
久光製薬（株）	久光
ファイザー（株）	ファイザー
富士化学工業（株）	富士化学
富士製薬工業（株）	富士製薬
藤永製薬（株）	藤永
富士フイルム富山化学（株）	富士フイルム富山化学
藤本製薬（株）	藤本

製薬・販売会社名	本書の表記
扶桑薬品工業（株）	扶桑
ブリストル・マイヤーズ・スクイブ（株）	ブリストル
（株）ポーラファルマ	ポーラ
堀井薬品工業（株）	堀井
マ	
マイランEPD合同会社	マイランEPD
丸石製薬（株）	丸石
マルホ（株）	マルホ
三笠製薬（株）	三笠
（株）ミノファーゲン製薬	ミノファーゲン
ミヤリサン製薬（株）	ミヤリサン
Meiji Seikaファルマ（株）	Meiji Seika
メルクバイオファーマ（株）	メルクバイオファーマ
持田製薬（株）	持田
ヤ	
（株）ヤクルト本社	ヤクルト
ヤンセンファーマ（株）	ヤンセン
ユーシービージャパン（株）	ユーシービージャパン
ラ	
レコルダティ・レア・ディシーズ・ジャパン（株）	レコルダティ
ワ	
わかもと製薬（株）	わかもと

ナースのための基本薬　第2版
もくじ

※　一般名を太字、商品名を細字表記とした。

抗てんかん薬

抗パーキンソン薬

脳梗塞治療薬・代謝賦活薬

片頭痛治療薬

自律神経薬・鎮痙薬

副腎皮質ステロイド

鎮痛薬

抗リウマチ薬

アレルギー疾患治療薬

4 循環器官用薬

利尿薬

血圧降下薬・狭心症治療薬

狭心症治療薬

抗不整脈薬

心不全治療薬・昇圧薬

血管拡張薬

5 呼吸器官用薬

鎮咳去痰薬

気管支喘息・COPD治療薬（注射・経口）

気管支喘息・COPD治療薬（吸入）

腸疾患治療薬

下剤・浣腸薬

肝・胆道・膵疾患治療薬

7 制吐薬・鎮暈薬

8 代謝系作用薬

脂質異常症治療薬

10 腎・泌尿生殖器・痔疾患治療薬

腎疾患・透析用薬

泌尿生殖器・痔疾患治療薬

11 ビタミン製剤・滋養強壮薬

ビタミン製剤

輸液・栄養製剤

12 血液作用薬

血液製剤

造血薬

止血薬

抗血栓薬

13 病原微生物に対する薬剤

抗菌薬

抗真菌薬

抗ウイルス薬

予防接種用薬

消毒薬

14 抗悪性腫瘍薬

15 感覚器官用薬

眼科用薬

耳鼻科用薬

皮膚科用薬（外皮用薬）

16 造影剤

17 漢方薬

ハイリスク薬 ここに注意！一覧

キーワード一覧

チェック一覧

装丁：tobufune
本文レイアウト・DTP：株式会社明昌堂

一般名・商品名索引

※一般名を太字表記、商品名を細字表記とした。
一般名と商品名が同一のものは一般名のみを記載した。

あ

い

お

か

き

く

け

こ

さ

し

た

ち

つ

て

と

な

ひ

ふ

へ

ほ

ま

み

る

れ

ろ

わ

一般名の欧文略号

基本薬 解説

注意

1. 本書に記載した医薬品の詳細については、当該医薬品の最新添付文書を十分にお読みください。
2. 与薬にあたっては、患者の年齢、症状に応じて用量が適宜増減されることがあります。
3. 妊婦・授乳婦・小児について安全性が確立されていない薬剤については、慎重な投与決定がなされるべきであり、投与する場合は注意が必要です。

神経系用薬

〔睡眠薬、抗不安薬、精神神経用薬、抗てんかん薬、抗パーキンソン薬、脳梗塞治療薬・代謝賦活薬、片頭痛治療薬、自律神経薬・鎮痙薬、筋弛緩薬、麻酔薬〕

睡眠薬

●ケアのポイント

- 就寝する直前に服用させる。
- 睡眠途中に一時的に起床して仕事等をする可能性があるときは服用させない。
- 特に高齢者では、ふらつきや転倒が起きやすいので、中途覚醒時や朝の移動時には注意するよう指導する。
- 連用により薬物依存を生じることがあるので、用量および使用期間に注意し、漫然とした長期連用は避ける。
- 投与中止によりけいれん発作やせん妄等の離脱症状が現れることがあるので、徐々に減量する。

●本書で取り上げた睡眠薬一覧

分類		一般名	商品名	ページ
ベンゾジアゼピン受容体作動薬	超短時間型	ゾピクロン*	アモバン	p.3
		ゾルピデム酒石酸塩*	マイスリー	p.3
		トリアゾラム	ハルシオン	p.4
	短時間型	ブロチゾラム	レンドルミン、レンドルミンD	p.4
		リルマザホン塩酸塩水和物	リスミー	p.5
		ロルメタゼパム	エバミール、ロラメット	p.5
	中間型	エスタゾラム	ユーロジン	p.5
		ニトラゼパム	ネルボン、ベンザリン	p.6
		フルニトラゼパム	サイレース	p.6
	長時間型	クアゼパム	ドラール	p.7
メラトニン受容体作動薬		ラメルテオン	ロゼレム	p.7
オレキシン受容体拮抗薬		スボレキサント	ベルソムラ	p.8

分類	一般名	商品名	ページ
検査等における睡眠薬	トリクロホスナトリウム	トリクロリール	p.8

＊非ベンゾジアゼピン系薬であるが、ベンゾジアゼピン系薬と同様にベンゾジアゼピン受容体に作用する。

ベンゾジアゼピン受容体作動薬（超短時間型）

ゾピクロン

［商品名］アモバン（日医工）

剤形：規格

7.5mg、10mg

効　能

❶不眠症。　❷麻酔前投薬。

用　法

❶1回7.5～10mgを就寝直前（1日10mgまで）。　❷1回7.5～10mgを就寝前または手術前（1日10mgまで）。

警　告

服用後に、もうろう状態、睡眠随伴症状（夢遊症状など）が現れることがある。また、入眠までの、あるいは中途覚醒時の出来事を記憶していないことがある。

禁　忌

過敏症、エスゾピクロン過敏症、重症筋無力症、急性閉塞隅角緑内障。

併　用

筋弛緩薬・中枢神経抑制薬（併作用増強）、アルコール（相作用増強）、エリスロマイシン（作用増強）、麻酔時（呼吸抑制）、リファンピシン（作用減弱）など。

副作用

重大：依存性、呼吸抑制、肝機能障害、精神症状、意識障害、一過性前向性健忘、もうろう状態、アナフィラキシー。　その他：口の中の苦味、ふらつき、眠気、口渇など。

作　用

中枢神経抑制性の伝達物質GABA受容体に影響を及ぼすことで、GABA系の抑制機構を増強する。

ナースのための知識

①高齢者、肝障害患者では3.75mgから投与する。　②服用後に口中に苦味を感じ、翌日の起床後も感じることがある。

ベンゾジアゼピン受容体作動薬（超短時間型）

ゾルピデム酒石酸塩

［商品名］マイスリー（アステラス）

剤形：規格

5mg、10mg

効　能

不眠症（統合失調症および躁うつ病に伴う不眠症は除く）。

用　法

1回5～10mgを就寝直前、高齢者は1回5mgから開始（1日10mgまで）。

警　告

服用後に、もうろう状態、睡眠随伴症状（夢遊症状など）が現れることがある。また、入眠までの、あるいは中途覚醒時の出来事を記憶していないことがある。

禁　忌

過敏症、重篤な肝障害、重症筋無力症、急性閉塞隅角緑内障。

併　用

麻酔薬（呼吸抑制）、中枢神経抑制薬・アルコール（相作用増強）、リファンピシン（作用減弱）。

副作用

重大：依存性、離脱症状、精神症状、意識障害、一過性前向性健忘、もうろう状態、呼吸抑制、肝機能障害、黄疸。　その他：ふらつき、眠気、頭痛、倦怠感など。

作　用

GABA系の抑制機構を増強する。睡眠潜時を短縮し、睡眠後はレム睡眠に影響することなく徐波睡眠を増加させる。

ナースのための知識

半減期が約2時間と短く、翌朝への持ち越し作用が少ない。

ベンゾジアゼピン受容体作動薬（超短時間型）

トリアゾラム

［商品名］ハルシオン（ファイザー）

剤形：規格

0.125mg、0.25mg

効　能

❶不眠症。　❷麻酔前投薬。

用　法

❶1回0.25～0.5mgを就寝前。高齢者には1回0.125～0.25mgまで。　❷手術前夜、1回0.25～0.5mgを就寝前。

警　告

服用後に、もうろう状態、睡眠随伴症状（夢遊症状など）が現れることがある。また、入眠までの、あるいは中途覚醒時の出来事を記憶していないことがある。

禁　忌

過敏症、急性閉塞隅角緑内障、重症筋無力症。　［併用禁忌］イトラコナゾール・フルコナゾール・ホスフルコナゾール・ボリコナゾール・ミコナゾール・HIVプロテアーゼ阻害薬（インジナビル・リトナビルなど）・エファビレンツ・テラプレビル（相作用増強）。

併　用

アルコール・中枢神経抑制薬（相作用増強）、エリスロマイシン・クラリスロマイシン・シメチジン・イマチニブ・キヌプリスチン（血中濃度上昇）、リファンピシン（作用減弱）、MAO阻害薬（多汗、起立性低血圧）など。

副作用

重大：薬物依存、離脱症状、精神症状、呼吸抑制、一過性前向性健忘、もうろう状態、肝炎、肝機能障害、黄疸、ショック、アナフィラキシー。　その他：眠気、めまい、口渇、倦怠感、頭痛など。

作　用

大脳辺縁系および視床下部の脳の働きを抑制し、不眠症を改善する。

ナースのための知識

半減期が約3時間と短く、翌朝への持ち越し作用が少ない。

ベンゾジアゼピン受容体作動薬（短時間型）

ブロチゾラム

［商品名］レンドルミン、
レンドルミンD（日本ベーリンガー）

剤形：規格

0.25mg　［D：口腔内崩壊錠］0.25mg

効　能

❶不眠症。　❷麻酔前投薬。

用　法

❶1回0.25mgを就寝直前。　❷手術前夜に1回0.25mgを就寝前、または麻酔前に1回0.5mg。

禁　忌

急性閉塞隅角緑内障、重症筋無力症。

併　用

アルコール・中枢神経抑制薬・MAO阻害薬（相作用増強）、シメチジン（作用増強）、リファンピシン（作用減弱）など。

副作用

重大：肝機能障害、黄疸、一過性前向性健忘、もうろう状態、依存性。　その他：残眠感・眠気、ふらつき、頭重感、めまい、頭痛、だるさ、倦怠感など。

作 用

GABAを介して視床下部や大脳辺縁系を抑制し、自律神経系その他の部位からの余剰刺激は遮断され、催眠、鎮静、抗不安などの中枢神経作用を示す。

ナースのための知識

ベンゾジアゼピン受容体作動薬（短時間型）

リルマザホン塩酸塩水和物

［商品名］リスミー（共和）

剤形：規格

錠 1mg、2mg

効 能

❶不眠症。　❷麻酔前投薬。

用 法

❶1回1～2mgを就寝直前。　❷1回2mgを就寝前または手術前。　❶❷ともに、高齢者には1回2mgまで。

禁 忌

過敏症、急性閉塞隅角緑内障、重症筋無力症。

併 用

アルコール・中枢神経抑制薬（相作用増強）、MAO阻害薬（作用増強）。

副作用

重大：呼吸抑制、炭酸ガスナルコーシス、依存性、刺激興奮、錯乱、一過性前向性健忘、もうろう状態。　その他：眠気、ふらつき、頭重感、めまい、頭痛、ALT・AST↑、口渇、食欲不振、悪心・嘔吐、倦怠感などの筋緊張低下症状など。

作 用

後部視床下部の抑制を介して大脳辺縁系の活動を低下させることにより、鎮静・催眠作用を発揮する。

ナースのための知識

ベンゾジアゼピン受容体作動薬（短時間型）

ロルメタゼパム

［商品名］エバミール（バイエル）、ロラメット（あすか）

剤形：規格

錠 1mg

効 能

不眠症。

用 法

1回1～2mgを就寝直前。高齢者は1回2mgまで。

禁 忌

過敏症、急性閉塞隅角緑内障、重症筋無力症。

併 用

中枢神経抑制薬・MAO阻害薬・アルコール（相作用増強）、マプロチリン（相作用増強、本剤の減量・中止で痙攣誘発）、ダントロレン（相筋弛緩作用増強）。

副作用

重大：依存性、刺激興奮、錯乱、呼吸抑制、炭酸ガスナルコーシス。　その他：眠気、ふらつき、頭重感、頭痛、めまい、肝機能異常（AST・ALT・γ-GTP↑）、倦怠感など。

作 用

ベンゾジアゼピン受容体に作用して、GABA系ニューロンを介して大脳辺縁系や視床下部を抑制し、入眠を促進する。

ナースのための知識

ベンゾジアゼピン受容体作動薬（中間型）

エスタゾラム

［商品名］ユーロジン（武田テバ薬品）

剤形：規格

錠 1mg、2mg　散 1%

効 能

❶不眠症。 ❷麻酔前投薬。

用 法

❶1回1～4mgを就寝直前。 ❷麻酔前1回2～4mg、手術前夜に1回1～2mg就寝前。

禁 忌

重症筋無力症。 [併用禁忌] リトナビル（鎮静、呼吸抑制）。

併 用

中枢神経抑制薬・抗うつ薬・MAO阻害薬・アルコール（相作用増強）、マプロチリン（相作用増強、本剤の減量で痙攣誘発）、ダントロレン（相筋弛緩作用増強）。

副作用

重大：薬物依存、離脱症状、呼吸抑制、炭酸ガスナルコーシス、刺激興奮、錯乱、無顆粒球症。 その他：眠気、ふらつき、めまい感、頭痛、AST・ALT↑、BUN↑、貧血、血圧低下、悪心、口渇、発疹、倦怠感など。

作 用

大脳辺縁系および視床下部における情動機構ならびに視床下部-脳幹覚醒維持機構の抑制により睡眠を発現する。

ナースのための知識

長期投与に際しては、定期的に肝・腎機能、血液検査を行う。

ベンゾジアゼピン受容体作動薬（中間型）

ニトラゼパム

[商品名] **ネルボン**（アルフレッサ）、**ベンザリン**（塩野義）

剤形：規格

[ネルボン] 錠5mg、10mg 散1%
[ベンザリン] 錠2mg、5mg、10mg 細粒1%

効 能

❶不眠症。 ❷麻酔前投薬。 ❸異型小発作群（点頭てんかん、ミオクロヌス発作、失立発作など）、焦点性発作（焦点性痙攣発作、精神運動発作、自律神経発作など）。

用 法

❶1回5～10mgを就寝直前。 ❷1回5～10mgを就寝前または手術前。 ❸1日5～15mgを適宜分割。

禁 忌

過敏症、急性閉塞隅角緑内障、重症筋無力症。

併 用

アルコール・中枢神経抑制薬・MAO阻害薬（相作用増強）、シメチジン（作用増強）。

副作用

重大：呼吸抑制、炭酸ガスナルコーシス、依存性、刺激興奮、錯乱、肝機能障害、黄疸。 その他：ふらつき、眠気・残眠感、倦怠感、口渇など。

作 用

大脳辺縁系・視床下部の神経過剰活動を調整して抗不安作用、鎮静・催眠作用、抗痙攣作用などを示す。

ナースのための知識

抗てんかん薬として乳児～小児へ用いる場合は、観察を十分に行い、気道分泌過多・嚥下障害が現れた場合には投与中止など、適切な処置を行う。

ベンゾジアゼピン受容体作動薬（中間型）

フルニトラゼパム

[商品名] **サイレース**（エーザイ）

剤形：規格

錠1mg、2mg 注2mg（1mL）

効 能

錠❶不眠症、麻酔前投薬。 注❷全身麻酔の導入。 ❸局所麻酔時の鎮静。

用 法

錠❶1回0.5～2mgを就寝直前または手術前、高齢者は1回1mgまで。 注❷1

回0.02～0.03mg/kg。　❸1回0.01～0.03mg/kg。必要に応じて初回量の半量～同量を追加可。　❷❸ともに2倍以上に希釈して1mgを1分以上かけて静注。

禁忌

過敏症、急性閉塞隅角緑内障、重症筋無力症。

併用

アルコール・中枢神経抑制薬（相作用増強）、シメチジン（作用増強）、MAO阻害薬（舞踏病）。

副作用

重大：［共通］呼吸抑制、錯乱。　錠依存性、刺激興奮、炭酸ガスナルコーシス、肝機能障害、黄疸、横紋筋融解症、悪性症候群、意識障害、一過性前向健忘、もうろう状態。　注無呼吸、舌根沈下。その他：錠ふらつき、眠気、倦怠感など。　注血圧低下、覚醒困難など。

作用

抑制性神経伝達物質のGABAに親和性を増大させることで、GABAニューロンの作用を特異的に増強する。

ナースのための知識

錠 注①投与前に、人工呼吸のできる器具および昇圧薬などの救急蘇生剤を手もとに準備し、必要に応じてフルマゼニル（ベンゾジアゼピン受容体拮抗薬）を手もとに準備しておく。　②継続的に呼吸および循環動態を観察する。

ベンゾジアゼピン受容体作動薬（長時間型）

クアゼパム

［商品名］ドラール（久光）

剤形：規格

錠15mg、20mg

効能

❶不眠症。　❷麻酔前投薬。

用法

❶1回20mgを就寝直前。　❷手術前夜、1回15～30mgを就寝前。　❶❷ともに、1日30mgまで。

禁忌

過敏症、急性閉塞隅角緑内障、重症筋無力症、睡眠時無呼吸症候群。　［併用禁忌］食物、リトナビル投与中（血中濃度上昇）。

併用

アルコール・中枢神経抑制薬・MAO阻害薬（相作用増強）、シメチジン（作用増強）。

副作用

重大：依存性、刺激興奮、錯乱、呼吸抑制、炭酸ガスナルコーシス、精神症状（幻覚、妄想など）、意識障害、思考異常、勃起障害、興奮、運動失調、運動機能低下、協調異常、言語障害、振戦、一過性前向性健忘、もうろう状態。　その他：眠気・傾眠、めまい、ふらつき、頭痛、頭重感、ぼんやり感、悪心、倦怠感、無力など。

作用

ベンゾジアゼピン$_1$受容体に選択的に作用して、睡眠増強作用をもたらす。

ナースのための知識

食事と同時または食直後に服用すると、過度の鎮静や呼吸抑制を起こす恐れがあるため、避ける。

メラトニン受容体作動薬

ラメルテオン

［商品名］ロゼレム（武田）

剤形：規格

錠8mg

効能

不眠症における入眠困難の改善。

用法

1回8mgを就寝前。

禁忌

過敏症、高度の肝機能障害。　［併用禁忌］フルボキサミン（作用増強）。

併 用
キノロン系抗菌薬・フルコナゾール・マクロライド系抗菌薬・ケトコナゾール（作用増強）、リファンピシン（作用減弱）、アルコール（相作用増強）。

副作用
重大：アナフィラキシー。 その他：めまい、頭痛、眠気、発疹、便秘、悪心、倦怠感、プロラクチン上昇など。

作 用
メラトニン受容体に作用し、体内時計を調節して自然な眠りを導く。

ナースのための知識
①食事と同時または食直後の服用は避ける。 ②2週間後を目処に入眠困難に対する有効性および安全性を評価し、有用性が認められない場合には、投与中止を考慮し、漫然と投与しない。

オレキシン受容体拮抗薬

スボレキサント

［商品名］ベルソムラ（MSD）

剤形：規格
錠10mg、15mg、20mg

効 能
不眠症。

用 法
1日1回20mgを就寝直前。高齢者は1回15mgまで。

禁 忌
過敏症。 ［併用禁忌］CYP3Aを強く阻害する薬剤（作用増強）。

併 用
アルコール・中枢神経阻害薬（相作用増強）、CYP3A阻害薬（作用増強）、CYP3Aを強く誘導する薬剤（作用減弱）、ジゴキシン（併血中濃度上昇）。

副作用
疲労、傾眠、頭痛、浮動性めまい、悪夢など。

作 用
覚醒を促進するオレキシンの受容体への結合を阻害して、脳を覚醒状態から睡眠状態へ移行させる。

ナースのための知識
食事と同時または食直後の服用は避ける。

検査等における睡眠薬

トリクロホスナトリウム

［商品名］トリクロリール（アルフレッサ）

剤形：規格
シ10%

効 能
不眠症、脳波・心電図検査などにおける睡眠。

用 法
1回1～2gを就寝前または検査前。幼児・小児は20～80mg/kg（総量2gまで）。

禁 忌
過敏症、抱水クロラール過敏症、急性間欠性ポルフィリン症。

併 用
中枢神経抑制薬・MAO阻害薬・アルコール（相作用増強）、ワルファリン（併作用増強）など。

副作用
重大：無呼吸、呼吸抑制、ショック、アナフィラキシー、依存性。 その他：発疹、徐脈、悪心・嘔吐、頭痛、めまいなど。

作 用
体内で活性代謝物のトリクロロエタノールとなり、鎮静・催眠作用を示す。

ナースのための知識
特に小児は呼吸数、心拍数、経皮的動脈血酸素飽和度などをモニタリングするなど十分に注意する。

抗不安薬

ケアのポイント

- 高齢者では、運動失調等の副作用が発現しやすいので、少量から投与を開始する。
- 連用により薬物依存を生じることがあるので、用量および使用期間に注意し、漫然とした長期連用は避ける。
- 投与中止によりけいれん発作やせん妄等の離脱症状が現れることがあるので、徐々に減量する。

本書で取り上げた抗不安薬一覧

分類		一般名	商品名	ページ
ベンゾジアゼピン受容体作動薬	短時間型	エチゾラム	デパス	p.10
		クロチアゼパム	リーゼ	p.10
	中間型	アルプラゾラム	コンスタン、ソラナックス	p.11
		ブロマゼパム	レキソタン	p.11
		ロラゼパム	ワイパックス	p.12
	長時間型	クロキサゾラム	セパゾン	p.12
		ジアゼパム	セルシン、ホリゾン	p.12
	超長時間型	ロフラゼプ酸エチル	メイラックス	p.13
セロトニン受容体作動薬		タンドスピロンクエン酸塩	セディール	p.14

ベンゾジアゼピン受容体作動薬（短時間型）

エチゾラム

［商品名］デパス（田辺三菱）

剤形：規格

錠0.25mg、0.5mg、1mg　細1%

効　能

❶神経症における不安・緊張・抑うつ・神経衰弱症状・睡眠障害。　❷うつ病における不安・緊張・睡眠障害。　❸心身症（高血圧症、胃・十二指腸潰瘍）における身体症候・不安・緊張・抑うつ・睡眠障害。　❹統合失調症における睡眠障害。　❺頸椎症・腰痛症・筋収縮性頭痛における不安・緊張・抑うつ・筋緊張。

用　法

❶❷の神経症・うつ病：1日3mgを3回に分割。　❸❺の心身症・頸椎症・腰痛症・筋収縮性頭痛：1日1.5mgを3回に分割。　❶～❹の睡眠障害：1日1回1～3mg就寝前。　❶～❺の高齢者：1日1.5mgまで。

禁　忌

急性閉塞隅角緑内障、重症筋無力症。

併　用

中枢神経抑制薬（相作用増強）、MAO阻害薬・フルボキサミン（血中濃度上昇）、アルコール（精神・知覚・運動機能低下）。

副作用

重大：依存性、呼吸抑制、炭酸ガスナルコーシス、悪性症候群、横紋筋融解症、間質性肺炎、肝機能障害、黄疸。　その他：眠気、ふらつき、めまい、頭痛、言語障害、口渇、悪心・嘔気、発疹、倦怠感など。

作　用

視床下部および大脳辺縁系、特に扁桃核のベンゾジアゼピン受容体に作用し、不安、緊張などの情動異常を改善する。

ナースのための知識

ベンゾジアゼピン受容体作動薬（短時間型）

クロチアゼパム

［商品名］リーゼ（田辺三菱）

剤形：規格

錠5mg、10mg　顆10%

効　能

❶心身症（消化器疾患、循環器疾患）における身体症候ならびに不安・緊張・心気・抑うつ・睡眠障害。自律神経失調症におけるめまい・肩こり・食欲不振。　❷麻酔前投薬。

用　法

❶1日15～30mgを3回に分割。　❷就寝前または手術前に10～15mg。

禁　忌

急性閉塞隅角緑内障、重症筋無力症。

併　用

中枢神経抑制薬（相作用増強）、MAO阻害薬（作用増強）、アルコール（精神・知覚・運動機能の低下）。

副作用

重大：依存性、肝機能障害、黄疸。　その他：眠気、ふらつき、倦怠感など。

作　用

視床下部および大脳辺縁系、特に扁桃核のベンゾジアゼピン受容体に作用し、不安・緊張などの情動異常を改善する。

ナースのための知識

ベンゾジアゼピン受容体作動薬（中間型）

アルプラゾラム

［商品名］コンスタン（武田テバ薬品）、ソラナックス（ファイザー）

剤形：規格

錠0.4mg、0.8mg

効　能

心身症（胃・十二指腸潰瘍、過敏性腸症候群、自律神経失調症）における身体症候・不安・緊張・抑うつ・睡眠障害。

用　法

1日1.2mgを3回に分割、増量する場合は1日2.4mgまで漸増し、3～4回に分割。高齢者は1回0.4mgを1日1～2回より開始し、1日1.2mgまで。

禁　忌

過敏症、急性閉塞隅角緑内障、重症筋無力症。

［併用禁忌］HIVプロテアーゼ阻害薬（過度の鎮静、呼吸抑制）。

併　用

中枢神経抑制薬・MAO阻害薬・アルコール（相作用増強）、リトナビル・イトラコナゾール・フルボキサミン・シメチジン（代謝阻害）、カルバマゼピン（代謝促進）、イミプラミン・デシプラミン・ジゴキシン（併血中濃度上昇）など。

副作用

重大：薬物依存、離脱症状、刺激興奮、錯乱、呼吸抑制、アナフィラキシー、肝機能障害、黄疸。　その他：眠気、めまい、頭痛、霧視、口渇、悪心、腹痛、倦怠感など。

作　用

視床下部および大脳辺縁系を抑制し、葛藤行動緩解作用、馴化作用、鎮静作用を示す。

ナースのための知識

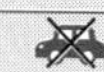

ベンゾジアゼピン受容体作動薬（中間型）

ブロマゼパム

［商品名］レキソタン（エーザイ）

剤形：規格

錠1mg、2mg、5mg　細1%

効　能

❶神経症における不安・緊張・抑うつおよび強迫・恐怖。うつ病における不安・緊張。　❷心身症（高血圧症、消化器疾患、自律神経失調症）における身体症候ならびに不安・緊張・抑うつおよび睡眠障害。　❸麻酔前投薬。

用　法

❶1日6～15mgを2～3回に分割。　❷1日3～6mgを2～3回に分割。　❸5mgを就寝前または術前。

禁　忌

過敏症、急性閉塞隅角緑内障、重症筋無力症。

併　用

アルコール・中枢神経抑制薬（相作用増強）、MAO阻害薬（舞踏病）、シメチジン・フルボキサミン（作用増強）。

副作用

重大：依存性、刺激興奮、錯乱。　その他：眠気、ふらつき、めまい、興奮、気分高揚、口渇、食欲不振、疲労感、脱力感など。

作　用

ベンゾジアゼピン受容体に高い親和性で結合し、GABA親和性を増大させることにより、GABAニューロンの作用を特異的に増強する。

ナースのための知識

ベンゾジアゼピン受容体作動薬（中間型）

ロラゼパム

［商品名］ワイパックス（ファイザー）

剤形：規格

0.5mg、1.0mg

効　能

神経症における不安・緊張・抑うつ。心身症（自律神経失調症、心臓神経症）における身体症候ならびに不安・緊張・抑うつ。

用　法

1日1～3mgを2～3回に分割。

禁　忌

急性閉塞隅角緑内障、重症筋無力症。

併　用

中枢神経抑制薬・MAO阻害薬・アルコール（相作用増強）、マプロチリン（相作用増強、本剤の減量・中止で痙攣誘発）、ダントロレン（相筋弛緩作用増強）、プレガバリン（相認知機能障害）。

副作用

重大：依存性、刺激興奮、錯乱。　その他：眠気、ふらつき、めまい、立ちくらみ、頭痛、動悸、悪心、下痢、便秘、口渇など。

作　用

視床下部および大脳辺縁系を抑制することにより、抗不安作用を示す。

ナースのための知識

ベンゾジアゼピン受容体作動薬（長時間型）

クロキサゾラム

［商品名］セパゾン（アルフレッサ）

剤形：規格

1mg、2mg　1%（10mg）

効　能

❶神経症における不安・緊張・抑うつ・強迫・恐怖・睡眠障害。心身症（消化器疾患、循環器疾患、更年期障害、自律神経失調症）における身体症候ならびに不安・緊張・抑うつ。　❷術前の不安除去。

用　法

❶1日3～12mgを3回に分割。　❷0.1～0.2mg/kgを術前。

禁　忌

過敏症、急性閉塞隅角緑内障、重症筋無力症。

併　用

中枢神経抑制薬・アルコール（相作用増強）、MAO阻害薬（作用増強）。

副作用

重大：依存性、刺激興奮。　その他：眠気、ふらつき、口渇、倦怠感など。

作　用

ベンゾジアゼピン受容体に作用して、GABA系ニューロンを介して大脳辺縁系や視床下部を抑制する。

ナースのための知識

ベンゾジアゼピン受容体作動薬（長時間型）

ジアゼパム

［商品名］セルシン（武田テバ薬品）、ホリゾン（丸石）、※

剤形：規格

［セルシン］2mg、5mg、10mg　1%　シ0.1%　5mg（1mL）、10mg（2mL）　［ホリゾン］2mg、5mg　1%　10mg（2mL）

効　能

［共通］❶神経症における不安・緊張・抑うつ。　［内服］❷うつ病における不安・緊張。　❸心身症（消化器疾患、循環器疾患、自律神経失調症、更年期障

害、腰痛症、頸肩腕症候群）における身体症候ならびに不安・緊張・抑うつ。❹脳脊髄疾患に伴う筋痙攣・疼痛における筋緊張の軽減。❺麻酔前投薬。注❻麻酔前・麻酔導入時・麻酔中・術後・アルコール依存症の禁断（離脱）症状・分娩時における不安・興奮・抑うつの軽減、てんかん様重積状態における痙攣の抑制。［ホリゾン］注❼有機リン中毒、カーバメート中毒における痙攣の抑制。

用法

［内服］❶～❸1回2～5mgを1日2～4回（1日15mgまで）。3歳以下は1日1～5mg、4～12歳は2～10mgを1～3回に分割。❹1回2～10mgを1日3～4回。❺1回5～10mgを就寝前または手術前。注❶❻❼初回2mL（10mg）をできるだけ緩徐に静注または筋注。以後3～4時間ごと。

禁忌

［共通］急性閉塞隅角緑内障、重症筋無力症。注ショック、昏睡、バイタルサインの悪い急性アルコール中毒。
［併用禁忌］［共通］リトナビル（過度の鎮静、呼吸抑制）。

併用

中枢神経抑制薬・MAO阻害薬・オメプラゾール・シプロフロキサシン・フルボキサミン・アルコール（相作用増強）、マプロチリン（相作用増強、本剤の減量で痙攣誘発）、シメチジン（作用増強）など。

副作用

重大：［共通］薬物依存、離脱症状、刺激興奮、錯乱、呼吸抑制。注舌根沈下による気道閉塞、循環性ショック。
その他：［共通］眠気、ふらつき、血圧低下など。

作用

［共通］大脳辺縁系に特異的に作用し、正常な意識・行動に影響を及ぼすことなく馴化・鎮静作用を現し、脊髄反射を抑制することにより筋の過緊張を緩解、痙攣に対しては抗痙攣作用を示す。注子宮筋の異常緊張を排除する。

ナースのための知識

［共通］（運転禁止） 注経口投与が困難な場合、緊急の場合、経口投与で効果が不十分と考えられる場合にのみ注射を使用する。

※他にダイアップ（坐剤）あり。

ベンゾジアゼピン受容体作動薬（超長時間型）

ロフラゼプ酸エチル

［商品名］メイラックス（Meiji Seika）

剤形：規格

錠1mg、2mg　細粒1%

効能

神経症における不安・緊張・抑うつ・睡眠障害。心身症（胃・十二指腸潰瘍、慢性胃炎、過敏性腸症候群、自律神経失調症）における不安・緊張・抑うつ・睡眠障害。

用法

1日2mgを1～2回に分割。

禁忌

ベンゾジアゼピン系薬過敏症、急性閉塞隅角緑内障、重症筋無力症。

併用

中枢神経抑制薬・MAO阻害薬・アルコール（相作用増強）、シメチジン（作用増強）、四環系抗うつ薬（痙攣）。

副作用

重大：薬物依存、離脱症状、刺激興奮、錯乱、幻覚、呼吸抑制。その他：眠気、ふらつき、めまい、口渇、γ-GTP・AST・ALT・LDH↑、発疹、頭がボーッとするなど。

作用

GABA受容体のベンゾジアゼピン結合部位に作用し、視床下部および大脳辺縁系を抑制することにより抗痙攣作用や抗コンフリクト作用などを示す。

ナースのための知識

セロトニン受容体作動薬

タンドスピロンクエン酸塩

［商品名］セディール（大日本住友）

剤形：規格

5mg、10mg、20mg

効 能

心身症（自律神経失調症、本態性高血圧症、消化性潰瘍）における身体症候ならびに抑うつ、不安、焦躁、睡眠障害。神経症における抑うつ、恐怖。

用 法

1日30mgを3回に分割（1日60mgまで）。

併 用

ブチロフェノン系薬（錐体外路症状増強）、Ca拮抗薬（降圧作用増強）、SSRI（セロトニン症候群）。

副作用

重大：肝機能障害、黄疸、セロトニン症候群、悪性症候群。 その他：眠気、ふらつき、頭痛、めまい、倦怠感など。

作 用

脳内セロトニン受容体の$5\text{-}HT_{1A}$受容体に作用し、亢進しているセロトニン神経活動を抑制することにより抗不安作用を示す。

ナースのための知識

①1日60mgを投与しても効果が認められないときは、漫然と投与せず中止する。 ②ベンゾジアゼピン系誘導体から本剤に切り替える場合は徐々に減量する。

精神神経用薬

●ケアのポイント

- アルコールにより作用が増強されることがあるので、服用中は飲酒を避けることが望ましい。

【抗精神病薬】

- 肺塞栓症等の血栓塞栓症が報告されているので、不動状態、長期臥床、肥満、脱水症状等がある場合には注意する。
- 治療開始初期に、起立性低血圧による立ちくらみやめまい等が現れた場合には、減量する。

【抗うつ薬】

- 自殺目的での過量服用を防ぐため、自殺念慮・自殺企図などの行動をする傾向にある患者には1回分の処方日数を最小限にする。
- 投与量の急激な減少ないし投与中止によって、頭痛や易刺激性、睡眠障害等の離脱症状が現れることがあるので、徐々に減量する。

【ADHD治療薬】

- 患者および家族等に、本剤の治療上の位置づけおよび副作用のリスクについて十分説明する。
- 定期的に心拍数（脈拍数）、血圧を測定する。

【抗認知症薬】

- アルツハイマー型認知症と診断された患者のみに使用する。
  ※ドネペジル塩酸塩（商品例：アリセプト）はレビー小体型認知症にも適応あり。
- 医療従事者、家族等の管理のもとで投与する。
- 効果が認められない場合、漫然と投与しない。

ハイリスク薬 精神神経用薬 ここに注意！

- 原疾患の症状と類似した副作用（錐体外路症状、パーキンソン症候群等）や致死的副作用（悪性症候群➡Check、セロトニン症候群等）をモニタリングする。
- 特に非定型抗精神病薬では、血液疾患、内分泌疾患等の副作用をモニタリングする。
- 制吐作用があるため、嘔吐症状の不顕性化に注意する。
- 自殺企図の恐れがあるので、投与開始早期ならびに投与量変更の際には、患者の状態・変化を十分に観察し、服薬管理を徹底する。
- 家族等に、自殺念慮や自殺企図、興奮、攻撃性、易刺激性等の行動の変化と、基礎疾患の悪化が現れるリスク等について十分説明する。
- 転倒に関する注意喚起を行う。

Check　悪性症候群（syndrome malin）の早期発見・対応に努める

薬剤の投与開始後、減薬後、あるいは中止後の1週間以内に発症することが多い。高熱が持続し、意識障害、呼吸困難、循環虚脱、脱水症状、急性腎障害へと移行し、死亡した例が報告されている。

【初期症状】

他の原因がなく37.5℃以上の高熱、筋強剛、頸部硬直、振戦、嚥下障害、流涎、発汗、頻脈、動悸、血圧の変動、尿失禁等。

【臨床検査所見】

白血球増多、血清CK（CPK）上昇、CRP上昇、ミオグロビン尿を伴う腎機能の低下等。

【対応】

投与を中止し、体冷却、水分補給等の全身管理とともに適切な処置を行う。治療薬としては、ダントロレンナトリウム水和物注射薬を、初回40mg静注し、改善が認められない場合には20mgずつ追加（1日200mgまで）。7日間以内の投与にとどめる。

●本書で取り上げた精神神経用薬一覧

分類		一般名	商品名	ページ
抗精神病薬	定型	クロルプロマジン塩酸塩	ウインタミン、コントミン	p.17
		スルピリド	ドグマチール	p.18
		チアプリド塩酸塩	グラマリール	p.18
		ハロペリドール	セレネース	p.19
		レボメプロマジンマレイン酸塩、レボメプロマジン塩酸塩	ヒルナミン、レボトミン	p.19
	非定型	アリピプラゾール	エビリファイ	p.20
		オランザピン	ジプレキサ	p.21
		クエチアピンフマル酸塩	セロクエル	p.21
		リスペリドン	リスパダール	p.22
抗うつ薬	三環系	アミトリプチリン塩酸塩	トリプタノール	p.23
		ノルトリプチリン塩酸塩	ノリトレン	p.23
	SSRI	エスシタロプラムシュウ酸塩	レクサプロ	p.24
		塩酸セルトラリン	ジェイゾロフト	p.24
		パロキセチン塩酸塩水和物	パキシル、パキシルCR	p.25
		フルボキサミンマレイン酸塩	デプロメール	p.26
	SNRI	デュロキセチン塩酸塩	サインバルタ	p.26
		ミルナシプラン塩酸塩	トレドミン	p.27
	NaSSA	ミルタザピン	リフレックス、レメロン	p.27
	その他	トラゾドン塩酸塩	レスリン	p.28

分類	一般名	商品名	ページ
抗躁病薬	炭酸リチウム	リーマス	p.28
ADHD治療薬	アトモキセチン塩酸塩	ストラテラ	p.29
	グアンファシン塩酸塩	インチュニブ	p.30
	メチルフェニデート塩酸塩	コンサータ	p.30
中枢神経刺激薬	メチルフェニデート塩酸塩	リタリン	p.31
抗認知症薬	ガランタミン臭化水素酸塩	レミニール	p.31
	ドネペジル塩酸塩	アリセプト、アリセプトD	p.32
	メマンチン塩酸塩	メマリー	p.32
	リバスチグミン	イクセロン、リバスタッチ	p.33

【SSRI】serotonin selective reuptake inhibitor：選択的セロトニン再取り込み阻害薬
【SNRI】serotonin-noradrenaline reuptake inhibitor：セロトニン・ノルアドレナリン再取り込み阻害薬
【NaSSA】noradrenergic and specific serotonergic antidepressant：ノルアドレナリン作動性・特異的セロトニン作動性抗うつ薬
【ADHD】attention-deficit hyperactivity disorder：注意欠陥・多動性障害

定型抗精神病薬

クロルプロマジン塩酸塩

［商品名］ウインタミン（共和）、コントミン（田辺三菱）

剤形：規格

［コントミン］錠12.5mg、25mg、50mg、100mg　注10mg（2mL）、25mg（5mL）、50mg（5mL）［ウインタミン］細10%

効　能

統合失調症、躁病、神経症における不安・緊張・抑うつ、悪心・嘔吐、吃逆、破傷風に伴う痙攣、麻酔前投薬、人工冬眠、催眠・鎮静・鎮痛薬の効力増強。

用　法

［内服］1日30～100mgを分割。精神科領域は1日50～450mgを分割。小児は1回0.5～1mg/kgを1日3～4回。注1回10～50mgを緩徐に筋注。

禁　忌

フェノチアジン系化合物・類似化合物過敏症、昏睡状態、循環虚脱状態、中枢神経抑制薬の強い影響下。［併用禁忌］アドレナリン（血圧降下）。

併　用

中枢神経抑制薬・降圧薬・アルコール（相作用増強）、リチウム（心電図変化）、ドンペリドン（副作用増大）、ドパミン作動薬（相作用減弱）、有機リン殺虫剤との接触（縮瞳）。

副作用

重大：悪性症候群、突然死、心室頻拍、再生不良性貧血、溶血性貧血、無顆粒球症、白血球減少、麻痺性イレウス、遅発性ジスキネジア、遅発性ジストニア、抗利尿ホルモン不適合分泌症候群（SIADH）、眼障害、SLE様症状、肝機能障害、黄疸、横紋筋融解症、肺塞栓症、深部静脈血栓症。　その他：過敏症状、光線過敏症、血圧降下、縮瞳、錐体外路症状、口渇など。

作　用

抗ドパミン作用により幻覚・妄想、悪心・嘔吐などを改善する。抗ノルアドレナリン作用により躁状態や緊張状態の改善、抗セロトニン作用により感情鈍麻などを改善する。

ナースのための知識

作　用

視床下部交感神経中枢に作用して抗ドパミン作用を示し、抗潰瘍作用、向精神作用を示す。

定型抗精神病薬

スルピリド

［商品名］**ドグマチール**（アステラス）

剤形：規格

50mg、100mg、200mg　50mg
10%、50%　50mg（2mL）、100mg（2mL）

効　能

［共通］❶統合失調症。［内服］❷うつ病・うつ状態。［50mg］・・・［50mg］❸胃・十二指腸潰瘍。

用　法

❶［内服］1日300～600mgを分割（1日1,200mgまで）。1回100～200mgを筋注（1日600mgまで）。❷1日150～300mgを分割（1日600mgまで）。❸［内服］1日150mgを3回に分割。1回50mgを1日2回筋注。

禁　忌

過敏症、プロラクチン分泌性の下垂体腫瘍、褐色細胞腫の疑い。

併　用

イミプラミン・ピモジド（QT延長、心室性不整脈）、ジギタリス（悪心・嘔吐を不顕性化）、ベンザミド系薬・フェノチアジン系薬・ブチロフェノン系薬（内分泌機能異常、錐体外路症状）、中枢神経抑制薬・アルコール（相作用増強）、ドパミン作動薬（相作用減弱）。

副作用

重大：悪性症候群、痙攣、QT延長、心室頻拍、無顆粒球症、白血球減少、肝機能障害、黄疸、遅発性ジスキネジア、肺塞栓症、深部静脈血栓症。　その他：［共通］めまい、眠気、熱感、乳汁分泌、月経異常、口渇。［100mg、200mg］・体重増加など。

ナースのための知識

内分泌機能異常（プロラクチン値上昇）、錐体外路症状などの副作用が現れることがあるので、有効性と安全性を十分考慮の上で使用する。

定型抗精神病薬

チアプリド塩酸塩

［商品名］**グラマリール**（アステラス）

剤形：規格

25mg、50mg　10%

効　能

❶脳梗塞後遺症に伴う攻撃的行為、精神興奮、徘徊、せん妄の改善。特発性ジスキネジア。❷パーキンソニズムに伴うジスキネジア。

用　法

❶1日75～150mgを3回に分割。❷1日1回25mgから投与開始。

禁　忌

プロラクチン分泌性下垂体腫瘍。

併　用

ハロペリドール（QT延長、心室性不整脈）、ベンザミド系薬・フェノチアジン系薬・ブチロフェノン系薬（内分泌機能異常・錐体外路症状）、ドパミン作動薬（相作用減弱）、中枢神経抑制薬・アルコール（相作用増強）。

副作用

重大：悪性症候群、昏睡、痙攣、QT延長、心室頻拍。　その他：眠気、めまい、不整脈、月経異常、発疹など。

作　用

ドパミン受容体を選択的に遮断することで、ジスキネジア抑制作用、抗不安作用、抗うつ作用を示す。

ナースのための知識

6週で効果が認められない場合には投与を中止する。

定型抗精神病薬

ハロペリドール 妊婦

［商品名］セレネース（大日本住友）

剤形：規格

0.75mg、1mg、1.5mg、3mg　1%　0.2%　5mg（1mL）

効　能

統合失調症、躁病。

用　法

［内服］1日0.75～2.25mgから始め漸増。維持量は1日3～6mg。　1回5mg（1mL）を1日1～2回筋注・静注。

禁　忌

過敏症、昏睡状態、バルビツール酸誘導体などの中枢神経抑制薬の強い影響下、重症の心不全、パーキンソン病、ブチロフェノン系化合物過敏症、妊婦。［併用禁忌］アドレナリン（重篤な血圧降下）。

併　用

中枢神経抑制薬・アルコール（相作用増強）、リチウム（錐体外路症状）、抗コリン作用薬（併作用増強）、抗ドパミン作用薬（内分泌機能異常、錐体外路症状）、ドパミン作動薬（併作用減弱）、カルバマゼピン・リファンピシン（作用減弱）、イトラコナゾール・キニジン（作用増強）など。

副作用

重大：悪性症候群、心室細動、心室頻拍、麻痺性イレウス、遅発性ジスキネジア、抗利尿ホルモン不適合分泌症候群（SIADH）、無顆粒球症、白血球減少、血小板減少、横紋筋融解症、肺塞栓症、深部静脈血栓症、肝機能障害、黄疸。
その他：パーキンソン症候群、アカシジア、不眠、焦燥感、神経過敏など。

作　用

中枢神経系におけるドパミン作動系、ノルアドレナリン作動系などに対する抑制作用を示す。

ナースのための知識

［共通］　静注時には、心電図や呼吸状態などのバイタルサインの監視を行う。

定型抗精神病薬

レボメプロマジン
――マレイン酸塩[1]、――塩酸塩[2]

［商品名］ヒルナミン（共和）、レボトミン（田辺三菱）

剤形：規格

［共通］[1]5mg、25mg、50mg　[2]25mg（1mL）［ヒルナミン］[1]10%　[1]50%［レボトミン］[1]10%　[1]10%、50%

効　能

統合失調症、躁病、うつ病における不安・緊張。

用　法

［内服］1日25～200mgを分割。　1回25mgを筋注。

禁　忌

過敏症、昏睡状態、循環虚脱状態、バルビツール酸誘導体・麻酔薬などの中枢神経抑制薬の強い影響下。［併用禁忌］アドレナリン（血圧降下）。

併　用

中枢神経抑制薬・降圧薬・アルコール（相作用増強）、リチウム（心電図変化）、ドンペリドン（副作用増大）、ドパミン作動薬（相作用減弱）、有機リン殺虫剤との接触（縮瞳）。

副作用

重大：悪性症候群、突然死、再生不良性貧血、無顆粒球症、白血球減少、麻痺性イレウス、遅発性ジスキネジア、遅発性ジストニア、抗利尿ホルモン不適合分泌症候群（SIADH）、眼障害、SLE様症状、横紋筋融解症、肺塞栓症、深部静脈血栓症。 その他：過敏症、光線過敏症、血小板減少性紫斑病、血圧降下、頻脈、不整脈、食欲亢進、食欲不振、パーキンソン症候群、アカシジア、縮瞳など。

作 用

神経伝達物質を抑制することにより、抗精神作用、制吐作用、鎮静作用を示す。

ナースのための知識

筋肉内注射はやむを得ない場合にのみ必要最小限とする。

非定型抗精神病薬

アリピプラゾール

［商品名］エビリファイ（大塚）

剤形：規格

錠 1mg、3mg、6mg、12mg 錠［OD：口腔内崩壊錠］3mg、6mg、12mg、24mg 散 1% 液 0.1% 注［持続性水懸筋注用］300mg、400mg 注［持続性水懸筋注用シリンジ］300mg、400mg

効 能

［共通］❶統合失調症。 ［内服］❷双極性障害における躁症状の改善。 ［錠24mg除く内服］❸うつ病・うつ状態（既存治療で十分な効果が認められない場合）。 ❹小児期の自閉スペクトラム症に伴う易刺激性。

用 法

❶［内服］1日6～12mgから開始、1日6～24mgを維持量として、1～2回に分割（1日30mgまで）。注・注1回400mgを4週に1回臀部または三角筋注、症状・忍容性に応じて1回300mgに減量。 ❷1日24mgから開始、1日1回12～24mg（1日30mgまで）。 ❸1日1回3mg、増量幅は1日3mg（1日量15mgを超えない）。 ❹1日1mgから開始、1日1～15mgを維持用量とし、1日1回（増量幅は1日3mg、1日量は15mgまで）。

警 告

(1) 糖尿病性ケトアシドーシス、糖尿病性昏睡など致死的な副作用が発現する恐れがあるので、高血糖の徴候・症状に注意する。特に糖尿病またはその既往歴、その危険因子のある場合は有益性があると判断される場合のみ投与する。 (2) あらかじめ副作用が発現する場合があることを、患者および家族に十分説明し、口渇、多飲、多尿、頻尿、多食、脱力感などが現れた場合、ただちに投与中断し、医師の診察を受けるように指導する。

禁 忌

過敏症、昏睡状態、バルビツール酸誘導体・麻酔薬などの中枢神経抑制薬の強い影響下。 ［併用禁忌］アドレナリン（血圧降下）、注・注クロザピン（本剤の体内消失時間が長い）。

併 用

中枢神経抑制薬・降圧薬・アルコール（相作用増強）、ドパミン作動薬（併作用減弱）、カルバマゼピン（作用減弱）、キニジン・クラリスロマイシン（作用増強）など。

副作用

重大：悪性症候群、遅発性ジスキネジア、麻痺性イレウス、アナフィラキシー、横紋筋融解症、糖尿病性ケトアシドーシス、糖尿病性昏睡、低血糖、痙攣、無顆粒球症、白血球減少、肺塞栓症、深部静脈血栓症、肝機能障害。 その他：不眠、アカシジア、振戦、流涎、傾眠、体重減少・増加など。

作 用

脳内の神経伝達物質のドパミンやセロトニンの働きを促進・抑制して、精神状態を調整する。

ナースのための知識

[共通] ①高血糖症状、低血糖症状に注意するよう指導する。 ②体重変動をきたすことがあるので注意深く観察する。 [内服] ③投与開始から定常状態に達するまでに約2週間を要するため、2週間以内に増量しないことが望ましい。

非定型抗精神病薬

オランザピン

[商品名] ジプレキサ (イーライリリー)

剤形：規格

2.5mg、5mg、10mg [ザイディス：口腔内崩壊錠] 2.5mg、5mg、10mg 1% 10mg

効能

[内服] ❶統合失調症。 ❷双極性障害における躁症状およびうつ症状の改善。❸抗悪性腫瘍薬 (シスプラチン等) 投与に伴う消化器症状 (悪心・嘔吐)。 ❹統合失調症における精神運動興奮。

用法

❶1日1回5～10mg、維持量は1日1回10mg (1日20mgまで)。 ❷躁状態の改善に1日1回10mg。うつ状態の改善に1日1回5mgを就寝前、その後1日1回10mgに増量 (1日20mgまで)。 ❸他の制吐薬との併用で1日1回5mg (1日10mgまで)、6日間まで。 ❹緊急時に1回10mg筋注。

警告

著しい血糖値の上昇から重大な副作用が発現し、死亡に至る場合があるので、血糖値の測定などの観察を十分に行う。患者およびその家族にこの副作用について十分に説明し、口渇、多飲、多尿、頻尿などが現れた場合には、ただちに投与を中断し、医師の診察を受けるよう指導する。

禁忌

[共通] 過敏症、昏睡状態、中枢神経抑制薬の強い影響下。 [内服] 糖尿病。 [併用禁忌] [共通] アドレナリン (血圧降下)。

併用

アルコール (相作用増強)、抗コリン薬 (副作用)、ドパミン作動薬 (併作用減弱)、フルボキサミン (血中濃度上昇)、カルバマゼピン・喫煙 (血中濃度低下) など。

副作用

重大：高血糖、糖尿病性ケトアシドーシス、糖尿病性昏睡、低血糖、悪性症候群、肝機能障害、黄疸、痙攣、遅発性ジスキネジア、横紋筋融解症、麻痺性イレウス、無顆粒球症、白血球減少、肺塞栓症、深部静脈血栓症。 その他：体重増加、傾眠、不眠、便秘など。

作用

ドパミンやセロトニンなどのバランスを保つことで統合失調症の陽性症状・陰性症状、認知障害、不安症状、うつ症状などに対する効果や、錐体外路症状の軽減をもたらす。

ナースのための知識

①血糖値の測定や患者の観察を十分に行う。 ②体重変動をきたすことがあるので注意深く観察する。

非定型抗精神病薬

クエチアピンフマル酸塩

[商品名] セロクエル (アステラス)

剤形：規格

25mg、100mg、200mg 50%

効能

統合失調症。

用法

1回25mg、1日2～3回より開始し、徐々に増量し1日150～600mg、2～3回に分割 (1日750mgまで)。

警　告

(1) 糖尿病性ケトアシドーシス、糖尿病性昏睡などの致死的な副作用が発現することがあるので、血糖値の測定などの観察を十分に行う。　(2) 患者、家族に十分に説明し、口渇、多飲、多尿、頻尿などが現れた場合には、ただちに投与を中断し、医師の診察を受けるよう、指導する。

禁　忌

過敏症、昏睡状態、糖尿病とその既往歴、バルビツール酸誘導体などの中枢神経抑制薬の強い影響下。 ［併用禁忌］**アドレナリン（血圧降下）。**

併　用

中枢神経抑制薬・アルコール（相作用増強)、フェニトイン・カルバマゼピン・バルビツール酸誘導体・リファンピシン（作用減弱)、エリスロマイシン・イトラコナゾール（作用増強）など。

副作用

重大：高血糖、糖尿病性ケトアシドーシス、糖尿病性昏睡、低血糖、悪性症候群、横紋筋融解症、痙攣、無顆粒球症、白血球減少、肝機能障害、黄疸、麻痺性イレウス、遅発性ジスキネジア、肺塞栓症、深部静脈血栓症、中毒性表皮壊死融解症、皮膚粘膜眼症候群、多形紅斑。

その他：不眠、易刺激性、傾眠、不安、めまい、振戦、構音障害、頻脈、便秘、食欲減退、体重増加など。

作　用

ドパミンD_2受容体に比してセロトニン5-HT_2受容体に対する親和性が高い。種々の受容体に対して親和性があり、これらが鎮静作用に寄与する。

ナースのための知識

①血糖値の測定や患者の観察を十分に行う。　②体重増加をきたすことがあるので、肥満に注意する。

非定型抗精神病薬

リスペリドン

［商品名］**リスパダール**（ヤンセン）

剤形：規格

錠1mg、2mg、3mg　錠［OD：口腔内崩壊錠］0.5mg、1mg、2mg　細粒1%　液1mg/mL

効　能

［共通］❶統合失調症。［錠3mg除く］❷小児期の自閉スペクトラム症に伴う易刺激性。

用　法

❶1回1mgを1日2回より開始、徐々に増量。維持量は1日2～6mgを2回に分割（1日12mgまで)。　❷体重15kg以上20kg未満：1日1回0.25mgより開始し、4日目より1日0.5mgを2回に分割、増量する場合は1週間以上間隔をあけて1日0.25mgずつ増量（1日1mgまで)。体重20kg以上：1日1回0.5mgより開始し、4日目より1日1mgを2回に分割、増量する場合は1週間以上間隔をあけて1日0.5mgずつ増量（体重20kg以上45kg未満の場合は1日2.5mgまで、45kg以上の場合は1日3mgまで)。

禁　忌

過敏症、パリペリドン過敏症、昏睡状態、バルビツール酸誘導体などの中枢神経抑制薬の強い影響下。 ［併用禁忌］**アドレナリン（血圧降下)。**

併　用

中枢神経抑制薬・アルコール（相作用増強)、降圧薬（降圧作用増強)、ドパミン作動薬（相作用減弱)、パロキセチン・イトラコナゾール（血中濃度上昇)、カルバマゼピン（血中濃度低下）など。

副作用

重大：悪性症候群、遅発性ジスキネジア、麻痺性イレウス、抗利尿ホルモン不適合分泌症候群（SIADH)、肝機能障害、

黄疸、横紋筋融解症、不整脈、脳血管障害、高血糖、糖尿病性ケトアシドーシス、糖尿病性昏睡、低血糖、無顆粒球症、白血球減少、肺塞栓症、深部静脈血栓症、持続勃起症。　その他：不眠症、不安、激越、アカシジア、振戦、傾眠、起立性低血圧、便秘、流涎過多、筋固縮、月経障害、易刺激性、倦怠感、ALT・CK↑など。

作　用

ドパミンD_2受容体拮抗作用およびセロトニン5-HT_2受容体拮抗作用に基づく、中枢神経系の調節を示す。

ナースのための知識

血糖値の測定や患者の観察を十分に行う。

三環系抗うつ薬

アミトリプチリン塩酸塩

［商品名］トリプタノール（日医工）

剤形：規格

10mg、25mg

効　能

❶精神科領域におけるうつ病、うつ状態。　❷夜尿症。　③末梢性神経障害性疼痛。

用　法

❶初期用量1日30〜75mg、1日150mgまで漸増し分割（まれに300mgまで）。　❷1日10〜30mg就寝前。　③初期用量1日10mg（1日150mgを超えない）。

禁　忌

閉塞隅角緑内障、三環系抗うつ薬過敏症、心筋梗塞の回復初期、尿閉。　［併用禁忌］MAO阻害薬投与中・投与中止後2週間以内（不穏、全身痙攣など）。

併　用

ブチルスコポラミン（抗コリン作用）、ピロカルピン（併作用減弱）、中枢神経抑制薬（量により作用変化）、降圧薬（併作用減弱）、K製剤（併消化管粘膜刺激）、血糖降下薬（併作用増強）、ワルファリン（抗凝血作用増強）、アルコール（作用増強）など。

副作用

重大：悪性症候群、セロトニン症候群、心筋梗塞、幻覚、せん妄、精神錯乱、痙攣、顔・舌部の浮腫、無顆粒球症、骨髄抑制、麻痺性イレウス、腸管麻痺、抗利尿ホルモン不適合分泌症候群。　その他：血圧上昇、不整脈、眠気、不眠、不安、口渇、尿閉、体重増加など。

作　用

脳内でノルアドレナリンやセロトニン再取り込みを抑制し抗うつ作用を示す。

ナースのための知識

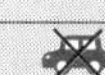

三環系抗うつ薬

ノルトリプチリン塩酸塩

［商品名］ノリトレン（大日本住友）

剤形：規格

10mg、25mg

効　能

精神科領域におけるうつ病およびうつ状態（内因性うつ病、反応性うつ病、退行期うつ病、神経症性うつ状態、脳器質性精神障害のうつ状態）。

用　法

1回10〜25mgを1日3回またはその1日量を2回に分割（1日150mgまで）。

禁　忌

過敏症、三環系抗うつ薬過敏症、閉塞隅角緑内障、心筋梗塞の回復初期、尿閉。　［併用禁忌］MAO阻害薬（不穏、全身痙攣など）。

併　用

フェノチアジン系薬（口渇、排尿障害）、中枢神経抑制薬・アドレナリン作動薬・アルコール（相作用増強）、リファンピシン（作用減弱）、ワルファリン（併代謝抑制）など。

副作用

重大：てんかん発作、無顆粒球症、麻痺性イレウス、腸管麻痺。　その他：血圧降下、眠気、不眠、振戦、口渇、便秘、頭痛など。

作　用

ノルアドレナリンの再取り込みを選択的に阻害し、ノルアドレナリン量を増加させることで抗うつ作用を示す。

ナースのための知識

抗うつ薬（SSRI）

エスシタロプラムシュウ酸塩

［商品名］レクサプロ（持田）

剤形：規格

10mg、20mg

効　能

うつ病・うつ状態、社会不安障害。

用　法

1日1回10mgを夕食後。増量は1週間以上の間隔をあけて行う（1日20mgまで）。

禁　忌

過敏症、QT延長。　［併用禁忌］MAO阻害薬投与中または中止後14日以内（セロトニン症候群）、ピモジド（QT延長）。

併　用

セロトニン作用薬・メチレンブルー（セロトニン症候群）、三環系抗うつ薬・フェノチアジン系薬・リスペリドン・ブチロフェノン系薬、抗不整脈薬・メトプロロール（併血中濃度上昇）、シメチジン・オメプラゾール（血中濃度上昇）、ワルファリン（プロトロンビン時間延長）、非定型抗精神病薬等（出血傾向）、アルコール（作用増強）など。

副作用

重大：痙攣、抗利尿ホルモン不適合分泌症候群（SIADH）、セロトニン症候群、QT延長、心室頻拍。　その他：倦怠感、頭痛、傾眠、浮動性めまい、悪心、口渇など。

作　用

脳内での細胞外5-HT濃度を持続的に上昇させることにより5-HT神経系を賦活化し、抗うつ作用を示す。

ナースのための知識

遺伝的に代謝酵素（CYP2C19）が欠損している患者では、本剤の血中濃度が上昇し、QT延長が発現しやすい。

抗うつ薬（SSRI）

塩酸セルトラリン

［商品名］ジェイゾロフト（ファイザー）

剤形：規格

25mg、50mg、100mg　［OD：口腔内崩壊錠］25mg、50mg、100mg

効　能

うつ病、うつ状態、パニック障害、外傷後ストレス障害。

用　法

1日1回、25mgを初期用量とし、1回100mgまで漸増。

禁　忌

過敏症。　［併用禁忌］MAO阻害薬投与中・中止後14日間以内（セロトニン濃度上昇）、ピモジド投与中（併血中濃度上昇）。

併　用

メチレンブルー・リネゾリド（セロトニン症候群）、5-HT受容体作動薬、リチウム（相作用増強）、トラマドール・メサドン・ペンタゾシン・L-トリプトファン含有薬・セイヨウオトギリソウ（セロトニン作用増強）、三環系抗うつ薬・血糖降下薬（併作用増強）、ワルファリン

（プロトロンビン時間延長）、出血傾向が増強する薬剤（異常出血）、シメチジン（血中濃度上昇）、アルコール、QT延長を起こしやすい薬剤。

副作用

重大：セロトニン症候群、悪性症候群、痙攣、昏睡、肝機能障害、抗利尿ホルモン不適合分泌症候群（SIADH）、中毒性表皮壊死融解症、皮膚粘膜眼症候群、アナフィラキシー、QT延長、心室頻拍（torsades de pointesを含む）。　その他：睡眠障害（不眠）、錯乱状態、傾眠、頭痛、浮動性めまい、動悸、悪心・嘔吐、口内乾燥、下痢・軟便、倦怠感、多汗（発汗、寝汗）など。

作　用

脳内でセロトニン再取り込みを阻害することでシナプス間隙のセロトニン濃度を高め、持続的にセロトニン神経伝達を亢進する。

ナースのための知識

抗うつ薬（SSRI）

パロキセチン塩酸塩水和物

［商品名］パキシル、パキシルCR（GSK）

剤形：規格

5mg、10mg、20mg　［CR：徐放］6.25mg、12.5mg、25mg

効　能

［共通］❶うつ病・うつ状態。　❷パニック障害。　❸強迫性障害。　❹社会不安障害。　❺外傷後ストレス障害。

用　法

❶1日1回20〜40mgを夕食後。1回10〜20mgより開始し、1週ごとに10mg/日ずつ増量（1日40mgまで）。［CR］1日1回12.5mgを夕食後、1週間以上の間隔をあけて12.5mg/日ずつ25mgに増量（1日50mgまで）。　❷1日1回30mgを夕食後。1回10mgより開始し、1週ごとに10mg/日ずつ増量（1日30mgまで）。❸1日1回40mgを夕食後。1回20mgより開始し、1週ごとに10mg/日ずつ増量（1日50mgまで）。　❹1日1回20mgを夕食後。1回10mgより開始し、1週ごとに10mg/日ずつ増量（1日40mgまで）。❺1日1回20mgを夕食後。1回10〜20mgより開始し、1週ごとに10mg/日ずつ増量（1日40mgまで）。

警　告

海外で7〜18歳の大うつ病性障害患者で有効性が確認できなかった報告あり。自殺のリスクが増加するとの報告もあるので、18歳未満には適応を慎重に検討する。

禁　忌

過敏症。　［併用禁忌］MAO阻害薬投与中・中止後14日以内（セロトニン症候群）、ピモジド（QT延長、心室性不整脈）。

併　用

セロトニン作用薬（セロトニン症候群）、フェノチアジン系薬・リスペリドン・三環系抗うつ薬・抗不整脈薬・β遮断薬・ワルファリン（併作用増強）、メトプロロール（重度の血圧低下）、キニジン・アルコール（作用増強）、フェニトイン（作用減弱）、止血・血液凝固阻害薬・出血症状の報告のある薬剤（出血傾向増強）など。

副作用

重大：セロトニン症候群、悪性症候群、錯乱、幻覚、せん妄、痙攣、中毒性表皮壊死融解症、皮膚粘膜眼症候群、多形紅斑、抗利尿ホルモン不適合分泌症候群（SIADH）、重篤な肝機能障害、横紋筋融解症、汎血球減少、無顆粒球症、白血球減少、血小板減少、アナフィラキシー。　その他：傾眠、嘔気、便秘、めまい、頭痛など。

(作　用)
選択的にセロトニン（5-HT）の取り込みを阻害することにより、抗うつ作用および抗不安作用を示す。

ナースのための知識
①投与を中止する場合には、数週間または数か月かけて徐々に減量する。②勝手な判断で服用を中止することのないよう十分指導する。

抗うつ薬（SSRI）

フルボキサミンマレイン酸塩

［商品名］デプロメール（Meiji Seika）

(剤形：規格)
25mg、50mg、75mg

(効　能)
❶うつ病・うつ状態。　❷社会不安障害、強迫性障害。

(用　法)
❶❷成人：1日50mgより開始し、1日150mgまで増量、1日2回に分割。　小児：❷8歳以上に1日1回25mgを就寝前から開始し、1週間以上の間隔をあけて1日50mg、2回に分割し朝・就寝前。1週間以上間隔をあけて1日25mgずつ増量（1日150mgまで）。

(禁　忌)
過敏症。　［併用禁忌］MAO阻害薬投与中・中止後2週間以内（相作用増強）、ラメルテオン（併作用増強）、ピモジド（QT延長、心室性不整脈）、チザニジン（血圧低下）。

(併　用)
セロトニン作用薬・セイヨウオトギリソウ（セロトニン症候群）、抗てんかん薬・三環系抗うつ薬・ベンゾジアゼピン系薬・オランザピン・ワルファリン（併血中濃度上昇）、β遮断薬（徐脈、低血圧）、出血傾向増強薬（皮膚異常出血）、アルコール（作用増強）など。

(副作用)
重大：痙攣、せん妄、錯乱、幻覚、妄想、意識障害、ショック、アナフィラキシー、セロトニン症候群、悪性症候群、白血球減少、血小板減少、抗利尿ホルモン不適合分泌症候群（SIADH）、肝機能障害、黄疸。　その他：眠気、嘔気・悪心、口渇、倦怠感など。

(作　用)
脳内におけるセロトニンの再取り込みを選択的に阻害することで、抗うつ作用を示す。

ナースのための知識
11歳以下の女児では、血中濃度が上昇することがあるので慎重に投与する。

抗うつ薬（SNRI）

デュロキセチン塩酸塩

［商品名］サインバルタ（塩野義）

(剤形：規格)
20mg、30mg

(効　能)
❶うつ病・うつ状態。糖尿病性神経障害に伴う疼痛。　❷線維筋痛症、慢性腰痛症、変形性関節症に伴う疼痛。

(用　法)
❶1日1回朝食後に40mg。1日20mgより開始し、1週間以上の間隔をあけて20mgずつ増量。1日60mgまで。　❷1日1回朝食後に60mg。1日20mgより開始し、1週間以上の間隔をあけて20mgずつ増量。

(禁　忌)
過敏症、高度の肝障害、高度の腎障害、コントロール不良の閉塞隅角緑内障。［併用禁忌］MAO阻害薬投与中・中止後2週間以内（セロトニン濃度上昇）。

(併　用)
ピモジド（不整脈）、アルコール・中枢

神経抑制薬（相作用増強）、メチレンブルー（セロトニン症候群）、CYP1A2阻害薬（血中濃度上昇）、三環系抗うつ薬・フェノチアジン系薬・抗不整脈薬（併血中濃度上昇）、パロキセチン・キニジン（血中濃度上昇）、セロトニン作用薬・セイヨウオトギリソウなど（相セロトニン作用増強）。

副作用

重大：セロトニン症候群、悪性症候群、抗利尿ホルモン不適合分泌症候群（SIADH）、痙攣、幻覚、肝機能障害、肝炎、黄疸、皮膚粘膜眼症候群、アナフィラキシー反応、高血圧クリーゼ、尿閉。　その他：倦怠感、傾眠、頭痛、めまい、悪心、食欲減退、口渇、便秘、下痢など。

作用

視床下部あるいは脳内でセロトニンおよびノルアドレナリンの再取り込みを阻害する。

ナースのための知識

①疼痛に対しては対症療法であるため、原疾患の治療を合わせて行う必要がある。　②適宜肝機能検査を行う。

抗うつ薬（SNRI）

ミルナシプラン塩酸塩

［商品名］トレドミン（旭化成ファーマ）

剤形：規格

12.5mg、15mg、25mg、50mg

効能

うつ病・うつ状態。

用法

1日25mgを初期量とし、1日100mgまで漸増し、2〜3回食後に分割。高齢者は1日25mgを初期量とし、1日60mgまで漸増し、2〜3回食後に分割。

禁忌

過敏症、尿閉。　［併用禁忌］MAO阻害薬（不穏、全身痙攣など）。

併用

アルコール・中枢神経抑制薬（相作用増強）、降圧薬（降圧作用減弱）、5-HT$_{1B/1D}$受容体作動薬（高血圧、冠動脈収縮）、リチウム・メチレンブルー（セロトニン症候群）、ジゴキシン（起立性低血圧、頻脈）、アドレナリン・ノルアドレナリン（心血管作用増強）。

副作用

重大：悪性症候群、セロトニン症候群、痙攣、白血球減少、重篤な皮膚障害、抗利尿ホルモン不適合分泌症候群（SIADH）、肝機能障害、黄疸、高血圧クリーゼ。
その他：悪心・嘔吐、便秘、起立性低血圧、眠気、めまい、頭痛、口渇、腹痛、排尿困難、倦怠感、発汗など。

作用

セロトニンやノルアドレナリンの再取り込みを阻害することで抗うつ作用を示す。

ナースのための知識

高血圧クリーゼ、血圧上昇が現れることがあるので、適宜血圧、脈拍数等を測定する。

抗うつ薬（NaSSA）

ミルタザピン

［商品名］リフレックス（Meiji Seika）、レメロン（MSD）

剤形：規格

15mg、30mg

効能

うつ病・うつ状態。

用法

1日15mgを初期量とし、1日1回15〜30mgを就寝前（1日45mgまで）、増量は1週間以上間隔をあけて1日15mgずつ。

禁忌

過敏症。　［併用禁忌］MAO阻害薬投与中・投与中止後2週間以内（セロトニン症候群)。

併 用

HIVプロテアーゼ阻害薬・アゾール系抗真菌薬・エリスロマイシン・シメチジン(作用増強)、カルバマゼピン・フェニトイン・リファンピシン(作用減弱)、鎮静薬・アルコール(鎮静作用増強)、セロトニン作用薬・セイヨウオトギリソウ(セロトニン症候群)、ワルファリン(プロトロンビン時間増加)、QT延長を起こすことが知られている薬剤。

副作用

重大:セロトニン症候群、無顆粒球症、好中球減少症、痙攣、肝機能障害、黄疸、抗利尿ホルモン不適合分泌症候群(SIADH)、皮膚粘膜眼症候群、多形紅斑、QT延長、心室頻拍。 その他:体重増加、倦怠感、傾眠、浮動性めまい、頭痛、便秘、口渇、動悸、頻尿、過食など。

作 用

α_2受容体に拮抗、遮断することで、ノルアドレナリン・セロトニンの放出を促進し、また、セロトニンの5-HT_1受容体を活性化し、抗うつ作用を示す。

ナースのための知識

抗うつ薬(その他)

トラゾドン塩酸塩

[商品名] レスリン(MSD)

剤形:規格

錠 25mg、50mg

効 能

うつ病・うつ状態。

用 法

1日75~100mgを1~数回に分割(1日200mgまで)。

禁 忌

過敏症。 [併用禁忌] サキナビル(QT延長など)。

併 用

降圧薬(起立性低血圧・失神)、アルコール・中枢神経抑制薬・MAO阻害薬・リトナビル・インジナビル(作用増強)、強心配糖体・フェニトイン(併血清中濃度上昇)、フェノチアジン誘導体(血圧低下)、カルバマゼピン(作用減弱)、ワルファリン(プロトロンビン時間短縮)、タンドスピロン・パロキセチン・アミトリプチリン(セロトニン症候群)。

副作用

重大:QT延長、心室頻拍、心室細動、心室期外収縮、悪性症候群、セロトニン症候群、錯乱、せん妄、麻痺性イレウス、持続性勃起、無顆粒球症。 その他:眠気、めまい・ふらつき、口渇など。

作 用

セロトニンに対して強い取り込み阻害作用を示し、うつ病患者で低下したセロトニン神経機能を亢進させる。

ナースのための知識

陰茎および陰核の持続性勃起が発現した場合には、ただちに投与を中止する。

抗躁病薬

炭酸リチウム

妊婦

[商品名] リーマス(大正)

剤形:規格

錠 100mg、200mg

効 能

躁病および躁うつ病の躁状態。

用 法

1日400~600mgより開始し、2~3回に分割。以後3日ないし1週間ごとに1日1,200mgまで漸増。維持量は1日200~800mgを1~3回に分割。

禁 忌

てんかんなどの脳波異常、重篤な心疾患、

リチウムの体内貯留を起こしやすい状態(腎障害、衰弱または脱水状態、発熱・発汗または下痢を伴う疾患、食塩制限)、妊婦。

併 用

利尿薬・ACE阻害薬・ARB・NSAIDs・メトロニダゾール(リチウム中毒)、カルバマゼピン(錯乱など)、向精神薬(心電図変化など)、SSRI・SNRI(セロトニン症候群)、麻酔用筋弛緩薬(併作用増強)など。

副作用

重大:リチウム中毒、悪性症候群、洞不全症候群、高度徐脈、腎性尿崩症、急性腎障害、間質性腎炎、ネフローゼ症候群、甲状腺機能低下症、甲状腺炎、副甲状腺機能亢進症、認知症様症状、意識障害。　その他:めまい、振戦、口渇、嘔気・嘔吐、下痢、脱力・倦怠感など。

作 用

多くの作用が複合的に関連して作用すると推測されている。

ナースのための知識

①維持量が決まるまで1週間に1回、維持量投与中は2〜3か月に1回、血中濃度(トラフ値)をモニタリングする。　②他の向精神薬(フェノチアジン系、ブチロフェノン系薬剤など)と併用する場合には観察を十分に行い慎重に投与する。　③脱水や併用薬により中毒が発現する可能性があることを十分に説明し、中毒の初期症状が現れた場合には医師の診察を受けるよう指導する。

ADHD治療薬

アトモキセチン塩酸塩

[商品名] ストラテラ(イーライリリー)

剤形:規格

5mg、10mg、25mg、40mg　0.4%

効 能

注意欠陥/多動性障害(AD/HD)。

用 法

18歳未満には1日0.5mg/kgより開始し、1週間以上間隔をあけて0.8mg/kg/日→1.2mg/kg/日まで増量し、1日1.2〜1.8mg/kgで維持。1日2回に分割。1日量は1.8mg/kgまたは120mgのいずれか少ない量まで。18歳以上は1日40mgより開始し、1週間以上間隔をあけて80mgまで増量、その後は2週間以上あけて120mgまで。1日1回または2回に分割。

禁 忌

過敏症、重篤な心血管障害、褐色細胞腫またはその既往歴、閉塞隅角緑内障。
[併用禁忌] MAO阻害薬投与中・中止後2週間以内(脳内モノアミン濃度上昇)。

併 用

サルブタモール・β刺激薬(心拍数・血圧↑)、CYP2D6阻害薬(血中濃度上昇)、昇圧薬(血圧上昇)、三環系抗うつ薬・SNRI・メチルフェニデートなど(併作用増強)。

副作用

重大:肝機能障害、黄疸、肝不全、アナフィラキシー。　その他:悪心、食欲減退、腹痛、嘔吐、便秘、口渇、頭痛、傾眠、浮動性めまい、動悸、体重減少など。

作 用

神経終末のノルアドレナリントランスポーターを選択的に阻害する。

ナースのための知識

長期間投与する場合は必要に応じ休薬期間を設定する。

ADHD治療薬

グアンファシン塩酸塩

妊婦

[商品名] インチュニブ（塩野義）

剤形：規格

[徐放] 1mg、3mg

効 能

注意欠陥／多動性障害（AD/HD）。

用 法

体重50kg未満の18歳未満の小児には1日1mg、50kg以上の小児および18歳以上には1日2mgより開始、1週間以上の間隔をあけて1mgずつ維持用量（体重によって異なる。詳細は添付文書を参照）まで増量。

禁 忌

過敏症、妊婦、房室ブロック。

併 用

CYP3A4/5阻害薬（作用増強）、CYP3A4/5誘導薬（作用減弱）、中枢神経抑制薬・アルコール（相作用増強）、バルプロ酸（併血中濃度増加）、降圧作用を有する薬剤・心拍数減少作用を有する薬剤（失神）。

副作用

重大：低血圧、徐脈、失神、房室ブロック。 その他：傾眠、頭痛、不眠、めまい、腹痛、倦怠感、体重増加など。

作 用

アドレナリンα_{2A}受容体に作用し、前頭前皮質および大脳基底核におけるシグナルを調整する。

ナースのための知識

①体重増加をきたすことがあるので定期的に体重を測定する。 ②投与開始前に心電図異常の有無について確認する。

ADHD治療薬

メチルフェニデート塩酸塩

[商品名] コンサータ（ヤンセン）

剤形：規格

[徐放] 18mg、27mg、36mg

効 能

注意欠陥／多動性障害（AD/HD）。

用 法

1日1回（朝）。初回18mgから開始し、1週間以上の間隔をあけて9mgまたは18mg増量し、18～45mgで維持（18歳未満は1日54mgまで、18歳以上は1日72mgまで）。

警 告

専門医、有効性、安全性、目的以外への使用や他人へ譲渡しないことを文書で説明し、同意を取得する。

禁 忌

過敏症、過度の不安・緊張・興奮、閉塞隅角緑内障、甲状腺機能亢進、不整頻拍、狭心症、運動性チック、Tourette症候群・既往・家族歴、重症うつ病、褐色細胞腫。 [併用禁忌] MAO阻害薬投与中・中止後14日以内（高血圧）。

併 用

昇圧薬（昇圧増強）、ワルファリン（抗凝血増強）、抗痙攣薬・三環系抗うつ薬・SSRI（併作用増強）、アトモキセチン（作用増強）、クロニジン（突然死）、アルコール（精神神経系作用増強）。

副作用

重大：剥脱性皮膚炎、狭心症、悪性症候群、脳血管障害、肝不全、肝機能障害。 その他：食欲減退、不眠症、チック、睡眠障害、頭痛、浮動性めまい、動悸、頻脈、悪心、腹痛、口渇、嘔吐、下痢、発熱、倦怠感、体重減少など。

作 用

ドパミンおよびノルアドレナリントランスポーターを阻害し、シナプス間隙のドパミンおよびノルアドレナリンを増加させて神経系の機能を亢進する。

ナースのための知識

①小児への長期投与による体重増加の抑制、成長遅延報告がある。 ②覚醒効果があるので、夕刻以後の服薬は避けさせる。 ③徐放錠のため分割投与はできない。

中枢神経刺激薬

メチルフェニデート塩酸塩

［商品名］リタリン（ノバルティス）

剤形：規格

10mg

効 能

ナルコレプシー。

用 法

1日20～60mg、1～2回に分割。

警 告

専門医

禁 忌 併 用 副作用 作 用

コンサータを参照（→p.30）。

ナースのための知識

①小児への長期投与による体重増加の抑制、成長遅延報告がある。 ②覚醒効果があるので、夕刻以後の服薬は避けさせる。

抗認知症薬

ガランタミン臭化水素酸塩

［商品名］レミニール（ヤンセン）

剤形：規格

4mg、8mg、12mg ［OD：口腔内崩壊錠］4mg、8mg、12mg 4mg/mL

効 能

軽度および中等度のアルツハイマー型認知症における認知症症状の進行抑制。

用 法

1日8mg（1回4mgを1日2回）から開始、4週間後に1日16mg（1回8mgを1日2回）に増量（変更前の用量で4週間以上投与後に増量、1日24mgまで）。

禁 忌

過敏症

併 用

コリン作動薬・コリンエステラーゼ阻害薬・ジゴキシン・β遮断薬（心拍数低下）、スキサメトニウム（筋弛緩作用増強）、抗コリン薬（相作用減弱）、エリスロマイシン・フルボキサミン・パロキセチン・キニジン（血中濃度上昇）など。

副作用

重大：失神、徐脈、心ブロック、QT延長、急性汎発性発疹性膿疱症、肝炎、横紋筋融解症。 その他：食欲不振、食欲減退、悪心・嘔吐、下痢など。

作 用

アセチルコリンエステラーゼを競合的に阻害して、脳内のアセチルコリン量を増やして記憶障害を改善、また、神経細胞保護作用により神経細胞の機能低下を抑制する。

ナースのための知識

①副作用軽減のために食後の投与が望ましい。 ②心疾患や電解質異常のある場合は重篤な不整脈に移行しないよう観察を十分に行う。 ③治療中は体重の変化に注意する。 ④他のアセチルコリンエステラーゼ阻害作用を有する同効薬と併用しない。

抗認知症薬

ドネペジル塩酸塩

［商品名］アリセプト、アリセプトD（エーザイ）

剤形：規格

錠 3mg、5mg、10mg　錠［D：口腔内崩壊錠］3mg、5mg、10mg　ゼリー 3mg、5mg、10mg　細粒 0.5%　DS 1%

効　能

以下における認知症症状の進行抑制：❶アルツハイマー型認知症。　❷レビー小体型認知症。

用　法

❶1日1回3mgから開始し、1〜2週間後に5mgに増量。高度のアルツハイマー型認知症患者には、5mgで4週間以上経過後、10mgに増量。　❷レビー小体型では1日1回3mgから開始し、1〜2週間後に5mgに増量。5mgで4週間以上経過後、10mgに増量（5mgまで減量可）。

禁　忌

過敏症、ピペリジン誘導体過敏症。

併　用

スキサメトニウム（併筋弛緩作用）、コリン賦活薬・コリンエステラーゼ阻害薬（コリン刺激作用増強）、CYP3A阻害薬・ブロモクリプチン・キニジン（作用増強）、カルバマゼピン・フェニトイン（作用減弱）、中枢性抗コリン薬・アトロピン系抗コリン薬（相作用減弱）、NSAIDs（消化性潰瘍）など。

副作用

重大：QT延長、心室頻拍（torsades de pointesを含む）、心室細動、洞不全症候群、洞停止、高度徐脈、心ブロック、失神、心筋梗塞、心不全、消化性潰瘍、十二指腸潰瘍穿孔、消化管出血、肝炎、肝機能障害、黄疸、脳性発作、脳出血、脳血管障害、錐体外路障害、悪性症候群、横紋筋融解症、呼吸困難、急性膵炎、急性腎障害、原因不明の突然死、血小板減少。　その他：食欲不振、嘔気、嘔吐など。

作　用

脳内アセチルコリン量を増加させ、脳内コリン作動性神経系を活性化する。

ナースのための知識

①心疾患や電解質異常のある場合は、観察を十分に行う。　②他のアセチルコリンエステラーゼ阻害作用を有する同効薬と併用しない。

抗認知症薬

メマンチン塩酸塩

［商品名］メマリー（第一三共）

剤形：規格

錠 5mg、10mg、20mg　錠［OD：口腔内崩壊錠］5mg、10mg、20mg　DS 2%

効　能

中等度および高度アルツハイマー型認知症における認知症症状の進行抑制。

用　法

1日1回5mgから開始し、1週間に5mgずつ増量。維持量は1日1回20mg。

禁　忌

過敏症

併　用

ドパミン作動薬（併作用増強）、ヒドロクロロチアジド（併血中濃度低下）、シメチジン・アセタゾラミド等（血中濃度上昇）、NMDA受容体拮抗作用薬（相作用増強）。

副作用

重大：痙攣、失神、意識消失、精神症状、肝機能障害、黄疸、横紋筋融解症。
その他：めまい、頭痛、肝機能異常、便秘、食欲不振、血圧上昇、血糖値上昇、転倒、浮腫、体重減少、CK上昇など。

作 用

NMDA受容体チャネル阻害作用により、その機能異常を抑制する。

ナースのための知識

傾眠などの症状により転倒などを伴うことがあるため、十分に注意する。

抗認知症薬

リバスチグミン

［商品名］**イクセロン**（ノバルティス）、**リバスタッチ**（小野）

剤形：規格

［パッチ］4.5mg、9mg、13.5mg、18mg

効 能

軽度および中等度のアルツハイマー型認知症における認知症症状の進行抑制。

用 法

1日1回4.5mgから開始し、原則4週ごとに4.5mgずつ増量。維持量1日1回18mg。状態に応じて、1日1回9mgから開始して、4週間後に18mgに増量することも可。背部、上腕部、胸部のいずれかの正常で健康な皮膚に貼付、24時間ごとに貼り替え。

禁 忌

過敏症、カルバメート系誘導体過敏症。

併 用

コリン作動薬・コリンエステラーゼ阻害薬（コリン系副作用）、抗コリン薬・アトロピン系抗コリン薬（相作用減弱）、サクシニルコリン系筋弛緩薬（併作用増強）。

副作用

重大：狭心症、心筋梗塞、徐脈、房室ブロック、洞不全症候群、脳血管発作、痙攣発作、食道破裂を伴う重度の嘔吐、胃潰瘍、十二指腸潰瘍、胃腸出血、肝炎、失神、幻覚、激越、せん妄、錯乱、脱水。　その他：食欲減退、嘔吐、悪心、接触性皮膚炎、適用部位紅斑・そう痒感・浮腫など。

作 用

コリンエステラーゼを阻害することにより、脳内アセチルコリン量を増加させ、脳内コリン作動性神経を賦活する。

ナースのための知識

①貼付箇所は毎回変更する。 ②貼り替えの際は、先に貼付していた製剤を除去したことを十分に確認するように指導する。 ③他のアセチルコリンエステラーゼ阻害作用を有する同効薬と併用しない。④治療中は体重の変化に注意する。

抗てんかん薬

●ケアのポイント

- 連用により薬物依存を生じることがあるので、用量および使用期間に注意し慎重に投与する。
- 飲み始めに、眠気、頭痛、複視、ふらつき等の副作用が出やすいので、少量から開始し、ゆっくり増量する。
- 飲み忘れに気づいた場合には、すぐに服用するよう指導する（2回分を1度に飲まない)。
- 長期投与による耐性の上昇に十分注意する。

ハイリスク薬　抗てんかん薬 ここに注意！

- 継続してきちんと服用することで効果が得られる。服用患者のアドヒアランスを確認する。
- 連用中における急激な減量ないし投与中止により、てんかん重積状態が現れることがあるので、投与を中止する場合には徐々に減量する。高齢者、虚弱者は特に注意する。
- 必要に応じ薬物血中濃度を測定する（**表1**参照)。
- 定期的に肝・腎機能、血液検査を実施する。
- 最近の発作状況を聞き取り、薬剤の効果を確認する。
- 一般用医薬品やサプリメントを含め、併用薬との相互作用発現を確認する。

TDM対象薬

表1-1　抗てんかん薬の有効血中濃度域

薬剤	有効域（μg/mL）	薬剤	有効域（μg/mL）
ガバペンチン	2～20	ニトラゼパム	0.03～0.18
カルバマゼピン	4～12	バルプロ酸	40～125
クロナゼパム	0.02～0.07	フェニトイン	10～20 （非結合型濃度1～2）
クロバザム	0.1～0.4	フェノバルビタール	10～35
ゾニサミド	10～30	ラモトリギン	3～15
トピラマート	5～20	レベチラセタム	12～46

●本書で取り上げた抗てんかん薬一覧

分類		一般名	略号	商品名	ページ
従来からの抗てんかん薬	バルビツール酸系薬	フェノバルビタール	PB	フェノバール	p.36
		フェノバルビタールナトリウム	—	ノーベルバール、ワコビタール	p.36
	ヒダントイン系薬	フェニトイン、フェニトインナトリウム	PHT	アレビアチン	p.37
	ベンゾジアゼピン系薬	クロナゼパム	CZP	ランドセン、リボトリール	p.38
		クロバザム	CLB	マイスタン	p.38
		ニトラゼパム	NZP	ネルボン、ベンザリン	p.6（睡眠薬）
	ベンゾイソキサゾール系薬	ゾニサミド	ZNS	エクセグラン	p.39
	分岐脂肪酸系薬	バルプロ酸ナトリウム	VPA	デパケン、デパケンR	p.39
	イミノスチルベン系薬	カルバマゼピン	CBZ	テグレトール	p.40
新しい抗てんかん薬	GABA誘導体	ガバペンチン	GBP	ガバペン	p.41
	トリアジン系薬	ラモトリギン	LTG	ラミクタール	p.41
	その他	トピラマート	TPM	トピナ	p.42
		ペランパネル水和物	PER	フィコンパ	p.43
		ラコサミド	LCM	ビムパット	p.43
		レベチラセタム	LEV	イーケプラ	p.44

【GABA】gamma-aminobutyric acid：γ-アミノ酪酸

バルビツール酸系薬

フェノバルビタール

［商品名］フェノバール（藤永）

剤形：規格

30mg　10%　　［エリキシル］0.4%　100mg（1mL）

効　能

［共通］不安緊張状態の鎮静、強直間代発作（全般痙攣発作、大発作）、焦点発作（ジャクソン型発作を含む）、自律神経発作、精神運動発作。［内服］不眠症。

用　法

［内服］1日30～200mgを1～4回に分割。不眠症の場合は、1回30～200mgを就寝前。　1回50～200mgを1日1～2回皮下・筋注。

禁　忌

［共通］過敏症、バルビツール酸系化合物過敏症、急性間欠性ポルフィリン症。［併用禁忌］［共通］ボリコナゾール・タダラフィル〈肺高血圧症を適応とする場合〉、リルピビリン・テノホビルアラフェナミド・エムトリシタビン、ビクテグラビル・エムトリシタビン・テノホビルアラフェナミド、ソホスブビル・ベルパタスビル、ドルテグラビル・リルピビリン、マシテンタン（併血中濃度低下）。　ジスルフィラム・シアナミド・プロカルバジン（アルコール反応）。

併　用

［共通］中枢神経抑制薬・抗ヒスタミン薬・アルコール・MAO阻害薬（相作用増強）、三環系抗うつ薬・四環系抗うつ薬（相作用増強、併血中濃度低下）、メチルフェニデート（血中濃度上昇）、アセトアミノフェン（肝障害）、セイヨウオトギリソウ（血中濃度低下）、ワルファリン（抗凝血作用減弱）。　セフメノキシム・メトロニダゾール（アルコール反応）など。

副作用

重大：［共通］中毒性表皮壊死融解症、皮膚粘膜眼症候群、紅皮症、過敏症症候群、依存性、顆粒球減少、血小板減少、肝機能障害、呼吸抑制。　局所壊死。　その他：［共通］巨赤芽球性貧血、黄疸、腎障害、眠気、くる病など。

作　用

抑制性伝達物質GABAの受容体親和性を高め、Cl^-チャネル開口作用を増強して神経機能抑制作用を促進する。

ナースのための知識

［共通］　［内服］①睡眠途中において一時的に起床して仕事などをする可能性があるときは服用させない。　②内服不可能な患者の場合、または緊急に必要とする場合以外は使用しない。　③静注不可、混注不可。

バルビツール酸系薬

フェノバルビタールナトリウム

［ワコビタール］妊婦

［商品名］ノーベルバール（ノーベル）、ワコビタール（高田）

剤形：規格

［ノーベルバール］250mg　［ワコビタール］15mg、30mg、50mg、100mg

効　能

［ノーベルバール］❶新生児痙攣。　❷てんかん重積状態。　［ワコビタール］❸小児に対して経口投与が困難な場合の催眠、不安・緊張状態の鎮静、熱性痙攣およびてんかんの痙攣発作の改善。

用　法

❶初回：20mg/kgを静注。維持：2.5～5mg/kgを1日1回静注。　❷15～20mg/kgを1日1回静注。　❸1日4～7mg/kgを直腸内に挿入。

禁忌

[共通] 過敏症、バルビツール酸系薬過敏症、急性間欠性ポルフィリン症。[ワコバルビタール] 妊婦。　[併用禁忌] ボリコナゾール、タダラフィル（肺高血圧症を適応とする場合）、アスナプレビル、ダクラタスビル、マシテンタン、エルバスビル、グラゾプレビル、チカグレロル、アルテメテル・ルメファントリン、ダクラタスビル・アスナプレビル・ベクラブビル、ダルナビル・コビシスタット、リルピビリン、リルピビリン・テノホビル ジソプロキシル・エムトリシタビン、リルピビリン・テノホビル アラフェナミド・エムトリシタビン、ビクテグラビル・エムトリシタビン・テノホビル アラフェナミド、エルビテグラビル・コビシスタット・エムトリシタビン・テノホビル アラフェナミド、エルビテグラビル・コビシスタット・エムトリシタビン・テノホビル ジソプロキシル、ソホスブビル・ベルパタスビル、ドルテグラビル・リルピビリン投与中（併 血中濃度低下）。

併用　副作用　作用

フェノバルビタールを参照（→p.36）。

ナースのための知識

ヒダントイン系薬

フェニトイン[1]、フェニトインナトリウム[2]

[商品名] アレビアチン（大日本住友）

剤形：規格

[1]25mg、100mg　[1]10%　[2]250mg（5mL）

効能

[内服] 強直間代発作（全般痙攣発作、大発作）、焦点発作（ジャクソン型発作を含む）、自律神経発作、精神運動発作。　てんかん様痙攣発作が長時間引き続いて起こるてんかん発作重積症、経口投与が不可能で痙攣発作の出現が濃厚に疑われる場合（特に意識障害、術中、術後）、急速にてんかん様痙攣発作の抑制が必要な場合。

用法

[内服] 1日200～300mgを食後3回に分割。小児は学童1日100～300mg、幼児50～200mg、乳児20～100mgを食後3回に分割。　125～250mgを静注（50mg/分を超えない）。発作が抑制できないときには30分後さらに100～150mg追加するか他の対策を考慮。

禁忌

[共通] 過敏症、ヒダントイン系化合物過敏症。　洞性徐脈、高度の刺激伝導障害。　[併用禁忌] [共通] タダラフィル（肺高血圧症を適応とする場合）・リルピビリン・アスナプレビル・ダクラタスビル・バニプレビル・マシテンタン・ソホスブビル（併 血中濃度低下）。

併用

ゾニサミド・クロバザム・ワルファリン・アミオダロン・アロプリノール（血中濃度上昇）、カルバマゼピン・バルプロ酸（血中濃度変動）、テオフィリン・リファンピシン・ジアゾキシド・セイヨウオトギリソウ（血中濃度低下）、ラモトリギン・イトラコナゾール・レボチロキシン（併 血中濃度低下）、イリノテカン（併 作用減弱）など。

副作用

重大：[共通] 中毒性表皮壊死融解症、皮膚粘膜眼症候群、過敏症症候群、SLE様症状、再生不良性貧血、汎血球減少、無顆粒球症、単球性白血病、血小板減少、溶血性貧血、赤芽球癆、劇症肝炎、肝機能障害、黄疸、間質性肺炎、悪性リンパ腫、リンパ節腫脹、小脳萎縮、横紋筋融解症、急性腎障害、間質性腎炎、悪性症候群。　心停止、心室細動、呼吸停止、強直発作。　その他：[共通]

過敏症、巨赤芽球性貧血、不随意運動、視覚障害、悪心・嘔吐、歯肉増殖、骨軟化症など。

作 用

発作焦点からのてんかん発射のひろがりを阻止することによる。

ナースのための知識

[共通] ①混合発作型では、単独投与により小発作の誘発または増悪を招くことがある。 ②強アルカリ性で組織障害を起こす恐れがあるので、皮下、筋肉内または血管周辺には注射しない。

ベンゾジアゼピン系薬

クロナゼパム

[商品名] **ランドセン**（大日本住友）、**リボトリール**（太陽ファルマ）

剤形：規格

0.5mg、1mg、2mg 0.1%、0.5%

効 能

小型（運動）発作〈ミオクロニー発作、失立（無動）発作、点頭てんかん（幼児けい縮発作、BNS痙攣など）〉。精神運動発作。自律神経発作。

用 法

初回は1日0.5～1mgを1～3回に分割。維持量は1日2～6mg。 乳・幼児は1日0.025mg/kgを1～3回に分割。維持量は1日0.1mg/kgを1～3回に分割。

禁 忌

過敏症、急性閉塞隅角緑内障、重症筋無力症。

併 用

ヒダントイン誘導体（相血中濃度低下）、バルビツール誘導体・アルコール・中枢神経抑制薬（相作用増強）、MAO阻害薬（舞踏病発現）、バルプロ酸（欠神発作重責）など。

副作用

重大：依存性、呼吸抑制、睡眠中の多呼吸発作、刺激興奮、錯乱、肝機能障害、黄疸。 その他：眠気、ふらつき、喘鳴など。

作 用

抑制性のベンゾジアゼピン受容体に高い親和性で結合し、GABA親和性を増大させることにより、GABAニューロンの作用を特異的に増強する。

ナースのための知識

フルマゼニル（ベンゾジアゼピン受容体拮抗薬）を投与しない。

ベンゾジアゼピン系薬

クロバザム

[商品名] **マイスタン**（大日本住友）

剤形：規格

5mg、10mg 1%

効 能

部分発作（単純部分発作、複雑部分発作、二次性全般化強直間代発作）における抗てんかん薬との併用。全般発作（強直間代発作、強直発作、非定型欠神発作、ミオクロニー発作、脱力発作）における抗てんかん薬との併用。

用 法

1日10mgより開始し、維持量は1日10～30mgを1～3回に分割（1日40mgまで）。小児は1日0.2mg/kgより開始し、維持量は1日0.2～0.8mg/kgを1～3回に分割（1日1.0mg/kgまで）。

禁 忌

過敏症、急性閉塞隅角緑内障、重症筋無力症。

併 用

中枢抑制薬・アルコール（相作用増強）、フェニトイン・フェノバルビタール・バルプロ酸（併血中濃度上昇）、シメチジン（AUC増大）など。

副作用

重大：依存性、呼吸抑制、中毒性表皮壊

死融解症、皮膚粘膜眼症候群。 その他：眠気・傾眠、AST・ALT・γ-GTP・ALP↑、ふらつき・めまいなど。

作用

ベンゾジアゼピン受容体に選択的に結合し、GABAニューロンの働きを増強する。

ナースのための知識

発作が悪化または誘発される場合には、適切な処置を行う。

ベンゾイソキサゾール系薬

ゾニサミド

[商品名] エクセグラン（大日本住友）

剤形：規格

100mg 20%

効能

部分発作：単純部分発作〔焦点発作（ジャクソン型を含む）、自律神経発作、精神運動発作〕、複雑部分発作〔精神運動発作、焦点発作〕、二次性全般化強直間代痙攣〔強直間代発作（大発作）〕。全般発作：強直間代発作〔強直間代発作（全般痙攣発作、大発作）〕強直発作〔全般痙攣発作〕、非定型欠神発作〔異型小発作〕。混合発作：〔混合発作〕。

用法

最初1日100〜200mgを1〜3回に分割。以後1〜2週ごとに増量して1日200〜400mgまで漸増し1〜3回に分割（1日600mgまで）。 小児は最初1日2〜4mg/kgを1〜3回に分割。以後1〜2週ごとに増量して1日4〜8mg/kgまで漸増1〜3回に分割（1日12mg/kgまで）。

禁忌

過敏症

併用

抗てんかん薬（血中濃度低下）、フェニトイン（併中毒症状）、三環系・四環系抗うつ薬（副作用発現）。

副作用

重大：中毒性表皮壊死融解症、皮膚粘膜眼症候群、紅皮症、過敏症症候群、再生不良性貧血、無顆粒球症、赤芽球癆、血小板減少、急性腎障害、間質性肺炎、肝機能障害、黄疸、横紋筋融解症、腎・尿路結石、発汗減少に伴う熱中症、悪性症候群、幻覚・妄想・錯乱・せん妄などの精神症状。 その他：眠気、食欲不振、精神活動減退、体重減少など。

作用

発作活動の伝播過程の遮断、てんかん原性焦点の抑制を示す。

ナースのための知識

①投与中または投与中止後に、自殺企図が現れることがあるので、患者の状態および病態の変化を注意深く観察する。②発汗減少が現れることがあるので、体温上昇に注意する。

分岐脂肪酸系薬

バルプロ酸ナトリウム

効能❸で 妊婦

[商品名] デパケン、デパケンR（協和キリン）

剤形：規格

100mg、200mg ［R：徐放］100mg、200mg 20%、40% シ5%

効能

❶各種てんかんおよびてんかんに伴う性格行動障害（不機嫌・易怒性など）の治療。 ❷躁病および躁うつ病の躁状態の治療。 ❸片頭痛発作の発症抑制。

用法

❶❷・・シ1日400〜1,200mgを2〜3回に分割。［R］1日400〜1,200mgを1〜2回に分割。 ❸・・シ1日400〜800mgを2〜3回に分割（1日1,000mgまで）。［R］1日400〜800mgを1〜2回に分割（1日1,000mgまで）。

禁　忌
［共通］重篤な肝障害、尿素サイクル異常症。効能❸で妊婦。［併用禁忌］［共通］カルバペネム系抗菌薬（てんかん発作再発）。

併　用
バルビツール酸・フェニトイン・カルバマゼピン（作用減弱）、サリチル酸系薬・エリスロマイシン・シメチジン（作用増強）、エトスクシミド・アミトリプチリン・ノルトリプチリン・ベンゾジアゼピン系薬・ワルファリン（併作用増強）、ラモトリギン（併半減期延長）、クロナゼパム（欠神発作重積）など。

副作用
重大：重篤な肝障害、高アンモニア血症を伴う意識障害、溶血性貧血、赤芽球癆、汎血球減少、重篤な血小板減少、顆粒球減少、急性膵炎、間質性腎炎、ファンコニー症候群、中毒性表皮壊死融解症、皮膚粘膜眼症候群、過敏症症候群、脳の萎縮、認知症様症状、パーキンソン様症状、横紋筋融解症、抗利尿ホルモン不適合分泌症候群（SIADH）、間質性肺炎、好酸球性肺炎。　その他：傾眠、失調、悪心・嘔吐、食欲不振、胃腸障害、倦怠感など。

作　用
脳内GABA濃度・ドパミン濃度の上昇と、セロトニン代謝が促進されることにより、脳神経細胞の異常な興奮を抑制する。

ナースのための知識
［共通］（運転禁止）　①片頭痛患者に頭痛発作が発現した場合には、必要に応じて頭痛発作治療薬を頓用させる。　②投与初期6か月間は定期的に肝機能検査を行う。　（錠）［R］③糞便中に白色の残渣が排出される。

イミノスチルベン系薬

カルバマゼピン

［商品名］テグレトール（田辺三菱）

剤形：規格
（錠）100mg、200mg　（細粒）50%

効　能
❶精神運動発作、てんかん性格およびてんかんに伴う精神障害、てんかんの痙攣発作：強直間代発作（全般痙攣発作、大発作）。　❷躁病、躁うつ病の躁状態、統合失調症の興奮状態。　❸三叉神経痛。

用　法
❶❷1日200～400mgを1～2回に分割し、至適効果まで徐々に増量（通常1日600mg、1日1,200mgまで）。小児（❶のみ）は1日100～600mgを分割。　❸1日量200～400mgから開始し、1日600mgを分割（1日800mgまで）。

禁　忌
過敏症、三環系抗うつ薬過敏症、重篤な血液障害、第Ⅱ度以上の房室ブロック、高度の徐脈、ポルフィリン症。［併用禁忌］ボリコナゾール・タダラフィル・リルピビリン（併血中濃度減少）。

併　用
MAO阻害薬・アルコール・中枢神経抑制薬（相作用増強）、炭酸リチウム（錯乱・粗大振戦）、メトクロプラミド（歩行障害）、イソニアジド（肝毒性増強）、セイヨウオトギリソウ（血中濃度低下）、グレープフルーツジュース（血中濃度上昇）など。

副作用
重大：再生不良性貧血、汎血球減少、白血球減少、無顆粒球症、貧血、溶血性貧血、赤芽球癆、血小板減少、中毒性表皮壊死融解症、皮膚粘膜眼症候群、急性汎発性発疹性膿疱症、紅皮症、全身性エリテマトーデス（SLE）様症状、過敏症症候群、肝機能障害、黄疸、急性腎不全、

PIE症候群、間質性肺炎、血栓塞栓症、アナフィラキシー、うっ血性心不全、房室ブロック、洞機能不全、徐脈、抗利尿ホルモン不適合分泌症候群、無菌性髄膜炎、悪性症候群。 その他：眠気、めまい、ふらつき、運動失調、発疹など。

(作 用)
脳神経の興奮を抑制することで抗てんかん作用を示し、また精神症状も抑制する。

ナースのための知識

①多くの薬剤と相互作用があり、作用時あるいは休薬時には注意する。 ②眠気、悪心・嘔吐、めまいなどの症状は過量投与の徴候であるので、至適有効量まで徐々に減量する。

GABA誘導体

ガバペンチン

[商品名] ガバペン（ファイザー）

(剤形：規格)
錠200mg、300mg、400mg シ5%

(効 能)
他の抗てんかん薬で十分な効果が認められないてんかんの部分発作（二次性全般化発作を含む）に対する抗てんかん薬との併用療法。

(用 法)
成人および13歳以上の小児：初日1日600mg、2日目1日1,200mgをそれぞれ3回に分割、3日目以降は維持量として1日1,200～1,800mgを3回に分割（1日2,400mgまで）。3～12歳の幼児および小児：初日1日10mg/kg、2日目1日20mg/kgをそれぞれ3回に分割、3日目以降は維持量として3～4歳は1日40mg/kg、5～12歳は1日25～35mg/kgを3回に分割（1日50mg/kgまで）。

(禁 忌)
過敏症

(併 用)
制酸薬（血漿中濃度低下）、オピオイド系鎮痛薬（中枢神経抑制）。

(副作用)
重大：急性腎不全、皮膚粘膜眼症候群、薬剤性過敏症症候群、肝炎、肝機能障害、黄疸、横紋筋融解症、アナフィラキシー。 その他：傾眠、浮動性めまい、頭痛、複視など。

(作 用)
Ca^{2+}チャネルを阻害することで興奮性神経伝達物質の遊離を抑制し、抗痙攣作用を発現する。

ナースのための知識

①投与初期においては傾眠、ふらつきなどの発現に十分注意する。 ②投与中止の場合は最低1週間かけて徐々に減量する。 ③肥満に注意し、定期的に体重計測を実施する。

トリアジン系薬

ラモトリギン

[商品名] ラミクタール（GSK）

(剤形：規格)
錠25mg、100mg 錠［小児用］2mg、5mg

(効 能)
❶てんかんの部分発作（二次性全般化発作を含む）、強直間代発作、定型欠神発作に対する単剤療法。 ❷他の抗てんかん薬で十分な効果が認められない部分発作（二次性全般化発作を含む）・強直間代発作・Lennox-Gastaut症候群における全般発作に対する抗てんかん薬との併用療法。 ❸双極性障害における気分エピソードの再発・再燃抑制。

(用 法)
❶1日1回25mgを2週間。次の2週間は1日1回50mg、5週目は1日100mgを1～2回に分割、その後は1～2週間ごとに1日最大

100mgずつ漸増。維持量は1日100〜200mgを1〜2回に分割、増量は1週間以上あけて1日最大100mgずつ（1日400mgまで）。　小児：1日0.3mg/kgを1〜2回に分割、2週間。次の2週間は1日0.6mg/kgを1〜2回に分割、その後は1〜2週間ごとに1日最大0.6mg/kgずつ漸増。維持量は1日1〜10mg/kgを1〜2回に分割、増量は1週間以上あけて1日最大0.6mg/kgずつ（1日200mgまで）。　❷❸の用法については必ず添付文書を参照。

警告

中毒性表皮壊死融解症、皮膚粘膜眼症候群、薬剤性過敏症症候群などの重篤な皮膚障害による死亡例が報告。（1）用法・用量を超えた場合に発現率が高く「用法・用量」を遵守する。（2）発疹発現時には早期に皮膚科専門医に相談し、適切な処置を行う。発疹に加え、発熱（38℃以上）、眼充血、口唇・口腔粘膜のびらん、咽頭痛、全身倦怠感、リンパ節腫脹が現れた場合にはただちに投与を中止する。（3）小児において発現率が高いので、特に注意する。（4）患者または家族に対して、発疹や上記の症状が現れた場合にはただちに受診するよう指導する。

禁忌

過敏症

併用

バルプロ酸（半減期延長）、フェニトイン・フェノバルビタール・リファンピシン・ロピナビル・リトナビル配合剤・経口避妊薬（血中濃度低下）、カルバマゼピン（めまい、失調など）、リスペリドン（傾眠）など。

副作用

重大：中毒性表皮壊死融解症、皮膚粘膜眼症候群、薬剤性過敏症症候群、再生不良性貧血・汎血球減少・無顆粒球症、血球貪食症候群、肝炎・肝機能障害・黄疸、無菌性髄膜炎。　その他：発疹、傾眠、めまい、胃腸障害、貧血、複視など。

作用

Na^+チャネルを抑制することによって神経膜を安定化させ、興奮性神経伝達物質の遊離を抑制することで抗痙攣作用を示す。

ナースのための知識

①本薬投与による発疹は斑状・丘疹状に現れることが多く、開始から8週間以内は十分注意する。　②家族などに自殺念慮や自殺企図、興奮、攻撃性、易刺激性などの行動の変化および基礎疾患悪化が現れるリスクなどについて十分説明を行い、医師と緊密に連絡を取り合うよう指導する。

その他の抗てんかん薬

トピラマート

［商品名］トピナ（協和キリン）

剤形：規格

25mg、50mg、100mg　10%

効能

他の抗てんかん薬で十分な効果が認められないてんかん患者の部分発作（二次性全般化発作を含む）に対する抗てんかん薬との併用療法。

用法

1回50mgを1日1〜2回で開始、1週間以上あけて漸増。維持量は1日200〜400mgを2回に分割（1日600mgまで）。　小児：2歳以上で1日1mg/kgで開始、2週間以上あけて1日2mg/kgに増量。以後2週間以上あけて1日2mg/kg以下ずつ漸増。維持量は1日6mg/kg（1日9mg/kgまたは600mgのいずれか少ない量まで）。いずれも1日2回に分割。

禁忌

過敏症

併用

フェニトイン・カルバマゼピン（減量中止により血中濃度上昇）、ヒドロクロロチアジド（血中濃度上昇）、中枢抑制薬

（相作用増強）、アセタゾラミド（腎・尿路結石）、リスペリドン・経口避妊薬（併血中濃度低下）、フェニトイン・メトホルミン・アミトリプチリン（併血中濃度上昇）、ピオグリタゾン（血糖降下作用減弱）、リチウム（併血中濃度変動）、セイヨウオトギリソウ（血中濃度低下）など。

副作用

重大：続発性閉塞隅角緑内障およびそれに伴う急性近視、腎・尿路結石、代謝性アシドーシス、乏汗症およびそれに伴う高熱。　その他：傾眠、めまい、摂食異常、しびれ感、頭痛、血中重炭酸塩減少、電解質異常、肝機能異常、発汗減少、体重減少、倦怠感など。

作　用

抗てんかん作用は、電位依存性Na^+チャネル・L型Ca^{2+}チャネル抑制作用やGABA受容体機能増強作用および炭酸脱水酵素阻害作用などに基づく。

ナースのための知識

①発汗減少による体温の上昇に留意し、高温環境下をできるだけ避ける。②投与中止の場合は、発作頻度が増加する可能性があるので徐々に減量する。

その他の抗てんかん薬

ペランパネル水和物

［商品名］フィコンパ（エーザイ）

剤形：規格

錠2mg、4mg

効　能

他の抗てんかん薬で十分な効果が認められない部分発作（二次性全般化発作を含む）・強直間代発作に対する抗てんかん薬との併用療法。

用　法

1日1回2mgを就寝前より開始、1週間以上の間隔をあけて2mgずつ漸増。維持量は1日1回8mg（12mgまで）。代謝を促進する抗てんかん薬との併用時は、1日1回8～12mg。

禁　忌

過敏症、重度の肝機能障害。

併　用

カルバマゼピン・フェニトイン・CYP3A誘導薬（血中濃度低下）、CYP3A阻害薬（血中濃度上昇）、経口避妊薬（併作用減弱）、アルコール（精神運動機能低下）。

副作用

重大：攻撃性。　その他：発疹、浮動性めまい、傾眠、頭痛、運動失調、平衡障害、構語障害、自殺念慮、悪心、嘔吐、霧視、複視、疲労、体重増加など。

作　用

AMPA型グルタミン酸受容体に選択的な非競合的拮抗薬として抗てんかん作用を発揮する。

ナースのための知識

①他の抗てんかん薬と併用して使用する。②攻撃性、敵意、自殺企図などが現れることがあるので、注意深く観察するとともに、患者および家族に十分説明を行う。③ふらつきにより転倒しやすいので、患者および家族に十分説明を行う。

その他の抗てんかん薬

ラコサミド

［商品名］ビムパット（第一三共）

剤形：規格

錠50mg、100mg　注200mg（20mL）

DS 10％

効　能

［内服］てんかん患者の部分発作（二次性全般化発作を含む）。　注一時的に経口投与ができない内服効能の経口薬の代替療法。

用　法

［内服］1日100mgを2回に分割。1週間以上の間隔をあけて1日100mg以下ずつ。維持用量は1日200mgを2回に分割（1日400mgまで）。4歳以上の小児は1日2mg/kgを2回に分割。増量は1週間以上の間隔をあけて1日2mg/kgずつ。維持用量は体重30kg未満の小児には1日6mg/kg（1日12mg/kgまで）、体重30kg以上50kg未満の小児には1日4mg/kg（1日8mg/kgまで）。　［注射］経口投与から切替：内服と同じ1日用量、回数を1回30～60分かけて静注。経口投与に先立ち静注：1日100mgを2回に分割。増量は1週間以上の間隔をあけて1日100mgずつ。維持用量は1日200mg（1日400mgまで）。1回30～60分かけて静注。4歳以上の小児は1日2mg/kgを2回に分割。増量は1週間以上の間隔をあけて1日2mg/kg。維持用量は体重30kg未満の小児には1日6mg/kg（1日12mg/kgまで）、体重30kg以上50kg未満の小児には1日4mg/kg（1日8mg/kgまで）。1回30～60分かけて静注。

禁　忌

過敏症、重度の肝機能障害。

副作用

重大：房室ブロック、徐脈、失神、中毒性表皮壊死融解症、皮膚粘膜眼症候群、薬剤性過敏症症候群、無顆粒球症。　その他：浮動性めまい、頭痛、傾眠、複視、霧視、白血球数減少、悪心、嘔吐、肝機能異常、疲労など。

作　用

電位依存性Na^+チャネルの緩徐な不活性化を選択的に促進し、過興奮状態にある神経細胞膜を安定化させることによって抗痙攣作用を示す。

ナースのための知識

［運転禁止］　①PR間隔の延長が起きることがある。頻脈や徐脈、失神、動悸、息切れなどが現れた場合には医師の診察を受けるよう伝える。　②攻撃性、自殺企図などが現れることがあるので、注意深く観察するとともに、患者および家族に十分説明を行う。③複視、霧視が生じることがあるので、眼障害について十分注意する。　④体重50kg以上の小児では成人と同じ用法・用量を用いる。

その他の抗てんかん薬

レベチラセタム

［商品名］イーケプラ（大塚）

剤形：規格

［錠］250mg、500mg　DS 50%　［注射］500mg（5mL）

効　能

［内服］❶てんかんの部分発作（二次性全般化発作を含む）。　❷他の抗てんかん薬で十分な効果が認められないてんかんの強直間代発作に対する抗てんかん薬との併用療法。　［注射］一時的に経口投与ができない効能❶❷の経口薬の代替療法。

用　法

［内服］1日1,000mgを2回に分割（1日3,000mgまで）。増量は2週間以上の間隔をあけて1日1,000mg以下ずつ。4歳以上の小児は1日20mg/kgを2回に分割（1日60mg/kgまで）。増量は2週間以上間隔をあけて1日20mg/kg以下ずつ。　［注射］経口薬からの切替：内服と同じ1日量、回数を、1回15分かけて点滴。経口に先立ち静注：1日1,000mgを2回に分割し、15分かけて点滴（1日3,000mgまで）。増量は2週間以上間隔をあけて1日1,000mg以下ずつ。4歳以上の小児は1日20mg/kgを2回に分割し、15分かけて点滴（1日60mg/kgまで）。増量は2週間以上間隔をあけて1日20mg/kg以下ずつ。

禁忌

過敏症、ピロリドン誘導体過敏症。

副作用

重大：中毒性表皮壊死融解症、皮膚粘膜眼症候群、薬剤性過敏症症候群、重篤な血液障害、肝不全、肝炎、膵炎、攻撃性、自殺企図、横紋筋融解症、急性腎障害、悪性症候群。　その他：浮動性めまい、頭痛、不眠症、傾眠、痙攣、抑うつ、複視、結膜炎、便秘、下痢、悪心、口内炎、月経困難症、鼻咽頭炎、食欲不振、発疹、関節痛、倦怠感、発熱など。

作用

神経終末のシナプス小胞タンパク質と結合し、N型Ca^{2+}チャネル阻害、細胞内Ca^{2+}の遊離抑制、神経細胞間の過剰な同期化の抑制作用などを示す。

ナースのための知識

①易刺激性、錯乱、焦燥、興奮、攻撃性などの精神症状が現れ、自殺企図に至ることもあるので、状態変化を注意深く観察する。　②患者およびその家族などに攻撃性、自殺企図などの精神症状発現の可能性について十分説明を行い、医師と連絡を取り合うよう指導する。　③体重50kg以上の小児では成人と同じ用法・用量を用いる。

抗パーキンソン薬

●ケアのポイント

- 少量から開始し、慎重に維持量まで増量する。
- 病的賭博、病的性欲亢進、強迫性購買、暴食等の衝動制御障害が起こることがあることを患者および家族に説明する。
- 投与量の急激な減少ないし投与中止により悪性症候群（p.16 Check参照）が現れることがあるので、徐々に減量する。
- レボドパ含有薬においては、ウエアリング・オフ（wearing-off）現象やon and off現象➡ Keyword に留意する。

Keyword　wearing-off現象／on and off現象

wearing-off現象

レボドパを2～5年程度継続服用していると、効果持続時間が短縮し、服用後数時間経つと薬の効果が切れ、次の服用前にパーキンソン病の症状が発現するようになる。このwearing-off現象が現れた場合には、1日用量の範囲内で投与回数を増やす等の処置を行う。本現象の改善目的に、空腸投与用レボドパ・カルビドパ水和物配合剤（商品例：デュオドーパ）等が発売されている。

on and off現象

wearing-offがひどくなり、レボドパの服薬時間に関係なく、症状がよくなったり（on）、突然悪くなったり（off）を繰り返す現象である。この現象が現れた場合には、維持量の漸減または休薬を行う。症状悪化に際しては、その他の抗パーキンソン薬の併用等の処置を行う。

●本書で取り上げた抗パーキンソン薬一覧

分類	一般名	商品名	ページ
レボドパ含有薬	レボドパ	ドパストン、ドパゾール	p.47
	レボドパ・カルビドパ水和物	デュオドーパ	p.48
	レボドパ・カルビドパ水和物・エンタカポン	スタレボ	p.48
	レボドパ・ベンセラジド塩酸塩	イーシー・ドパール、マドパー	p.49
モノアミン酸化酵素（MAO)-B阻害薬	セレギリン塩酸塩	エフピー	p.49

分類	一般名	商品名	ページ
ドパミンアゴニスト	カベルゴリン	カバサール	p.50
	プラミペキソール塩酸塩水和物	ビ・シフロール、ミラペックスLA	p.51
	ブロモクリプチンメシル酸塩	パーロデル	p.52
	ロチゴチン	ニュープロ	p.52
抗コリン薬	トリヘキシフェニジル塩酸塩	アーテン	p.53
	ビペリデン	アキネトン	p.53
その他	アマンタジン塩酸塩	シンメトレル	p.54
	ドロキシドパ	ドプス、ドロキシドパ	p.55

【MAO】monoamine oxidase：モノアミン酸化酵素

レボドパ含有薬

レボドパ

[商品名] **ドパストン**（大原）、**ドパゾール**（アルフレッサ）

剤形：規格

[ドパゾール] 200mg [ドパストン] 250mg 98.5% 25mg（10mL）、50mg（20mL）

効　能

[共通] パーキンソン病・パーキンソン症候群。 [ドパゾール] パーキンソン症候群に伴う諸症状の治療および予防。

用　法

1日200～600mgを1～3回に分割し食後。2～3日ごとに1日200～400mgを漸増し、2～4週間後に維持量として1日2,000～3,600mg。 ・ 1日250～750mgを1～3回に分割し食直後。2～3日ごとに1日250mgを増量し、維持量として1日1,500～3,500mg。 1日25～50mgを1～2回に分割、緩徐に静注・点滴。

禁　忌

過敏症、閉塞隅角緑内障。

併　用

レセルピン・テトラベナジン・抗精神病薬・ピリドキシン・パパベリン・鉄剤・イソニアジド（作用減弱）、降圧薬（併作用増強）、全身麻酔薬（不整脈）、他の抗パーキンソン薬（精神神経系副作用増強）、NMDA受容体拮抗薬（作用増強）など。

副作用

重大：**悪性症候群、錯乱、幻覚、抑うつ、胃潰瘍・十二指腸潰瘍悪化、溶血性貧血、血小板減少、突発的睡眠、閉塞隅角緑内障。** その他：悪心・嘔吐、食欲不振、不随意運動、見当識障害、起立性低血圧、白血球減少、嗄声、痰・口腔内粘膜・便などの変色など。

作　用

血液脳関門を通過し脳内に取り込まれ、ドパミンに転換されてパーキンソン病・パーキンソン症候群の症状を改善する。

ナースのための知識

[共通] ①長期投与で、wearing-off現象の場合は1日用量の範囲内で投与回数を増し、on and off現象の場合は維持量の漸減または休薬を行う。 ②MAO-B阻害薬との併用時は必ず併用薬の添付文書を参照する。 [内服] ③高タンパク食によりレボドパの吸収が低下する。 ④着色（褐色～黒色）するのでアルカリ性注射薬との混合は避ける。

レボドパ含有薬

レボドパ・カルビドパ水和物

[商品名] デュオドーパ (アッヴィ)

剤形：規格

[経腸用液] 100mL中：レボドパ2,000mg・カルビドパ水和物500mg

効 能

レボドパ含有製剤を含む既存の薬物療法で十分な効果が得られないパーキンソン病の症状の日内変動 (wearing-off現象) の改善。

用 法

本剤投与前の経口レボドパ量に応じて初回投与量を決定し、朝および持続投与に分けて胃瘻を通じ空腸に直接投与。朝、5～10mL (15mLまで) を10～30分かけて投与した後、2～6mL/時 (10mL/時まで) で持続投与。1日の最大投与時間は16時間。100mLまで。

禁 忌

過敏症、閉塞隅角緑内障。

併 用

血圧降下薬 (症候性低血圧)、レセルピン製剤・抗精神病薬など・鉄剤・イソニアジド・パパベリン・スピラマイシン (作用減弱)、NMDA受容体拮抗薬 (作用増強)、他の抗パーキンソン薬 (精神神経系などの副作用増強)。

副作用

重大：悪性症候群、幻覚、錯乱、抑うつ、胃潰瘍・十二指腸潰瘍の悪化、溶血性貧血、血小板減少症、突発的睡眠、悪性黒色腫、閉塞隅角緑内障。 その他：腹痛、便秘、口腔咽頭痛、ジスキネジア、頭痛、鼻出血、異常高熱など。

作 用

レボドパが脳内に移行しドパミンに転換され、パーキンソン症状を緩解する。カルビドパは末梢でのレボドパの代謝を阻害し、レボドパの脳内移行を効率化する。

ナースのための知識

①投与開始は原則として入院管理下で行う。 ②専用のポンプおよびチューブ等を用いる。 ③医療機器に関連し、胃石やイレウスなどが発現する恐れがあり、十分注意する。 ④MAO-B阻害薬との併用時は必ず併用薬の添付文書を参照する。

レボドパ含有薬

レボドパ・カルビドパ水和物・エンタカポン

[商品名] スタレボ (ノバルティス)

剤形：規格

[L50] レボドパ50mg・カルビドパ5mg・エンタカポン100mg、[L100] レボドパ100mg・カルビドパ10mg・エンタカポン100mg

効 能

パーキンソン病 (レボドパ・カルビドパ投与において症状の日内変動 [wearing-off現象] が認められる場合)。

用 法

レボドパ・カルビドパ・エンタカポンとして1回50mg・5mg・100mg～200mg・20mg・200mgの間で1回1または2錠。なお、1日総レボドパ量として1,500mg、総カルビドパ量として150mg、総エンタカポン量として1,600mgを超えないこと。また1日8回を超えないこと。

禁 忌

過敏症、悪性症候群・横紋筋融解症またはこれらの既往歴、閉塞隅角緑内障。

[併用禁忌] 非選択的MAO阻害薬 (血圧上昇)。

併 用

COMTにより代謝される薬剤 (血圧変動)、セレギリン (血圧上昇)、ワルファリン (PT-INR増加)、鉄剤 (併作用減弱) レセルピン製剤・抗精神病薬・パパベリン・イソニアジド（作用減弱）、血圧降下薬（併作用増強）、他の抗パーキンソン薬（精神神経系などの副作用増強）、メマンチン（作用増強）、イストラデフィリン（ジスキネジー）。

副作用

重大：悪性症候群、横紋筋融解症、突発的睡眠、傾眠、幻覚、幻視、幻聴、錯乱、抑うつ、肝機能障害、胃潰瘍・十二指腸潰瘍の悪化、溶血性貧血、血小板減少、閉塞隅角緑内障。　その他：不眠症、ジスキネジー、ジストニー、便秘、悪心、着色尿、貧血など。

作　用

レボドパが脳内に移行しドパミンに転換され、パーキンソン症状を緩解する。カルビドパ、エンタカポンは末梢でのレボドパの代謝を阻害し、レボドパの脳内移行を効率化する。

ナースのための知識

①すでにレボドパ・カルビドパとエンタカポンの併用投与を受けている患者は、本剤に切り換える際、用量を一致させる。　②エンタカポンを併用していない患者が本剤に切り換える場合、ドパミン作動性の副作用が現れる場合があるので注意する。必ず本剤1回1錠へ切り換える。

レボドパ含有薬

レボドパ・ベンセラジド塩酸塩

［商品名］イーシー・ドパール（協和キリン）、マドパー（太陽ファルマ）

剤形：規格

レボドパ100mg・ベンセラジド25mg

効　能

パーキンソン病、パーキンソン症候群。

用　法

導入：1日1～3錠（レボドパ投与例の場合は、投与中レボドパ量の約1/5に切り替え）、1～3回分割投与（食後）、2～3日ごとに1日1～2錠ずつ漸増。維持：1日3～6錠。

禁　忌

過敏症、閉塞隅角緑内障。

併　用

レセルピン製剤・テトラベナジン・抗精神病薬・パパベリン・鉄剤・イソニアジド（作用減弱）、血圧降下薬（血圧低下増強）、他の抗パーキンソン薬（副作用増強）、NMDA受容体拮抗薬（作用増強）、全身麻酔薬（不整脈）。

副作用

重大：悪性症候群、幻覚、抑うつ、錯乱、胃潰瘍・十二指腸潰瘍の悪化、溶血性貧血、血小板減少、突発的睡眠、閉塞隅角緑内障。　その他：不随意運動、焦燥感、精神高揚、せん妄、不安、嘔気、嘔吐、発疹、動悸、立ちくらみ、発汗、胸痛など。

作　用

レボドパが脳内に移行しドパミンに転換され、パーキンソン症状を緩解する。ベンセラジド塩酸塩は末梢でドパ脱炭酸酵素を阻害し、血中レボドパ濃度を高めドパミンの脳内移行を高める。

ナースのための知識

①すでにレボドパ単味製剤を使用中の患者は、レボドパ服用後少なくとも8時間の間隔をおいてから本剤を投与する。②長期投与によるwearing-off現象やon and off現象の出現に注意する。　③MAO-B阻害薬との併用時は必ず併用薬の添付文書を参照する。

モノアミン酸化酵素(MAO)-B阻害薬

セレギリン塩酸塩

［商品名］エフピー（エフピー）

剤形：規格

［OD：口腔内崩壊錠］2.5mg

(効　能)
パーキンソン病（❶レボドパ含有製剤を併用する場合：Yahr重症度ステージⅠ～Ⅳ、❷レボドパ含有製剤を併用しない場合：Yahr重症度ステージⅠ～Ⅲ）。

(用　法)
❶1日1回2.5mgを朝食後から始め、2週ごとに1日量を2.5mgずつ増量（標準維持量1日7.5mg）。　❷1日1回2.5mgを朝食後から始め、2週ごとに1日量を2.5mgずつ増量し1日10mg。　❶❷1日量が5.0mg以上の場合は朝食および昼食後に分服。7.5mgの場合は朝食後5.0mgおよび昼食後2.5mgを服用する（1日10mgまで）。

(警　告)
(1) 三環系抗うつ薬（アミトリプチリン塩酸塩など）との併用はしない。投与を中止してから三環系抗うつ薬の投与を開始するには少なくとも14日間の間隔を置く。　(2) 非選択的MAO阻害による危険性があり、1日10mgを超える量を投与しない。

(禁　忌)
過敏症、統合失調症とその既往歴、覚せい剤・コカインなどの中枢興奮薬の依存とその既往歴。［併用禁忌］ペチジン・トラマドール・タペンタドール（高度の興奮、精神錯乱）、非選択的MAO阻害薬（起立性低血圧）、三環系抗うつ薬投与中・中止後14日間（副作用発現）、SSRI・SNRI・アトモキセチン・ノルアドレナリン・セロトニン作動性抗うつ薬（作用増強）。

(併　用)
シメチジン・ハロペリドール（毒性増強）、レセルピン・フェノチアジン系薬（作用減弱）、交感神経興奮薬（血圧上昇、頻脈）など。

(副作用)
重大：幻覚、妄想、錯乱、せん妄、狭心症、悪性症候群、低血糖、胃潰瘍。　その他：めまい、不安、眠気、悪心・嘔吐、ジスキネジア、肝機能障害、白血球減少など。

(作　用)
選択的MAO-B阻害作用、黒質-線条体ドパミン神経の変性抑制、線条体ドパミン濃度の増加作用などをもつ。

ナースのための知識

①覚せい剤原料である。第三者に譲り渡すことが禁じられている。　②レボドパ含有薬との併用によりレボドパの副作用が増強されることがあるので、観察を十分に行い慎重に維持量を決定する。

ドパミンアゴニスト

カベルゴリン

［商品名］カバサール（ファイザー）

(剤形：規格)
錠 0.25mg、1.0mg

(効　能)
❶パーキンソン病。　❷乳汁漏出症、高プロラクチン血性排卵障害、外科的処置を必要としない高プロラクチン血性下垂体腺腫。　❸産褥性乳汁分泌抑制。

(用　法)
❶1日0.25mgから始め、2週目には1日0.5mg、以後1週間ごとに1日0.5mgずつ増量（1日3mgまで）を1日1回朝食後。❷1週1回（同一曜日）就寝前。0.25mgから始め、少なくとも2週間以上の間隔で1回量0.25mgずつ増量し、維持量0.25～0.75mgを定める（1回1.0mgまで）。❸胎児娩出4時間以降、2日以内に1.0mgを1回のみ食後。

(禁　忌)
麦角製剤過敏症、心臓弁尖肥厚・心臓弁可動制限などの心臓弁膜疾患やその既往歴、妊娠中毒症、産褥期高血圧。

(併　用)
血圧降下薬（作用増強）、ドパミン拮抗薬（相作用減弱）、クラリスロマイシン（副作用増強）など。

副作用
重大：幻覚、妄想、失神、せん妄、錯乱、悪性症候群、間質性肺炎、胸膜炎、胸水、胸膜線維症、肺線維症、心膜炎、心嚢液貯留、心臓弁膜症、後腹膜線維症、突発的睡眠、肝機能障害、黄疸、狭心症、肢端紅痛症。 その他：悪心、食欲不振、ふらつき、傾眠など。

作 用
ドパミンD_2受容体を刺激して抗パーキンソン作用を示し、また、下垂体前葉のドパミンD_2受容体に作用して抗プロラクチン作用を示す。

ナースのための知識
①発熱、咳嗽、胸痛、息切れ、呼吸困難などが現れた場合には、服用を中止し、ただちに連絡するよう指導する。 ②長期連用によりプロラクチン分泌が抑制され婦人科的異常が起こる可能性があるので、定期的に検査する。 ③妊娠を望まない場合には避妊の方法を指導する。

ドパミンアゴニスト

プラミペキソール塩酸塩水和物

［共通］ 妊婦
［ミラペックスLA］

［商品名］ビ・シフロール、
ミラペックスLA（日本ベーリンガー）

剤形：規格
［ビ・シフロール］0.125mg、0.5mg
［ミラペックスLA］［徐放］0.375mg、1.5mg

効 能
［共通］❶パーキンソン病。 ［ビ・シフロール］❷中等度から高度の特発性レストレスレッグス症候群（下肢静止不能症候群）。

用 法
［ビ・シフロール］❶1日0.25mgより開始し、2週目に1日0.5mgとし、以後1週間ごとに1日0.5mgずつ増量。維持量は1日1.5〜4.5mg。1.5mg未満は2回に分割し朝夕食後。1.5mg以上は3回に分割し毎食後（1日4.5mgまで）。 ❷1日1回0.25mgを就寝2〜3時間前。1日0.125mgより開始し、1週間以上の間隔をあけて1日0.75mgまでの範囲で増減。 ［ミラペックスLA］❶1日1回食後0.375mgから開始、2週目に0.75mg/日、以後1週間ごとに0.75mg/日ずつ増量。維持量は1.5〜4.5mg。

警 告
前兆のない突発的睡眠および傾眠などによる自動車事故例が報告されているので、患者によく説明し、服用中には自動車の運転、機械の操作、高所作業など危険を伴う作業に従事させないよう注意する。

禁 忌
［共通］過敏症、妊婦。 ［ミラペックスLA］透析患者を含む高度な腎機能障害。

併 用
シメチジン・アマンタジン（副作用増強）、鎮静薬・アルコール（作用増強）、ドパミン拮抗薬（作用減弱）、抗パーキンソン薬（ジスキネジア、幻覚など）。

副作用
重大：突発的睡眠、幻覚、妄想、せん妄、激越、錯乱、抗利尿ホルモン不適合分泌症候群（SIADH）、悪性症候群、横紋筋融解症、肝機能障害。 その他：傾眠、ジスキネジア、めまい、便秘、そう痒症、筋痙縮、平衡障害など。

作 用
線条体シナプスのドパミンD_2受容体サブファミリーを選択的に刺激することにより、パーキンソン病様症状を改善する。

ナースのための知識
他の抗パーキンソン病薬との併用により、ジスキネジア、幻覚、錯乱が現れやすくなるので注意する。

ドパミンアゴニスト

ブロモクリプチンメシル酸塩

［商品名］パーロデル（田辺三菱）

剤形：規格

2.5mg

効　能

❶末端肥大症、下垂体性巨人症。　❷乳汁漏出症、産褥性乳汁分泌抑制、高プロラクチン血性排卵障害、高プロラクチン血性下垂体腺腫（外科的処置を必要としない場合に限る）。　❸パーキンソン症候群。

用　法

❶1日2.5〜7.5mgを2〜3回に分割（食直後）。　❷1日1回2.5mgを夕食直後。1日5.0〜7.5mgまで漸増し、2〜3回に分割（食直後）。　❸1日1回1.25mgまたは2.5mgを朝食直後から開始、1〜2週ごとに1日2.5mgずつ増量。維持量は1日15.0〜22.5mg、1日5mgでは朝・夕食直後、1日7.5mg以上では毎食直後に分割。

禁　忌

過敏症、麦角アルロイド過敏症、妊娠高血圧症候群、産褥期高血圧、心エコー検査で心臓弁尖肥厚、心臓弁可動制限およびこれらに伴う狭窄などの心臓弁膜病変やその既往歴。

併　用

交感神経刺激薬・麦角アルカロイド（血圧上昇、頭痛、痙攣など）、降圧薬（降圧作用増強）、アルコール（相作用増強）、フェノチアジン系薬・ブチロフェノン系薬・イミノジベンジル系薬（相作用減弱）、抗パーキンソン薬（精神神経系副作用増強）など。

副作用

重大：ショック、急激な血圧低下、起立性低血圧、悪性症候群、胸膜炎、心膜炎、胸膜線維症、肺線維症、心臓弁膜症、後腹膜線維症、幻覚・妄想、せん妄、錯乱、胃腸出血、胃・十二指腸潰瘍、痙攣、脳血管障害、心臓発作、高血圧、突発的睡眠。　その他：悪心、発疹、ジスキネジアなど。

作　用

内分泌系に対しては下垂体前葉からのプロラクチン分泌を特異的に抑制し、異常に上昇した成長ホルモン分泌を抑制する。また、中枢神経系に対しては黒質線条体のドパミン受容体に作用して抗パーキンソン作用を示す。

ナースのための知識

乳汁漏出症や高プロラクチン血性排卵障害では、投与開始前に、トルコ鞍の検査を行う。

ドパミンアゴニスト

ロチゴチン　妊婦

［商品名］ニュープロ（大塚）

剤形：規格

［パッチ］2.25mg、4.5mg、9mg、13.5mg、18mg

効　能

［共通］❶パーキンソン病。［2.25mg、4.5mg］❷中等度から高度の特発性レストレスレッグス症候群（下肢静止不能症候群）。

用　法

❶1日1回4.5mgから開始、1週間ごとに1日量として4.5mgずつ増量。維持量は9〜36mg。　❷1日1回2.25mgから開始、1週間ごとに1日量として2.25mgずつ増量。維持量は1日量4.5〜6.75mg。　❶❷ともに肩、上腕部、腹部、側腹部、臀部、大腿部のいずれかに貼付し、24時間ごとに貼り替える。

警　告

前兆のない突発的睡眠および傾眠などによる自動車事故例が報告されているので、

患者によく説明し、貼付中には自動車の運転、機械の操作、高所作業など危険を伴う作業に従事させないよう注意する。

禁忌

過敏症、妊婦。

併用

ドパミン拮抗薬（作用減弱）、抗パーキンソン薬（相作用増強）。

副作用

重大：突発的睡眠、幻覚、妄想、せん妄、錯乱、悪性症候群、肝機能障害。その他：傾眠、ジスキネジア、悪心、嘔吐、適用部位反応など。

作用

ドパミン受容体に作用し、パーキンソン症状、レストレスレッグス症候群を改善する。

ナースのための知識

①貼付箇所は毎回変更する。②貼付時は20～30秒間掌でしっかり押しつけ皮膚面に接着させる。③貼り替えの際は、先に貼付していた製剤を除去したことを十分に確認するように指導する。

抗コリン薬

トリヘキシフェニジル塩酸塩

［商品名］アーテン（ファイザー）

剤形：規格

錠2mg　散1%

効能

❶向精神薬投与によるパーキンソニズム・ジスキネジア（遅発性を除く）・アカシジア。❷特発性パーキンソニズムおよびその他のパーキンソニズム（脳炎後、動脈硬化性）。

用法

❶1日2～10mgを3～4回に分割。❷第1日目1mg、第2日目2mg、以後1日2mgずつ増量し、1日量6～10mgを維持量として3～4回に分割。

禁忌

過敏症、閉塞隅角緑内障、重症筋無力症。

併用

抗コリン作用薬（腸管麻痺）、中枢神経抑制薬（作用増強）、他の抗パーキンソン病薬（精神神経系副作用増強）。

副作用

重大：悪性症候群、精神錯乱、幻覚、せん妄、閉塞隅角緑内障。その他：口渇、悪心、嘔吐、食欲不振、便秘など。

作用

平滑筋に対して抗痙攣作用を、副交感神経系に対して抑制作用を示す。

ナースのための知識

①他剤から切り替える場合には、他剤を徐々に減量しながら本剤を増量する。②定期的に隅角検査および眼圧検査を行う。

抗コリン薬

ビペリデン

［商品名］アキネトン（大日本住友）

剤形：規格

錠1mg　細粒1%　注5mg（1mL）

効能

特発性パーキンソニズム、その他のパーキンソニズム（脳炎後、動脈硬化性、中毒性）、向精神薬投与によるパーキンソニズム・ジスキネジア（遅発性を除く）・アカシジア。

用法

［内服］1回1mgを1日2回より漸増し、1日3～6mgを分割。注5～10mgを筋注。特殊な場合のみ、5～10mgを5mgにつき3分かけて徐々に静注。

禁忌

過敏症、閉塞隅角緑内障、重症筋無力症。

併用

フェノチアジン系薬・ブチロフェノン系

薬・三環系抗うつ薬（腸管麻痺）、中枢神経抑制薬（眠気、精神運動機能低下、幻覚、妄想など）、他の抗パーキンソン薬（幻覚・妄想）。

副作用

重大：**悪性症候群、依存性。** その他：幻覚、せん妄、口渇、悪心、排尿困難、発疹など。

作 用

中枢神経系において、アセチルコリン受容体と競合的に拮抗し、抗コリン作用を示し、パーキンソン症候群の症状を改善する。

ナースのための知識

①他剤から切り替える場合には、他剤を徐々に減量しながら本剤を増量する。 ②定期的に隅角検査および眼圧検査を行う。

その他の抗パーキンソン薬

アマンタジン塩酸塩

妊婦 授乳婦

［商品名］シンメトレル（田辺三菱）

剤形：規格

50mg、100mg　10%

効 能

❶脳梗塞後遺症に伴う意欲・自発性低下の改善。 ❷パーキンソン症候群。 ❸A型インフルエンザウイルス感染症。

用 法

❶1日100～150mgを2～3回に分割。 ❷初期量1日100mgを1～2回に分割、1週間後に維持量として1日200mgを2回に分割。1日300mgを3回に分割まで。 ❸1日100mgを1～2回に分割（高齢者・腎障害には1日100mgまで）。

警 告

(1) 効能❸においては、医師が特に必要と判断した場合のみ。予防に用いる場合は、ワクチンによる予防を補完するものであることを考慮する。A型以外には効果がない。短期投与中の場合に自殺企図の報告があるので、精神障害または中枢神経系用薬を投与中の患者では有益性が危険性を上回る場合のみ投与。 (2) てんかんまたはその既往歴および痙攣素因のある場合では、発作を誘発または悪化させることがある。催奇形性が疑われる症例報告があるので、妊婦には投与しない。

禁 忌

過敏症、重篤な腎障害、妊婦、授乳婦。

併 用

抗パーキンソン薬・メタンフェタミン・マジンドール（副作用増強）、利尿薬（錯乱・幻覚など）、メマンチン（相作用増強）など。

副作用

重大：**悪性症候群、中毒性表皮壊死融解症、皮膚粘膜眼症候群、視力低下を伴うびまん性表在性角膜炎、角膜浮腫様症状、心不全、肝機能障害、腎障害、意識障害（昏睡を含む）、精神症状（幻覚、妄想、せん妄、錯乱など）、痙攣、ミオクロヌス、異常行動、横紋筋融解症。** その他：睡眠障害、霧視、便秘、下痢、血圧低下、発疹、脱力感など。

作 用

ドパミン放出促進、合成促進作用によりドパミン作動神経系の活動を亢進し、パーキンソン症候群に効果を示す。A型インフルエンザウイルス感染初期にウイルスの脱殻段階を阻害し、抗ウイルス作用を示す。

ナースのための知識

脳梗塞後遺症に伴う意欲・自発性低下の改善に用いる場合、投与12週で効果が認められない場合は中止する。

その他の抗パーキンソン薬

ドロキシドパ 妊婦

［商品名］ドプス（大日本住友）、
後ドロキシドパ（各社）

剤形：規格
［ドプス］ ［OD：口腔内崩壊錠］100mg、200mg 20%　［ドロキシドパ］ 100mg、200mg 20%

効　能
❶パーキンソン病（Yahr重症度ステージⅢ）におけるすくみ足、たちくらみの改善。　❷シャイドレーガー症候群、家族性アミロイドポリニューロパチーにおける起立性低血圧、失神、たちくらみの改善。　❸起立性低血圧を伴う血液透析患者におけるめまい・ふらつき・たちくらみ・倦怠感・脱力感の改善。

用　法
❶初回1日1回100mg、隔日に100mgずつ増量。維持量は1日600mgを3回に分割（1日900mgまで）。　❷初回1日200～300mgを2～3回に分割、数日から1週間ごとに1日量100mgずつ増量。維持量は1日300～600mgを3回に分割（1日900mgまで）。　❸1回200～400mgを透析開始30分～1時間前に（1回400mgまで）。

禁　忌
過敏症、閉塞隅角緑内障、妊婦、重篤な末梢血管病変のある血液透析。［併用禁忌］ハロタンなどのハロゲン含有吸入麻酔薬（頻脈、心室細動）、イソプレナリンなどのカテコールアミン薬（不整脈、心停止）。

併　用
MAO阻害薬・三環系抗うつ薬・分娩促進薬・抗ヒスタミン薬・アメジニウム（作用増強）、α_1受容体遮断薬・レセルピン誘導体・フェノチアジン系薬・鉄剤（作用減弱）など。

副作用
重大：悪性症候群、白血球減少、無顆粒球症、好中球減少、血小板減少。　その他：頭痛・頭重感、悪心、血圧上昇など。

作　用
生体内に広く分布する芳香族L-アミノ酸脱炭酸酵素により直接ℓ-ノルアドレナリンに変換され、薬理作用を示す。

ナースのための知識
過度の昇圧反応を起こすことがあるので、過量投与にならないように注意する。

脳梗塞治療薬・代謝賦活薬

●本書で取り上げた脳梗塞治療薬・代謝賦活薬一覧

分類	一般名	商品名	ページ
脳梗塞治療薬	アルテプラーゼ	アクチバシン、グルトパ	p.367（血栓溶解薬）
	イフェンプロジル酒石酸塩	セロクラール	p.56
	エダラボン	ラジカット	p.56
	オザグレルナトリウム	カタクロット、キサンボン、キサンボンS	p.57
代謝賦活薬	アデノシン三リン酸二ナトリウム水和物	アデホスコーワ、アデホス-Lコーワ	p.58

脳梗塞治療薬

イフェンプロジル酒石酸塩

［商品名］セロクラール（日医工）

剤形：規格

錠 10mg、20mg　細粒 4%

効　能

脳梗塞後遺症、脳出血後遺症に伴うめまいの改善。

用　法

1回20mgを1日3回毎食後。

禁　忌

頭蓋内出血発作後、止血が完成していないと考えられる場合。

併　用

出血傾向をきたす薬（出血傾向増強）、ドロキシドパ（併作用減弱）。

副作用

頭痛、めまい、AST・ALT↑、発疹、皮膚そう痒感、口渇、動悸など。

作　用

α受容体を阻害することにより脳血管を拡張させ、血流増加など循環改善をする。

ナースのための知識

①脳梗塞発作直後、低血圧、心悸亢進には慎重に投与する。　②12週で効果が現れない場合、投与を中止する。

脳梗塞治療薬

エダラボン

［商品名］ラジカット（田辺三菱）

剤形：規格

注 30mg（20mL）　注［バッグ］30mg（100mL）

効　能

❶脳梗塞急性期に伴う神経症候、日常生活動作障害、機能障害の改善。　❷筋萎縮性側索硬化症（ALS）における機能障害の進行抑制。

用　法

❶1回1管・袋（30mg）を30分かけて朝夕2回点滴静注。発症後24時間以内に投与開始、投与期間14日以内。　❷1回2管・袋（60mg）を60分掛けて1日1回点滴静注。投与期と休薬期を組み合わせた

28日間を1クールとし繰り返す。第1クールは14日間連日投与後14日間休薬、第2クール以降は14日間のうち10日間投与後14日間休薬。

禁　忌

過敏症、重篤な腎機能障害。

併　用

抗菌薬（腎機能障害増悪）。

副作用

重大：急性腎不全、ネフローゼ症候群、劇症肝炎、肝機能障害、黄疸、血小板減少、顆粒球減少、播種性血管内凝固症候群（DIC）、急性肺障害、横紋筋融解症、ショック、アナフィラキシー。　その他：発疹、赤血球・Ht・Hb減少、白血球・血小板増多・減少、注射部位発疹・発赤・腫脹など。

作　用

細胞の酸化的傷害の原因となるフリーラジカルを消去することで、脳細胞（血管内皮細胞・神経細胞）の傷害を抑制し、脳保護作用とALSの病勢進展の抑制作用を示す。

ナースのための知識

①専門医との連携のもとで投与を行い、副作用等について十分な説明を行う。　②高カロリー輸液、アミノ酸製剤と同一経路から点滴しない。　③高カロリー輸液、アミノ酸製剤、抗痙攣薬、カンソレ酸カリウムと混合しない。　④原則として生理食塩液で希釈する（糖を含む輸液と混合すると、濃度低下をきたすことがある）。

脳梗塞治療薬

オザグレルナトリウム

［商品名］**カタクロット**（丸石）、**キサンボン**、**キサンボンS**（キッセイ）

剤形：規格

［カタクロット、キサンボン］20mg、40mg　［カタクロット、キサンボンS］20mg（2.5mL）、40mg（5mL）

効　能

❶くも膜下出血術後の脳血管攣縮およびこれに伴う脳虚血症状の改善。　❷脳血栓症（急性期）に伴う運動障害の改善。

用　法

❶1日量80mgを電解質液または糖液に溶解・希釈し、24時間かけて静注（術後早期に開始、2週間持続投与）。　❷1回量80mgを電解質液または糖液に溶解・希釈し、2時間かけて1日朝夕2回の持続静注を約2週間行う。

禁　忌

過敏症、出血（出血性脳梗塞、硬膜外出血、脳内出血、原発性脳室内出血）、意識障害を伴う大梗塞、脳塞栓症。

併　用

抗血小板薬・血栓溶解薬・抗凝血薬（出血）。

副作用

重大：出血、ショック、アナフィラキシー、肝機能障害、黄疸、血小板減少、白血球減少、顆粒球減少、腎機能障害。　その他：貧血、発熱など。

作　用

トロンボキサン合成酵素を選択的に阻害して産生を抑制し、プロスタサイクリンの産生を促進して血小板凝集を抑制する。さらに脳血管収縮と脳虚血症状を改善する。

ナースのための知識

①出血を助長することがあるので、救急処置のとれる準備を行い投与する。　②Caを含む輸液での直接溶解は白濁するので避ける。

代謝賦活薬

アデノシン三リン酸ニナトリウム水和物

［商品名］アデホスコーワ、アデホス-Lコーワ（興和）

剤形：規格

［腸溶錠］20mg、60mg　［腸溶性顆粒］10%　［L：2mL］10mg、20mg、40mg

効　能

［共通］❶頭部外傷後遺症に伴う諸症状の改善、心不全、調節性眼精疲労における調節機能の安定化、消化管機能低下のみられる慢性胃炎。　❷メニエル病および内耳障害に基づくめまい。　❸筋ジストロフィー症およびその類縁疾患、急性灰白髄炎、脳性小児麻痺（弛緩型）、進行性脊髄性筋萎縮症およびその類似疾患、耳鳴・難聴、慢性肝疾患における肝機能の改善。

用　法

・❶1回40～60mgを1日3回。　❷1回100mgを1日3回。　❶❸静注：1回5～40mgを1日1～2回、等張ないし高張ブドウ糖注射液に溶解して徐々に静注。点滴：1回40～80mgを1日1回、5%ブドウ糖注射液200～500mLに溶解して30～60分かけて点滴。

禁　忌

脳出血直後。

併　用

ジピリダモール（心血管への作用増強）。

副作用

重大：ショック様症状。　その他：［共通］悪心、食欲不振、頭痛など。

作　用

血管拡張作用により各種臓器組織の血流量を増加、代謝活性の増加、筋収縮力の増強、神経伝達の効率化など。

ナースのための知識

①静脈注射では、ゆっくり（10mgを1～2分）静脈内に投与する。　②添加物としてベンジルアルコールを含有しており、低出生体重児・新生児への使用は十分注意する。

片頭痛治療薬

●ケアのポイント

- ●片頭痛の頭痛発現時に限り使用し、予防的に使用しない。
- ●まったく効果が認められない場合は、その発作に対して追加投与をしない。

●本書で取り上げた片頭痛治療薬一覧

一般名	商品名	ページ
スマトリプタンコハク酸塩	イミグラン	p.59
ゾルミトリプタン	ゾーミッグ、ゾーミッグRM	p.60

片頭痛治療薬

スマトリプタンコハク酸塩

[商品名] イミグラン（GSK）

剤形：規格

50mg　3mg（1mL）　[キット] 3mg（0.5mL）　点鼻 20mg

効　能

[共通] 片頭痛。　・[キット] 群発頭痛。

用　法

1回50mgを片頭痛発現時に投与。効果不十分では2時間以上あけ、次回から100mg投与（1日200mgまで）。　・[キット] 1回3mgを頭痛発現時に皮下注（1日6mgまで）。追加投与は1時間以上あける。　点鼻 1回20mgを片頭痛発現時に鼻腔内投与。効果不十分では2時間以上あけて追加投与（1日40mgまで）。

禁　忌

過敏症、心筋梗塞の既往歴、虚血性心疾患、異型狭心症、脳血管障害・一過性脳虚血性発作の既往歴、末梢血管障害、コントロールされていない高血圧症、重篤な肝機能障害。　[併用禁忌] エルゴタミン・エルゴタミン誘導体含有薬・5-$HT_{1B/1D}$受容体作動薬（血圧上昇）、MAO阻害薬投与中あるいは投与中止2週間以内（作用増強）。

併　用

SSRI・SNRI（セロトニン症候群）、痙攣の閾値を低下させる薬（てんかん様発作）。

副作用

重大：アナフィラキシーショック、アナフィラキシー、虚血性心疾患様症状、てんかん様発作、薬剤の使用過多による頭痛。　その他：動悸、悪心、嘔吐、眠気、痛み、熱感など。

作　用

脳の5-HT受容体に作用して、頭痛発作時に過度に拡張した頭蓋内外の血管を収縮させることにより頭痛を改善する。

ナースのための知識

片頭痛治療薬

ゾルミトリプタン

［商品名］ゾーミッグ、ゾーミッグRM（沢井）

剤形：規格

2.5mg　［RM：口腔内速溶錠］2.5mg

効　能

片頭痛。

用　法

1回2.5mgを片頭痛の頭痛発現時に投与。効果不十分では2時間以上あけ、次回から5mg投与可能（1日10mgまで）。

禁　忌

過敏症、心筋梗塞の既往歴、虚血性心疾患、異型狭心症、脳血管障害・一過性脳虚血性発作の既往歴、末梢血管障害、コントロールされていない高血圧症。［併用禁忌］エルゴタミン・エルゴタミン誘導体含有薬・他の5-$HT_{1B/1D}$受容体作動薬（血圧上昇または血液攣縮増強）、MAO阻害薬投与中あるいは中止2週間以内（血中濃度増加）。

併　用

シメチジン・キノロン系抗菌薬（作用増強）、SSRI・SNRI（セロトニン症候群）など。

副作用

重大：アナフィラキシーショック、アナフィラキシー、虚血性心疾患様症状、頻脈、てんかん様発作、薬剤の使用過多による頭痛。　その他：悪心、知覚減退、傾眠、絞扼感、倦怠感、動悸など。

作　用

頭蓋内血管に対する収縮作用、血管作動性神経ペプチド遊離および血漿タンパク漏出に対する抑制作用、中枢神経活動に対する抑制作用を有し、片頭痛発作時の諸症状の改善効果を示す。

ナースのための知識

自律神経薬・鎮痙薬

●本書で取り上げた自律神経薬・鎮痙薬一覧

分類	一般名	商品名	ページ
自律神経薬	ジスチグミン臭化物	ウブレチド	p.61
	トフィソパム	グランダキシン	p.62
鎮痙薬	アトロピン硫酸塩水和物	アトロピン、アトロピン硫酸塩、硫酸アトロピン、リュウアト、日点アトロピン	p.62
	ブチルスコポラミン臭化物	ブスコパン	p.63
	硫酸マグネシウム水和物・ブドウ糖	マグセント、マグネゾール	p.307（子宮用薬）

自律神経薬

ジスチグミン臭化物 毒薬

［商品名］ウブレチド（鳥居）

剤形：規格

錠5mg　点眼0.5%、1%（5mL）

効　能

錠❶手術後および神経因性膀胱などの低緊張性膀胱による排尿困難。　❷重症筋無力症。　点眼緑内障、［1%］調節性内斜視、重症筋無力症（眼筋型）。

用　法

錠 ❶1日1回5mg。　❷1日5～20mgを1～4回に分割。　点眼1回1滴を1日1～2回点眼。

警　告

錠意識障害を伴う重篤なコリン作動性クリーゼを発現するので、医師の厳重な監督下、患者の状態を十分観察する。徴候が認められたら、ただちに投与を中止し、アトロピン0.5～1mg（適宜増量）を静脈内投与する。呼吸不全に至った場合は気道を確保し、人工換気を考慮する。副作用の発現の可能性について患者などに十分理解させ、コリン作動性クリーゼの初期症状（悪心・嘔吐、腹痛、下痢、唾液分泌過多、気道分泌過多、発汗、徐脈、縮瞳、呼吸困難）が認められた場合には服用を中止し、ただちに医師の指示を仰ぐよう注意を与える。

禁　忌

錠過敏症、消化管・尿路の器質的閉塞、迷走神経緊張症。　点眼前駆期緑内障。
［併用禁忌］［共通］脱分極性筋弛緩薬（作用増強）。

併　用

副交感神経抑制薬（相作用拮抗）、コリン作動薬・コリンエステラーゼ阻害薬（相作用増強）。

副作用

重大：錠コリン作動性クリーゼ、狭心症、不整脈。　その他：［共通］下痢、腹痛。　錠発汗、尿失禁、血清コリンエステラーゼ値低下など。　点眼流涙、結膜炎、結膜充血、視矇など。

作　用

コリンエステラーゼを阻害し、アセチルコリンの分解を抑制することにより、コリン作動性神経を刺激し、排尿促進、縮瞳作用を示す。

ナースのための知識

特に投与開始2週間以内はコリン作動性クリーゼの徴候に注意する。

自律神経薬

トフィソパム

［商品名］**グランダキシン**（持田）

剤形：規格

50mg

効　能

自律神経失調症、頭部・頸部損傷、更年期障害・卵巣欠落症状における頭痛・頭重、倦怠感、心悸亢進、発汗などの自律神経症状。

用　法

1回50mgを1日3回。

禁　忌

［併用禁忌］ジャクスタピッド（併血中濃度上昇）。

併　用

中枢神経抑制薬・アルコール（相作用増強）、タクロリムス（併血中濃度上昇）。

副作用

眠気、めまい・ふらつき、口渇、悪心・嘔吐、食欲不振、便秘、腹痛、発疹、そう痒症、倦怠感、脱力感など。

作　用

自律神経系の高位中枢を介して交感・副交感神経間の緊張不均衡を改善するが、末梢性にも自律神経系の過度の興奮を抑制する。

ナースのための知識

鎮痙薬

アトロピン硫酸塩水和物

［のみ］ 毒薬

［商品名］**アトロピン硫酸塩**（ニプロES、扶桑）、**硫酸アトロピン**（ファイザー）、**リュウアト**（参天）、後**アトロピン**（テルモ）、後**日点アトロピン**（日本点眼）

剤形：規格

［硫酸アトロピン］　［アトロピン硫酸塩］0.5mg（1mL）　［アトロピン］［シリンジ］0.05%（1mL）　［リュウアト］眼軟膏1%（3.5g）　［日点アトロピン］点眼1%（5mL）

効　能

・・胃・十二指腸潰瘍における分泌ならびに運動亢進、胃腸の痙攣性疼痛、痙攣性便秘、胆管・尿管の疝痛、有機リン系殺虫剤・副交感神経興奮薬の中毒、迷走神経性徐脈および迷走神経性房室伝導障害、麻酔前投薬、その他の徐脈および房室伝導障害。　夜尿症、非薬物性パーキンソニズム。　・ECT（電気痙攣療法）の前投与。　［眼科用］・眼軟膏・点眼診断または治療を目的とする散瞳と調節麻痺。

用　法

1日1.5mgを3回に分割。非薬物性パーキンソニズムには、1日0.5～1mgを3回に分割、以後漸次増量。　・0.5mgを皮下・筋注・静注。有機リン系殺虫剤中毒の軽症：0.5～1mgを皮下注・経口投与。中等症：1～2mgを皮下・筋注・静注、必要があれば20～30分ごとに反復。重症：初回2～4mg静注、症状に応じて反復。　ECTの前投与：1回0.5mgを皮下・筋注・静注。　［眼科用］・眼軟膏適量を1日1～3回結膜嚢に塗布。　［眼科用］・点眼1回1～2滴を1日1～3回点眼。

禁忌

・・過敏症、閉塞隅角緑内障、前立腺肥大による排尿障害、麻痺性イレウス。［眼科用共通］緑内障および狭隅角や前房が浅いなどの眼圧上昇の素因。

併用

［共通］三環系抗うつ薬・フェノチアジン系薬・抗ヒスタミン薬・MAO阻害薬（抗コリン作用増強）。・・イソニアジド（抗コリン作用増強）。強心配糖体薬（併毒性増強）。・ジギタリス（ジギタリス中毒）、プラリドキシムヨウ化メチル（PAM）（薬効発現遅延）。［眼科用共通］四環系抗うつ薬（抗コリン作用増強）など。

副作用

重大：・ショック、アナフィラキシー。その他：［共通］散瞳、悪心、口渇、顔面潮紅など。［眼科用共通］アレルギー性結膜炎、眼瞼結膜炎など。

作用

抗コリン作用により、消化管や膀胱などの攣縮を改善、瞳孔括約筋弛緩による散瞳および毛様体筋弛緩による調節麻痺、唾液や胃液などの分泌を抑制する。

ナースのための知識

［共通］・①過量投与によりアトロピン中毒を起こす場合がある。［眼科用共通］②サングラスを着用するなど太陽光や強い光を直接見ないように指導する。

鎮痙薬

ブチルスコポラミン臭化物

［商品名］ブスコパン（サノフィ）

剤形：規格

10mg　20mg（1mL）

効能

［共通］胃・十二指腸潰瘍、食道痙攣、幽門痙攣、胃炎、腸炎、腸疝痛、痙攣性便秘、機能性下痢、胆のう・胆管炎、胆石症、胆道ジスキネジー、胆のう切除後の後遺症、尿路結石症、膀胱炎、月経困難症における痙攣ならびに運動機能亢進。胃切除後の後遺症、器具挿入による尿道・膀胱痙攣、月経困難症、分娩時の子宮下部痙攣における痙攣ならびに運動機能亢進。消化管X線および内視鏡検査の前処置。

用法

1回10～20mgを1日3～5回。1回10～20mgを静注・皮下注・筋注。

禁忌

過敏症、出血性大腸炎、閉塞隅角緑内障、前立腺肥大による排尿障害、重篤な心疾患、麻痺性イレウス。

併用

三環系抗うつ薬・フェノチアジン系薬・MAO阻害薬・抗ヒスタミン薬（抗コリン作用増強）、ドパミン拮抗薬（相消化管作用減弱）。

副作用

重大：ショック、アナフィラキシー。その他：口渇、便秘、眼調節障害、心悸亢進、鼓腸など。

作用

神経刺激伝達を抑制して胃腸管、胆道、泌尿器および女性生殖器の痙攣を緩解する。

ナースのための知識

患者の状態を観察し、異常があればただちに救急処置を行う。

筋弛緩薬

●ケアのポイント

- 全身麻酔用筋弛緩薬は、その作用や使用法について熟知した医師のみが使用する。
- 呼吸抑制を起こすので、事前に人工呼吸の設備その他の準備・点検を十分に実施する。十分な自発呼吸が回復するまで必ず調節呼吸を行う。

●本書で取り上げた筋弛緩薬一覧

分類	一般名	商品名	ページ
筋緊張改善用	エペリゾン塩酸塩	ミオナール	p.64
	ダントロレンナトリウム水和物	ダントリウム	p.65
全身麻酔用	スキサメトニウム塩化物水和物	スキサメトニウム、レラキシン	p.65
	ロクロニウム臭化物	エスラックス	p.66

筋緊張改善用

エペリゾン塩酸塩

［商品名］ミオナール（エーザイ）

剤形：規格

錠50mg　顆粒10%

効　能

筋緊張状態の改善：頸肩腕症候群、肩関節周囲炎、腰痛症。　痙性麻痺：脳血管障害、痙性脊髄麻痺、頸部脊椎症、術後後遺症（脳・脊髄腫瘍を含む）、外傷後遺症（脊髄損傷、頭部外傷）、筋萎縮性側索硬化症、脳性小児麻痺、脊髄小脳変性症、脊髄血管障害、スモン、その他の脳脊髄疾患。

用　法

錠1日3錠（150mg）を3回に分割、食後。
顆粒1日1.5g（150mg）を3回分割、食後。

禁　忌

過敏症

併　用

メトカルバモール（眼の調節障害）。

副作用

重大：ショック、アナフィラキシー、中毒性表皮壊死融解症、皮膚粘膜眼症候群。　その他：発疹、眠気、不眠、頭痛、悪心・嘔吐、下痢、便秘、脱力感、ほてりなど。

作　用

骨格筋の緊張を緩和する作用、血管平滑筋を弛緩させ、血管拡張・血流増加作用、さらに鎮痛作用や四肢の伸展屈曲運動を円滑にする作用を示す。

ナースのための知識

脱力感、ふらつき、眠気などが発現したら減量または休薬する。

筋緊張改善用

ダントロレンナトリウム水和物

（内服）のみ

［商品名］ダントリウム（オーファンパシフィック）

剤形：規格

（内服）25mg　（注射）20mg

効　能

（内服）❶脳血管障害後遺症・脳性麻痺・外傷後遺症（頭部外傷、脊髄損傷）・頸部脊椎症・後縦靱帯骨化症・脊髄小脳変性症・痙性脊髄麻痺・脊髄炎・脊髄症・筋萎縮性側索硬化症・多発性硬化症・スモン・潜水病に伴う痙性麻痺、全身こむら返り病。　（内服）・（注射）❷悪性症候群。（注射）❸麻酔時における悪性高熱症。

用　法

❶1日1回25mgより開始。1週ごとに25mgずつ増量し維持量を決定、1日2～3回に分割（1日150mgまで、3回に分割）。❷（内服）1回25mgまたは50mgを1日3回。（注射）初回量40mgを静注。症状改善が認められない場合は20mgずつ追加（1日200mgまで、7日以内）。　❸初回量1mg/kgを静注。症状改善が認められない場合は1mg/kgずつ追加（7mg/kgまで）。

禁　忌

［（内服）のみ］過敏症、心肺機能低下、筋無力症状、肝疾患。

併　用

［共通］Ca拮抗薬（心室細動、循環虚脱）、向精神薬（呼吸中枢抑制作用）。（内服）エストロジェン（肝障害）、筋弛緩作用薬（作用増強）。

副作用

重大：［共通］呼吸不全、ショック、アナフィラキシー、イレウス。　（内服）黄疸、肝障害、PIE症候群、胸膜炎。　その他：［共通］脱力感、食欲不振、眠気、肝機能障害など。

作　用

骨格筋の興奮-収縮連関に直接作用し、筋弛緩作用を示す。また、中枢神経系において細胞内Caイオン濃度上昇を抑制し神経伝達物質の遊離亢進を抑制する結果、体温上昇および筋硬直を抑制する。

ナースのための知識

（内服）①投与開始後は肝機能検査を定期的に行う。　②呼吸管理を実施しながら投与する。

全身麻酔用

スキサメトニウム塩化物水和物

毒薬

［商品名］スキサメトニウム（丸石）、レラキシン（杏林）

剤形：規格

［スキサメトニウム］（注射）40mg（2mL）、100mg（5mL）　［レラキシン］（注射）200mg

効　能

麻酔時の筋弛緩、気管内挿管時・骨折脱臼の整復時・喉頭痙攣の筋弛緩、精神神経科における電撃療法時の筋弛緩、腹部腫瘤診断時。

用　法

間欠的投与：1回10～60mgを静注（適宜増量）。持続点滴用：0.1～0.2％となるように生理食塩液または5％ブドウ糖液に溶かし、2.5mg/分くらいの速さで持続注入。乳幼児・小児は1mg/kgを静注あるいは2～3mg/kgを筋注。

警　告

専門医。　必ずガス麻酔器または人工呼吸器を準備する。使用時は、呼吸停止を起こすことが非常に多いので、人工呼吸や挿管に熟練した医師によってのみ使用する。呼吸停止は、注入後極めてすみやかなので、人工呼吸の時期を失しないように、事前に準備・点検を十分に行う。

禁 忌

過敏症、急性期後の重度の熱傷・広範性挫滅性外傷

併 用

コリンエステラーゼ阻害薬・非脱分極性筋弛緩薬（遷延性無呼吸）、デスフルラン・イソフルラン・リンコマイシン系抗菌薬（筋弛緩作用増強）、アプロチニン・ゾピクロン・エスゾピクロン（作用増強・遷延）、アミノグリコシド系抗菌薬（突発的呼吸困難）、イリノテカン（筋弛緩作用減弱）など。

副作用

重大：ショック、アナフィラキシー、悪性高熱症、気管支痙攣、遷延性無呼吸、心停止、呼吸抑制、横紋筋融解症。 その他：徐脈、頻脈、術後筋肉痛、発疹、眼内圧上昇、アレルギー症状など。

作 用

神経終板に働き、持続的脱分極により筋弛緩作用を示す。

ナースのための知識

①注入量・注入速度に注意し、完全に回復するまで監視を行う。 ②重症の熱傷、広範性挫滅性外傷、尿毒症、四肢麻痺、ジギタリス中毒の既往歴、最近ジギタリスを投与された患者、緑内障の患者には原則投与しない。

全身麻酔用

ロクロニウム臭化物 毒薬

［商品名］エスラックス（MSD）

剤形：規格

25mg（2.5mL）、50mg（5.0mL）

効 能

麻酔時の筋弛緩、気管挿管時の筋弛緩。

用 法

挿管用量として0.6mg/kgを静注（0.9mg/kgまで）。術中必要に応じて0.1〜0.2mg/kgを追加投与。持続静注の場合は7μg/kg/分。

警 告

専門医

禁 忌

過敏症、臭化物過敏症、重症筋無力症・筋無力症候群の患者でスガマデクスナトリウム過敏症。

併 用

スキサメトニウム塩化物水和物・他の非脱分極性筋弛緩薬（作用増強・減弱）、吸入麻酔薬・リチウム塩製剤・K排泄型利尿薬・MAO阻害薬・プロタミン製剤・不整脈用薬・メトロニダゾール・Ca拮抗剤・シメチジン・プピバカイン・抗菌薬・Mg塩製剤・キニジン・キニーネ・フェニトイン・リドカイン（作用増強）、CaCl製剤・KCl製剤・プロテアーゼ阻害薬・副腎皮質ホルモン薬・抗てんかん薬（作用減弱）。

副作用

重大：ショック、アナフィラキシー、遷延性呼吸抑制、横紋筋融解症、気管支痙攣。 その他：発赤、疼痛、浮動性めまい、徐脈、心室性期外収縮、低血圧、心拍数増加など。

作 用

神経筋接合部のニコチン性アセチルコリン受容体のアンタゴニストとして作用し、筋弛緩作用を示す。

ナースのための知識

安全かつ適切な使用のために、筋弛緩モニターを必要に応じて行う。

麻酔薬

●ケアのポイント

- 局所麻酔薬には、同一銘柄で複数規格があるので取り間違いに注意する。
- 局所麻酔には種々の麻酔方法があり、方法ごとに注意点が異なるため添付文書を確認する等十分注意する。
- 全身麻酔を行う際はあらかじめ絶食させる。
- 全身麻酔薬の投与にあたっては、気道確保、酸素吸入、人工呼吸、循環管理を行えるよう準備しておく。投与中は気道を確保し、血圧の変動に注意して呼吸・循環に対する観察・対応を怠らない。
- 全身麻酔開始より、患者が完全に覚醒するまで、麻酔技術に熟練した医師が、専任で患者の全身状態を注意深く監視する。

●本書で取り上げた麻酔薬一覧

分類	一般名	商品名	ページ
局所麻酔薬	テトラカイン塩酸塩	テトカイン	p.68
	リドカイン	ペンレス	p.68
	リドカイン塩酸塩	キシロカイン*	p.69
	リドカイン・プロピトカイン	エムラ	p.69
	ロピバカイン塩酸塩水和物	アナペイン	p.70
全身麻酔薬	セボフルラン	セボフレン	p.70
	ミダゾラム	ドルミカム	p.71
	デクスメデトミジン塩酸塩	プレセデックス	p.72
	プロポフォール	ディプリバン	p.72

＊静注用製剤は抗不整脈薬（p.170）。

局所麻酔薬

テトラカイン塩酸塩

［商品名］テトカイン（杏林）

剤形：規格

20mg

効　能

❶脊椎麻酔（腰椎麻酔）。　❷硬膜外麻酔。　❸伝達麻酔。　❹浸潤麻酔。　❺表面麻酔。

用　法

❶高比重溶液：0.1〜0.5%注射液とし、6〜15mg。低比重溶液：0.1%注射液とし、6〜15mg。　❷0.15〜0.2%注射液とし、30〜60mg。　❸0.2%注射液とし、10〜75mg（1回100mgまで）。　❹0.1%注射液とし、20〜30mg（1回100mgまで）。❺0.25〜2%液とし、5〜80mg。

禁　忌

過敏症、安息香酸エステル（コカインを除く）系局所麻酔薬過敏症。効能❶❷で重篤な出血やショック状態、敗血症、中枢神経系疾患（髄膜炎、脊髄癆、灰白脊髄炎等）、注射部位・その周囲の炎症部位。

副作用

重大：ショック、中枢神経障害。　その他：眠気、不安、興奮、霧視、眩暈、悪心・嘔吐、蕁麻疹、浮腫など。

作　用

神経細胞のイオン透過性を抑制して、神経興奮に必要な脱分極を阻止することで神経遮断作用を示す。

ナースのための知識

必要に応じてアドレナリン（通常濃度1：1万〜2万）を添加して使用する。ただし、血管収縮剤への過敏症、高血圧・動脈硬化・心不全・甲状腺機能亢進・糖尿病・血管攣縮等の患者、耳・指趾・陰茎の麻酔に対しては、添加禁忌。

局所麻酔薬

リドカイン

［商品名］ペンレス（日東電工）

剤形：規格

［テープ］18mg

効　能

❶静脈留置針穿刺時の疼痛緩和。　❷伝染性軟属腫摘除時の疼痛緩和。　❸皮膚レーザー照射療法時の疼痛緩和。

用　法

❶1回1枚、穿刺予定部位に約30分間貼付。　❷小児に1回2枚まで、摘除予定部位に約1時間貼付。　❸1回6枚まで、照射部位に約1時間貼付。小児への貼付枚数の上限は添付文書を参照。

禁　忌

過敏症、アミド型局所麻酔薬過敏症。

併　用

クラスⅢ抗不整脈薬（心機能抑制）。

副作用

重大：ショック、アナフィラキシー。その他：発赤、そう痒、接触皮膚炎、刺激感、蕁麻疹、色素沈着、熱感、皮膚剥離など。

作　用

細胞膜上のNa^+チャネルを可逆的に阻害し、神経細胞の脱分極時に起こる一過性のNa^+膜透過性亢進を抑制させ、神経インパルスの発生および伝導を抑制することにより麻酔作用を発現する。

ナースのための知識

①本剤除去後、ただちに処置などを行う。②効能❶に使用する場合、本剤を皮膚から剥がした後、穿刺部位を消毒する。　③効能❷に使用する場合、患部に応じ適切な大きさに切って貼付する。残薬は廃棄する。

局所麻酔薬

リドカイン塩酸塩※1, 2

［商品名］キシロカイン（アスペン）

剤形：規格

［ビスカス］2%　［ポリアンプ］0.5%、1%、2%　［ポンプスプレー］8%　［筋注用溶解液］0.5%　0.5%、1%、2%　［シリンジ］0.5%、1%　4%　ゼリー 2%　点眼 4%

効　能

［筋注用を除く］・［1%・2%・8%］・［1%］・・・ゼリー ❶表面麻酔。　［筋注用を除く］・・❷硬膜外麻酔、伝達麻酔、浸潤麻酔。　［0.5%］❸上肢手術における静脈内区域麻酔。　［筋注用溶解液］❹抗生物質筋注時の疼痛緩和。　点眼 ❺眼科領域での表面麻酔。

用　法

❶［筋注用を除く］・［1%・2%］・［1%］適量塗布または噴霧。　1回100～300mgを1日1～3回。　80～200mg。　ゼリー 尿道麻酔：男子200～300mg、女子60～100mg。気管内挿管：適量。　❷硬膜外麻酔：1回25～200mg、伝達麻酔：1回15～200mg、浸潤麻酔：1回10～200mg。　❺1～5滴。　❸❹および詳しい用法については添付文書参照。

禁　忌

［共通］過敏症、アミド型局所麻酔薬過敏症。　［筋注用を除く］・［硬膜外］大量出血、ショック状態、注射部位の炎症、敗血症。

併　用

［共通］クラスⅢ抗不整脈薬（心機能抑制）。

副作用

重大：［共通］ショック。　［点眼 を除く］意識障害、振戦、痙攣。　［筋注用を除く］・・（硬膜外・伝達・浸潤）異常感覚、知覚・運動障害、悪性高熱。　その他：［共通］眠気、不安、悪心・嘔吐、蕁麻疹、浮腫など。　点眼 過敏症など。

作　用

神経膜のNa^+チャネルをブロックし、神経における活動電位の伝導を可逆的に抑制し、知覚神経および運動神経を遮断する。

ナースのための知識

［共通］①異常が認められた場合にただちに救急処置がとれるよう常時準備をしておく。　・・ゼリー ②誤嚥・口腔内咬傷の危険性を増加させる恐れがあるので注意する。　③上肢手術における静脈内区域麻酔では、注入後20分以内は駆血帯を解除しない。また、血管収縮剤を添加しない。

※1 静注用製剤、クラスⅠb抗不整脈薬（リドカインタカタ、静注用キシロカイン2%、リドカイン→p.170）あり。

※2 他にアドレナリン（エピレナミン）を含有したキシロカイン0.5%、1%、2%あり（禁忌、副作用などが異なるので添付文書で確認）。

局所麻酔薬

リドカイン・プロピトカイン

［商品名］エムラ（佐藤製薬）

剤形：規格

リドカイン25mg・プロピトカイン25mg　［パッチ］リドカイン25mg・プロピトカイン25mg

効　能

皮膚レーザー照射療法時の疼痛緩和。注射針・静脈留置針穿刺時の疼痛緩和。

用　法

レーザー照射予定部位、注射針・静脈留置針穿刺予定部位に1g/10cm²を密封法により60分間塗布（10gまで、120分まで）。　［パッチ］レーザー照射予定部位、注射針・静脈留置針穿刺予定部位に60分間貼付（10枚まで、120分まで)。小児の塗布量・時間については添付文書を参照。

禁 忌

過敏症、アミド型局所麻酔薬過敏症、メトヘモグロビン血症。

併 用

クラスⅢ抗不整脈薬(心機能抑制)、サルファ剤・エステル型局所麻酔薬・硝酸薬(メトヘモグロビン血症)、アミド型局所麻酔薬・クラスⅠ抗不整脈薬(中毒)。

副作用

重大:ショック、アナフィラキシー、意識障害、振戦、痙攣、メトヘモグロビン血症。 その他:紅斑、蒼白、錯感覚、潮紅、硬結、そう痒症、ALT↑など。

作 用

細胞膜上のNa^+チャネルを可逆的に阻害し、神経細胞の脱分極時に起こる一過性のNa^+膜透過性亢進を抑制させ、神経インパルスの発生および伝導を抑制することにより麻酔作用を発現する。

ナースのための知識

穿刺時は本剤を除去した後、穿刺部を消毒する。

局所麻酔薬

ロピバカイン塩酸塩水和物

[商品名] アナペイン(アスペン)

剤形:規格

2mg/mL、7.5mg/mL、10mg/mL(いずれも10mL) [バッグ] 2mg/mL(100mL)

効 能

[2mg/mL] ❶術後鎮痛。 [7.5mg/mL、10mg/mL] ❷硬膜外麻酔。 [7.5mg/mL] ❸伝達麻酔。

用 法

❶6mL/時(12mg/時)を硬膜外腔に持続投与。4~10mL/時の範囲で適宜増減。 ❷1回20mL(150mgあるいは200mg)まで。全身状態等により適宜増減。 ❸1回40mL(300mg)まで。全身状態等により適宜増減。

禁 忌

過敏症、アミド型局所麻酔薬過敏症。効能❷で大量出血、ショック状態、注射部位・周辺の炎症、敗血症。

併 用

CYP1A2阻害薬(血中濃度上昇)、クラスⅢ抗不整脈薬(作用増強)。

副作用

重大:ショック、意識障害、振戦、痙攣、異常感覚、知覚・運動障害。 その他:嘔気、SpO_2低下、呼吸困難、しびれ感、せん妄、頭痛、発熱、低体温など。

作 用

神経細胞膜上のNa^+チャネルに対する選択性が高く、活動電位の伝導を可逆的に抑制することで、痛覚神経に対する遮断作用と、運動神経に対するやや弱い遮断作用を示す。

ナースのための知識

①アルカリ性溶液との混合に注意。 ②1アンプル・バッグを複数の患者に使用しない(残液は廃棄する)。

全身麻酔薬

セボフルラン

[商品名] セボフレン(丸石)

剤形:規格

吸入1mL

効 能

全身麻酔。

用 法

導入:酸素、亜酸化窒素と併用し、0.5~5.0%。維持:4.0%以下で維持。

禁 忌

過敏症、ハロゲン化麻酔薬を使用して黄疸または原因不明の発熱。

併 用

アドレナリン薬（頻脈、不整脈、心停止）、パンクロニウム・ベクロニウム（作用増強）、β遮断薬（過剰交感神経抑制）、降圧薬（血圧低下増強）。

副作用

重大：悪性高熱、横紋筋融解症、ショック、アナフィラキシー、痙攣、不随意運動、肝機能障害、黄疸、重篤な不整脈。
その他：血圧変動、不整脈、乏尿、悪寒、悪心・嘔吐など。

作 用

気道刺激性が少なく、麻酔の導入および覚醒は円滑かつすみやかで、麻酔深度を容易に調節できる。

ナースのための知識

原則として麻酔前投薬を行う。

全身麻酔薬

ミダゾラム

［商品名］ドルミカム（丸石）

剤形：規格

10mg（2mL）

効 能

❶麻酔前投薬。 ❷全身麻酔の導入および維持。 ❸集中治療における人工呼吸中の鎮静。 ❹歯科・口腔外科領域における手術および処置時の鎮静。

用 法

❶0.08～0.10mg/kg、小児は0.08～0.15mg/kgを術前30分～1時間に筋注。 ❷0.15～0.30mg/kgを静注、必要に応じて初回量の半量または同量を追加。 ❸導入：初回0.03mg/kgを1分以上かけ静注（0.06mg/kgまで）。必要に応じて0.03mg/kgを5分以上の間隔をあけて追加投与。初回および追加投与の総量は0.30mg/kgまで。小児は0.05～0.20mg/kgを2～3分以上かけて静注、必要に応じ5分以上の間隔をあけて追加投与。維持：0.03～0.06mg/kg/時より持続静注を開始。推奨量は0.03～0.18mg/kg/時。小児は修正在胎45週以上で0.06～0.12mg/kg/時、32週未満で0.03mg/kg/時、32週以上で0.06mg/kg/時より持続静注を開始。 ❹初回1～2mgをできるだけ緩徐に静注、必要に応じて0.5～1mgを2分以上の間隔をあけて緩徐に追加。初回・追加総量は5mgまで。

警 告

(1) 添付文書の「重要な基本的注意」に留意し、呼吸および循環動態の連続的な観察ができる設備を有し、緊急時に十分な措置が可能な施設においてのみ用いる。 (2) 低出生体重児および新生児に対して急速静脈内投与をしてはならない。

禁 忌

過敏症、急性閉塞隅角緑内障、重症筋無力症、ショック、昏睡、バイタルサイン抑制がみられる急性アルコール中毒。
［併用禁忌］**HIVプロテアーゼ阻害薬（リトナビル含有薬、インジナビル、ネルフィナビル、アタザナビル、ホスアンプレナビル、ダルナビル含有薬）・エファビレンツおよびコビシスタット含有薬・オムスヌビル・パリタプレビル・リトナビル（過度の鎮静）。**

併 用

中枢神経抑制薬・MAO阻害薬・アルコール・CYP3A4阻害薬（中枢神経抑制作用増強）、抗悪性腫瘍薬（骨髄抑制増強）、プロポフォール（相麻酔・鎮静作用増強）。

副作用

重大：依存性、無呼吸、呼吸抑制、舌根沈下、アナフィラキシーショック、心停止、心室頻拍、心室性頻脈、悪性症候群。 その他：しゃっくり、咳、不整脈、血圧上昇・低下、覚醒遅延、悪夢、めまい、悪心・嘔吐、体動、発汗など。

作 用

ベンゾジアゼピン受容体に働き、神経伝

達物質GABAの受容体の働きを活発にすることで、鎮静作用や抗痙攣作用、筋弛緩作用を示す。

ナースのための知識

①投与前に、人工呼吸のできる器具および昇圧薬などの救急蘇生剤を手もとに準備しておく。 ②歯科手術・処置後は全身状態に注意し、基本的運動・平衡機能の回復などに基づき帰宅可能と判断できるまで管理下に置く。 ③アルカリ性注射液、リドカイン注射液との配合は避ける。

全身麻酔薬

デクスメデトミジン塩酸塩

[商品名] プレセデックス（ファイザー、丸石）

剤形：規格

200μg（2mL） [シリンジ] 200μg（50mL）

効 能

集中治療における人工呼吸中および離脱後の鎮静、局所麻酔下における非挿管での手術および処置時の鎮静。

用 法

初期負荷：6μg/kg/時の投与速度で10分間持続静注。維持量：0.2～0.7μg/kg/時で持続静注。集中治療においては維持濃度からの開始可能。小児への用法については添付文書を参照。

警 告

（1）低血圧、高血圧、徐脈、心室細動などが現れ、心停止にいたる恐れあり。患者の全身状態を注意深く継続的に監視できる設備を有し、緊急時に十分な措置が可能な施設で、熟練した医師のみが使用。小児への投与に際しては、小児の集中治療に習熟した医師が使用。 （2）定められた用法・用量に従い、緩徐な持続注入を厳守。

禁 忌

過敏症

併 用

ベンゾジアゼピン系薬・全身麻酔薬・局所麻酔薬・中枢神経抑制薬（相作用増強）。

副作用

重大：低血圧、高血圧、徐脈、心室細動、心停止、洞停止、低酸素症、無呼吸、呼吸困難、呼吸抑制、舌根沈下。 その他：激越、心房細動、嘔吐、頻脈、口渇、血液量減少、発熱など。

作 用

大脳皮質などの上位中枢の興奮・覚醒レベル上昇を抑制することで鎮静する。

ナースのための知識

①初期負荷投与中に一過性の血圧上昇が現れた場合は投与速度の減速や降圧剤使用などを考慮する。 ②速度調節できるシリンジポンプを用いて緩徐に持続的に投与する。 ③バイタルサインの変動に注意する。

全身麻酔薬

プロポフォール

[商品名] ディプリバン（アスペン）

剤形：規格

1%（200mg/20mL） 1%（500mg/50mL、1g/100mL） [キット] 1%（200mg/20mL、500mg/50mL）

効 能

❶全身麻酔の導入および維持。 ❷集中治療における人工呼吸中の鎮静。

用 法

❶導入：0.5mg/kg/10秒で静注（通常2.0～2.5mg/kgで就眠）。維持：酸素・亜酸化窒素と併用し、4～10mg/kg/時で維持。 ❷0.3～3.0mg/kg/時で持続静注。必要に応じて鎮痛薬を併用。

禁 忌

過敏症、効能❷で小児。

併 用

ベンゾジアゼピン系薬・バルビツール酸系薬物・全身麻酔薬・局所麻酔薬・中枢神経系抑制薬・アルコール・降圧薬・抗不整脈薬（相作用増強）。

副作用

重大：低血圧、アナフィラキシー、気管支痙攣、舌根沈下、一過性無呼吸、てんかん様体動、重篤な徐脈、不全収縮、心室頻拍、心室性期外収縮、左脚ブロック、肺水腫、覚醒遅延、横紋筋融解症、悪性高熱類似症状。　その他：注射時疼痛（血管痛）、徐脈、頭痛、吃逆、悪心、口腔内分泌物増加、発赤、紅斑、AST・ALP・Al-P・LDH・γ-GTP・ビリルビン↑、腎機能障害、変色尿、白血球増加、低タンパク血症、低アルブミン血症、静脈炎・血栓症など。

作 用

超短時間作用性で、麻酔導入と覚醒がすみやかである。

ナースのための知識

①保存剤を使用しておらず、脂肪乳剤のため細菌増殖への注意が必要である。　②1アンプル・1バイアルを複数の患者に使用しない（残液は廃棄する）。

2 麻薬および類似薬

ケアのポイント

【麻薬性製剤】

- 連用により薬物依存を生じることがあるので、観察を十分に行い、慎重に投与する。
- 具体的な使用方法、使用時の注意点、保管方法等を十分に説明し、目的以外への使用あるいは他人への譲渡をしないよう指導する。
- 呼吸抑制、意識障害等が起こる可能性があることを十分に説明する。症状がみられた場合にはすみやかに主治医に連絡するよう指導する。
- 呼吸抑制が現れた場合には、麻薬拮抗薬（ナロキソン、レバロルファン等）が有効である。
- 増量時には副作用に十分注意する。
- 不要となった場合には病院または薬局へ返納する等、処置について適切に指導する。
- がん性疼痛に麻薬を用いる場合は、WHO方式がん疼痛治療法（**表2-1**参照）が指針となる。

表2-1　WHO方式がん疼痛治療法

①できる限り経口投与を基本
②鎮痛効果が途切れないよう投与時間を決めて規則正しく投与
③除痛ラダーにそって痛みの強さに応じた効力の鎮痛薬を選択
④患者ごとに投与量を決定
⑤その上で細かい配慮（患者の状態の変化を監視し治療効果の判定を頻回に実施、鎮痛薬の副作用防止策を確実に実施、必要に応じ鎮痛補助薬を併用など）

Keyword レスキュードーズ

オピオイドが定期投与されている患者において、痛みの急増（突出痛）に対して作用発現の速いオピオイド製剤を臨時使用すること。レスキュードーズ1回につき、オピオイド1日量の約1/6量のモルヒネ、オキシコドンやヒドロモルフォンの速放製剤、あるいはフェンタニル口腔粘膜吸収製剤を用いる。

●本書で取り上げた麻薬および類似薬一覧

分類	一般名	商品名	剤形					ページ
			内服		坐	注射	貼付	
			速放	徐放				
アルカロイド系麻薬（天然麻薬）	コデインリン酸塩水和物	コデインリン酸塩	○					p.76
	オキシコドン塩酸塩水和物	オキシコンチン、オキノーム、オキファスト	○	○		○		p.76
	ヒドロモルフォン塩酸塩	ナルラピド、ナルサス、ナルベイン	○	○		○		p.77
	モルヒネ塩酸塩水和物	アンペック、オプソ、パシーフ、モルヒネ塩酸塩	○	○	○	○		p.77
	モルヒネ硫酸塩水和物	MSコンチン		○				p.78
合成麻薬	フェンタニル	デュロテップMT、ワンデュロ					○	p.79
	フェンタニルクエン酸塩	アブストラル、イーフェン、フェンタニル、フェントス	○			○	○	p.79
	ペチジン塩酸塩	ペチジン塩酸塩				○		p.81
非麻薬性オピオイド	トラマドール塩酸塩	トラマール、ワントラム	○	○		○		p.81
	トラマドール塩酸塩・アセトアミノフェン	トラムセット	○					p.82
	塩酸ペンタゾシン、ペンタゾシン	ソセゴン	○			○		p.83
	ブプレノルフィン塩酸塩	レペタン			○	○		p.83

アルカロイド系麻薬（天然麻薬）

コデインリン酸塩水和物

、*のみ 麻薬

［商品名］コデインリン酸塩（各社）

剤形：規格

5mg、20mg* * 1%、10%*

効能

各種呼吸器疾患における鎮咳・鎮静、疼痛時における鎮痛、激しい下痢症状の改善。

用法

1回20mg、1日60mg（麻薬は1回30日分を限度）。

禁忌

重篤な呼吸抑制、12歳未満、18歳未満の扁桃摘除術後またはアデノイド切除術後の鎮痛目的、気管支喘息発作中、重篤な肝障害、慢性肺疾患に続発する心不全、痙攣状態、急性アルコール中毒、アヘンアルカロイド過敏症、出血性大腸炎。

併用

中枢神経抑制薬・三環系抗うつ薬・β遮断薬・アルコール（相作用増強）、ワルファリン（併作用増強）、抗コリン薬（重篤な便秘・尿貯留）など。

副作用

重大：［共通］依存性、呼吸抑制、錯乱、無気肺、気管支痙攣、喉頭浮腫、麻痺性イレウス、中毒性巨大結腸。［5mgを除く］せん妄。 その他：不整脈、発疹、悪心・嘔吐、眠気など。

作用

延髄の咳嗽中枢に直接作用して咳反射を抑制することにより咳を鎮める。また腸管ぜん動運動を抑制し、止瀉作用を示す。

ナースのための知識

12歳未満の小児には投与しない。

アルカロイド系麻薬（天然麻薬）

オキシコドン塩酸塩水和物

麻薬

［商品名］オキシコンチン、オキノーム、オキファスト（塩野義）

剤形：規格

［オキシコンチン］［徐放］5mg、10mg、20mg、40mg ［オキノーム］2.5g、5mg、10mg、20mg ［オキファスト］10mg（1mL）、50mg（5mL）

効能

中等度から高度の疼痛を伴う各種癌における鎮痛。

用法

［徐放］1日10〜80mgを2回に分割。1日10〜80mgを4回に分割。1日7.5〜250mgを持続静注・皮下注。

禁忌

重篤な呼吸抑制・慢性閉塞性肺疾患、気管支喘息発作中、慢性肺疾患に続発する心不全、痙攣状態、麻痺性イレウス、急性アルコール中毒、出血性大腸炎、アヘンアルカロイド過敏症。

併用

中枢神経抑制薬・吸入麻酔薬・MAO阻害薬・三環系抗うつ薬・アルコール（呼吸抑制・低血圧）、ワルファリン（併作用増強）、抗コリン薬（重篤な便秘・尿貯留）、ブプレノルフィン・ペンタゾシン（作用減弱）、CYP3A4阻害薬（血中濃度上昇）、CYP3A4誘導薬（血中濃度低下）など。

副作用

重大：ショック、アナフィラキシー、依存性、呼吸抑制、錯乱、せん妄、無気肺、気管支痙攣、喉頭浮腫、麻痺性イレウス、中毒性巨大結腸、肝機能障害。 その他：眠気、傾眠、便秘、嘔気、嘔吐など。

作用

モルヒネと同様にμオピオイド受容体を

介して鎮痛作用を示す。

ナースのための知識

①モルヒネ経口製剤から に変更する場合は1日投与量の2/3を目安に、 から に変更する場合は1日投与量の0.75倍を目安とする。 ②本剤のマトリックス基剤（抜け殻）が糞便中に排泄されることがあるが、問題ないことを患者に説明する。

アルカロイド系麻薬（天然麻薬）

ヒドロモルフォン塩酸塩

麻薬

［商品名］ナルサス、ナルラピド、ナルベイン（第一三共）

剤形：規格

［ナルサス］ ［徐放］2mg、6mg、12mg、24mg ［ナルラピド］ 1mg、2mg、4mg ［ナルベイン］ 2mg/1mL（0.2%）、20mg/2mL（1.0%）

効　能

中等度から高度の疼痛を伴う各種癌における鎮痛。

用　法

 ［徐放］4～24mg、1日1回。 1日4～24mg、4～6回に分割。 1日0.5～25mgを持続静注・皮下注。

禁　忌

過敏症、アヘンアルカロイド過敏症、重篤な呼吸抑制、気管支喘息発作中、慢性肺疾患に続発する心不全、痙攣状態、麻痺性イレウス、急性アルコール中毒、出血性大腸炎。

併　用

中枢神経抑制薬・吸入麻酔薬・MAO阻害薬・三環系抗うつ薬・β遮断薬・アルコール（呼吸抑制・低血圧）、ワルファリン（併作用増強）、抗コリン薬（重篤な便秘・尿貯留）、ブプレノルフィン・ペンタゾシン（作用減弱）。

副作用

重大：依存性、呼吸抑制、意識障害、イレウス、中毒性巨大結腸。 その他：傾眠、悪心、嘔吐、便秘など。

作　用

モルヒネと同様にμオピオイド受容体を介して鎮痛作用を示す。

ナースのための知識

他のオピオイド鎮痛薬から に変更する場合はモルヒネ経口薬1日投与量の1/5量、 に変更する場合はモルヒネ注射薬1日投与量の1/8量を目安とする。

アルカロイド系麻薬（天然麻薬）

モルヒネ塩酸塩水和物

麻薬

［商品名］アンペック（大日本住友）、オプソ（大日本住友）、パシーフ（武田）、モルヒネ塩酸塩（各社）

剤形：規格

［モルヒネ塩酸塩］ 10mg 10mg（1mL）、50mg（5mL）、200mg（5mL） ［パシーフ］ ［徐放］30mg、60mg、120mg ［オプソ］ 5mg（2.5mL）、10mg（5mL） ［アンペック］ 10mg、20mg、30mg 10mg（1mL）、50mg（5mL）、200mg（5mL）

効　能

 ・ ・ ❶激しい疼痛時における鎮痛・鎮静、（硬膜外・くも膜下投与は除く）激しい咳嗽発作における鎮咳、（硬膜外・くも膜下投与は除く）激しい下痢症状の改善および手術後などの腸管蠕動運動の抑制。 ・ ・ ❷中等度から高度の疼痛を伴う各種癌における鎮痛。 ❸激しい疼痛を伴う各種癌における鎮痛。 ❹麻酔前投薬・麻酔の補助。

用　法

 ・ ❶1回5～10mgを1日15mg。

[徐放] ❷1日30～120mgを1日1回。❷1日30～120mgを1日6回に分割。❸1日20～120mgを2～4回に分割（初めての場合1回10mgより開始）。 [共通] ❶❹1回5～10mgを皮下注。麻酔の補助として静注も可。 ❷1回50～200mgを持続点滴・持続皮下注。 [10mg、50mg] ❶❷硬膜外投与：1回2～6mg、持続注入は1日2～10mg。くも膜下投与：1回0.1～0.5mg。

警告

[10mg、50mg] 専門医

禁忌

[共通] 過敏症、アヘンアルカロイド過敏症、重篤な呼吸抑制・肝障害、気管支喘息発作中、慢性肺疾患に続発する心不全、痙攣状態、急性アルコール中毒。 [を除く] 出血性大腸炎。 [10mg、50mg]（硬膜外・くも膜下投与）注射部位・その周辺の炎症、敗血症、（くも膜下投与）中枢神経系疾患、脊髄・脊椎に結核・脊椎炎および転移性腫瘍などの活動性疾患。

併用

[共通] 中枢神経抑制薬・吸入麻酔薬・MAO阻害薬・三環系抗うつ薬・β遮断薬・アルコール（呼吸抑制・低血圧など）、ワルファリン（併作用増強）、抗コリン作用薬（重篤な便秘・尿貯留）、ジドブジン（併副作用増強）、ブプレノルフィン（併効果減弱）。 インドメタシン（吸収低下）、ジクロフェナク（吸収上昇）。

副作用

重大：依存性、呼吸抑制、錯乱、せん妄、無気肺、気管支痙攣、喉頭浮腫、麻痺性イレウス、中毒性巨大結腸。 その他：眠気、悪心・嘔吐、血圧変動、そう痒感、排尿障害など。

作用

中枢性の強力な鎮痛作用を有し、意識、知覚、運動に影響を与えない量で痛覚の感受性を減じる。また延髄の咳嗽中枢を抑制することにより鎮咳作用、消化管の運動と分泌を抑制して止瀉作用を示す。

ナースのための知識

[共通] ①臨時に追加投与する際は定時投与の1日量の1/6量を1回量とする。 ②1%製剤（10mg、50mg）から4%製剤（200mg）への切り替えは、持続注入器の注入速度、注入量を慎重に設定し、過量投与とならないように注意する。③硬膜外投与・くも膜下投与の際は、必ず気道確保、呼吸管理などの蘇生設備の完備された場所で、厳重な管理のもとに使用する。 [200mg] は使用しない。

アルカロイド系麻薬（天然麻薬）

モルヒネ硫酸塩水和物

麻薬

[商品名] MSコンチン（塩野義）

剤形：規格

[徐放] 10mg、30mg、60mg

効能

激しい疼痛を伴う各種癌における鎮痛。

用法

[徐放] 1日20～120mgを2回に分割。初回量は10mg。

禁忌

過敏症、アヘンアルカロイド過敏症、重篤な呼吸抑制・肝障害、気管支喘息発作中、慢性肺疾患に続発する心不全、痙攣状態、急性アルコール中毒、出血性大腸炎。

併用

中枢神経抑制薬・吸入麻酔薬・MAO阻害薬・三環系抗うつ薬・β遮断薬・アルコール（呼吸抑制・低血圧など）、ワルファリン（併作用増強）、抗コリン作用薬（重篤な便秘・尿量貯留）、ジドブジン（併副作用増強）、ブプレノルフィン（併効果減弱）。

副作用

重大：依存性、呼吸抑制、錯乱、せん妄、無気肺、気管支痙攣、喉頭浮腫、麻

痺性イレウス、中毒性巨大結腸、肝機能障害。　その他：便秘、悪心、発疹、眠気・傾眠、嘔吐、口渇、排尿障害など。

作　用
大脳皮質知覚領域の痛覚閾値を上昇させるほか、痛覚伝導路のうち脊髄以上の部位に作用し、脳幹の下降性抑制系の賦活や、視床および脊髄後角を抑制する。

ナースのための知識

合成麻薬

フェンタニル

麻薬

[商品名] **デュロテップMT、ワンデュロ**（ヤンセン）

剤形：規格
[デュロテップMT] [パッチ] 2.1mg、4.2mg、8.4mg、12.6mg、16.8mg　[ワンデュロ] [パッチ] 0.84mg、1.7mg、3.4mg、5mg、6.7mg

効　能
非オピオイド鎮痛薬および弱オピオイド鎮痛薬で治療困難な中等度から高度の疼痛を伴う各種癌における鎮痛および慢性疼痛における鎮痛。

用　法
オピオイド鎮痛薬から切り替えて使用。胸部、腹部、上腕部、大腿部などに貼付し、[デュロテップMT] 3日（約72時間）ごと、[ワンデュロ] 1日（約24時間）ごとに貼り替える。

警　告
貼付部位の温度が上昇すると吸収量が増加し、死に至る恐れがある。外部熱源への接触、熱い温度での入浴などを避ける。発熱時には状態を十分に観察し、副作用の発現に注意する。

禁　忌
過敏症

併　用
中枢神経抑制薬・全身麻酔薬・MAO阻害薬・三環系抗うつ薬・骨格筋弛緩薬・鎮静性抗ヒスタミン薬・アルコール・オピオイド系薬（相作用増強）、セロトニン作用薬（セロトニン症候群）、イトラコナゾール（呼吸抑制）、リファンピシン（治療効果減弱）など。

副作用
重大：依存性、呼吸抑制、意識障害、ショック、アナフィラキシー、痙攣。　その他：傾眠・眠気、めまい、嘔気・嘔吐、便秘、貼付部位のそう痒感など。

作　用
μオピオイド受容体を介してアゴニストとして作用し、強力な鎮痛作用を示す。

ナースのための知識
①初回貼付用量は使用していたオピオイド鎮痛薬の量を勘案する。[デュロテップMT] 2.1～12.6mgを投与し、16.8mgは推奨されない。[ワンデュロ] 0.84～5mgを投与し、6.7mgは推奨されない。②4週間を超えても効果が得られない場合は、他の適切な治療への変更を検討する。③貼付部位が電気パッド、電気毛布、赤外線灯、サウナ、湯たんぽなどの熱源に接しない。

合成麻薬

フェンタニルクエン酸塩

麻薬

[商品名] **アブストラル**（協和キリン）、**イーフェン**（大鵬）、**フェンタニル**（第一三共）、**フェントス**（久光）

剤形：規格
[アブストラル] [舌下錠] 100μg、200μg、400μg　[イーフェン] [バッカル錠] 50μg、100μg、200μg、400μg、600μg、800μg　[フェンタニル] 0.1mg（2mL）、0.25mg（5mL）　[フェントス] [テープ] 0.5mg、1mg、

2mg、4mg、6mg、8mg

効　能

❶強オピオイド鎮痛薬を定時投与中の癌患者における突出痛の鎮痛。　❷全身麻酔、全身麻酔における鎮痛。❸局所麻酔における鎮痛の補助。　❹激しい疼痛（術後疼痛、癌性疼痛など）に対する鎮痛。　⑤非オピオイド鎮痛薬および弱オピオイド鎮痛薬で治療困難な中等度から高度の疼痛を伴う各種癌、中等度から高度の慢性疼痛（オピオイド鎮痛剤から切り替えて使用）。

用　法

❶［アブストラル］1回100μgより開始。用量調節期は1回100、200、300、400、600、800μgの順に一段階ずつ調節し、至適用量を決定。維持期は1回の突出痛に対して至適用量を1回投与（1回800μgまで）。2時間以上の投与間隔をあけ、1日あたり4回以下。　［イーフェン］1回50または100μgで開始。上顎臼歯の歯茎と頬の間で溶解。用量調節期は1回50、100、200、400、600、800μgの順に一段階ずつ調節し、至適用量を決定。維持期は1回の突出痛に対して至適用量を1回投与（1回800μgまで）。4時間以上の間隔をあけ、1日4回以下。　❷バランス麻酔：麻酔導入時に1.5〜8μg/kgを緩徐に静注または希釈して点滴。麻酔維持の間欠投与は希釈し25〜50μgずつ静注。持続投与は希釈し0.5〜5μg/kg/時で点滴。　❸1〜3μg/kgを静注。　❹術後疼痛に1〜2μg/kgを緩徐に静注後、1〜2μg/kg/時で点滴。癌性疼痛は0.1〜0.3mgから開始。硬膜外投与では、単回は25〜100μgを硬膜外腔注入。持続注入は25〜100μg/時で硬膜外腔注入。くも膜下投与では単回5〜25mgをくも膜下腔に注入。　❺胸部、腹部、上腕部、大腿部などに貼付し、1日（約24時間）ごとに貼り替えて使用。詳しい用法は添付文書参照。

警　告

必ず小児の手の届かないところに保管する。　硬膜外およびくも膜下投与は、これらの投与法に習熟した医師のみにより、投与が適切と判断される場合についてのみ実施する。　貼付部位の温度が上昇すると吸収量が増加し、死に至る恐れがある。外部熱源への接触、熱い温度での入浴などを避ける。発熱時には状態を十分に観察し、副作用の発現に注意する。

禁　忌

［共通］過敏症。　投与法による禁忌は添付文書参照。

併　用

［共通］中枢神経系抑制薬・全身麻酔薬・MAO阻害薬・三環系抗うつ薬・骨格筋弛緩薬・鎮静性抗ヒスタミン薬・アルコール・オピオイド薬（相作用増強）、セロトニン作用薬（セロトニン症候群）、CYP3A4阻害薬（呼吸抑制）、CYP3A4誘導作用薬（治療効果減弱）。　グレープフルーツジュース・キニジン（血中濃度上昇）。

副作用

重大：［共通］呼吸抑制、依存性、ショック、アナフィラキシー。　・　意識障害、痙攣。　無呼吸、換気困難、血圧降下、不整脈、期外収縮、心停止、興奮、筋強直、チアノーゼ。　その他：［共通］悪心・嘔吐、傾眠など。　貼付部位のそう痒感など。

作　用

μオピオイド受容体を介してアゴニストとして作用し、強力な鎮痛作用を示す。

ナースのための知識

[共通] ①割ったり、噛んだり、舐めたりして使用しない。②癌の突出痛の鎮痛以外の管理に使用しない。 ③誤用防止のため、容量の異なる本剤を同時に処方しない。 ④ただちに救急処置のとれるよう、常時準備をしておく。

合成麻薬

ペチジン塩酸塩 麻薬

[商品名] 後ペチジン塩酸塩（武田）

剤形：規格

35mg（1mL）、50mg（1mL）

効　能

❶激しい疼痛時における鎮痛・鎮静・鎮痙。 ❷麻酔前投薬。 ❸麻酔の補助。 ❹無痛分娩。

用　法

❶1回35～50mgを皮下注・筋注。緊急時は緩徐に静注。必要に応じて3～4時間ごとに追加。 ❷麻酔前30～90分に50～100mgを皮下注・筋注。 ❸希釈し、10～15mgずつ間欠的に静注（50mgまで増量可）。 ❹70～100mgを皮下注・筋注。必要に応じて3～4時間ごとに35～70mgずつ1～2回追加。

禁　忌

過敏症、重篤な呼吸抑制・肝障害、慢性肺疾患に続発する心不全、痙攣状態、急性アルコール中毒。 [併用禁忌] MAO阻害薬（興奮、錯乱、呼吸循環不全）。

併　用

中枢神経抑制薬・三環系抗うつ薬・β遮断薬・アルコール（相作用増強）、ワルファリン（併作用増強）、抗コリン作用薬（重篤な便秘・尿貯留）、イソニアジド・アンフェタミン（呼吸抑制、低血圧など）、尿アルカリ化薬（作用増強）。

副作用

重大：ショック、アナフィラキシー、薬物依存、呼吸抑制、錯乱、せん妄、痙攣、無気肺、気管支痙攣、喉頭浮腫、麻痺性イレウス、中毒性巨大結腸。 その他：不整脈、眠気、めまい、視調節障害、悪心、発疹など。

作　用

モルヒネ様の中枢性鎮痛作用、アトロピン様の向神経性鎮痙作用およびパパベリン様の向筋肉性鎮痙作用を示す。

ナースのための知識

麻薬拮抗薬（ナロキソン塩酸塩、レバロルファンなど）や呼吸の調節・補助設備のないところでは静脈内注射を行わない。

非麻薬性オピオイド

トラマドール塩酸塩

[ワントラム]

[商品名] トラマール、ワントラム（日本新薬）

剤形：規格

[トラマール] [OD：口腔内崩壊錠] 25mg、50mg 100mg（2mL） [ワントラム] [徐放] 100mg

効　能

非オピオイド鎮痛薬で治療困難な疼痛を伴う各種癌・慢性疼痛における鎮痛。 各種癌、術後における鎮痛。

用　法

[OD] 1日100～300mgを4回に分割（1回100mg、1日400mgを超えない）。 [徐放] 1日1回100～300mg（1日400mgを超えない）。 1回100～150mgを筋注、必要に応じて4～5時間ごとに反復注射。

禁　忌

[共通] 過敏症、アルコール・睡眠薬・鎮痛薬・オピオイド鎮痛薬・向精神薬による急性中毒、治療により十分な管理がされていないてんかん、12歳未満。 重篤な呼吸抑制状態、頭部傷害、脳に病変がある場合などで意識混濁が危惧される

18歳未満の扁桃摘除術後またはアデノイド切除術後の鎮痛目的。［ワントラム］高度な腎・肝障害。［併用禁忌］［共通］MAO阻害薬または投与中止後14日以内(セロトニン症候群)。

併用
オピオイド鎮痛薬・中枢神経抑制薬（痙攣閾値低下・呼吸抑制増強)、三環系抗うつ薬・セロトニン作用薬・リネゾリド(セロトニン症候群)、アルコール（呼吸抑制)、カルバマゼピン（作用減弱)、キニジン（相作用増強)、ジゴキシン（ジゴキシン中毒)、ワルファリン（斑状出血など)、オンダンセトロン・ブプレノルフィン・ペンタゾシン（鎮痛作用減弱）など。

副作用
重大：ショック、アナフィラキシー、呼吸抑制、痙攣、依存性、意識消失。その他：［共通］傾眠、浮動性めまい、頭痛、悪心、嘔吐、多汗症、口渇など。心悸亢進など。

作用
オピオイド受容体に特異的に結合することおよび、ノルアドレナリンおよびセロトニンの再取り込みを抑制することで鎮痛作用を示す。

ナースのための知識
［共通］①悪心・嘔吐対策として制吐剤併用を、便秘対策として緩下剤併用を考慮し、本剤投与時の副作用の発現に十分注意する。［OD］②4～6時間ごとの定時に投与する。ただし生活時間帯に合わせ投与間隔を調整することも可能とする。

非麻薬性オピオイド

トラマドール塩酸塩・アセトアミノフェン

［商品名］トラムセット（ヤンセン）

剤形：規格
トラマドール37.5mg・アセトアミノフェン325mg

効能
非オピオイド鎮痛薬で治療困難な❶非がん性慢性疼痛、❷抜歯後の疼痛の鎮痛。

用法
❶1回1錠、1日4回。4時間以上間隔をあける（1回2錠、1日8錠まで)。❷1回2錠。4時間以上間隔をあける（1回2錠、1日8錠まで)。

警告
(1) 重篤な肝障害が発現する恐れがあることに注意し、アセトアミノフェンの1日総量が1,500mg（本剤4錠）を超す高用量で長期投与する場合には、定期的に肝機能などを確認する。(2) トラマドールまたはアセトアミノフェンを含む他の薬剤（一般用医薬品を含む）との併用により、過量投与に至る恐れがあるので併用を避ける。

禁忌
過敏症、アルコール・睡眠薬・鎮痛薬・オピオイド鎮痛薬・向精神薬による急性中毒、治療により十分な管理がされていないてんかん、消化性潰瘍、重篤な血液の異常・肝障害・腎障害・心機能不全、アスピリン喘息、12歳未満。［併用禁忌］MAO阻害薬または投与後14日以内(セロトニン症候群)。

併用
オピオイド鎮痛薬・中枢神経抑制薬（痙攣閾値低下・呼吸抑制増強)、三環系抗うつ薬・セロトニン作用薬・リネゾリド(セロトニン症候群)、アルコール（呼吸抑制）、カルバマゼピン（作用減弱）、キニジン（相作用増強）、ジゴキシン（ジゴキシン中毒）、ワルファリン（併作用増強）、オンダンセトロン・ブプレノルフィン（鎮痛作用減弱）など。

副作用

重大：ショック、アナフィラキシー、痙攣、意識消失、依存性、中毒性表皮壊死融解症、皮膚粘膜眼症候群、急性汎発性発疹性膿疱症、間質性肺炎、間質性腎炎、急性腎障害、喘息発作の誘発、劇症肝炎、肝機能障害、黄疸、顆粒球減少症、呼吸抑制。　その他：悪心、嘔吐、傾眠、浮動性めまいなど。

作用

トラマドールはオピオイド受容体に特異的に結合し、ノルアドレナリンおよびセロトニンの再取り込み阻害作用により鎮痛効果を示す。アセトアミノフェンは一酸化窒素経路の阻害作用などにより鎮痛作用を示す。

ナースのための知識

空腹時の投与は避けることが望ましい。

非麻薬性オピオイド

塩酸ペンタゾシン[1]、ペンタゾシン[2]

［商品名］ソセゴン（丸石）

剤形：規格

[1]25mg　[2]15mg（1mL）、30mg（1mL）

効能

❶各種癌における鎮痛。　［15mg］❷各種癌、術後、心筋梗塞、胃・十二指腸潰瘍、腎・尿路結石、閉塞性動脈炎、胃・尿管・膀胱検査器具使用時の鎮痛。❸麻酔前投薬および麻酔補助。

用法

❶1回25〜50mg。追加は3〜5時間間隔。❷1回15mgを筋注・皮下注。必要に応じて3〜4時間ごとに反復、適宜増減。　❸30〜60mgを筋注・皮下注・静注、適宜増減。

警告

本剤を注射しない（ナロキソンが添加されているため、水に溶解して注射投与しても効果なく、麻薬依存患者では禁断症状を誘発し、また肺塞栓、血管閉塞、潰瘍、膿瘍を引き起こすことがある）。

禁忌

過敏症、頭部傷害・頭蓋内圧上昇、重篤な呼吸抑制・全身状態の著しい悪化。ナロキソン過敏症。

併用

モルヒネ・中枢性鎮痛薬・ベンゾジアゼピン誘導体などの鎮静薬・睡眠薬などの中枢性薬剤・アルコール（作用増強）、アミトリプチリン（抗うつ作用増強）など。

副作用

重大：［共通］ショック、アナフィラキシー、呼吸抑制、依存性、無顆粒球症。中毒性表皮壊死症、神経原性筋障害、痙攣。　その他：［共通］傾眠、悪心・嘔吐、めまい、ふらつき、発汗、血圧上昇、口渇など。

作用

中枢神経における刺激伝導系を抑制することにより、鎮痛効果を発現する。

ナースのための知識

非麻薬性オピオイド

ブプレノルフィン塩酸塩

妊婦

［商品名］レペタン（大塚）

剤形：規格

0.2mg、0.4mg　0.2mg（1.0mL）、0.3mg（1.5mL）

麻薬および類似薬

効 能

[共通] ❶術後における鎮痛。 ❷各種癌における鎮痛。 ❸心筋梗塞症における鎮痛。 ❹麻酔補助。

用 法

❶1回0.4mg。必要に応じて約8〜12時間ごとに反復。 ❷1回0.2mgまたは0.4mg。必要に応じて約8〜12時間ごとに反復。 ❶❷1回0.2〜0.3mg（4〜6μg/kg）を筋注。初回は0.2mgとし、必要に応じて約6〜8時間ごとに反復。 ❸1回0.2mgを徐々に静注。 ❹0.2〜0.4mg（4〜8μg/kg）を麻酔導入時に徐々に静注。

禁 忌

[共通] 過敏症、重篤な呼吸抑制状態・肺機能障害、重篤な肝機能障害、頭部傷害、意識混濁が危惧される脳の病変、頭蓋内圧上昇、妊婦。 直腸炎、直腸出血、著明な痔疾。

併 用

中枢性鎮痛薬・ベンゾジアゼピン誘導体やその他の鎮静薬・中枢抑制薬・アルコール・モルヒネ・MAO阻害薬・CY3A阻害薬（作用増強）、CY3A誘導作用薬（作用減弱）など。

副作用

重大：呼吸抑制、呼吸困難、舌根沈下、ショック、せん妄、妄想、依存性、急性肺水腫、血圧低下から失神。 その他：めまい、嘔気、嘔吐、口渇、発疹、血圧低下など。

作 用

中枢神経系の痛覚伝導系を抑制することにより鎮痛効果を発揮する。

ナースのための知識

[共通] ①術直後の激しい疼痛には注射薬を投与する。 ②外来患者に投与した場合には十分に安静にした後、安全を確認して帰宅させる。 ③原則として他剤との混注は避ける。 ④沈殿を生ずるので、バルビタール系薬（注射液）と同じ注射筒で混合しない。

3 炎症・免疫・アレルギー疾患用薬

〔免疫抑制薬、副腎皮質ステロイド、鎮痛薬、抗リウマチ薬、アレルギー疾患治療薬〕

免疫抑制薬

ケアのポイント

- うがい、手洗いなど感染予防に気をつけるよう指導するとともに、感冒様症状や発熱時には連絡するよう指導する。
- シクロスポリンやタクロリムスは相互作用を起こしやすい。医療用医薬品の併用のみならず、一般医薬品やサプリメント、グレープフルーツ等の柑橘系の果物やジュースの摂取についても十分注意する➡Check。

ハイリスク薬 免疫抑制薬 ここに注意！

- 専門医*：緊急時に十分に措置できる医療施設で、免疫抑制療法や移植患者の管理等、適応疾患の治療に精通している医師のもとで投与する。
- 定期的に臨床検査を行い、腎・肝・膵機能障害、血液障害等の副作用モニタリングを行う。
- 免疫抑制作用による感染症の発症や増悪に注意する。
- 肝炎ウイルスキャリアの患者は、再活性化による肝炎に注意が必要である。肝機能検査やウイルスマーカーのモニタリングを行う。
- シクロスポリンやタクロリムスは、体内動態の個体差が大きく、有効血中濃度域が狭い。用量依存的に副作用が発現するため、血中濃度（トラフ値）を測定しながら厳密に管理する。

TDM対象薬

＊本書の各薬剤解説内においては、表記アイコンの形で簡略化して示している。

Check グレープフルーツ（ジュース）と薬物との相互作用に注意

シクロスポリンおよびタクロリムスは、薬物代謝酵素CYP3A4で代謝される。グレープフルーツは、腸管のCYP3A4の働きを阻害することから、血液中の薬物濃度が上昇し、効果や副作用が増強するリスクがある。これらの薬剤を投与中は、グレープフルーツ（ジュース）等の飲食を避けることを指導する。

この他にも、カルシウム拮抗薬（p.146～149）やベンゾジアゼピン系薬（p.38）等の薬剤も、グレープフルーツ（ジュース）との相互作用に注意が必要である。

●本書で取り上げた免疫抑制薬一覧

一般名	商品名	ページ
アザチオプリン	アザニン、イムラン	p.86
シクロスポリン	サンディミュン、ネオーラル	p.87
タクロリムス水和物	グラセプター、プログラフ	p.88
バシリキシマブ	シムレクト	p.89
ベリムマブ	ベンリスタ	p.90
ミゾリビン	ブレディニン	p.90

免疫抑制薬

アザチオプリン

［商品名］アザニン（田辺三菱）、イムラン（アスペン）

剤形：規格

錠50mg

効　能

❶腎移植・肝移植・心移植・肺移植における拒絶反応の抑制。　❷ステロイド依存性のクローン病の寛解導入および寛解維持ならびにステロイド依存性の潰瘍性大腸炎の寛解維持。　❸治療抵抗性のリウマチ性疾患（全身性血管炎〈顕微鏡的多発血管炎、多発血管炎性肉芽腫症、結節性多発動脈炎、好酸球性多発血管炎性肉芽腫症、高安動脈炎など〉、全身性エリテマトーデス、多発性筋炎、皮膚筋炎、強皮症、混合性結合組織病、難治性リウマチ性疾患）。　❹自己免疫性肝炎。

用　法

❶腎移植：初期量1日2～3mg/kg相当量、維持量0.5～1mg/kg相当量。肝・心および肺移植：初期量1日2～3mg/kg相当量、維持量1～2mg/kg相当量。　❷❹1日1～2mg/kg相当量。　❸1日1～2mg/kg相当量、症状に応じて用量調整、1日3mg/kgまで。

警　告

専門医。　治療抵抗性のリウマチ性疾患に投与する場合には、緊急時に十分対応できる医療施設において、本剤についての十分な知識と治療抵抗性のリウマチ性疾患治療の経験を持つ医師のもとで行うこと。

禁　忌

過敏症、メルカプトプリン過敏症、白血球数3,000/mm^{3}以下。［併用禁忌］生ワクチン（発症の恐れ）、フェブキソスタット・トピロキソスタット（副作用増強）。

併　用

アロプリノール・カプトプリル・アミノサリチル酸誘導体・リバビリン（骨髄抑制）、ワルファリン（抗凝血作用減弱）、不活性化ワクチン（併作用減弱）、メトトレキサート（AUCの上昇）など。

副作用

重大：再生不良性貧血などの血液障害、ショック、肝機能障害、黄疸、悪性リンパ腫などの発がん、感染症、間質性肺炎、重度の下痢、進行性多巣性白質脳症。
その他：発疹、血管炎、膵炎、食欲不振、悪心・嘔吐、下痢、心悸亢進、全身倦怠感、脱毛、口内炎など。

作　用

生体内で6-MPに分解され、核酸合成阻害により免疫抑制作用を現す。

ナースのための知識
①投与初期は1～2週間ごと、その後も頻回に臨床検査をする。 ②催奇形性の報告があるため、投与中は男女ともに避妊する。

免疫抑制薬

シクロスポリン※

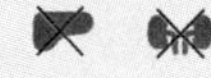

［商品名］サンディミュン、ネオーラル（ノバルティス）

剤形：規格
［サンディミュン］ 10% 250mg（5mL） ［ネオーラル］ 10mg、25mg、50mg 10%

効 能
［共通］❶腎移植、肝移植、心移植、肺移植、膵移植における拒絶反応の抑制。❷骨髄移植における拒絶反応および移植片対宿主病の抑制。 ［内服］❸ベーチェット病（眼症状のある場合）。 ❹尋常性乾癬（皮疹が全身の30%以上におよぶものあるいは難治性の場合）、膿疱性乾癬、乾癬性紅皮症、関節症性乾癬。❺再生不良性貧血（重症）、赤芽球癆。❻ネフローゼ症候群（頻回再発型あるいはステロイドに抵抗性を示す場合）。・［ネオーラル］❼小腸移植における拒絶反応の抑制。 ［ネオーラル］❽非感染性ぶどう膜炎（既存治療で効果不十分であり、視力低下の恐れのある活動性の中間部または後部の非感染性ぶどう膜炎に限る）。 ❾全身型重症筋無力症（胸腺摘出後の治療において、ステロイド薬の投与が効果不十分、または副作用により困難な場合）。 ❿アトピー性皮膚炎（既存治療で十分な効果が得られない患者）。

用 法
［内服］❶腎移植：1日前から1日9～12mg/kgを1～2回に分割（ネオーラル2回）。肝移植：1日前から1日14～16mg/kgを2回に分割。心移植・肺移植・膵移植：1日前から1日10～15mg/kgを2回に分割。 ❷1日前から1日6～12mg/kgを1～2回に分割（ネオーラル2回）。 ❸1日5mg/kgを1～2回に分割（ネオーラル2回）。 ❹1日5mg/kgを2回に分割。 ❺1日6mg/kgを2回に分割。 ❻頻回再発：1日1.5mg/kg、小児は1日2.5mg/kgを2回に分割。ステロイドに抵抗性：1日3mg/kg、小児は1日5mg/kgを2回に分割。 ❿1日3mg/kgを2回に分割。 ❼～❾の詳しい用法については添付文書参照。 ❶❷1日前から1日3～5mg/kg点滴（肝移植および❼は1日前から1日4～6mg/kg点滴）。

警 告
専門医。 サンディミュン（内用液またはカプセル）とネオーラルは生物学的に同等ではなく、ネオーラルはバイオアベイラビリティが向上しているので、サンディミュンからネオーラルに切り替える際には、シクロスポリンの血中濃度（AUC、Cmax）の上昇による副作用の発現に注意する。特に、高用量での切り替え時には、サンディミュンの投与量を上回らないようにする。なお、サンディミュンからネオーラルへの切り替えは、十分なサンディミュン使用経験を持つ専門医のもとで行う。一方、ネオーラルからサンディミュンへの切り替えについては、シクロスポリンの血中濃度が低下することがあるので、原則として切り替えを行わない。特に移植患者では、用量不足によって拒絶反応が発現する恐れがある。

禁 忌
過敏症、コルヒチン投与中の肝腎障害患者。［併用禁忌］タクロリムス［外用薬を除く］（血中濃度上昇）・ピタバスタチン・ロスバスタチン・ボセンタン・アリスキレン・バニプレビル・グラゾプレビル・ペマフィブラート（併血中濃度上昇)、アスナプレビル（併効果減少)、生ワクチン（発症の恐れ)。

併 用
紫外線療法（皮膚癌リスク高)、免疫抑制薬（作用増強)、NSAIDs（腎障害)、Ca拮抗薬・マクロライド系抗菌薬・グレープフルーツジュース（血中濃度上昇)、抗てんかん薬・セイヨウオトギリソウ（血中濃度低下）など。

副作用
重大：[共通］腎障害、肝障害、肝不全、可逆性後白質脳症症候群、高血圧性脳症などの中枢神経系障害、神経ベーチェット病症状、感染症、進行性多巣性白質脳症、BKウイルス腎症、急性膵炎、血栓性微小血管障害、溶血性貧血、血小板減少、横紋筋融解症、悪性リンパ腫、リンパ増殖性疾患、悪性腫瘍。［ネオーラル］クリーゼ。注射ショック、アナフィラキシー その他：多毛、悪心・嘔吐、歯肉肥厚など。

作 用
リンパ球に特異的かつ可逆的に作用し、ヘルパーT細胞の活性化を抑制して、強力な免疫抑制作用を示す。

ナースのための知識
血中濃度の測定（トラフ値）を頻回に行うとともに患者の状態を十分観察し、必要に応じて投与量を調節する。

※同成分で眼科用薬（パピロックミニ 点眼 →p.482）あり。

免疫抑制薬

タクロリムス水和物※

［商品名］グラセプター、プログラフ（アステラス）

剤形：規格
［プログラフ］カプセル 0.5mg、1mg、5mg 顆粒 0.2mg、1mg 注射 2mg（0.4mL)、5mg（1mL）［グラセプター］カプセル［徐放］0.5mg、1mg、5mg

効 能
［共通］❶腎移植・肝移植・心移植・肺移植・膵移植・小腸移植における拒絶反応の抑制。❷骨髄移植における拒絶反応および移植片対宿主病（GVHD）の抑制。
［プログラフ］カプセル［0.5mg、1mg］・顆粒 ❸重症筋無力症。カプセル ❹難治性（ステロイド抵抗性、ステロイド依存性）の活動期潰瘍性大腸炎（中等症～重症に限る)。カプセル［0.5mg、1mg］❺関節リウマチ（既存治療で効果不十分な場合に限る)。❻ループス腎炎（ステロイド剤の投与が効果不十分、または副作用により困難な場合)。❼多発性筋炎・皮膚筋炎に合併する間質性肺炎。

用 法
［プログラフ］❶［内服］腎移植：移植2日前から術後初期は1回0.15mg/kgを1日2回、維持量は1回0.06mg/kg、1日2回。肝移植：初期は1回0.15mg/kgを1日2回、維持量は1日0.10mg/kg。心移植：1回0.03～0.15mg/kgを1日2回。拒絶反応発現後に開始する場合は1回0.075～0.15mg/kgを1日2回。肺移植：1回0.05～0.15mg/kgを1日2回。以後漸減し、有効最少量で維持。膵・小腸移植：初期に1回0.15mg/kgを1日2回。以後漸減し、有効最少量で維持。注射 腎・肝・膵・小腸移植：1回0.10mg/kgを生理食塩液またはブドウ糖注射液で希釈して24時間かけて点滴。心・肺移植：1回0.05mg/kgを希釈して24時間かけて点滴。❷［内服］移植1日前から術後初期は1回0.06mg/kgを1日2回、徐々に減量。GVHD発現後に投与する場合は1回0.15mg/kgを1日2回。注射 移植1日前から1回0.03mg/kgを希釈して24時間かけて点滴。GVHD発現後に投与する場合は1回0.1mg/kg。❸❻1回3mgを1日1回夕食後。❹初期は1回0.025mg/kg、1日2回。血中濃度測定をして投与量調節。❺1回3mgを1日1回夕食後。高齢者は1.5mgから開始（1日1

回3mgまで)。 ❼1回0.0375mg/kgを1日2回。以後目標血中トラフ濃度5～10ng/mL。［グラセプター］❶腎移植：移植2日前から1日1回朝0.15～0.20mg/kg。肝移植：術後初期は1日1回朝0.10～0.15mg/kg。❶❷プログラフからの切り換え時は、同一1日用量を1日1回朝。

警告

専門医。［プログラフ］顆粒とカプセルの生物学的同等性は検証されていないので、切り換えおよび併用に際しては、血中濃度を測定することにより製剤による吸収の変動がないことを確認する。［グラセプター］プログラフ経口製剤との切り換えに際しては、血中濃度を測定することにより製剤による血中濃度の変動がないことを確認する。

禁忌

過敏症。［併用禁忌］生ワクチン（感染症発症)、シクロスポリン（副作用増強)、ボセンタン（併副作用発現)、K保持性利尿薬（高K血症)。

併用

エリスロマイシン・アゾール系抗真菌薬・Ca拮抗薬・HIVプロテアーゼ阻害薬・グレープフルーツジュース（血中濃度上昇)、抗てんかん薬・リファンピシン・セイヨウオトギリソウ（血中濃度低下)、腎毒性のある薬（腎障害)、不活化ワクチン（併効果減弱)、免疫抑制薬（過度の免疫抑制)、エプレレノン（相副作用増強）など。

副作用

重大：［共通］急性腎障害、ネフローゼ症候群、心不全、不整脈、心筋梗塞、狭心症、心膜液貯留、心筋障害、可逆性後白質脳症症候群、高血圧性脳症、脳血管障害、血栓性微小血管障害、汎血球減少症、血小板減少性紫斑病、無顆粒球症、溶血性貧血、赤芽球癆、イレウス、皮膚粘膜眼症候群、呼吸困難、急性呼吸窮迫症候群、感染症、進行性多巣性白質脳症、BKウイルス腎症、リンパ腫などの悪性腫瘍、膵炎、糖尿病、高血糖、肝機能障害、黄疸。［プログラフ］［0.5mg、1mg］クリーゼ、間質性肺炎。 ショック。 その他：振戦、高K血症、血圧上昇など。

作用

IL-2ならびにIFN-γなどのサイトカイン産生を抑制し、さらに、TNFα、IL-1βならびにIL-6の産生も抑制し、免疫抑制作用を示す。

ナースのための知識

血中濃度（全血中濃度）を測定し、投与量を調節する。特に移植直後あるいは投与開始直後は頻回に血中濃度測定を行い20ng/mL以下に維持する。骨髄移植では、GVHD好発時期には10～20ng/mLとする。

※同成分で感覚器用薬（プロトピック、タリムス点眼→p.490）あり。

免疫抑制薬

バシリキシマブ（遺伝子組換え）

妊婦

［商品名］シムレクト（ノバルティス）

剤形：規格

20mg ［小児用］10mg

効能

腎移植後の急性拒絶反応の抑制。

用法

40mgを総用量とし、20mgずつ2回に分割静注。小児・幼児には20mgを総用量とし、10mgずつ2回に分割静注。初回は移植術前2時間以内、2回目は移植術4日後に、1バイアルを添付の溶解液で溶解し全量投与。

警告

専門医

禁忌

過敏症、妊婦。［併用禁忌］生ワクチン（感染症発症)。

併用
不活性化ワクチン（併効果不十分）。

副作用
重大：急性過敏症反応、感染症、進行性多巣性白質脳症、BKウイルス腎症。 その他：頭痛、口腔咽頭痛、咳嗽、高血圧、リンパ球数減少、白血球数増加、下痢、尿中タンパク陽性など。

作用
活性化T細胞の表面に選択的に発現するIL-2受容体α鎖（CD25）に対して特異的な親和性を有し、IL-2のIL-2受容体に対する結合を抑制する。また、ヒト末梢血由来T細胞の活性化および混合リンパ球反応を抑制する。

ナースのための知識
初回に高度の過敏反応や移植臓器廃絶が生じた場合は、2回目の投与を中止する。

免疫抑制薬

ベリムマブ（遺伝子組換え）

［商品名］ベンリスタ（GSK）

剤形：規格
120mg、400mg ［シリンジ］200mg（1mL） ［オートインジェクター］200mg（1mL）

効能
既存治療で効果不十分な全身性エリテマトーデス（SLE）。

用法
1回10mg/kgを初回、2週後、4週後に点滴静注、以後4週間隔で投与。1時間以上かけて点滴静注。薬液調製の詳細は添付文書を参照。 ［シリンジ］・［オートインジェクター］1回200mgを1週間間隔で皮下注。

警告
専門医。 (1) 疾病を完治させる薬剤ではないことも含め、有効性と危険性を十分に説明し、理解したことを確認した上で治療を開始する。 (2) 敗血症、肺炎、真菌感染症を含む日和見感染症などの致死的な感染症が報告されているため、十分に観察し、感染症の徴候または症状発現時はすみやかに担当医に連絡するよう患者指導を行う。 (3) SLE患者では、治療前にステロイド、免疫抑制薬などの治療薬の使用を十分勘案する。

禁忌
過敏症、重篤な感染症、活動性結核。

副作用
重大：重篤な過敏症、感染症、進行性多巣性白質脳症、間質性肺炎、うつ病、自殺念慮、自殺企図。 その他：発疹、発熱、血管浮腫、蕁麻疹など。

作用
SLE患者では、B細胞のアポトーシスを抑制し、形質細胞への分化を促進させるタンパク質であるBLySの血漿中濃度が高くなっている。本剤は可溶型BLySに結合し、その活性を阻害することで、症状の改善に働く。

ナースのための知識
①投与中は生ワクチンの摂取は行わない。
②自殺念慮、自殺企図が現れることがあるため、患者やその家族に十分説明し、不安や不眠などが現れた場合は担当医に連絡するよう指導する。

免疫抑制薬

ミゾリビン 妊婦

［商品名］ブレディニン（旭化成ファーマ）

剤形：規格
25mg、50mg ［OD：口腔内崩壊錠］25mg、50mg

効能
❶腎移植における拒否反応抑制。 ❷原発性糸球体疾患を原因とするネフローゼ症候群（副腎皮質ホルモン薬のみでは治療困難な場合に限る。また、頻回再発型

のネフローゼ症候群を除く)。 ❸ループス腎炎(持続性タンパク尿、ネフローゼ症候群または腎機能低下が認められ、副腎皮質ホルモン薬のみでは治療困難な場合に限る)。 ❹関節リウマチ(過去の治療において、NSAIDsさらに他の抗リウマチ薬の少なくとも1剤により十分な効果の得られない場合に限る)。

用　法

❶初期は1日2〜3mg/kg、維持量は1日1〜3mg/kgを1〜3回に分割。 ❷❸❹1回50mgを1日3回。 ❹症状により適宜増減。

禁　忌

過敏症、白血球数3,000/mm^{3}以下、妊婦。[併用禁忌] 生ワクチン(感染の可能性)。

併　用

不活性ワクチン(ワクチンの効果無効)。

副作用

重大:骨髄機能抑制、感染症、間質性肺炎、急性腎不全、肝機能障害、黄疸、消化管潰瘍、消化管出血、消化管穿孔、重篤な皮膚障害、膵炎、高血糖、糖尿病。その他:腎機能異常、食欲不振、悪心・嘔吐、発疹、尿酸値↑、脱毛、めまい、全身倦怠感など。

作　用

プリン合成系のイノシン酸からグアニル酸に至る経路を拮抗阻害することにより核酸合成を抑制する。

ナースのための知識

①腎障害患者では排泄が遅延し、骨髄機能抑制などの重篤な副作用が起こることがあるので、腎機能(血清クレアチニン値など)および年齢、体重などを考慮し、慎重に投与する。 ②プリン合成阻害作用に基づく尿酸値上昇に注意する。 ③遅効性であり効果発現まで2〜4か月間の投与が必要である(関節リウマチ)。

副腎皮質ステロイド

●ケアのポイント

- 誘発感染症、循環器障害、続発性副腎皮質機能不全、消化性潰瘍、糖尿病、精神障害等の重篤な副作用が現れることがあるので、十分な配慮と観察を行う。
- 連用後、投与を急に中止すると発熱、頭痛、食欲不振、ショック等の離脱症状が現れることがある。投与を中止する場合には徐々に減量する。自己判断による中止や減量を避けるよう患者に指導する。
- 患者をストレスから避けるようにし、事故や手術等の場合には増量する。
- 水痘や麻疹に感染すると致命的な経過をたどることがあるので、以下の点に注意する。
  - ・投与前に水痘や麻疹の既往や予防接種の有無を確認（ただし、既往や接種済みでも発症する可能性がある）。
  - ・既往のない患者には、感染を極力防ぐよう十分な配慮と観察。
- B型肝炎ウイルスキャリアの患者では、B型肝炎ウイルスの増殖による肝炎発症の可能性がある。肝機能検査や肝炎ウイルスマーカーのモニタリングを行う。
- 長期あるいは大量投与中、または投与中止後6か月以内の患者では、生ワクチンの接種によりワクチン由来の感染を増強または持続させる危険性がある。生ワクチンの接種を避ける。

●本書で取り上げた副腎皮質ステロイド一覧

一般名	商品名	ページ
デキサメタゾン、デキサメタゾンリン酸エステルナトリウム	デカドロン	p.93
ヒドロコルチゾンコハク酸エステルナトリウム	サクシゾン、ソル・コーテフ	p.93
プレドニゾロン、プレドニゾロン酢酸エステル	プレドニゾロン、プレドニン	p.94
メチルプレドニゾロンコハク酸エステルナトリウム	ソル・メドロール	p.95
ベタメタゾン・*d*-クロルフェニラミンマレイン酸塩	セレスタミン	p.124（抗アレルギー薬）

※ステロイド外用薬については、p.487～488を参照。

副腎皮質ステロイド

デキサメタゾン[1]、デキサメタゾンリン酸エステルナトリウム[2]

［商品名］デカドロン（［内服］日医工、アスペン）

剤形：規格

[1]0.5mg、4mg ［エリキシル］[1]0.01% [2]デキサメタゾンとして1.65mg（0.5mL）、3.3mg（1mL） [2]デキサメタゾンとして6.6mg（2mL）

効　能

［共通］内分泌疾患、リウマチ性疾患、膠原病、腎疾患、心疾患、アレルギー性疾患、血液疾患、消化器疾患、肝疾患、肺疾患、重症感染症、結核性疾患、神経疾患、悪性腫瘍、抗悪性腫瘍薬（シスプラチンなど）投与に伴う消化器症状（悪心、嘔吐）、外科疾患、産婦人科疾患、泌尿器科疾患、皮膚科疾患、眼科疾患、耳鼻咽喉科疾患、歯科・口腔外科疾患。 ・ 結合織炎および関節炎、多発性骨髄腫に対する他の抗悪性腫瘍薬との併用療法、整形外科における適応疾患（詳しい病名については添付文書参照）。

用　法

［内服］1日0.5～8mgを1～4回に分割。 小児は1日0.15～4mgを1～4回に分割。 抗悪性腫瘍薬（シスプラチンなど）投与に伴う消化器症状（悪心・嘔吐）の場合：1日4～20mgを1～2回に分割（1日20mgまで）。 ・ 添付文書参照。

警　告

・ がん化学療法に用いる場合、抗悪性腫瘍薬に共通する警告（→p.430）に注意。

禁　忌

・ ・ 過敏症。 ・ 感染症のある関節腔内、滑液嚢内、腱鞘内または腱周囲、動揺関節の関節腔内。

［併用禁忌］ ジスルフィラム・シアナミド（血圧降下、頻脈など）。

併　用

バルビツール酸誘導体・リファンピシン（作用減弱）、フェニトイン（作用減弱、併血中濃度変動）、サリチル酸誘導体（中毒）、ワルファリン（抗凝血作用減弱）、経口糖尿病用薬・インスリン・血圧降下薬（併作用減弱）、エリスロマイシン（作用増強）など。

副作用

重大：［共通］誘発感染症、感染症の増悪、続発性副腎皮質機能不全、糖尿病、消化性潰瘍、消化管穿孔、膵炎、精神変調、うつ状態、痙攣、骨粗鬆症、大腿骨および上腕骨などの骨頭無菌性壊死、ミオパシー、脊椎圧迫骨折、長骨の病的骨折、緑内障、後嚢白内障、血栓塞栓症。 ・ ショック、アナフィラキシー、喘息発作。　その他：［共通］月経異常、下痢、多幸感、浮腫、満月様顔貌など。

作　用

抗炎症作用、抗アレルギー作用を有し、また、糖・タンパク・脂質などの代謝、生体の免疫反応などに影響を及ぼす。

副腎皮質ステロイド

ヒドロコルチゾンコハク酸エステルナトリウム

［商品名］ソル・コーテフ（ファイザー）、後サクシゾン（武田テバ薬品）

剤形：規格

［ソル・コーテフ］100mg（2mL） 250mg（2mL）、500mg（4mL）、1,000mg（8mL） ［サクシゾン］100mg（2mL）、300mg（6mL）、 500mg（6mL）、1,000mg（10mL）

効　能

［100mg、300mg］❶内分泌疾患、膠原病、アレルギー性疾患、神経疾患、消化器疾患、呼吸器疾患、重症感染症、新陳

代謝疾患など、外科・整形外科・泌尿器科・眼科・皮膚科・耳鼻咽喉科・口腔外科領域の治療。［250mg、500mg、1,000mg］❷急性循環不全およびショック様状態における救急。［ソル・コーテフ250mg、500mg］❸気管支喘息。

用法

❶1回50～100mgを1～4回静注・点滴・筋注など。❷1回250～1,000mgを緩徐に静注・点滴など。❸初回100～500mgを緩徐に静注・点滴。改善しない場合、1回50～200mgを4～6時間ごとに緩徐に追加など。詳しい効能・用法については添付文書参照。

禁忌

［共通］過敏症。［100mg、300mg］感染症のある関節腔内・腱周囲、動揺関節の関節腔内。［併用禁忌］［共通］生ワクチン・弱毒生ワクチン（毒性復帰）。［サクシゾン］デスモプレン（低Na血症）

併用

エストロゲン・エリスロマイシン（作用増強）、抗凝血薬（作用増強・減弱）、NSAIDs（消化器系の副作用）、K排泄型利尿薬（低K血症）など。

副作用

重大：ショック、感染症、続発性副腎皮質機能不全、骨粗鬆症、骨頭無菌性壊死、胃腸穿孔、消化管出血、消化性潰瘍、ミオパチー、血栓症、頭蓋内圧亢進、痙攣、精神変調、うつ状態、糖尿病、緑内障、後嚢白内障、気管支喘息、心破裂、うっ血性心不全、食道炎、カポジ肉腫、腱断裂。その他：月経異常、膵炎、下痢、徐脈、不眠、満月様顔貌など。

作用

副腎機能不全の補償作用、抗ショック作用、抗炎症作用、抗アレルギー作用・抗体産生の抑制作用を示す。

ナースのための知識

添付の溶解液を用いて用時溶解する。

副腎皮質ステロイド

プレドニゾロン[1]、プレドニゾロン酢酸エステル[2]

［商品名］プレドニン（塩野義）、プレドニゾロン（各社）、※

剤形：規格

錠[1]1mg、2.5mg、5mg　散[1]1%
眼軟膏[2]0.25%（5g）

効能

［内服］副腎皮質機能不全、副腎性器症候群、甲状腺障害、関節リウマチ、若年性関節リウマチ、エリテマトーデス、ネフローゼ、気管支喘息、中毒疹、紫斑病、湿疹・皮膚炎群、悪性リンパ腫および類似疾患、前立腺癌、川崎病の急性期（重症であり、冠動脈障害の発生の危険がある場合）など（添付文書参照）。眼軟膏 外眼部および前眼部の炎症性疾患の対症療法。

用法

［内服］1日5～60mgを1～4回に分割。悪性リンパ腫では1日100mg/m^{2}まで（抗悪性腫瘍薬と併用）。川崎病の急性期では1日2mg/kg（最大60mg）を3回に分割。眼軟膏1日数回適量塗布。

警告

［内服］がん化学療法に用いる場合、抗悪性腫瘍薬に共通する警告（→p.430）に注意。

禁忌

過敏症

併用

［内服］バルビツール酸系薬・フェニトイン・リファンピシン（作用減弱）、サリチル酸系薬（サリチル酸中毒）、ワルファリン（併作用減弱）、経口糖尿病用薬・インスリン製剤（併効果減弱）、K保持性利尿薬を除く利尿薬（低K血症）、活性型ビタミンD_3製剤（高Ca尿症、尿路結石）、シクロスポリン（併血中濃度

上昇)、エリスロマイシン（作用増強)、非脱分極性弛緩薬（併作用変動)。

副作用

重大：[内服] 誘発感染症、感染症の増悪、続発性副腎皮質機能不全、糖尿病、消化管潰瘍、消化管穿孔、消化管出血、膵炎、精神変調、うつ状態、痙攣、骨粗鬆症、大腿骨および上腕骨などの骨頭無菌性壊死、ミオパチー、緑内障、後嚢白内障、中心性漿液性網脈絡膜症、多発性後極部網膜色素上皮症、血栓症、心筋梗塞、脳梗塞、動脈瘤、硬膜外脂肪腫、腱断裂。 眼軟膏 緑内障、角膜ヘルペス、角膜真菌症、緑膿菌感染症の誘発、穿孔、後嚢白内障。 その他：[内服] 発疹、脱毛、不眠、血圧上昇、白血球減少、満月様顔貌など。 眼軟膏 刺激感など。

作用

抗炎症作用、抗アレルギー作用、免疫抑制作用のほか、広範囲にわたる代謝作用を有する。

ナースのための知識

川崎病の急性期に用いる場合には、有熱期間は他剤の注射薬で治療し、解熱後に本剤の内服薬へ切り替える。

※他にプレドニゾロンコハク酸エステルナトリウムとして水溶性プレドニン注あり。

副腎皮質ステロイド

メチルプレドニゾロンコハク酸エステルナトリウム

[商品名] ソル・メドロール（ファイザー）

剤形：規格

注 40mg、125mg、500mg、1,000mg

効能

[共通] 急性循環不全（❶出血性ショック、❷感染性ショック)。 ❸腎臓移植に伴う免疫反応の抑制。 ❹受傷後8時間以内の急性脊髄損傷（運動機能障害および感覚機能障害を有する場合）における神経機能障害の改善。 ❺ネフローゼ症候群。 ❻多発性硬化症の急性増悪。 ❼治療抵抗性のリウマチ性疾患。 [40mg、125mg] ❽気管支喘息。 [40mg、125mg、500mg] ❾再発または難治性の悪性リンパ腫に対する併用療法。

用法

緩徐に静注・点滴する。❶1回125～2,000mg。 ❷1回1,000mg。改善しない場合は1,000mg追加。 ❸1日40～1,000mg。 ❹30mg/kgを15分間かけて点滴後45分間休薬し、5.4mg/kg/時を23時間点滴。 ❺❻❼1日500～1,000mg。❽初回量40～125mg。40～80mgを4～6時間ごとに追加投与。 ❾1日1回250～500mgを5日間。3～4週間ごとに繰り返す。 小児は、❺❼1日30mg/kg（1日1,000mgまで)。❽1.0～1.5mg/kg。その後1.0～1.5mg/kgを4～6時間ごとに追加。

警告

(1) がん化学療法に用いる場合、抗悪性腫瘍薬に共通する警告（→p.430）に注意。 (2) 血清クレアチニンの高値（>2.0mg/dL）を示す敗血症症候群および感染性ショックへの大量投与により死亡率増加の報告があり、患者の選択、用法・用量に特に留意する。

禁忌

過敏症。 [併用禁忌] 生ワクチンまたは弱毒性生ワクチン（毒性復帰)。

併用

シクロスポリン（相血中濃度上昇)、エリスロマイシン・イトナコナゾール・エストロゲン（作用増強)、抗凝血薬（抗凝血作用増強・減弱)、NSAIDs（消化器系副作用)、K排泄型利尿薬（低K血症)、ジゴキシン・サリチル酸誘導体（中毒)、バルビツール酸誘導体（作用減弱)、経口糖尿病用薬・インスリン（併効果減弱）など。

副作用

重大：ショック、心停止、循環性虚脱、不整脈、感染症、続発性副腎皮質機能不

全、骨粗鬆症、骨頭無菌性壊死、胃腸穿孔、消化管出血、消化性潰瘍、ミオパチー、血栓症、頭蓋内圧亢進、痙攣、精神変調、うつ状態、糖尿病、緑内障、後嚢白内障、中心性漿液性脈絡網膜症、多発性後極部網膜色素上皮症、気管支喘息、心破裂、膵炎、うっ血性心不全、食道炎、カポジ肉腫、腱断裂、肝機能障害、黄疸。　その他：血圧降下・上昇、白血球増多、創傷治癒障害、嘔吐・悪心、徐脈、関節痛、満月様顔貌など。

作　用

抗ショック作用、抗炎症作用、抗体産生の抑制による抗アレルギー作用、脊髄損傷に対する運動障害の改善、炎症メディエーター産生抑制による抗喘息作用などを現す。

ナースのための知識

①高用量を使用する場合には副作用の出現に十分注意する。緩徐に投与し、異常が認められた際は適切な救急処置を行う。　②［40mg］は、添加物として、牛の乳由来の乳糖を使用しているため、乳製品に対して過敏症の既往歴のある場合には十分に注意する。

鎮痛薬

●ケアのポイント

【NSAIDs（non-steroidal anti-inflammatory drugs：非ステロイド性抗炎症薬）】

〈内服薬〉

- 原因療法ではなく対症療法であることに留意する。
- 空腹時の投与は避ける。
- 他の消炎鎮痛薬との併用は避ける。
- 長期投与する場合には定期的に臨床検査（尿・血液検査および肝機能検査）を行う。異常が認められた場合には、減量、休薬等の適切な措置を講ずる。
- 感染に伴う炎症に用いる場合には適切な抗菌薬を併用し、観察を十分に行い慎重に投与する。

〈貼付薬〉

- 損傷皮膚および粘膜、湿疹や発疹がある部位には使用しない。

Check 小児のインフルエンザの解熱には、アセトアミノフェンを使用

小児のインフルエンザに伴う発熱には、インフルエンザ脳症の予後の悪化やライ症候群➡Keywordの発症の危険があるため、アスピリン、ジクロフェナクナトリウム、メフェナム酸等のNSAIDsは使用せずに、アセトアミノフェンを使用する。

Keyword ライ症候群

水痘、インフルエンザ等のウイルス性疾患の先行後、激しい嘔吐、意識障害、けいれん（急性脳浮腫）と、肝臓ほか諸臓器の脂肪沈着、ミトコンドリア変形、AST（GOT）・ALT（GPT）・LDH・CK（CPK）の急激な上昇、高アンモニア血症、低プロトロンビン血症、低血糖等の症状が短期間に発現する、高死亡率の病態である。

●本書で取り上げた鎮痛薬一覧

分類		一般名	商品名	剤形					ページ
				内服	坐	注射	外用	貼付	
アセトアミノフェン		アセトアミノフェン	アセリオ、アンヒバ、カロナール	○	○	○			p.99
非ステロイド性抗炎症薬（NSAIDs）	サリチル酸系	アスピリン・ダイアルミネート	バファリン配合錠A330、A81*1	○					p.100
	アントラニル酸系	メフェナム酸	ポンタール	○					p.100
	アリール酢酸系	インドメタシン、インドメタシンナトリウム	インダシン、インテバン	○	○	○	○	○	p.101
		ジクロフェナクナトリウム	ボルタレン、ボルタレンSR、ジクロード*2	○	○	○	○	○	p.102
	プロピオン酸系	ケトプロフェン	カピステン、モーラス			○		○	p.103
		フルルビプロフェン	アドフィード、ゼポラス、フロベン	○				○	p.104
		フルルビプロフェンアキセチル	ロピオン			○			p.104
		ロキソプロフェンナトリウム水和物	ロキソニン	○			○	○	p.105
	オキシカム系	メロキシカム	モービック	○					p.105
	コキシブ系	セレコキシブ	セレコックス	○					p.106
その他の鎮痛薬	総合感冒薬	アセトアミノフェン・サリチルアミド・無水カフェイン・プロメタジンメチレンジサリチル酸塩	PL配合顆粒、幼児用PL配合顆粒	○					p.107
	鎮痛補助薬	精製ヒアルロン酸ナトリウム	アルツ			○			p.108
		ワクシニアウイルス接種家兎炎症皮膚抽出液	ノイロトロピン	○		○			p.108
	疼痛緩和薬	プレガバリン	リリカ	○					p.109

＊1抗血小板薬（p.359）。　＊2眼科用薬（p.475）。

アセトアミノフェン

アセトアミノフェン

［商品名］**カロナール**（あゆみ、錠・細粒・シは後）、**アンヒバ**（マイランEPD）、**アセリオ**（テルモ）

剤形：規格

［カロナール］錠200mg、300mg、500mg 細粒20%、50% 坐 シ2% 坐50mg、100mg、200mg、400mg ［アンヒバ］坐50mg、100mg、200mg ［アセリオ］注［バッグ］1,000mg（100mL）

効　能

錠・細粒・坐❶頭痛、耳痛、症候性神経痛、腰痛症、筋肉痛、打撲痛、捻挫痛、月経痛、分娩後痛、がんによる疼痛、歯痛、歯科治療後の疼痛、変形性関節症。❷急性上気道炎の解熱・鎮痛。［内服］・坐❸小児科領域における解熱・鎮痛。注［バッグ］❹経口薬・坐薬の投与が困難な場合の疼痛・発熱。

用　法

❶1回300～1,000mgを4～6時間以上間隔をあけて（1日4,000mgまで）。❷1回300～500mgを頓用、1日2回まで（1日1,500mgまで）。❸乳児、幼児および小児には1回10～15mg/kgを4～6時間以上の間隔をあけて（1日60mg/kgまで）。❹疼痛：1回300～1,000mgを15分かけて静注、間隔は4～6時間以上あけて（1日4,000mgまで）。体重50kg未満では1回15mg/kgを静注、間隔は4～6時間以上あけて（1日60mg/kgまで）。発熱：1回300～500mgを15分かけて静注、間隔は4～6時間以上あけて1日2回まで（1日1,500mgまで）。2歳以上の幼児・小児の疼痛・発熱：1回10～15mg/kgを15分かけて静注、間隔は4～6時間以上あけて（1日60mg/kgまで）。2歳未満の乳幼児の疼痛・発熱：1回7.5mg/kgを15分かけて静注、間隔は4～6時間以上あけて（1日30mg/kgまで）。

警　告

［共通］(1) 重篤な肝障害が発現する恐れがあることに注意。(2) 過量投与による重篤な肝障害が発現する恐れがあるので、アセトアミノフェンを含む他の薬剤（一般用医薬品を含む）との併用を避ける。［シ・坐を除く］(3) 1日総量1,500mgを超す高用量で長期投与する場合には、定期的に肝機能などを確認する。

禁　忌

過敏症、重篤な血液異常、重篤な肝・腎障害、重篤な心機能不全、アスピリン喘息またはその既往歴。消化性潰瘍（坐は除く）。

併　用

［共通］ワルファリン（併作用増強）、カルバマゼピン（肝障害）、アルコール（肝不全）、イソニアジド。［アセリオを除く］リチウム（リチウム中毒）、サイアザイド系利尿薬（利尿作用減弱）、抗菌薬（体温下降）など

副作用

重大：ショック、アナフィラキシー、中毒性表皮壊死融解症、皮膚粘膜眼症候群、急性汎発性発疹性膿疱症、喘息発作の誘発、劇症肝炎、肝機能障害、黄疸、顆粒球減少症、間質性肺炎、間質性腎炎、急性腎不全。 その他：血小板減少、食欲不振など。

作　用

視床下部の体温調節中枢に作用して皮膚血管拡張による解熱と、視床と大脳皮質の痛覚閾値を高めることによる鎮痛作用を現す。

NSAIDs（サリチル酸系）

アスピリン・ダイアルミネート※

妊婦

［商品名］バファリン配合錠A330（エーザイ）

剤形：規格

［A330］アスピリン330mg・ダイアルミネート150mg

効 能

❶頭痛、歯痛、月経痛、感冒の解熱。❷関節リウマチ、リウマチ熱、症候性神経痛。

用 法

❶1回2錠を1日2回。 ❷1回2～4錠を1日2～3回。

禁 忌

過敏症、サリチル酸系製剤に過敏症、消化性潰瘍、重篤な血液の異常・肝障害・腎障害・心機能不全、アスピリン喘息またはその既往歴、出産予定12週以内の妊婦。

併 用

ワルファリン（出血時間延長）、血液凝固阻止薬・抗血小板薬・血栓溶解薬（出血傾向増強）、メトトレキサート（骨髄抑制）、尿酸排泄促進薬（併作用減弱）、糖尿病薬（併作用増強）、NSAIDs（出血、腎機能低下）、アルコール（消化管出血）など。

副作用

重大：ショック、アナフィラキシー、出血、中毒性表皮壊死融解症、皮膚粘膜眼症候群、剥脱性皮膚炎、再生不良性貧血、血小板減少、白血球減少、喘息発作、肝機能障害、黄疸、消化性潰瘍、小腸・大腸潰瘍。 その他：胃腸障害、蕁麻疹、めまい、過呼吸など。

作 用

高用量アスピリンは、プロスタグランジンの生合成を抑制することにより、解熱・鎮痛・抗炎症作用を現す。

ナースのための知識

15歳未満の水痘、インフルエンザ患者に投与しない。

※同成分の低用量製剤として、抗血小板薬（バファリン配合錠A81→p.359）あり。

NSAIDs（アントラニル酸系）

メフェナム酸

妊婦

［商品名］ポンタール（第一三共）

剤形：規格

250mg 50% 98.5% シ 3.25%

効 能

［共通］❶急性上気道炎（急性気管支炎を伴う急性上気道炎を含む）の解熱・鎮痛。［シ以外］❷手術後および外傷後の炎症および腫脹の緩解、変形性関節症・腰痛症・症候性神経痛・頭痛（他剤が無効な場合）・副鼻腔炎・月経痛・分娩後疼痛・歯痛の消炎、鎮痛、解熱。

用 法

❶［シ以外］1回500mgを頓服。必要に応じて1日2回（1日1,500mgまで）。シ小児は1回6.5mg/kgを頓服（1日2回まで）。❷1回500mg、その後6時間ごとに1回250mg。

禁 忌

過敏症、消化性潰瘍、重篤な血液・肝・腎障害・心機能不全・高血圧症、アスピリン喘息、本剤で下痢の既往歴、妊娠末期。

併 用

ワルファリン（抗凝血作用増強）、第Xa因子阻害薬（出血）、リチウム（リチウム中毒）、サイアザイド系利尿薬（併利尿・降圧作用減弱）、降圧薬（併降圧作用減弱、腎機能悪化）。

(副作用)
重大：ショック、アナフィラキシー、溶血性貧血、無顆粒球症、骨髄形成不全、中毒性表皮壊死融解症、皮膚粘膜眼症候群、急性腎障害、ネフローゼ症候群、間質性腎炎、消化性潰瘍、大腸炎、劇症肝炎、肝機能障害、黄疸。 その他：発疹、下痢、軟便、眠気、めまい、頭痛、浮腫など。

(作 用)
プロスタグランジンの生合成を抑制することにより、鎮痛・抗炎症・解熱作用を示す。

ナースのための知識
小児のインフルエンザに伴う発熱には、原則投与しない。

NSAIDs（アリール酢酸系）

インドメタシン[1]、インドメタシンナトリウム[2]

妊婦

［商品名］インダシン（ノーベル）、インテバン、※

(剤形：規格)
［インテバン］ [1]25mg、50mg ［インダシン］ [2]1mg

(効 能)
未熟児の動脈管開存症（保存療法が無効の場合）。 手術後の炎症・腫脹の緩解、関節リウマチ・変形性関節炎の消炎・鎮痛。

(用 法)
患児の生後時間に応じ12〜24時間間隔で通常3回静注。生後48時間未満：1回目0.2mg/kg、2回・3回目0.1mg/kg。生後2〜7日未満：1回・2回・3回目0.2mg/kg。生後7日以上：1回目0.2mg/kg、2回・3回目0.25mg/kg。追加投与：動脈管が再開した場合、12〜24時間間隔で1〜3回追加静注。 1回25〜50mg、1日1〜2回直腸内投与。

(禁 忌)
過敏症、サリチル酸系化合物過敏症、アスピリン喘息、消化性潰瘍、重篤な血液異常・肝・腎障害・心機能不全・高血圧症・膵炎、妊婦、直腸炎・直腸出血・痔疾。 動脈管依存性の先天性心疾患、重篤な腎機能障害、高度の黄疸、消化管出血、頭蓋内出血、血小板減少症、血液凝固障害、壊死性腸炎またはその疑い。 ［併用禁忌］ トリアムテレン（相副作用増強）。

(併 用)
［共通］ループ利尿薬・サイアザイド系利尿薬（併作用減弱） プロベネシド（血中濃度上昇）、アスピリン（消化器系副作用、作用減弱）、抗凝血薬（出血）、メトトレキサート・リチウム・ジゴキシン（併血中濃度上昇）、β遮断薬（降圧作用減弱）、ACE阻害薬・ARB（降圧作用減弱、腎機能悪化）、シクロスポリン（腎毒性増強）など。 ジギタリス・アミノグリコシド系抗菌薬（併作用増強）。

(副作用)
重大：［共通］ショック、急性腎不全、消化管穿孔 アナフィラキシー、消化管出血、消化管潰瘍、腸管の狭窄・閉塞、潰瘍性大腸炎、再生不良性貧血、溶血性貧血、骨髄抑制、無顆粒球症、中毒性表皮壊死融解症、皮膚粘膜眼症候群、剥脱性皮膚炎、喘息発作、間質性腎炎、ネフローゼ症候群、痙攣、昏睡、錯乱、性器出血、うっ血性心不全、肺水腫、血管浮腫、肝機能障害・黄疸。 胃腸出血、下血、イレウス、壊死性腸炎、無尿、尿毒症、血尿、播種性血管内凝固症候群などの凝固障害、頭蓋内出血、肺出血、肺高血圧症、低血糖。 その他：尿量減少、腎機能異常など。

(作 用)
プロスタグランジン合成酵素の阻害によ

鎮痛薬

って鎮痛・抗炎症・解熱効果のほか、動脈管の閉鎖に働くと考えられる。

ナースのための知識

・①他のプロスタグランジン合成阻害薬と同時に投与しない。②親またはそれに代わり得る適切な者に副作用などについてよく説明し、書面による同意を得てから使用する。③静注は20～30分かけて投与する。

※他にインテバン・、イドメシン・ゾル、インサイド、カトレップあり。

NSAIDs（アリール酢酸系）

ジクロフェナクナトリウム

［内服・］ 妊婦

［商品名］**ボルタレン、ボルタレンSR**（ノバルティス）、**ジクロード**（わかもと）

剤形：規格

［ボルタレン］25mg ［SR：徐放］37.5mg ［サポ］12.5mg、25mg、50mg ［ローション］1% ［テープ］15mg、30mg ゲル1% ［ジクロード］点眼0.1%

効能

❶関節リウマチ、変形性関節症、変形性脊椎症、腰痛症、腱鞘炎、頸肩腕症候群、神経痛、後陣痛、骨盤内炎症、月経困難症、膀胱炎、前眼部炎症、歯痛の鎮痛・消炎。 ❷手術ならびに抜歯後の鎮痛・消炎。 ❸急性上気道炎（急性気管支炎を伴う急性上気道炎を含む）の解熱・鎮痛。 ❹関節リウマチ、変形性関節症、腰痛症、肩関節周囲炎、頸肩腕症候群の消炎・鎮痛。 ❺関節リウマチ、変形性関節症、腰痛症、後陣痛の消炎・鎮痛。手術後の鎮痛・消炎。急性上気道炎の緊急解熱。 ・・ゲル❻変形性関節症、肩関節周囲炎、腱・腱鞘炎、腱周囲炎、上腕骨上顆炎（テニス肘など）、筋肉痛（筋・筋膜性腰痛症など）、外傷後の腫脹・疼痛の鎮痛・消炎。 点眼❼白内障手術時における、術後の炎症症状、術中・術後合併症の防止。

用法

❶❷1日75～100mgを3回に分割。 ❸1回25～50mgを頓用（1日2回100mgまで）。 ❹1回37.5mgを1日2回 食後。 ❺1回25～50mgを1日1～2回直腸内挿入。小児は1回0.5～1.0mg/kgを1日1～2回直腸内挿入。詳しい用法は添付文書参照。 ・ゲル❻1日数回患部に塗布・塗擦。 1日1回患部に貼付。 点眼❼眼手術前4回（3時間前、2時間前、1時間前、30分前）、眼手術後1日3回、1回1滴点眼。

警告

幼小児・高齢者または消耗性疾患では、過度の体温下降・血圧低下によるショック症状が現れやすいので、特に慎重に投与する。

禁忌

［共通］過敏症。 ［点眼を除く］アスピリン喘息。 ［内服］・消化性潰瘍、重篤な血液異常・肝障害・腎障害・高血圧症・心機能不全、妊婦。 ・インフルエンザ臨床経過中の脳炎・脳症。 直腸炎・直腸出血・痔疾患。 ［併用禁忌］［内服］・トリアムテレン（急性腎不全）。

併用

［点眼を除く］ニューキノロン系抗菌薬（痙攣）。 ［内服］・リチウム・ジゴキシン（血中濃度上昇）、アスピリン（作用減弱）、NSAIDs・副腎皮質ホルモン薬（胃腸障害）、降圧薬（降圧作用減弱）、利尿薬（作用減弱）、SSRI（消化管出血）など。

副作用

重大：［共通］ショック、アナフィラキシー。 ［内服］・出血性ショックまたは穿孔を伴う消化管潰瘍、消化管の狭窄・閉塞、再生不良性貧血、溶血性貧血、無顆粒球症、血小板減少、中毒性表皮壊死融解症、皮膚粘膜眼症候群、紅皮症、急性腎不全、ネフローゼ症候群、重症喘息発作、間質性肺炎、うっ血性心不全、心筋梗塞、無菌性髄膜炎、重篤な肝障害、急性脳症、横紋筋融解症、脳血管障害。 ・ ・ゲル 接触皮膚炎。点眼 角膜潰瘍、角膜穿孔。 その他：[内服]・ 食欲不振、浮腫など。 ・ ・ゲル 光線過敏症、発赤など。 点眼 びまん性表層角膜炎、角膜びらんなど。

作用

シクロオキシゲナーゼの活性を阻害することにより、炎症、疼痛などに関与するプロスタグランジンの合成を阻害する。

ナースのための知識

[内服]・ ・ ライ症候群を発症することがあるので、小児のウイルス性疾患には原則として投与しない。

NSAIDs（プロピオン酸系）

ケトプロフェン

[共通] 妊婦、[カピステン]

[商品名] **カピステン**（キッセイ）、**モーラス**（久光）、※

剤形：規格

[カピステン] 50mg（2.5mL） [モーラス] [パップ] 30mg、60mg、[XR] 120mg、240mg [テープ] 20mg、[L] 40mg

効能

❶術後、外傷、各種癌、痛風発作、症候性神経痛における鎮痛・消炎。 ❷緊急に解熱を必要とする場合。 [共通] ❸変形性関節症、肩関節周囲炎、腱・腱鞘炎、腱周囲炎、上腕骨上顆炎（テニス肘など）、筋肉痛、外傷後の腫脹・疼痛の鎮痛・消炎。 [パップを除く] ❹腰痛症（筋・筋膜性腰痛症、変形性脊椎症、椎間板症、腰椎捻挫）の鎮痛・消炎、関節リウマチにおける関節局所の鎮痛。

用法

❶1回50mgを殿部に筋注。必要に応じて1日1〜2回反復。 ❷1回50mgを1日1〜2回殿部に筋注。 ❸❹ [パップ] 1日2回。[パップXR、テープ、テープL] 1日1回。

禁忌

[共通] 過敏症、アスピリン喘息またはその既往歴、妊娠後期。 消化性潰瘍、重篤な血液異常、重篤な肝障害、重篤な腎障害、重篤な心機能不全。 光線過敏症、チアプロフェン酸・スプロフェン・フェノフィブラートを含有する製剤ならびにオキシベンゾンおよびオクトクリレンを含有する製品（サンスクリーン、香水など）に過敏症。 [併用禁忌] シプロフロキサシン投与中（痙攣）。

併用

[共通] メトトレキサート（併作用増強）。 ニューキノロン系抗菌薬（痙攣）、クマリン系抗凝血薬（併作用増強）、リチウム製剤（リチウム中毒）、抗血小板薬（出血傾向）、SSRI（消化管出血）、サイアザイド系利尿薬・K保持性利尿薬・エプレレノン（併作用減弱）、ACE阻害薬・ARB（腎機能悪化）。

副作用

重大：[共通] ショック、アナフィラキシー。 中毒性表皮壊死症、急性腎不全、ネフローゼ症候群。 喘息発作の誘発、接触性皮膚炎、光線過敏症。 その他：[共通] 発疹、そう痒感など。 消化性潰瘍、胃腸出血、AST・ALT↑、貧血、顆粒球減少、めまい、眠気、注射部位の痛み、硬結など。

作用

プロスタグランジンの生合成を抑制することにより、抗炎症作用、鎮痛作用を示す。

ナースのための知識

[モーラス] 紫外線曝露の有無にかかわらず、皮膚に異常が認められた場合にはただちに使用を中止し、患部を遮光し、適切な処置を行う。

※他にセクター ゲル ・・[ローション]、ミルタックス [パップ] あり。

NSAIDs (プロピオン酸系)

フルルビプロフェン

[内服] 妊婦

[商品名] フロベン、アドフィード (科研)、ゼポラス (三笠)

剤形：規格

[フロベン] 40mg 8% [アドフィード] [パップ] 40mg [ゼポラス] [パップ] 40mg、80mg [テープ] 20mg、40mg

効 能

[内服] 関節リウマチ、変形性関節症、腰痛症、歯髄炎、歯根膜炎の鎮痛・消炎。抜歯ならびに歯科領域における小手術後の鎮痛・消炎。 変形性関節症、肩関節周囲炎、腱・腱鞘炎、腱周囲炎、上腕骨上顆炎 (テニス肘など)、筋肉痛、外傷後の腫脹・疼痛の鎮痛・消炎。

用 法

[内服] 1回40mgを1日3回食後。頓用の場合は1回40～80mg。 1日2回、患部に貼付。

禁 忌

[共通] 過敏症、アスピリン喘息。 [内服] 消化性潰瘍、重篤な血液異常、重篤な肝障害、重篤な腎障害、重篤な心機能不全、重篤な高血圧症、妊娠後期。 [併用禁忌] [内服] エノキサシン・ロメフロキサシン・ノルフロキサシン・プルリフロキサシン (併作用増強)。

併 用

[内服] ニューキノロン系抗菌薬・クマリン系抗凝血薬・メトトレキサート (併作用増強)、リチウム (リチウム中毒)、サイアザイド系利尿薬 (併作用減弱)、副腎皮質ホルモン剤 (相消化器系副作用増強)、CYP2C9阻害薬 (血中濃度上昇)。

副作用

重大：[共通] ショック、アナフィラキシー、喘息発作。 [内服] 急性腎障害、ネフローゼ症候群、胃腸出血、再生不良性貧血、中毒性表皮壊死融解症、皮膚粘膜眼症候群、剥脱性皮膚炎。 その他：[共通] 発疹、そう痒感など。 [内服] 食欲不振、嘔気・嘔吐、胃痛、腹痛、胃部不快感、胃・腹部膨満感、便秘、下痢、口渇、口内炎、頭痛、浮腫など。

作 用

プロスタグランジン生合成阻害作用による抗炎症・鎮痛作用。

NSAIDs (プロピオン酸系)

フルルビプロフェンアキセチル

妊婦

[商品名] ロピオン (科研)

剤形：規格

50mg (5mL)

効 能

術後、各種癌における鎮痛。

用 法

1回50mgをできるだけ緩徐に (1分以上かけて) 静注、必要に応じて反復投与。

禁 忌

過敏症、消化性潰瘍、重篤な血液異常・肝障害・腎障害・心機能不全・高血圧症、アスピリン喘息またはその既往歴、妊娠後期。 [併用禁忌] エノキサシン・ロメフロキサシン・ノルフロキサシン・プルリフロキサシン (痙攣)。

併 用

ニューキノロン系抗菌薬 (痙攣)、ワルファリン (抗凝血作用増強)、メトトレキサート (中毒症状)、リチウム (リチウム中毒)、サイアザイド系利尿薬・ループ利尿薬（併作用減弱）、副腎皮質ホルモン薬（相消化器系の副作用増強）、CYP2C9阻害薬（血中濃度上昇）。

副作用

重大：ショック、アナフィラキシー、急性腎不全、ネフローゼ症候群、胃腸出血、痙攣、喘息発作、中毒性表皮壊死融解症、皮膚粘膜眼症候群、剥脱性皮膚炎。その他：嘔気・嘔吐、AST・ALT・Al-P↑、熱感など。

作　用

加水分解により生じたフルルビプロフェンの鎮痛作用はプロスタグランジン合成阻害により鎮痛作用を発揮する。

ナースのための知識

①ショック発現時に緊急処置のとれる準備をしておく。　②経口投与が可能になればすみやかに投与を中止し、経口投与に切り替える。　③他のNSAIDsとの併用は避けることが望ましい。

NSAIDs（プロピオン酸系）

ロキソプロフェンナトリウム水和物

［内服］ 妊婦

［商品名］ロキソニン（第一三共）

剤形：規格

60mg　10%　ゲル1%　［テープ］50mg、100mg　［パップ］100mg

効　能

［内服］❶関節リウマチ、変形性関節症、腰痛症、肩関節周囲炎、頸肩腕症候群、歯痛の消炎・鎮痛。　❷手術後、外傷後ならびに抜歯後の鎮痛・消炎。　❸急性上気道炎（急性気管支炎を伴う急性上気道炎を含む）の解熱・鎮痛。　ゲル・❹変形性関節症、筋肉痛、外傷後の腫脹・疼痛の消炎・鎮痛。

用　法

［内服］❶❷1回60mgを1日3回。頓用の場合は1回60〜120mg。　❸1回60mgを頓用、1日2回（1日180mgまで）。　ゲル❹1日数回患部に塗擦　❹1日1回、患部に貼付。

禁　忌

［共通］過敏症、アスピリン喘息。　［内服］消化性潰瘍、重篤な血液異常・肝・腎障害・心機能不全、妊娠末期。

併　用

［内服］ワルファリン・スルホニル尿素系血糖降下薬・メトトレキサート・リチウム（併作用増強）、第Xa因子阻害薬（出血）、ニューキノロン系抗菌薬（痙攣）、サイアザイド系利尿薬・降圧薬（併作用減弱）。

副作用

重大：［共通］ショック、アナフィラキシー。　［内服］無顆粒球症、溶血性貧血、白血球減少、血小板減少、中毒性表皮壊死融解症、皮膚粘膜眼症候群、急性腎障害、ネフローゼ症候群、間質性腎炎、うっ血性心不全、間質性肺炎、消化管出血、消化管穿孔、小腸・大腸の狭窄・閉塞、肝機能障害、黄疸、喘息発作、無菌性髄膜炎、横紋筋融解症。　その他：［内服］発疹、腹痛、胃部不快感、下痢など。　ゲル・そう痒、紅斑、接触性皮膚炎、皮疹など。

作　用

プロスタグランジン生合成抑制作用により、炎症の抑制や解熱・鎮痛作用を示す。

NSAIDs（オキシカム系）

メロキシカム

妊婦

［商品名］モービック（日本ベーリンガー）

剤形：規格

5mg、10mg

効　能

関節リウマチ、変形性関節症、腰痛症、

肩関節周囲炎、頸肩腕症候群の消炎・鎮痛。

用 法

1日1回10mgを食後（1日15mgまで）。

禁 忌

過敏症、消化性潰瘍、重篤な血液·肝·腎障害・心機能不全・高血圧症、サリチル酸塩・他のNSAIDs過敏症、アスピリン喘息、妊婦。

併 用

ACE阻害薬・ARB・利尿薬（急性腎不全）、SSRI・ワルファリン・抗血小板薬・血栓溶解薬（出血傾向）、プロスタグランジン合成阻害薬（消化性潰瘍、胃腸出血）、コレスチラミン・キニジン（作用減弱）、経口血糖降下薬（作用増強）、リチウム（リチウム中毒）、メトトレキサート（血液障害）、降圧薬（併作用減弱）、シクロスポリンなど。

副作用

重大：消化性潰瘍、吐血・下血などの胃腸出血、大腸炎、喘息、急性腎不全、無顆粒球症、血小板減少、皮膚粘膜眼症候群、中毒性表皮壊死症、水疱、多形紅斑、アナフィラキシー反応、血管浮腫、肝炎、重篤な肝機能障害。　その他：胃不快感、上腹部痛、胃潰瘍、胃炎、腹痛、悪心・嘔気、口内炎、発疹、皮膚そう痒、浮腫、視覚障害など。

作 用

シクロオキシゲナーゼ（COX）の活性を抑制して、炎症局所におけるプロスタグランジンの生合成を阻害し、消炎・鎮痛作用を示す。

ナースのための知識

NSAIDs（コキシブ系）

セレコキシブ　妊婦

［商品名］セレコックス（アステラス）

剤形：規格

錠100mg、200mg

効 能

❶関節リウマチの消炎・鎮痛。　❷変形性関節症、腰痛症、肩関節周囲炎、頸肩腕症候群、腱・腱鞘炎の消炎・鎮痛。　❸手術後、外傷後ならびに抜歯後の消炎・鎮痛。

用 法

❶1回100〜200mgを1日2回朝・夕食後。　❷1回100mgを1日2回朝・夕食後。　❸初回のみ400mg、2回目以降は1回200mgを1日2回（6時間以上あける）。

警 告

外国でCOX-2選択的阻害薬などの投与により、心筋梗塞、脳卒中などの致命的な心血管系血栓塞栓性事象のリスクを増大させる可能性があり、これらのリスクは使用期間とともに増大する可能性があると報告されている。

禁 忌

過敏症、スルホンアミド過敏症、アスピリン喘息とその既往歴、消化性潰瘍、重篤な肝障害・腎障害・心機能不全、冠動脈バイパス再建術の周術期、妊婦（末期）。

併 用

ACE阻害薬・ARB（併効果減弱）、フロセミド・サイアザイド系利尿薬（Na排泄低下）、アスピリン（消化性潰瘍）、パロキセチン・リチウム（併作用増強）、ワルファリン（重篤な出血）、制酸薬（作用減弱）など。

副作用

重大：ショック、アナフィラキシー、消化性潰瘍、消化管出血、消化管穿孔、心筋梗塞、脳卒中、心不全、うっ血性心不全、肝不全、肝炎、肝機能障害、黄疸、再生不良性貧血、汎血球減少症、無顆粒球症、急性腎障害、間質性腎炎、中毒性表皮壊死融解症、皮膚粘膜眼症候群、多形紅斑、急性汎発性発疹性膿疱症、剥脱性皮膚炎、間質性肺炎。　その他：β_2-マイクログロブリン増加、傾眠、腹痛、口内炎、下痢など。

作 用

炎症局所に誘導されるCOX-2を選択的に阻害し、COX-2由来のプロスタグランジン類の合成を抑制することにより、消炎・鎮痛作用を示す。

ナースのための知識

①急性疾患において、初回の投与量が2回目以降と異なることを十分説明する。　②投与開始1か月以内に重篤な皮膚障害が発現する恐れがあるので注意する。

その他の鎮痛薬（総合感冒薬）

アセトアミノフェン・サリチルアミド・無水カフェイン・プロメタジンメチレンジサリチル酸塩

［商品名］PL配合顆粒、幼児用PL配合顆粒（塩野義）

剤形：規格

サリチルアミド270mg・アセトアミノフェン150mg・無水カフェイン60mg・プロメタジンメチレンジサリチル酸塩13.5mg、［幼児用］サリチルアミド45mg・アセトアミノフェン25mg・無水カフェイン10mg・プロメタジンメチレンジサリチル酸塩2.25mg

効 能

感冒もしくは上気道炎に伴う鼻汁、鼻閉、咽・喉頭痛、頭痛、関節痛、筋肉痛、発熱の改善および緩和。

用 法

1回1gを1日4回。　［幼児用］2～4歳は1回1gを1日4回。5～8歳は1回2gを1日4回。9～11歳は1回3gを1日4回。

警 告

(1) アセトアミノフェンにより重篤な肝障害が発現する恐れがある。　(2) 他のアセトアミノフェンを含む薬剤（一般用医薬品を含む）との併用を避ける。

禁 忌

過敏症、サリチル酸製剤・フェノチアジン系化合物またはその類似化合物過敏症、消化性潰瘍、アスピリン喘息と既往歴、昏睡状態、バルビツール酸誘導体・麻酔薬などの中枢神経抑制薬の強い影響下、閉塞隅角緑内障、前立腺肥大など下部尿路閉塞性疾患、2歳未満の乳幼児、重篤な肝障害。

併 用

ワルファリン（出血）、糖尿病用薬・降圧薬（併作用増強）、中枢神経抑制薬・アルコール（相作用増強）、抗コリン薬（麻痺性イレウス）など。

副作用

重大：ショック、アナフィラキシー、中毒性表皮壊死融解症、皮膚粘膜眼症候群、急性汎発性発疹性膿疱症、剥脱性皮膚炎、再生不良性貧血、汎血球減少、無顆粒球症、溶血性貧血、血小板減少、喘息発作の誘発、間質性肺炎、好酸球性肺炎、劇症肝炎、肝機能障害、黄疸、乳児突然死症候群（SIDS）、乳児睡眠時無呼吸発作、間質性腎炎、急性腎障害、横紋筋融解症、緑内障。　その他：眠気、口渇、胃腸障害など。

作 用

サリチルアミドとアセトアミノフェンは、体温調節中枢に作用して皮膚血管を拡張し、熱の放散を盛んにして解熱効果および末梢性の鎮痛効果を示す。カフェインは精神機能を活発化し不快感を除去し、抗ヒスタミン作用のあるプロメタジンとともに鎮痛作用を増強する。

ナースのための知識

①15歳未満の水痘、インフルエンザ患者に投与しない。 ②制吐作用を有するため、嘔吐症状を不顕性化することがあるので注意する。

その他の鎮痛薬（鎮痛補助薬）

精製ヒアルロン酸ナトリウム

［商品名］アルツ（科研）

剤形：規格

［関節注］25mg（2.5mL） ［関節注ディスポ］25mg（2.5mL）

効 能

❶変形性膝関節症。 ❷肩関節周囲炎。 ❸関節リウマチにおける膝関節痛（抗リウマチ薬などによる治療で全身の病勢がコントロールできていても膝関節痛を有する、全身の炎症症状がCRP値として10mg/dL以下、膝関節の症状が軽症から中等症、膝関節のLarsen X線分類がGrade ⅠからGrade Ⅲ、これらすべてを満たす場合）。

用 法

1回25mgを1週間ごとに連続5回。❶❸膝関節腔内投与。 ❷肩関節（肩関節腔、肩峰下滑液包または上腕二頭筋長頭腱腱鞘）内投与。

禁 忌

過敏症

副作用

重大：ショック。 その他：局所疼痛、腫脹、発疹、そう痒症など。

作 用

関節組織の被覆・保護、炎症および変性変化の抑制などにより疼痛を寛解、日常生活動作および関節可動域の改善をもたらす。

ナースのための知識

［共通］①関節内に投与するので、厳重な無菌的操作のもとに行う。 ②症状の改善が認められない場合は、5回を限度として投与を中止する。 ③粘稠なため、18～20G程度の太めの注射針を用いて注射筒に吸引し、22～23G程度の注射針を用いて投与する。

その他の鎮痛薬（鎮痛補助薬）

ワクシニアウイルス接種家兎炎症皮膚抽出液

［商品名］ノイロトロピン（日本臓器）

剤形：規格

4単位 1.2単位（1mL）、3.6単位（3mL）

効 能

❶帯状疱疹後神経痛、腰痛症、頸肩腕症候群、肩関節周囲炎、変形性関節症。 ❷腰痛症、頸肩腕症候群、症候性神経痛、皮膚疾患に伴うそう痒、アレルギー性鼻炎。 ❸スモン（SMON）後遺症状の冷感・異常知覚・痛み。

用 法

❶1日4錠を朝夕2回に分割。 ❷1日1回3.6単位を静注・筋注・皮下注。 ❸1日1回7.2単位を静注。6週間を目安。

禁 忌

過敏症

副作用

重大：［共通］肝機能障害、黄疸。 ショック、アナフィラキシー。 その他：胃部不快感、悪心・嘔気、食欲不振など。 蕁麻疹、眠気など。

作 用

中枢性鎮痛機構であるモノアミン作動性下行性疼痛抑制系の活性化作用、侵害刺激局所における起炎物質であるブラジキニンの遊離抑制作用、末梢循環改善作用を示す。

ナースのための知識

①噛まずに服用させる。　②4週間で効果の認められない場合は漫然と投薬を続けない。　③ジアゼパム注射液と混合すると、沈殿を生じるので配合しない。

その他の鎮痛薬（疼痛緩和薬）

プレガバリン

［商品名］リリカ（ファイザー）

剤形：規格

25mg、75mg、150mg　［OD：口腔内崩壊錠］25mg、75mg、150mg

効　能

❶神経障害性疼痛。　❷線維筋痛症に伴う疼痛。

用　法

❶❷1日150mgを2回に分割。以後1週間以上かけて1日300mgまで漸増。　❶1日600mgまで。　❷維持量は300～450mg。1日450mgまで。

禁　忌

過敏症

併　用

中枢神経抑制薬（呼吸不全、昏睡）、オキシコドン・ロラゼパム・アルコール（認知機能障害）、血管浮腫を引き起こす薬（血管浮腫）、末梢性浮腫を引き起こす薬（末梢性浮腫）。

副作用

重大：めまい、傾眠、意識消失、心不全、肺水腫、横紋筋融解症、腎不全、血管浮腫、低血糖、間質性肺炎、ショック、アナフィラキシー、皮膚粘膜眼症候群、多形紅斑、劇症肝炎、肝機能障害。　その他：不眠症、平衡障害、頭痛、霧視、複視、便秘、悪心、発疹、浮腫、口渇、転倒、体重増加など。

作　用

中枢神経系においてCa^{2+}チャネルの発現量およびCa^{2+}流入、グルタミン酸などの神経伝達物質遊離を抑制する。さらに下行性疼痛調節系のノルアドレナリン経路およびセロトニン経路に作用し鎮痛作用を示す。

ナースのための知識

①高齢者ではめまい、傾眠、意識消失などにより転倒し骨折を起こすので十分注意する。　②投与を中止する場合には、少なくとも1週間以上かけて徐々に減量する。　③体重増加をきたすことがあるので、肥満に注意し、肥満の徴候が現れた場合は、食事療法、運動療法などの適切な処置を行う。　④眼障害が生じる可能性があるので、異常が認められる場合には適切な処置を行う。　⑤対症療法であることから、疼痛の原因となる疾患の診断および治療を併せて行い、本剤を漫然と投与しない。

鎮痛薬

抗リウマチ薬

ケアのポイント

- 効果が出るまでに時間がかかることが多いので、効果が得られるまで消炎鎮痛薬は継続して併用する。
- 投与開始前および投与中に、血液検査、腎・肝機能検査を定期的に実施する。
- 免疫抑制薬を投与する際は、危険性や投与が長期間にわたることを十分説明し、患者が理解したことを確認する。
- 専門医：関節リウマチに生物学的製剤を用いる際は、生物学的製剤についての十分な知識と関節リウマチ治療の経験をもつ医師が使用する。
- 関節リウマチへの生物学的製剤の適用は、既存療法で効果が不十分な患者に限定する。
- 生物学的製剤の自己投与患者には十分な教育訓練を実施する。
- 免疫抑制薬や生物学的製剤を使用する際は、患者に感染症発現や増悪のリスクについて説明し、感染源への接触を避けさせるとともに、うがい、手洗い、マスクの着用等を指導する。
- 免疫抑制薬や生物学的製剤の投与中は、生ワクチン接種は行わない。

本書で取り上げた抗リウマチ薬一覧

分類	一般名	商品名	ページ
免疫調節薬	サラゾスルファピリジン	アザルフィジンEN、サラゾピリン*1	p.111
	ブシラミン	リマチル	p.112
免疫抑制薬	アザチオプリン	アザニン、イムラン	p.86（免疫抑制薬）
	タクロリムス水和物	プログラフ	p.88（免疫抑制薬）
	ミゾリビン	ブレディニン	p.90（免疫抑制薬）
	メトトレキサート	リウマトレックス（メソトレキセート*2）	p.112
	レフルノミド	アラバ	p.113

＊1炎症性腸疾患治療薬（p.231）。　＊2抗悪性腫瘍薬（p.444）。

分類	一般名	商品名	ページ
生物学的製剤	アダリムマブ	ヒュミラ	p.113
	アバタセプト	オレンシア	p.114
	インフリキシマブ	レミケード	p.115
	エタネルセプト	エンブレル	p.116
	ゴリムマブ	シンポニー	p.117
	セルトリズマブ ペゴル	シムジア	p.117
	トシリズマブ	アクテムラ	p.118
JAK阻害薬	トファシチニブクエン酸塩	ゼルヤンツ	p.119

【JAK】janus kinase：ヤヌスキナーゼ

免疫調節薬

サラゾスルファピリジン

(SASP)

［商品名］**アザルフィジンEN**（あゆみ）、**サラゾピリン**（ファイザー）

剤形：規格

［アザルフィジンEN］［腸溶錠］250mg、500mg ［サラゾピリン］500mg 500mg

効　能

［アザルフィジンEN］❶関節リウマチ。［サラゾピリン］［共通］❷潰瘍性大腸炎。❸限局性腸炎、非特異性大腸炎。

用　法

［アザルフィジンEN］❶1日1gを2回に分割（消炎鎮痛薬などで十分な効果が得られない場合）。［サラゾピリン］❷❸1日2〜4gを4〜6回に分割。症状により1日8g、3週間以後減量し1日1.5〜2g。❷1回0.5〜1gを1日2回、朝排便後・就寝前。

禁　忌

過敏症、新生児、低出生体重児。

併　用

スルホニルアミド系・スルホニル尿素系経口糖尿病用薬（低血糖）、ワルファリン（併血中濃度上昇）、葉酸（葉酸欠乏症）、ジゴキシン（併吸収低下）、アザチオプリン・メルカプトプリン（骨髄抑制）など。

副作用

重大：再生不良性貧血、汎血球減少症、無顆粒球症、血小板減少、貧血、播種性血管内凝固症候群、中毒性表皮壊死融解症、皮膚粘膜眼症候群、紅皮症型薬疹、過敏症症候群、伝染性単核球症様症状、間質性肺炎、薬剤性肺炎、PIE症候群、線維性肺胞炎、急性腎不全、ネフローゼ症候群、間質性腎炎、消化性潰瘍、S状結腸穿孔、脳症、無菌性髄膜炎、心膜炎、胸膜炎、SLE様症状、劇症肝炎、肝炎、肝機能障害、黄疸、ショック、アナフィラキシー。　その他：発疹、浮腫、悪心・嘔吐、発熱など。

作　用

［アザルフィジンEN］T細胞、マクロファージからのサイトカイン産生を抑制することなどにより関節リウマチ患者の関節における炎症全般を抑制し抗リウマチ作用を示す。［サラゾピリン］腸内で5-アミノサリチル酸（5-ASA）に分解され、その抗炎症作用により潰瘍性大腸炎の鎮静化に効果を現す。

ナースのための知識

皮膚、爪および尿・汗などの体液が黄色〜黄赤色に着色することがある。また、ソフトコンタクトレンズが着色することがある。

免疫調節薬

ブシラミン

[商品名] リマチル（あゆみ）

剤形：規格

50mg、100mg

効　能

関節リウマチ。

用　法

1回100mgを1日3回食後。

禁　忌

過敏症、血液障害・骨髄機能低下、腎障害。

副作用

重大：再生不良性貧血、赤芽球癆、汎血球減少、無顆粒球症、血小板減少、過敏性血管炎、間質性肺炎、好酸球性肺炎、肺線維症、胸膜炎、急性腎障害、ネフローゼ症候群、肝機能障害、黄疸、皮膚粘膜眼症候群、中毒性表皮壊死融解症、天疱瘡様症状、紅皮症型薬疹、重症筋無力症、筋力低下、多発性筋炎、ショック、アナフィラキシー。　その他：皮疹、そう痒感、食欲不振、悪心・嘔吐、頭痛、めまい、脱毛、味覚異常など。

作　用

サプレッサーT細胞比率の上昇作用、リウマトイド因子の改善作用、免疫グロブリン（IgG、IgA、IgM）の低下作用をもつ。

ナースのための知識

①6か月間継続しても効果がない場合は中止する。　②毎月1回血液および尿検査などの臨床検査を行う。

免疫抑制薬

メトトレキサート※

妊婦　授乳婦

[商品名] リウマトレックス（ファイザー）

剤形：規格

2mg

効　能

❶関節リウマチ。　❷局所療法で効果不十分な尋常性乾癬。　❸関節症性乾癬、膿疱性乾癬、乾癬性紅皮症。　❹関節症状を伴う若年性特発性関節炎。

用　法

❶❷❸1週間単位6mgを1〜3回に分割（1週間単位で16mgまで）。　❹1週間単位4〜10mg/m^{2}を1〜3回に分割。分割投与の場合は、初日から2日目にかけて12時間ごと。1〜2回分割投与の場合は残りの6日間、3回分割投与の場合は残りの5日間は休薬。これを1週間ごとに繰り返す。

警　告

専門医。　(1) 致死的な肺障害が発現することがあるので、呼吸器に精通した医師と連携して使用する。　(2) 危険性や投与が長期間にわたること、副作用の発現の可能性について十分説明し、患者に理解させる。　(3) 呼吸器症状、口内炎、倦怠感が認められた場合にはただちに連絡するよう注意を与える。　(4) 長期間にわたると副作用が強く現れ、遷延性に推移することがある。　(5) 腎機能が低下している場合には副作用が強く現れるので、投与開始前および投与中は腎機能検査を行う。

禁　忌

過敏症、妊婦、骨髄抑制、慢性肝疾患、腎障害、授乳婦、胸水、腹水、活動性結核。

併　用

NSAIDs・スルホンアミド系薬・テトラサイクリン・ペニシリン・レフルノミド・

プロトンポンプ阻害薬（副作用増強）、ポルフィマーナトリウム（光線過敏症）など。

副作用

重大：ショック、アナフィラキシー、骨髄抑制、感染症、結核、劇症肝炎、肝不全、急性腎障害、尿細管壊死、重症ネフロパチー、間質性肺炎、肺線維症、胸水、中毒性表皮壊死融解症、皮膚粘膜眼症候群、出血性腸炎、壊死性腸炎、膵炎、骨粗鬆症、脳症。　その他：肝機能障害、発疹、好酸球増多、嘔気、脱毛、頭痛、咳嗽、倦怠感など。

作　用

炎症部位への好中球の遊走抑制、滑膜組織や軟骨組織の破壊に関与するコラゲナーゼ産生を抑制する。

ナースのための知識

①1週間のうち特定の日に投与するので、患者に対して誤用、過量投与を防止するための十分な服薬指導を行う。　②食道潰瘍を起こす恐れがあるので、多めの水で服用させ、特に就寝直前の服用は避けさせる。

※同成分で抗悪性腫瘍薬（メソトレキセート→p.444）あり。

免疫抑制薬

レフルノミド　妊婦　授乳婦

［商品名］アラバ（サノフィ）

剤形：規格

10mg、20mg、100mg

効　能

関節リウマチ。

用　法

開始時、1日1回100mgを3日間。以後1日1回20mg。

警　告

専門医。　(1) 重篤な副作用（間質性肺炎、汎血球減少症、肝不全、急性肝壊死、感染症など）により致死的な経過をたどることがあるので、緊急時に十分に措置できる医療施設、本剤の十分な知識とリウマチ治療の経験をもつ医師が使用する。　(2) ～ (8) および詳細は添付文書参照。

禁　忌

過敏症、妊婦、授乳婦、慢性肝疾患、活動性結核。

併　用

ワルファリン（プロトロンビン時間延長）、コレスチラミン薬用炭（作用減弱）、免疫抑制薬（感染症）、抗リウマチ薬（骨髄抑制、肝障害）、リファンピシン（代謝促進）。

副作用

重大：アナフィラキシー、皮膚粘膜眼症候群、中毒性表皮壊死融解症、汎血球減少症、肝不全、急性肝壊死、肝炎、肝機能障害、黄疸、感染症、結核、間質性肺炎、膵炎。　その他：下痢、嘔気、腹痛、頭痛、脱毛症、発疹、上気道感染、咳嗽、高血圧、タンパク尿、発熱など。

作　用

DHODH活性阻害により*de novo*ピリミジン生合成が抑制され、*de novo*経路からのピリミジンヌクレオチドの供給に依存している活性化リンパ球の増殖が抑制される。

ナースのための知識

①開始時および開始後6か月間は定期的に血圧を測定するとともに、少なくとも2週間に1回白血球分画を含む血液学的検査、1か月に1回肝機能検査を行う。　②アルコール摂取は避けることが望ましい。

生物学的製剤

アダリムマブ（遺伝子組換え）

［商品名］ヒュミラ（エーザイ）

剤形：規格

［皮下注シリンジ］20mg（0.2mL）、40mg（0.4mL）、80mg（0.8mL）　［皮

下注ペン］40mg（0.4mL）、80mg（0.8mL）

効　能

［20mg、40mg］❶多関節に活動性を有する若年性特発性関節炎。　［40mg、80mg］❷関節リウマチ（関節の構造的損傷の防止を含む）。　❸化膿性汗腺炎。❹尋常性乾癬・関節症性乾癬・膿疱性乾癬。　❺強直性脊椎炎。　❻腸管型ベーチェット病。　❼非感染性の中間部、後部または汎ぶどう膜炎。　❽中等症または重症の活動期にあるクローン病の緩解導入および維持療法。　❾中等症または重症の潰瘍性大腸炎の治療。［❶および❹～❾共通］既存治療で効果不十分な場合。

用　法

❶15～30kg未満は20mg、30kg以上は40mgを2週に1回皮下注。　❷❺40mgを2週に1回皮下注（1回80mgまで）。　❸初回160mg、2週後に80mg、4週以降は40mgを毎週1回皮下注。　❹初回80mg、以後2週に1回40mgを皮下注（1回80mgまで）。❻❽❾初回160mg、2週後に80mg、4週以降は40mgを2週に1回皮下注。　❼初回に80mg、1週間後に40mgを皮下注。3週間後以降は40mgを2週に1回皮下注。

警　告

専門医。　重篤な感染症および脱髄疾患の悪化があるので、患者に十分説明し、有益性が上回るときのみ投与（緊急時対応可能な医療施設および医師のもとで使用）。その他については添付文書参照。

禁　忌

過敏症、重篤な感染症、活動性結核、脱髄疾患およびその既往歴、うっ血性心不全の患者。

併　用

メトトレキサート（排泄低下）。

副作用

重大：敗血症・肺炎などの重篤な感染症、結核、ループス様症候群、脱髄疾患、重篤なアレルギー反応、重篤な血液障害、間質性肺炎、劇症肝炎、肝機能障害、黄疸、肝不全。　その他：頭痛、自己抗体陽性、上気道感染症、下痢、発疹、発熱、注射部位反応など。

作　用

TNFαに選択的に結合し、TNFα受容体に対するTNFαの結合を阻害する。

ナースのための知識

①投与ごとに部位を変える。　②他の薬剤と混合しない。　③悪性リンパ腫の発現に注意する。

生物学的製剤

アバタセプト（遺伝子組換え）

［商品名］オレンシア（ブリストル）

剤形：規格

250mg　［シリンジ］125mg（1mL）　［オートインジェクター］125mg（1mL）

効　能

［共通］❶既存治療で効果不十分な関節リウマチ。　❷既存治療で効果不十分な多関節に活動性を有する若年性特発性関節炎。

用　法

❶1回あたり、体重60kg未満の患者には500mg、60kg以上100kg以下の患者には750mg、100kgを超える患者には1gを点滴静注。初回投与後、2週、4週に投与し、以後4週間間隔で投与。　［シリンジ］・［オートインジェクター］初日にの点滴静注実施後、同日中に125mgを皮下注。その後、125mgを週に1回皮下注。　❷1回10mg/kg（体重）を点滴静注。初回投与後、2週、4週に投与し、以後4週間間隔で投与。ただし、体重75kg以上100kg以下の場合は1回750mg、100kgを超える場合は1回1g。調製方法および投与方法は添付文書の「使用上の注意」を参照のこと。

警　告

専門医。　(1) 敗血症、肺炎、真菌感染症

を含む日和見感染症、悪性腫瘍の発現などが報告されている。本剤が疾病を完治させる薬剤でないことも含め、これらの情報を患者に十分説明し、患者が理解したことを確認した上で、治療上の有益性が危険性を上回ると判断される場合にのみ投与する。 (2) 本剤開始前に、少なくとも1剤の抗リウマチ薬の使用を十分勘案し、専門医が使用する。

禁 忌

過敏症、重篤な感染症。

副作用

重大：重篤な感染症、重篤な過敏症、間質性肺炎。 その他：上気道感染、上気道炎、下気道感染、口内炎、発疹、帯状疱疹など。

作 用

抗原提示細胞表面のCD80/CD86に結合することでCD28を介した共刺激シグナルを阻害する。その結果、関節リウマチの発症に関与するT細胞の活性化およびサイトカイン産生を抑制し、さらに他の免疫細胞の活性化あるいは関節中の結合組織細胞の活性化によるマトリックスメタロプロテアーゼ、炎症性メディエーターの産生を抑制する。

ナースのための知識

①添付のシリコーン油を塗布していない専用のディスポーザブルシリンジを用いて調製する。 ②抗TNF製剤との併用は行わない。また、他の生物製剤との併用は避ける。

生物学的製剤

インフリキシマブ（遺伝子組換え）

［商品名］レミケード（田辺三菱）

剤形：規格

100mg（20mL）

効 能

❶関節リウマチ（関節の構造的損傷の防止を含む）。 ❷ベーチェット病による難治性網膜ぶどう膜炎。 ❸尋常性乾癬・関節症性乾癬・膿疱性乾癬・乾癬性紅皮症。 ❹強直性脊椎炎。 ❺腸管型ベーチェット病・神経型ベーチェット病・血管型ベーチェット病。 ❻川崎病の急性期。 ❼中等度から重度の活動期のクローン病・外瘻を有するクローン病の治療および維持療法。 ❽中等症から重症の潰瘍性大腸炎。［❶～❽共通］既存治療で効果不十分な場合。

用 法

❶1回3mg/kgを点滴。初回後、2週、6週に投与し、以後8週間隔で投与。6週以後効果不十分または効果減弱時には、投与量の増量・投与間隔の短縮が可能で段階的に行う。8週間隔は1回10mg/kgまで、間隔短縮は1回6mg/kgまで（最短投与間隔は4週間）。 ❷❽1回5mg/kgを点滴。初回後、2週、6週に投与し、以後8週間の間隔で投与。 ❸1回5mg/kgを点滴。2週、6週に投与し、以後8週間隔で投与。6週以後効果不十分または効果減弱時には、投与量の増減・間隔の短縮が可能で段階的に行う。8週間隔は1回10mg/kgまで、間隔短縮は1回6mgまで（最短投与間隔は4週間）。 ❹1回5mg/kgを点滴。初回後、2週、6週に投与し、以後6～8週間の間隔で投与。 ❺❼1回5mg/kgを点滴。初回後、2週、6週に投与し、以後8週間の間隔で投与。6週以後、効果不十分・効果減弱の場合に1回10mg/kg。 ❻1回5mg/kgを単回点滴。

警 告

専門医。 (1) 結核、敗血症を含む重篤な感染症、脱髄疾患の悪化、悪性腫瘍の恐れがあるので、本剤が疾病を完治させる薬剤でないことも含め十分説明し、治療上の有益性が危険性を上まわると判断される場合にのみ投与する。また、重篤な副作用により、致命的な経過をたどることがあるので、緊急時に十分に措置できる医療施設および医師のもとで投与し、副作用が発現した場合には、主治医に連絡するよう注意を与える。(2)～(12)および詳しくは添付文書参照。

禁　忌

過敏症、重篤な感染症、活動性結核、マウス由来タンパク質過敏症、脱髄疾患、うっ血性心不全。

副作用

重大：感染症、結核、重篤なインフュージョンリアクション、脱髄疾患、間質性肺炎、肝機能障害、遅発性過敏症、抗dsDNA抗体の陽性化を伴うループス様症候群、重篤な血液障害、横紋筋融解症。その他：頭痛、気道感染、咽頭炎、血尿、悪心、発疹、自己抗体陽性、ウイルス感染、発熱など。

作　用

ヒトTNFαに結合して可溶型および膜結合型発現細胞を傷害し、受容体に結合したTNFαを解離させることにより、TNFα作用を阻害する。

ナースのための知識

①関節リウマチでは、メトトレキサートと併用して用いる。②1.2ミクロン以下のメンブランフィルターを用いたインラインフィルターを通して投与する。③原則、2時間以上かけてゆっくり点滴する。④用時溶解（溶解後3時間以内に使用）とする。⑤ブドウ糖注射液などを含め生理食塩液以外の注射液は用いない。

生物学的製剤

エタネルセプト（遺伝子組換え）

［商品名］エンブレル（ファイザー）

剤形：規格

注［凍結乾燥］10mg、25mg　注［シリンジ］25mg（0.5mL）、50mg（1.0mL）　注［ペン］25mg（0.5mL）、50mg（1.0mL）

効　能

［共通］❶既存治療で効果不十分な関節リウマチ。　注［凍結乾燥］❷既存治療で効果不十分な多関節に活動性を有する若年性特発性関節炎。

用　法

❶1日1回10～25mgを週2回または1日1回25～50mgを週1回皮下注。❷小児は1日1回0.2～0.4mg/kgを週2回皮下注（1回25mgまで）。

警　告

専門医。(1) 結核、敗血症を含む重篤な感染症、脱髄疾患の悪化、悪性腫瘍の恐れがあるので、本剤が疾病を完治させる薬剤でないことも含め十分説明し、治療上の有益性が危険性を上まわると判断される場合にのみ投与する。致命的な経過をたどることがあるので、緊急時の対応が十分可能な医療施設および医師が使用し、副作用が発現した場合には、主治医に連絡するよう患者に注意を与える。(2) 以降は、詳しくは添付文書参照。

禁　忌

過敏症、敗血症、重篤な感染症、活動性結核、脱髄疾患、うっ血性心不全。

併　用

サラゾスルファピリジン（白血球数減少）。

副作用

重大：敗血症、肺炎（ニューモシスチス肺炎を含む）、真菌感染症などの日和見感染症、結核、重篤なアレルギー反応、重篤な血液障害、脱髄疾患、間質性肺炎、抗dsDNA抗体の陽性化を伴うループス様症候群、肝機能障害、中毒性表皮壊死融解症、皮膚粘膜眼症候群、多形紅斑、抗好中球細胞質抗体（ANCA）陽性血管炎、急性腎障害、ネフローゼ症候群、心不全。その他：感冒、上気道感染、発疹、発熱など。

作　用

ヒトTNF可溶性レセプターがTNFαおよびLTαを補足し、細胞性免疫のレセプター結合反応を阻害することで抗リウマチ作用と抗炎症作用を示す。

ナースのための知識

[共通] ①アバタセプト（遺伝子組換え）との併用は行わない。 ②注射用液1mLをゆっくりバイアル内に入れ、泡立て過ぎないようゆるやかに渦を巻くように回しながら溶解する（溶解するまで数分～10分程度）。

生物学的製剤

ゴリムマブ（遺伝子組換え）

[商品名] シンポニー（ヤンセン）

剤形：規格

[シリンジ] 50mg [オートインジェクター] 50mg

効能

①既存治療で効果不十分な関節リウマチ（関節の構造的損傷の防止を含む）。 ②中等症から重症の潰瘍性大腸炎の改善および維持療法（既存治療で効果不十分な場合に限る）。

用法

❶メトトレキサート併用時：50mgを4週に1回皮下注（1回100mgまで）。メトトレキサート非併用時：100mgを4週に1回皮下注。 ❷初回200mg、初回から2週後に100mgを皮下注。初回から6週目以降は100mgを4週に1回皮下注。

警告

専門医。 (1) 結核、肺炎、敗血症を含む重篤な感染症、脱髄疾患の新たな発現や悪化、悪性腫瘍発現などが報告されているので、本剤が疾病を完治させる薬剤でないことも含め十分説明し、患者が理解したことを確認した上で、治療上の有益性が危険性を上回ると判断される場合にのみ投与する。 (2) 十分な観察を行い、感染症の発症に注意する。結核の既往歴・疑いの患者には、投与開始前に適切な抗結核薬を投与する。 (3) 脱髄疾患疑いの患者には、適宜画像診断など十分な観察を行う。 (4) 関節リウマチ患者では、本剤開始前に、少なくとも1剤の抗リウマチ薬などの使用を十分勘案し、専門医が使用する。 (5) 潰瘍性大腸炎患者では、治療開始前にステロイドまたは免疫調節薬の使用を十分勘案し、治療経験のある医師が使用する。

禁忌

過敏症、重篤な感染症、活動性結核、脱髄疾患およびその既往歴、うっ血性心不全。

副作用

重大：敗血症性ショック、敗血症、肺炎などの重篤な感染症、間質性肺炎、結核、脱髄疾患、重篤な血液障害、うっ血性心不全、重篤なアレルギー反応、ループス様症候群。 その他：鼻咽頭炎、上気道感染、注射部位反応など。

作用

可溶性および膜結合型TNF α に選択的に結合する。

ナースのための知識

①上腕部、腹部または大腿部の皮下に投与する。同一箇所への繰り返しの注射は避ける。 ②遮光し、凍結を避け2～8℃で保存する。投与前に冷蔵庫から取り出し、室温に戻しておくことが望ましい。

生物学的製剤

セルトリズマブ ペゴル（遺伝子組換え）

[商品名] シムジア（アステラス）

剤形：規格

[シリンジ] 200mg（1mL） [オートクリックス] 200mg（1mL）

効能

関節リウマチ（関節の構造的損傷の防止を含む）。

用法

1回400mgを初回、2週後、4週後に皮下注。以後1回200mgを2週間隔。症状安定後には1回400mgを4週間隔。

警 告

専門医。（1）結核、肺炎、敗血症を含む重篤な感染症、脱髄疾患の新たな発現や悪化、悪性腫瘍の発現などが報告されているので、本剤が疾病を完治させる薬剤でないことも含め十分説明し、患者が理解したことを確認した上で、治療上の有益性が危険性を上回ると判断される場合にのみ投与する。（2）十分な観察を行い、感染症の発症に注意する。結核の既往歴・疑いの患者には、投与開始前に適切な抗結核薬を投与する。（3）脱髄疾患疑いの患者には、適宜画像診断など十分な観察を行う。（4）本剤開始前に、少なくとも1剤の抗リウマチ薬などの使用を十分勘案し、本剤の十分な知識とリウマチ治療の経験をもつ医師が使用する。

禁 忌

過敏症、重篤な感染症、活動性結核、脱髄疾患（多発性硬化症など）およびその既往歴、うっ血性心不全。

副作用

重大：敗血症・肺炎などの重篤な感染症、結核、重篤なアレルギー反応、脱髄疾患、重篤な血液障害、抗dsDNA抗体の陽性かを伴うループス様症候群、間質性肺炎。
その他：細菌感染、ウイルス感染、肝障害、発疹、注射部位反応など。

作 用

TNFαに高い親和性で結合し、生物活性を中和する。また、LPS刺激によるTNFαおよびIL-1βの産生を抑制し、関節炎の進行を抑制する。

ナースのための知識

①アバタセプトとの併用は行わない。②上腕部、腹部または大腿部の皮下に投与する。同一箇所への繰り返しの注射は避ける。③遮光し、凍結を避け2～8℃で保存する。投与前に冷蔵庫から取り出し、室温に戻しておくことが望ましい。

生物学的製剤

トシリズマブ（遺伝子組換え）

［商品名］アクテムラ（中外）

剤形：規格

80mg（4mL）、200mg（10mL）、400mg（20mL）［シリンジ］162mg（0.9mL）［オートインジェクター］162mg（0.9mL）

効 能

［共通］❶関節リウマチ（関節の構造的損傷の防止を含む）。❷多関節に活動性を有する若年性特発性関節炎。❸全身型若年性特発性関節炎、成人スチル病。❹キャッスルマン病に伴う諸症状および検査所見の改善。ただし、リンパ節の摘除が適応とならない場合に限る。❺腫瘍特異的T細胞輸注療法に伴うサイトカイン放出症候群。❻高安動脈炎、巨細胞性動脈炎。［❶～❸および❻共通］既存治療で効果不十分な場合。

用 法

❶❷1回8mg/kgを4週間隔で点滴。❸❹1回8mg/kgを2週間隔で点滴（1週間まで間隔短縮可）。❺体重30kg以上は1回8mg/kg、体重30kg未満は1回12mg/kgを点滴静注。❶1回162mgを2週間隔で皮下注（1週間まで間隔短縮可能）。❻1回162mgを1週間隔で皮下注。

警 告

専門医。（1）敗血症、肺炎などの重篤な感染症が現れることがある。IL-6の作用を抑制し治療効果を得る薬剤であるため感染症の発見が遅れ、重篤化することがあるので、患者の状態を十分に観察し問診を行う。症状が軽微で急性期反応が認められないときでも、白血球数、好中球数の変動に注意し、疑われる場合には、胸部X線、CTなどの検査を実施し、適切な処置を行う。（2）重篤な副作用が現れることがあること、疾病を完治させる薬剤でないことを患者に十分説明し、理解したことを確認した上で、治療上の有益性が危険性を上回ると判断される場合にのみ投与する。 (3) 治療を行う前に、各疾患の既存治療薬の使用を十分勘案する。また、十分な知識と適応疾患の治療経験をもつ医師が使用する。

禁 忌

過敏症、重篤な感染症、活動性結核。

副作用

重大：アナフィラキシーショック、アナフィラキシー、感染症、間質性肺炎、腸管穿孔、無顆粒球症、白血球減少、好中球減少症、血小板減少、心不全、肝機能障害。 その他：上気道感染、コレステロール増加、高血圧、口内炎など。

作 用

IL-6受容体に結合し、IL-6の生物活性を阻害することにより炎症反応や損傷を抑制する。

ナースのための知識

①B型肝炎ウイルスキャリアまたは既往感染者には、肝機能検査値や肝炎ウイルスマーカーのモニタリングを行う。 ②インフュージョンリアクションが発現することがあり、異常が現れた場合には、解熱鎮痛薬、抗ヒスタミン薬を投与する。 ③皮膚・尿路感染などの自・他覚症状について異常がみられる場合には、すみやかに担当医師に相談するよう、患者を指導する。

JAK阻害薬

トファシチニブクエン酸塩

妊婦

［商品名］ゼルヤンツ（ファイザー）

剤形：規格

5mg

効 能

❶既存治療で効果不十分な関節リウマチ。 ❷中等症から重症の潰瘍性大腸炎の寛解導入および維持療法（既存治療で効果不十分な場合に限る）。

用 法

❶1回5mgを1日2回。 ❷導入時は1回10mgを1日2回8週間。効果不十分な場合さらに8週間。維持療法では1回5mgを1日2回。効果減弱時や難治性患者では1回10mgを1日2回に増量。

警 告

専門医。 (1) 結核、肺炎、敗血症、ウイルス感染等による重篤な感染症や悪性腫瘍の発現などが報告されているので、本剤が疾病を完治させる薬剤でないことも含め十分説明し、患者が理解したことを確認した上で、治療上の有益性が危険性を上回ると判断される場合にのみ投与する。 (2) 効能❶に対しては、本剤開始前に、少なくとも1剤の抗リウマチ薬などの使用を十分勘案し、専門医が使用する。 (3) 効能❷に対しては、本剤開始前に、少なくとも1剤の既存治療薬の使用を十分勘案し、専門医が使用する。

禁 忌

過敏症、重篤な感染症、活動性結核、重度の肝機能障害、好中球数500/mm^{3}未満、リンパ球数500mm^{3}未満、ヘモグロビン値8g/dL未満、妊婦。

併 用

CYP3A4阻害薬・グレープフルーツ・フルコナゾール（血中濃度上昇）、CYP3A4誘導薬・セイヨウオトギリソウ（作用減弱）。

副作用

重大：感染症、消化管穿孔、好中球減少、リンパ球減少、ヘモグロビン減少、肝機能障害、黄疸、間質性肺炎。 その他：鼻咽頭炎、気管支炎、尿路感染、貧血、高脂血症、頭痛、高血圧、錯感覚、咳嗽、悪心、下痢、疲労、発熱など。

作 用

リンパ球の活性化や増殖・機能発現に不可欠なサイトカインのシグナル伝達を阻害し、免疫反応を抑制する。

アレルギー疾患治療薬

●ケアのポイント

- 服用により、眠気やインペアード・パフォーマンス➡Keywordが起こりやすいことを十分理解させる。
- 季節性アレルギーの患者には、好発季節を考慮し、その直前から投与を開始し、好発季節終了時まで投与を続けるよう指導する。
- 気管支喘息の患者には、すでに起こっている喘息発作を抑える薬ではないことを十分に説明し、発作を予防するために自覚症状がなくても毎日規則正しく服用するよう指導する。
- 効果が認められない場合には、漫然と長期にわたり投与しない。

Keyword　インペアード・パフォーマンス

インペアード・パフォーマンス（impaired performance）とは、抗ヒスタミン薬の服用により、集中力や判断力、作業効率が低下することで、本人が気づきにくい能力ダウンのことである。鈍脳とも呼ばれる。特に第一世代の抗ヒスタミン薬で起こりやすい。

抗ヒスタミン薬を服用する際には、眠気だけでなく、本人の気がつかない能力ダウンが起きる可能性についても、患者に伝えておく必要がある。

●本書で取り上げたアレルギー疾患治療薬一覧

分類	一般名	商品名	ページ
第一世代抗ヒスタミン薬	クロルフェニラミンマレイン酸塩	［*dl*体］アレルギン、クロダミン、クロルフェニラミンマレイン酸塩 ［*d*体］ポララミン	p.122
	シプロヘプタジン塩酸塩水和物	ペリアクチン	p.122
	ヒドロキシジン塩酸塩、ヒドロキシジンパモ酸塩	アタラックス、アタラックス-P	p.123
	プロメタジン塩酸塩、プロメタジンヒベンズ酸塩、プロメタジンメチレンジサリチル酸塩	ヒベルナ、ピレチア	p.123
副腎皮質ステロイド・抗ヒスタミン薬配合	ベタメタゾン・*d*-クロルフェニラミンマレイン酸塩	セレスタミン	p.124

分類	一般名	商品名	ページ
第二世代抗ヒスタミン薬	エバスチン	エバステル	p.125
	エピナスチン塩酸塩	アレジオン	p.125
	エメダスチンフマル酸塩	レミカット、アレサガ	p.125
	オロパタジン塩酸塩	アレロック	p.126
	ケトチフェンフマル酸塩	ザジテン	p.126
	デスロラタジン	デザレックス	p.127
	ビラスチン	ビラノア	p.127
	フェキソフェナジン塩酸塩	アレグラ	p.127
	フェキソフェナジン塩酸塩・塩酸プソイドエフェドリン	ディレグラ	p.128
	ベポタスチンベシル酸塩	タリオン	p.128
	ルパタジンフマル酸塩	ルパフィン	p.129
	レボセチリジン塩酸塩	ザイザル	p.129
	ロラタジン	クラリチン、クラリチンレディタブ	p.130
化学伝達物質遊離抑制薬	イブジラスト	ケタス	p.130
	クロモグリク酸ナトリウム	インタール	p.130
	トラニラスト	リザベン、トラメラス	p.131
トロンボキサンA_2阻害薬	オザグレル塩酸塩水和物	ドメナン	p.132
ロイコトリエン受容体拮抗薬	プランルカスト水和物	オノン	p.132
	モンテルカストナトリウム	キプレス、シングレア	p.133
Th_2サイトカイン阻害薬	スプラタストトシル酸塩	アイピーディ	p.133
減感作療法薬	スギ花粉エキス	シダキュア、シダトレン	p.134

第一世代抗ヒスタミン薬

クロルフェニラミンマレイン酸塩（*dl*体[1]、*d*体[2]）

［商品名］**アレルギン**[1]（アルフレッサ）、**クロダミン**[1]（日医工）、**クロルフェニラミンマレイン酸塩**[1]（各社）、**ポララミン**[2]（高田）

剤形：規格

［アレルギン[1]］散1%　［クロダミン[1]］シ0.05%　注2mg（1mL）、5mg（1mL）　［ポララミン[2]］錠2mg　散1%　シ0.04%　DS0.2%　注5mg（1mL）

効能

［共通］蕁麻疹、枯草熱、湿疹・皮膚炎・皮膚そう痒症に伴うそう痒、アレルギー性鼻炎、血管運動性鼻炎、薬疹に伴うそう痒。［内服］感冒など上気道炎に伴うくしゃみ・鼻汁・咳嗽、血管運動性浮腫。注咬刺症に伴うそう痒。

用法

［*dl*体］散・シ1回2〜6mgを1日2〜4回。注1日5〜10mgを1〜2回皮下・筋・静注。［*d*体］錠・散・シ・DS1回2mgを1日1〜4回。注1日1回5mgを皮下・筋・静注。

禁忌

過敏症、閉塞隅角緑内障、前立腺肥大など下部尿路の閉塞性疾患、低出生体重児・新生児。

併用

中枢神経抑制薬・MAO阻害薬・アルコール（相作用増強）、ドロキシドパ・ノルアドレナリン（血圧異常上昇）。

副作用

重大：［共通］再生不良性貧血、無顆粒球症。錠・注ショック、痙攣、錯乱。その他：［共通］発疹、口渇、頻尿など。

作用

ヒスタミンH_1受容体遮断薬で、H_1受容体を介するヒスタミン作用を抑制する。*d*体の遮断作用は*dl*体の約2倍である。

ナースのための知識

※他に*d*-クロルフェニラミンマレイン酸塩徐放錠6mgあり。

第一世代抗ヒスタミン薬

シプロヘプタジン塩酸塩水和物

［商品名］**ペリアクチン**（日医工）

剤形：規格

錠4mg　散1%　シ0.04%

効能

皮膚疾患に伴うそう痒（湿疹・皮膚炎、皮膚そう痒症、薬疹）、じん麻疹、血管運動性浮腫、枯草熱、アレルギー性鼻炎、血管運動性鼻炎、感冒など上気道炎に伴うくしゃみ・鼻汁・咳嗽。

用法

1回4mgを1日1〜3回。

禁忌

過敏症、閉塞隅角緑内障、狭窄性胃潰瘍、幽門十二指腸閉塞、下部尿路の閉塞性疾患、気管支喘息の急性発作時、新生児・低出生体重児、老齢・衰弱。

併用

アルコール・中枢神経抑制薬（相作用増強）、MAO阻害薬・抗コリン薬（抗コリン作用増強）、セロトニン系抗うつ薬（併作用減弱）。

副作用

重大：錯乱、幻覚、痙攣、無顆粒球症。その他：眠気、めまい、もうろう感、倦怠感、頭痛、不眠、しびれ感、口渇、悪心、食欲不振、下痢、腹痛、頻尿など。

作用

抗セロトニン作用と抗ヒスタミン作用を

併せもち、アレルギー反応を抑える。

ナースのための知識

第一世代抗ヒスタミン薬

ヒドロキシジン
――塩酸塩[1]、
――パモ酸塩[2]　妊婦

[商品名] アタラックス、アタラックス-P（ファイザー）

剤形：規格

[1]10mg、25mg　[2] [P] 25mg、50mg　[2] [P] 10%　シ[2] [P] 0.5%　DS[2] [P] 2.5%　[1] [P] 25mg/mL、50mg/mL

効　能

[内服] ❶蕁麻疹、皮膚疾患に伴うそう痒（湿疹、皮膚炎、皮膚そう痒症）。[共通] ❷神経症における不安・緊張・抑うつ。　❸麻酔前投薬、術前・術後の悪心・嘔吐の防止。

用　法

❶1日50～75mg（　は1日30～60mg）を2～3回に分割。　❷ [内服] 1日75～150mgを3～4回に分割。　❷❸静注：1回25～50mgを必要に応じ4～6時間ごとに静注・点滴（1回100mgまで）。筋注：1回50～100mgを必要に応じ4～6時間ごとに筋注。

禁　忌

過敏症、セチリジン・ピペラジン誘導体・アミノフィリン・エチレンジアミン過敏症、ポルフィリン症、妊婦。

併　用

中枢神経抑制薬・アルコール・MAO阻害薬（相作用増強）、ベタヒスチン・抗コリンエステラーゼ薬（併作用減弱）、シメチジン（血中濃度上昇）、シベンゾリン（心室性不整脈）。

副作用

重大：[共通] ショック、アナフィラキシー、QT延長、心室頻拍、肝機能障害、黄疸、急性汎発性発疹性膿疱症。　注射部位の壊死、皮膚潰瘍。　その他：[共通] 眠気、口渇、倦怠感など。

作　用

[共通] 視床、視床下部、大脳辺縁系などに作用し、中枢抑制作用を示す。[内服] 持続的な抗ヒスタミン作用を有する。　嘔吐に対し抑制作用を示す。

ナースのための知識

[共通]　　25mg/分以上の速度で注入しない。

第一世代抗ヒスタミン薬

プロメタジン
――塩酸塩[1]、
――ヒベンズ酸塩[2]、
――メチレンジサリチル酸塩[3]

[商品名] ヒベルナ（田辺三菱）、ピレチア（高田）

剤形：規格

[ヒベルナ] [1]5mg、25mg　[2]10%　[1]25mg（1mL）　[ピレチア] [1]5mg、25mg　[3]10%

効　能

①振戦麻痺、パーキンソニスム。　②麻酔前投薬、人工（薬物）冬眠、感冒など上気道炎に伴うくしゃみ・鼻汁・咳嗽、枯草熱、アレルギー性鼻炎、皮膚疾患に伴うそう痒（湿疹・皮膚炎、皮膚そう痒症、薬疹、中毒疹）、蕁麻疹、血管運動性浮腫、動揺病。

用　法

[内服] ❶1日25～200mgを適宜分割。❷1回5～25mgを1日1～3回。　❶❷1回5～50mgを皮下注・筋注。

禁　忌

過敏症、フェノチアジン系化合物および

その類似化合物過敏症、昏睡状態、バルビツール酸誘導体・麻酔薬などの中枢神経抑制薬の強い影響下、閉塞隅角緑内障、前立腺肥大など下部尿路閉塞性疾患、2歳未満の乳幼児。

併　用

フェノチアジン系化合物・三環系抗うつ薬（腸管麻痺、麻痺性イレウス）、中枢神経抑制薬・アルコール（相中枢神経抑制作用増強）、降圧薬（相降圧作用増強）。

副作用

重大：悪性症候群、乳児突然死症候群（SIDS）、乳児睡眠時無呼吸発作。　その他：発疹、光線過敏症、肝障害、白血球減少、顆粒球減少など。

作　用

遊離ヒスタミンが組織細胞と結合するのを防ぐ抗ヒスタミン作用、受容体へのアセチルコリンの取り込みを阻害する抗コリン作用などを示す。

ナースのための知識

制吐作用を有するため、他の薬剤に基づく嘔吐症状を不顕性化することがある。

副腎皮質ステロイド・抗ヒスタミン薬配合

ベタメタゾン・*d*-クロルフェニラミンマレイン酸塩

［商品名］セレスタミン（高田）

剤形：規格

ベタメタゾン0.25mg・*d*-クロルフェニラミンマレイン酸塩2mg　シ1mL中：ベタメタゾン0.05mg・*d*-クロルフェニラミンマレイン酸塩0.4mg

効　能

蕁麻疹（慢性例を除く）、湿疹・皮膚炎群の急性期および急性増悪期、薬疹、アレルギー性鼻炎。

用　法

1回1～2錠を1日1～4回。　シ1回5～10mLを1日1～4回。小児には1回5mLを1日1～4回。

禁　忌

過敏症、閉塞隅角緑内障、前立腺肥大など下部尿路閉塞性疾患。適応、症状を考慮し、他の治療法によって十分に治療効果が期待できる場合には、本剤を投与しない。また、局所的投与で十分な場合には、局所療法を行う。　［併用禁忌］デスモプレシン。

併　用

中枢神経抑制薬・アルコール・MAO阻害薬・抗コリン薬（相作用増強）、ドロキシドパ・ノルアドレナリン（血圧異常上昇）、バルビツール酸誘導体・フェニトイン・リファンピシン・エフェドリン（副腎皮質ホルモン薬作用減弱）、サリチル酸誘導体（サリチル酸中毒）、ワルファリン（抗凝血作用減弱）、経口糖尿病用薬・インスリン（併作用減弱）、フロセミド（低K血症）、シクロスポリン（血中濃度上昇）など。

副作用

重大：誘発感染症、感染症の増悪、続発性副腎皮質機能不全、糖尿病、急性副腎不全、消化性潰瘍、膵炎、精神変調、うつ状態、痙攣、錯乱、骨粗鬆症、ミオパシー、大腿骨および上腕骨などの骨頭無菌性壊死、緑内障、後嚢白内障、血栓症、再生不良性貧血、無顆粒球症、幼児・小児の発育抑制。　その他：眠気、腹痛、悪心・嘔吐、低血圧、浮腫、倦怠感、光線過敏症など。

作　用

併用効果によりアレルギー症状の効果的な抑制とステロイドの用量を節減する。

ナースのための知識

第二世代抗ヒスタミン薬

エバスチン

［商品名］エバステル（大日本住友）

剤形：規格

5mg、10mg　［OD：口腔内崩壊錠］5mg、10mg

効　能

蕁麻疹、湿疹、皮膚炎、痒疹、皮膚そう痒症、アレルギー性鼻炎。

用　法

1日1回5～10mg。

禁　忌

過敏症

併　用

エリスロマイシン・イトラコナゾール（代謝物の血中濃度上昇）、リファンピシン（代謝物の血中濃度低下）。

副作用

重大：ショック、アナフィラキシー、肝機能障害、黄疸。　その他：眠気、倦怠感、頭痛、めまい、口渇、胃部不快感など。

作　用

ヒスタミンH_1受容体拮抗作用、ヒスタミン遊離抑制作用により抗アレルギー作用を示す。

ナースのための知識

第二世代抗ヒスタミン薬

エピナスチン塩酸塩

［商品名］アレジオン
（［内服］日本ベーリンガー、点眼 参天）

剤形：規格

10mg、20mg　DS 1%　点眼 0.05%（5mL）

効　能

［内服］❶アレルギー性鼻炎。　❷気管支喘息、蕁麻疹、湿疹・皮膚炎、皮膚そう痒症、痒疹、そう痒を伴う尋常性乾癬。　DS ❸蕁麻疹、皮膚疾患（湿疹・皮膚炎、皮膚そう痒症）に伴うそう痒。
点眼 アレルギー性結膜炎。

用　法

❶ 1日1回10～20mg。　DS 1日1回0.25～0.5mg/kg（1日20mgまで）。　❷1日1回20mg。　❸1日1回0.5mg/kg（1日20mgまで）。　❶❷❸年齢別の標準投与量は添付文書参照。　点眼 1回1滴、1日4回（朝、昼、夕方および就寝前）点眼。

禁　忌

過敏症

副作用

重大：［内服］肝機能障害、黄疸、血小板減少。　その他：［内服］眠気、倦怠感、頭痛、悪心、胃部不快感、腹痛、口渇、にがみなど。　点眼 眼刺激感・異物感、羞明など。

作　用

H_1受容体やロイコトリエンC_4およびPAFに拮抗し、ヒスタミンおよびSRS-Aの遊離を抑制することで皮膚膨疹や気管支などを収縮する。

ナースのための知識

［内服］

第二世代抗ヒスタミン薬

エメダスチンフマル酸塩

［商品名］レミカット（興和）、
アレサガ（久光）

剤形：規格

［レミカット］［徐放］1mg、2mg
［アレサガ］［テープ］4mg、8mg

効　能

［共通］アレルギー性鼻炎。　蕁麻疹、湿疹・皮膚炎、皮膚そう痒症、痒疹。

用　法

[錠剤]1回1～2mgを1日2回、朝食後・就寝前。　[貼付剤]1回4mgを胸部・上腕部・背部・腹部のいずれかに貼付し、24時間ごとに貼り替え（1回8mgに増量可）。

禁　忌

[貼付剤] 過敏症

併　用

向精神薬・抗ヒスタミン薬（相作用増強）、アルコール（眠気増強）。

副作用

［共通］眠気、倦怠感、脱力感、頭痛・頭重感、口渇、腹痛、AST・ALT・LDH・γ-GTP↑、鼻乾燥など。　[貼付剤]適用部位紅斑など。

作　用

抗ヒスタミン作用、およびケミカルメディエーターの遊離や好酸球の遊走を抑制することで、抗アレルギー効果を発揮する。

ナースのための知識

［共通］[運転注意]　①長期ステロイド療法を受けている患者でステロイドの減量を図る場合には、十分な管理下で徐々に行う。　②[貼付剤]途中で剥がれ落ちた場合はただちに新しいものを貼付し、次の貼り替え予定時間に新たなものに貼り替える。

第二世代抗ヒスタミン薬

オロパタジン塩酸塩

［商品名］アレロック（協和キリン）

剤形：規格

[錠]2.5mg、5mg　[錠]［OD：口腔内崩壊錠］2.5mg、5mg　[顆粒]0.5%

効　能

［共通］アレルギー性鼻炎、蕁麻疹、皮膚疾患（湿疹･皮膚炎、皮膚そう痒症）に伴うそう痒、［成人のみ］皮膚疾患（痒疹・尋常性乾癬・多形滲出性紅斑）に伴うそう痒。

用　法

［共通］1回5mgを朝・就寝前の1日2回（7歳以上の小児には1回5mgを朝・就寝前の1日2回）。　[顆粒]2～7歳未満の小児は1回2.5mgを朝・就寝前の1日2回。

禁　忌

過敏症

副作用

重大：劇症肝炎、肝機能障害、黄疸。

その他：眠気、倦怠感、口渇、浮腫、嘔気、下痢など。

作　用

選択的ヒスタミンH_1受容体拮抗作用を主作用とし、さらにケミカルメディエーターの産生・遊離抑制作用も示す。

ナースのための知識

[運転禁止]　アレルゲン皮内反応検査を実施する前は本剤を投与しない。

第二世代抗ヒスタミン薬

ケトチフェンフマル酸塩

［商品名］ザジテン（［内服］・点鼻田辺三菱、点眼ノバルティス）

剤形：規格

[カプセル]1mg　シ0.02%　DS0.1%　点眼0.05%（5mL）　点鼻0.05%　(8mL)

効　能

［内服］気管支喘息、アレルギー性鼻炎、蕁麻疹、湿疹・皮膚炎、皮膚そう痒症。　点眼アレルギー性結膜炎。　点鼻アレルギー性鼻炎。

用　法

[カプセル]1回1mgを1日2回（朝食後・就寝前）。　シ・DS小児は1日0.06mg/kgを2回に分割（朝食後・就寝前）。　点眼1回1～2滴を1日4回（朝、昼、夕方および就寝前）。　点鼻1回各鼻腔に1噴霧（0.05mg）、1日4回（朝、昼、夕方および就寝前）。

禁　忌

［内服］・点眼 過敏症。　［内服］てんかん

またはその既往歴。

(併用)
［内服］鎮静薬・催眠薬などの中枢神経抑制薬・抗ヒスタミン薬・アルコール（眠気、精神運動機能低下）。

(副作用)
重大：［内服］痙攣、興奮、肝機能障害、黄疸。 その他：［共通］眠気。［内服］膀胱炎症状、倦怠感、めまい、悪心など。［点眼］眼瞼炎、結膜充血、刺激感。［点鼻］鼻乾燥感、鼻刺激感など。

(作用)
抗アレルギー作用および抗ヒスタミン作用を有し、かつ、気道・眼・鼻粘膜の好酸球数を減少させ、粘膜などの組織の過敏性を減弱させる。

ナースのための知識
［内服］・［点鼻］（運転禁止） ［点眼］コンタクトレンズは点眼前に外し、点眼15分以上経過後に再装用する。［点鼻］正しく噴霧吸入するよう指導する。

第二世代抗ヒスタミン薬

デスロラタジン

［商品名］デザレックス（杏林）

(剤形：規格)
（錠）5mg

(効能)
アレルギー性鼻炎、蕁麻疹、皮膚疾患（湿疹・皮膚炎、皮膚そう痒症）に伴うそう痒。

(用法)
1日1回5mg。

(禁忌)
［過敏症］、ロラタジン過敏症。

(併用)
エリスロマイシン（血中濃度上昇）。

(副作用)
重大：ショック、アナフィラキシー、てんかん、痙攣、肝機能障害、黄疸。 その他：傾眠、白血球数増加、血中コレステロール増加など。

(作用)
持続的なヒスタミンH_1受容体拮抗作用によりアレルギー反応を抑制する。

第二世代抗ヒスタミン薬

ビラスチン

［商品名］ビラノア（大鵬）

(剤形：規格)
（錠）20mg

(効能)
アレルギー性鼻炎、蕁麻疹、皮膚疾患（湿疹・皮膚炎、皮膚そう痒症）に伴うそう痒。

(用法)
1日1回20mgを空腹時。

(禁忌)
［過敏症］

(併用)
エリスロマイシン・ジルチアゼム（血中濃度上昇）。

(副作用)
眠気、頭痛、口渇、下痢、腹痛、AST・γ-GTP↑、鼻乾燥など。

(作用)
ヒスタミンH_1受容体拮抗作用によりアレルギー反応を抑制する。

第二世代抗ヒスタミン薬

フェキソフェナジン塩酸塩

［商品名］アレグラ（サノフィ）

(剤形：規格)
（錠）30mg、60mg （錠）［OD：口腔内崩壊錠］60mg ［DS］5%

(効能)
アレルギー性鼻炎、蕁麻疹、皮膚疾患（湿疹・皮膚炎、皮膚そう痒症、アトピー性皮膚炎）に伴うそう痒。

用　法
［共通］1回60mgを1日2回。7歳以上12歳未満は1回30mg、12歳以上は1回60mgを1日2回。　DS 6か月以上2歳未満は1回15mg、2歳以上7歳未満は1回30mgを1日2回。

禁　忌
過敏症

併　用
水酸化アルミニウム・水酸化Mg含有製剤（作用減弱）、エリスロマイシン（血中濃度上昇）。

副作用
重大：ショック、アナフィラキシー、肝機能障害、黄疸、無顆粒球症、白血球減少、好中球減少。　その他：頭痛、眠気、倦怠感、口渇など。

作　用
選択的ヒスタミンH_1受容体拮抗作用を有し、さらに炎症性サイトカイン産生抑制作用、好酸球遊走抑制作用およびケミカルメディエーター遊離抑制作用を有する。

第二世代抗ヒスタミン薬

フェキソフェナジン塩酸塩・塩酸プソイドエフェドリン

［商品名］ディレグラ（サノフィ）

剤形：規格
フェキソフェナジン塩酸塩30mg・塩酸プソイドエフェドリン60mg

効　能
アレルギー性鼻炎。

用　法
1回2錠を1日2回空腹時。

禁　忌
過敏症、エフェドリン塩酸塩・メチルエフェドリン塩酸塩含有薬過敏症、重症の高血圧、重症の冠動脈疾患、閉塞隅角緑内障、尿閉、交感神経刺激薬による不眠・めまい・脱力・振戦・不整脈などの既往歴。

併　用
制酸薬（作用減弱）、エリスロマイシン（血中濃度上昇）、メチルドパ・レセルピン（併作用減弱）、交感神経刺激薬（心血管作用増強）、セレギリン（血圧上昇）。

副作用
重大：ショック、アナフィラキシー、痙攣、肝機能障害、黄疸、無顆粒球症、白血球減少、好中球減少、急性汎発性発疹性膿疱症。　その他：頭痛、疲労、口渇、発疹など。

作　用
フェキソフェナジン塩酸塩は主にヒスタミンH_1受容体拮抗作用によりアレルギー反応を抑制する。塩酸プソイドエフェドリンはα受容体を刺激し鼻粘膜の血流を減少させることによって鼻閉改善効果を示す。

ナースのための知識
①鼻閉症状が強い期間のみの最小限に使用をとどめる。　②徐放層を含むため、噛んだり砕いたりせずにそのまま服用するよう伝える。　③糞便中に殻錠が排泄されることがある。

第二世代抗ヒスタミン薬

ベポタスチンベシル酸塩

［商品名］タリオン（田辺三菱）

剤形：規格
5mg、10mg　［OD：口腔内崩壊錠］5mg、10mg

効　能
アレルギー性鼻炎、蕁麻疹、皮膚疾患（湿疹・皮膚炎、皮膚そう痒症、成人のみ痒疹）に伴うそう痒。

用　法
1回10mgを1日2回。7歳以上の小児は、1回10mgを1日2回。

禁　忌

過敏症

副作用

眠気、倦怠感、口渇、悪心、胃痛、胃部不快感、下痢、発疹、AST・ALT・γ-GTP↑、尿潜血など。

作　用

アレルギー性鼻炎および慢性蕁麻疹など、アレルギー反応の抑制作用と、アレルギー炎症部位への好酸球浸潤の抑制作用を示す。

ナースのための知識

第二世代抗ヒスタミン薬

ルパタジンフマル酸塩

［商品名］ルパフィン（帝國）

剤形：規格

10mg

効　能

アレルギー性鼻炎、蕁麻疹、皮膚疾患（湿疹・皮膚炎、皮膚そう痒症）に伴うそう痒。

用　法

1日1回10mg（20mgまで）。

禁　忌

過敏症

併　用

CYP3A4阻害薬・グレープフルーツジュース（血中濃度上昇）、アルコール（作用増強）。

副作用

重大：ショック、アナフィラキシー、てんかん、痙攣、肝機能障害、黄疸。　その他：眠気、倦怠感、口渇、便秘、尿タンパク、尿糖、尿中ウロビリノーゲン異常、血尿、CPI↑など。

作　用

抗ヒスタミン作用および抗PAF作用によって、抗アレルギー作用を発揮する。

ナースのための知識

第二世代抗ヒスタミン薬

レボセチリジン塩酸塩

［商品名］ザイザル（GSK）

剤形：規格

5mg　[シ]0.05%

効　能

［共通］アレルギー性鼻炎、蕁麻疹。［成人のみ］湿疹・皮膚炎、痒疹、皮膚そう痒症。　［小児のみ］皮膚疾患（湿疹・皮膚炎、皮膚そう痒症）に伴うそう痒。

用　法

［共通］1日1回5mgを就寝前（1日10mgまで）。7歳以上15歳未満の小児は1回2.5mgを1日2回（朝食後、就寝前）。[シ]6か月以上1歳未満の小児は1日1回1.25mg（2.5mL）。1歳以上7歳未満1回1.25mgを1日2回（朝食後、就寝前）。

禁　忌

過敏症、ピペラジン誘導体過敏症、重度の腎障害。

併　用

テオフィリン・リトナビル（曝露量増加）、中枢神経抑制薬・アルコール（併作用増強）、ピルシカイニド（相血中濃度上昇）。

副作用

重大：ショック、アナフィラキシー、痙攣、肝機能障害、黄疸、血小板減少。その他：眠気、倦怠感、口渇、嘔気、食欲不振、好酸球増多など。

作　用

ヒスタミンH_1受容体に選択的に結合することにより、ヒスタミンの作用を阻害する。

ナースのための知識

(運転禁止) アレルゲン皮内反応検査を実施する場合は、3〜5日前より投与を中止する。

第二世代抗ヒスタミン薬

ロラタジン

[商品名] クラリチン、クラリチンレディタブ（バイエル）

剤形：規格

(錠)10mg (錠)[レディタブ：口腔内速溶錠] 10mg DS 1%

効　能

アレルギー性鼻炎、蕁麻疹、皮膚疾患（湿疹・皮膚炎、皮膚そう痒症）に伴うそう痒。

用　法

[共通] 1日1回10mg、7歳以上の小児は1日1回10mgを食後に経口投与。 DS 3歳以上7歳未満の小児は1日1回5mgを食後に経口投与。

禁　忌

過敏症

併　用

エリスロマイシン・シメチジン（血中濃度上昇）。

副作用

重大：ショック、アナフィラキシー、てんかん、痙攣、肝機能障害、黄疸。 その他：眠気、倦怠感、めまい、頭痛、腹痛、口渇、嘔気・嘔吐、発疹、タンパク尿、好酸球増多、白血球数減少、尿糖など。

作　用

H_1受容体においてヒスタミンとの拮抗作用を有する。

化学伝達物質遊離抑制薬

イブジラスト

[商品名] ケタス（杏林[1]、千寿[2]）

剤形：規格

(カプセル)[1] 10mg 点眼[2] 0.01%（5mL）

効　能

(カプセル) ❶気管支喘息。 ❷脳梗塞後遺症に伴う慢性脳循環障害によるめまいの改善。 点眼 アレルギー性結膜炎（花粉症を含む）。

用　法

(カプセル) ❶1回10mgを1日2回。 ❷1回10mgを1日3回。 点眼 1回1〜2滴、1日4回 点眼（朝、昼、夕方、就寝前）。

禁　忌

(カプセル) 頭蓋内出血後、止血が完成していないと考えられる場合。 点眼 過敏症。

副作用

重大：(カプセル) 血小板減少、肝機能障害、黄疸。 その他：(カプセル) 食欲不振、嘔吐、貧血、耳鳴りなど。 点眼 しみる、そう痒感など。

作　用

気道過敏性の改善作用、抗原吸入誘発による気管支反応の抑制作用、脳血流量増加作用、血小板凝集抑制作用などを示す。

ナースのための知識

(カプセル) ①長期ステロイド療法を受けている気管支喘息でステロイド薬の減量をはかる場合は十分な管理下で徐々に行う。 点眼 ②保存剤であるベンザルコニウム塩化物による過敏症が知られている。

化学伝達物質遊離抑制薬

クロモグリク酸ナトリウム

[商品名] インタール（サノフィ）

剤形：規格

(細粒)10% 吸入 [アンプル] 1% 吸入 [エ

アロゾル］1mg 点眼2%（5mL）、［UD］2%（0.35mL） 点鼻2%

効 能

細粒❶食物アレルギーに基づくアトピー性皮膚炎。 吸入❷気管支喘息。 点眼❸春季カタル、アレルギー性結膜炎。 点鼻❹アレルギー性鼻炎。

用 法

❶細粒2歳未満に1回0.5g（50mg）、2歳以上小児に1回1g（100mg）を1日3～4回（1日40mg/kgまで）。 ❷吸入［アンプル］1回1アンプル（20mg）を1日3～4回吸入。［エアロゾル］1回2噴霧（2mg）、1日4回吸入。 ❸点眼1回1～2滴、1日4回点眼。 ❹点鼻1回1噴霧（2.6mg）1日6回噴霧吸入。

禁 忌

過敏症

副作用

重大：［細粒を除く］アナフィラキシー。吸入気管支痙攣、PIE症候群。 その他：細粒発疹、下痢、腹痛、食欲不振など。 吸入咽喉頭刺激感、発疹、悪心など。 点眼点眼時一過性の眼刺激感、結膜充血、眼瞼炎など。 点鼻鼻内刺激感、鼻出血など。

作 用

抗原抗体反応に伴って起こるマスト細胞からの化学伝達物質（ヒスタミンなど）の遊離を抑制して薬効を示す。

ナースのための知識

抗原食物の除去療法を併用している場合、本剤投与により症状の改善がみられても、主要な抗原食物の制限は継続することが望ましい。

化学伝達物質遊離抑制薬

トラニラスト ［内服］ 妊婦

［商品名］**リザベン**（キッセイ）、**トラメラス**（日本点眼）

剤形：規格

［リザベン］カプセル100mg 細粒10% DS5% 点眼0.5%（5mL）［トラメラス］点眼0.5%（5mL） 点眼［PF］0.5%（5mL）

効 能

［内服］気管支喘息、アレルギー性鼻炎、アトピー性皮膚炎、ケロイド・肥厚性瘢痕。 点眼アレルギー性結膜炎。

用 法

［内服］1回100mgを1日3回。小児は1日5mg/kgを3回に分割。 点眼1回1～2滴を1日4回点眼（朝、昼、夕方および就寝前）。

禁 忌

［共通］過敏症。 ［内服］妊婦。

併 用

［内服］ワルファリン（併作用増強・減弱）。

副作用

重大：［内服］膀胱炎様症状、肝機能障害、黄疸、腎機能障害、白血球減少、血小板減少。 その他：［内服］発疹、食欲不振、嘔気、腹痛、下痢。 点眼眼瞼皮膚炎、刺激感など。

作 用

肥満細胞・炎症細胞などからの化学伝達物質の遊離を抑制することにより、抗アレルギー作用、ケロイドおよび肥厚性瘢痕由来線維芽細胞のコラーゲン合成を抑制する。

ナースのための知識

［内服］①投与中は定期的に血液検査（特に白血球数・末梢血液像の検査）を行うことが望ましい。好酸球数が増加した場合には、十分な経過観察を行う。 ②気管支喘息患者に投与中、大発作をみたときは、気管支拡張薬やステロイド薬を用いる必要がある。

トロンボキサンA_2阻害薬

オザグレル塩酸塩水和物

［商品名］ドメナン（キッセイ）

剤形：規格

錠 100mg、200mg

効能

気管支喘息。

用法

1日量400mgを2回に分割。

禁忌

過敏症、小児。

併用

抗血小板薬・血栓溶解薬・抗凝血薬（出血）。

副作用

発疹、そう痒、嘔気、胃・腹部不快感、AST・ALT↑、出血傾向など。

作用

トロンボキサン合成酵素を選択的に阻害してトロンボキサンA_2の産生を抑制し、気道過敏性と気道収縮を抑える。

ナースのための知識

すでに起こっている発作を緩解する薬剤ではない。気管支喘息患者に投与中、大発作をみたときは、気管支拡張薬やステロイドを投与する必要がある。

ロイコトリエン受容体拮抗薬

プランルカスト水和物

［商品名］オノン（小野）

剤形：規格

カプセル 112.5mg　DS 10%

効能

気管支喘息、アレルギー性鼻炎。

用法

カプセル 1日450mgを2回に分割（朝食後・夕食後）。　DS 小児は1日7mg/kgを2回に分割し朝食後・夕食後（1日10mg/kgまで、450mg/日を超えない）。

禁忌

過敏症

併用

CYP3A4代謝薬（相 血中濃度上昇）、CYP3A4阻害薬（血中濃度上昇）。

副作用

重大：ショック、アナフィラキシー、白血球減少、血小板減少、肝機能障害、間質性肺炎、好酸球性肺炎、横紋筋融解症。

その他：発疹、そう痒、腹痛、眠気、嘔気、嘔吐、尿潜血、好酸球増多など。

作用

ロイコトリエンの受容体に選択的に結合してその作用に拮抗し、アレルギー症状や肺機能を改善させる。

ナースのための知識

すでに起こっている発作を緩解する薬剤ではない。気管支喘息患者に投与中、大発作をみたときは、気管支拡張薬やステロイドを投与する必要がある。

ロイコトリエン受容体拮抗薬

モンテルカストナトリウム

［商品名］キプレス（杏林）、
シングレア（MSD）

剤形：規格

5mg、10mg ［チュアブル］5mg ［OD：口腔内崩壊錠］10mg 4mg/0.5mg

効能

［共通］①気管支喘息。 ・［OD］②アレルギー性鼻炎。

用法

❶・［OD］1日1回10mgを就寝前。 ［チュアブル］6歳以上の小児に1日1回5mgを就寝前。 1歳以上6歳未満の小児に1日1回4mgを就寝前。
❷・［OD］1日1回5～10mgを就寝前。

禁忌

過敏症

併用

フェノバルビタール（作用減弱）。

副作用

重大：アナフィラキシー、血管浮腫、劇症肝炎、肝炎、肝機能障害、黄疸、中毒性表皮壊死融解症、皮膚粘膜眼症候群、多形紅斑、血小板減少。 その他：皮疹、頭痛、傾眠、下痢、腹痛、胃不快感、嘔気、口渇、尿潜血など。

作用

ロイコトリエンの受容体に選択的に結合してその作用に拮抗し、アレルギー症状や喘息性炎症を改善させる。

ナースのための知識

①すでに起こっている発作を緩解する薬剤ではない。気管支喘息患者に投与中、大発作をみたときは、気管支拡張薬やステロイドを投与する必要がある。 ②［チュアブル］はよりもバイオアベイラビリティが高いため、それぞれの5mg製剤は相互に代用しない。

Th_2サイトカイン阻害薬

スプラタストトシル酸塩

［商品名］アイピーディ（大鵬）

剤形：規格

50mg、100mg DS 5%

効能

［共通］❶気管支喘息。 ❷アトピー性皮膚炎、アレルギー性鼻炎。

用法

1回100mgを1日3回食後。 DS 1回3mg/kgを1日2回朝・夕食後（1日300mgまで）、3歳以上5歳未満は1回37.5mg、5歳以上11歳未満は75mg、11歳以上は100mgを1日2回が標準量。

禁忌

過敏症

副作用

重大：肝機能障害、ネフローゼ症候群。
その他：胃部不快感、眠気、好酸球増多、発疹など。

作用

アレルギー反応に関係するIgE抗体やIL-4、IL-5の産生抑制作用によって、皮膚・粘膜などに対する抗アレルギー作用を示す。

ナースのための知識

［共通］①気管支喘息患者に投与中、大発作をみたときは、気管支拡張薬やステロイド薬を用いる必要がある。 ②アレルゲンの皮内反応検査を実施する前は投与しない。 DS ③混合により配合変化が起こることがあるため、他剤との配合には注意する（添付文書参照）。

減感作療法薬

スギ花粉エキス

［商品名］シダキュア、シダトレン（鳥居）

剤形：規格

［シダキュア］［舌下錠］2,000JAU、5,000JAU ［シダトレン］［舌下液：ボトル］200JAU/mL、2,000JAU/mL、［舌下液：パック］2,000JAU/mL

効 能

スギ花粉症（減感作療法）。

用 法

［舌下錠］投与開始後1週間は2,000JAUを1日1回1錠、2週目以降は5,000JAUを1日1回1錠、舌下にて1分間保持した後飲み込む。その後5分間はうがいや飲食を控える。 ［舌下液］1日1回、舌下に滴下し、2分間保持した後、飲み込む。その後5分間はうがいや飲食を控える。用量は、投与1日目は200JAU/mLを0.2mLから開始し、段階的に2週間かけて2,000JAU/mLを1mLまで上げていく。詳細は添付文書を参照。

警 告

専門医

禁 忌

ショックの既往歴、重症の気管支喘息。

副作用

重大：ショック、アナフィラキシー。
その他：口腔腫脹・浮腫、口腔そう痒症、口腔内不快感、咽頭刺激感、咽喉頭不快感、耳そう痒症など。

作 用

減感作療法薬であり、アレルギーの発現を抑制する。

ナースのための知識

①皮膚反応テストまたは特異的IgE抗体検査を行い、スギ花粉症の確定診断が出てから投与開始する。 ②スギ花粉飛散時期は新たに投与を開始しない。 ③服用前後2時間程度は、激しい運動、アルコール摂取、入浴などを避けるよう指導する。アナフィラキシーなど発現の可能性があるため、服用2時間以降も注意するように伝える。

4 循環器官用薬

〔利尿薬、血圧降下薬・狭心症治療薬、狭心症治療薬、抗不整脈薬、心不全治療薬・昇圧薬、血管拡張薬〕

利尿薬

●ケアのポイント

- 夜間の休息が必要な患者には、夜間の排尿を避けるため、午前中に投与する。
- 利尿効果が急激に現れることがあるので、電解質異常や脱水に十分注意し、少量から投与を開始し、徐々に増量する。
- 連用する場合、電解質失調が現れることがあるため、定期的に検査する。

●本書で取り上げた利尿薬一覧

分類	一般名	商品名	ページ
炭酸脱水酵素阻害薬	アセタゾラミド	ダイアモックス	p.136
浸透圧利尿薬	イソソルビド	イソバイド	p.136
	濃グリセリン・果糖	グリセオール	p.137
ループ利尿薬	アゾセミド	ダイアート	p.137
	フロセミド	ラシックス	p.138
サイアザイド系利尿薬（チアジド系）	インダパミド	ナトリックス	p.138
	トリクロルメチアジド	フルイトラン	p.139
カリウム保持性利尿薬	エプレレノン	セララ	p.139
	カンレノ酸カリウム	ソルダクトン	p.140
	スピロノラクトン	アルダクトンA	p.140
バソプレシン拮抗薬	トルバプタン	サムスカ	p.141

炭酸脱水酵素阻害薬

アセタゾラミド

[商品名] ダイアモックス（三和）

剤形：規格

250mg　　500mg

効　能

[共通] ❶緑内障。　❷てんかん。　❸肺気腫における呼吸性アシドーシスの改善。　❹メニエル病およびメニエル症候群。　・ ❺心性・肝性浮腫。❻月経前緊張症。　❼睡眠時無呼吸症候群。

用　法

[共通] ❶1日250～1,000mgを分割経口・静注あるいは筋注。　❷1日250～750mgを分割経口・静注あるいは筋注。　❸1日1回250～500mgを経口・静注あるいは筋注。　❹1日1回250～750mgを経口・静注あるいは筋注。　・ ❺1日1回250～500mg経口。　❻1日1回125～375mgを月経前5～10日間または症状が発現した日から経口。　❼1日250～500mgを分割経口。

禁　忌

過敏症、スルホンアミド系薬剤過敏症、進行した肝疾患または高度の肝機能障害、無尿、急性腎不全、高Cl血症性アシドーシス、体液中のNa・Kの明らかな減少、副腎機能不全・アジソン病、慢性閉塞隅角緑内障の患者への長期投与。

併　用

降圧薬（降圧作用増強）、ジギタリス（併作用増強）、カルバマゼピン（併血中濃度上昇）、糖質副腎皮質ホルモン薬（K放出）など。

副作用

重大：代謝性アシドーシス、電解質異常、ショック、アナフィラキシー、再生不良性貧血、溶血性貧血、無顆粒球症、血小板減少性紫斑病、皮膚粘膜眼症候群、中毒性表皮壊死症、急性腎不全、腎・尿路結石、精神錯乱、痙攣、肝機能障害、黄疸。　その他：高尿酸血症、食欲不振、発疹、頭痛、知覚異常（しびれ）、多尿、倦怠感など。

作　用

炭酸を生成する炭酸脱水酵素の働きを抑制し、眼圧低下、てんかん発作抑制、低酸素・炭酸ガス換気応答の改善、利尿などの作用を示す。

ナースのための知識

浸透圧利尿薬

イソソルビド

[商品名] イソバイド（興和）

剤形：規格

シ70%（500mL）、[70% 分包] 20mL、23mL、30mL

効　能

❶脳腫瘍時の脳圧降下、頭部外傷に起因する脳圧亢進時の脳圧降下、腎・尿管結石時の利尿、緑内障の眼圧降下。　❷メニエル病。

用　法

❶1日量70～140mLを2～3回に分割投与。❷1日1.5～2.0mL/kgを標準量とし、1日量90～120mLを毎食後3回に分割投与。

禁　忌

過敏症、急性頭蓋内血腫。

副作用

重大：ショック、アナフィラキシー。その他：悪心・嘔吐、下痢、不眠、頭痛など。

作　用

経口ですみやかに吸収され、浸透圧で体内にたまっている水分を排泄させ、利尿作用、眼圧・脳圧・内リンパ圧降下作用を示す。

ナースのための知識
①必要によって冷水で2倍程度に希釈して投与する。 ②脱水状態、尿閉または腎機能障害のある患者は症状を悪化させることがあるため慎重に投与する。 ③うっ血性心不全のある患者は心臓に負担をかけることがあるため慎重に投与する。 ④分包品は服用直前まで開封せず、服用後の残液は廃棄し、保存しない。

浸透圧利尿薬

濃グリセリン・果糖

［商品名］グリセオール（太陽ファルマ）

剤形：規格
［バッグ］200mL：濃グリセリン20g・果糖10g、300mL：濃グリセリン30g・果糖15g、500mL：濃グリセリン50g・果糖25g

効　能
❶頭蓋内圧亢進、頭蓋内浮腫の治療。 ❷頭蓋内圧亢進、頭蓋内浮腫の改善による脳梗塞（脳血栓、脳塞栓）・脳内出血・くも膜下出血・頭部外傷・脳腫瘍・脳髄膜炎に伴う意識障害、神経障害、自覚症状の改善。 ❸脳外科手術後の後療法。 ❹脳外科手術時の脳容積縮小。 ❺眼内圧下降を必要とする場合。 ❻眼科手術時の眼容積縮小。

用　法
❶～❸1回200～500mLを1日1～2回、500mLあたり2～3時間で点滴。 ❹1回500mLを30分で点滴。 ❺❻1回300～500mLを45～90分で点滴。

禁　忌
先天性のグリセリン・果糖代謝異常症、成人発症Ⅱ型シトルリン血症。

副作用
重大：アシドーシス。 その他：尿潜血反応陽性、血色素尿、血尿、尿意、悪心、低K血症、頭痛、口渇など。

作　用
グリセリンの高浸透圧性脱水作用に基づき、頭蓋内圧下降作用・眼内圧降下作用を示す。

ナースのための知識
①新生児などの脳浮腫、原因不明の意識障害に対し投与する際は、血糖値・血中乳酸値を測定する。 ②本剤にはNaClが含まれているので、食塩摂取制限が必要な場合には注意する。 ③寒冷期には体温程度に温めて使用する。

ループ利尿薬

アゾセミド

［商品名］ダイアート（三和）

剤形：規格
30mg、60mg

効　能
心性浮腫（うっ血性心不全）、腎性浮腫、肝性浮腫。

用　法
30mgは1日1回2錠。 60mgは1日1回1錠。

禁　忌
無尿、肝性昏睡、体液中のNa・Kの明らかな減少、スルフォンアミド誘導体に対し過敏症。 ［併用禁忌］デスモプレシン（低Na血症）。

併　用
昇圧アミン（併作用減弱）、ツボクラリンおよびその類似作用物質（併作用増強）、降圧薬（降圧作用増強）、アミノグリコシド系抗菌薬（聴覚障害増強）、糖尿病用薬（併作用減弱）、ビグアナイド系薬（脱水症状）、SGLT2阻害薬（利尿作用増強）、NSAIDs（利尿作用減弱）など。

副作用
重大：電解質異常、無顆粒球症、白血球減少。 その他：高尿酸血症、高血糖症、

発疹、食欲不振、めまい、膵炎、AST・ALT・BUN・クレアチニン↑など。

作用

腎尿細管、主としてヘンレ係蹄上行脚におけるNa、Clの再吸収を抑制し、利尿作用を示す。

ループ利尿薬

フロセミド

［商品名］ラシックス（日医工）

剤形：規格

10mg、20mg、40mg　4%　20mg（2mL）、100mg（10mL）

効能

［内服］・［20mg］高血圧症（本態性、腎性など）、悪性高血圧、心性浮腫（うっ血性心不全）、腎性浮腫、肝性浮腫、尿路結石排出促進。［内服］月経前緊張症、末梢血管障害による浮腫。［20mg］脳浮腫。［100mg］急性・慢性腎不全による乏尿。

用法

［内服］1日1回40～80mgを連日または隔日。腎機能不全などの場合は大量可。悪性高血圧の場合は他剤併用。［20mg］1日1回20mgを静注・筋注。腎不全などの場合は大量可。悪性高血圧の場合は他剤併用。［100mg］20～40mgを静注。利尿反応のない場合は100mg静注。その後症状により1回500mgまでとし、1日1,000mgまで。

禁忌

［共通］無尿、肝性昏睡、体液中のNa・Kの明らかな減少、スルフォンアミド誘導体過敏症。［100mg］腎・肝毒性物質による腎不全、循環血液量減少・血圧低下。

併用

アドレナリン（作用減弱）、ツボクラリン（麻痺作用増強）、β遮断薬（降圧作用増強）、ACE阻害薬・ARB（血圧低下、腎機能悪化）、アミノグリコシド系抗菌薬（腎毒性増強）、シスプラチン（聴覚障害）、ジギタリス（心作用増強）、ヒドロコルチゾン・強力ネオミノファーゲンC・甘草含有製剤（低K血症）、糖尿病用薬（併作用減弱）、SGLT2阻害薬・V_2-受容体拮抗薬（利尿作用増強）、インドメタシン（利尿作用減弱）、シクロスポリン（痛風性関節炎）など。

副作用

重大：ショック、アナフィラキシー、再生不良性貧血、汎血球減少症、無顆粒球症、血小板減少、赤芽球癆、水疱性類天疱瘡、難聴、中毒性表皮壊死融解症、皮膚粘膜眼症候群、多形紅斑、急性汎発性発疹性膿疱症、心室性不整脈、間質性腎炎、間質性肺炎。　その他：貧血、高尿酸血症、低K血症、低Na血症、下痢など。

作用

腎尿細管全域（近位、遠位尿細管およびヘンレ係蹄）におけるNa、Clの再吸収抑制作用に基づく利尿・降圧作用を示す。

ナースのための知識

［共通］　大量投与の際は難聴を防止するため、毎分4mg以下となるよう投与速度を調節する。

サイアザイド系利尿薬

インダパミド

［商品名］ナトリックス（大日本住友）

剤形：規格

1mg、2mg

効能

本態性高血圧症。

用法

1日1回2mgを朝食後。

禁忌

無尿、急性腎不全、体液中のNa・Kの明らかな減少、サイアザイド系薬過敏症。

併　用

バルビツール酸誘導体・アルコール（起立性低血圧増強）、ツボクラリンおよび類似薬（麻痺増強）、降圧薬（相作用増強）、ジギタリス（併作用増強）、グリチルリチン（血清K値低下）、リチウム（リチウム中毒）、糖尿病用薬（併作用減弱）など。

副作用

重大：中毒性表皮壊死融解症、皮膚粘膜眼症候群、多形滲出性紅斑、低Na血症、低K血症。　その他：高血糖症、食欲不振、悪心・嘔吐、眩暈、頭痛、立ちくらみ、脱力、BUN・クレアチニン↑など。

作　用

血管平滑筋の収縮反応に対する抑制作用や尿中へのNa排泄量増加による利尿作用によって降圧作用を示す。

ナースのための知識

サイアザイド系利尿薬

トリクロルメチアジド

［商品名］フルイトラン（塩野義）

剤形：規格

1mg、2mg

効　能

高血圧症（本態性、腎性など）、悪性高血圧、心性浮腫（うっ血性心不全）、腎性浮腫、肝性浮腫、月経前緊張症。

用　法

1日2～8mgを1～2回に分割。

禁　忌

無尿、急性腎不全、体液中のNa・Kの明らかな減少、サイアザイド系薬または類似薬過敏症。

併　用

バルビツール酸誘導体・アヘンアルカロイド系麻薬・アルコール（起立性低血圧）、昇圧アミン（併作用減弱）、ツボクラリン（麻痺作用増強）、ACE阻害薬・β遮断薬（降圧作用増強）、ジギタリス（ジギタリス中毒）、糖尿病用薬（併作用減弱）、リチウム（リチウム中毒）など。

副作用

重大：再生不良性貧血、低Na血症、低K血症。　その他：発疹、光線過敏症、電解質失調、高尿酸血症など。

作　用

遠位尿細管曲部においてNa^+、Cl^-の再吸収を抑制し、尿中への排泄を増加させ利尿作用を示す。

ナースのための知識

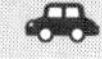

カリウム保持性利尿薬

エプレレノン

［商品名］セララ（ファイザー）

剤形：規格

25mg、50mg、100mg

効　能

［共通］❶高血圧症。［25mg、50mg］❷慢性心不全（ACE阻害薬、ARB、β遮断薬、利尿薬等で治療中の場合）

用　法

❶1日1回50mgから開始し、効果不十分な場合に100mgまで増量。　❷1日1回25mgから開始し、4週間以降を目安に50mgへ増量。

禁　忌

［共通］過敏症、高K血症・血清K＞5.0 mEq/L、重度の腎・肝機能障害。［効能①］微量アルブミン尿・タンパク尿を伴う糖尿病、中等度以上の腎機能障害。
［併用禁忌］**［共通］K保持性利尿薬（血清K値上昇）、イトラコナゾール・リトナビル・ネルフィナビル（血漿中濃度上昇）。［効能①］K製剤（血清K値上昇）**

併　用

ACE阻害薬・ARB・アリスキレン・シ

クロスポリン・タクロリムス・ドロスピレノン（血清K値上昇）、CYP3A4阻害薬（血漿中濃度上昇⇒併用時には1日1回25mgとする）、CYP3A誘導薬・セイヨウオトギリソウ（血漿中濃度減少）、リチウム（リチウム中毒）、NSAIDs（降圧作用減弱）など。

副作用

重大：高K血症。　その他：筋痙攣、頭痛、めまい、消化不良、AST・ALT・γ-GTP↑、高尿酸血症、疲労など。

作 用

高質コルチコイド受容体へのアルドステロンの結合を阻害し、Naの再吸収や血圧上昇を阻害する。

ナースのための知識

①定期的に血清K値を測定する（5.0mEq/L以上で減量、5.5mEq/L以上で減量または中止、6.0mEq/L以上でただちに中止）。　②患者に医師の指示なしに服薬を中止しないように注意する。

カリウム保持性利尿薬

カンレノ酸カリウム

［商品名］ソルダクトン（ファイザー）

剤形：規格

100mg、200mg

効 能

原発性アルドステロン症、心性浮腫（うっ血性心不全）、肝性浮腫、開心術および開腹術時における水分・電解質代謝異常の改善。

用 法

1回100～200mgを1日1～2回、ブドウ糖注射液、生理食塩液または注射用水10～20mLに溶解し、ゆっくり静注。1日600mgまで、2週間を超えない。

禁 忌

過敏症、無尿または腎不全、腎機能の進行性悪化状態、高K血症、アジソン病、てんかんなどの痙攣性素因。［併用禁忌］エプレレノン・タクロリムス（高K血症）。

併 用

降圧薬・利尿薬（相作用増強）、ACE阻害薬・ARB（高K血症誘発）、NSAIDs（重度の高K血症）など。

副作用

重大：ショック、電解質異常。　その他：貧血、下痢、嘔吐、発熱、女性化乳房、血管痛など。

作 用

アルドステロンのNa^+貯留、K^+排泄作用を阻止し、尿中Na/K比を上昇させる。

ナースのための知識

抗アルドステロン薬の内服困難な場合に使用する。

カリウム保持性利尿薬

スピロノラクトン

［商品名］アルダクトンA（ファイザー）

剤形：規格

25mg、50mg　10%

効 能

❶高血圧症（本態性、腎性など）。　❷心性浮腫（うっ血性心不全）、腎性浮腫、肝性浮腫、特発性浮腫。　❸悪性腫瘍に伴う浮腫および腹水、栄養失調性浮腫。　❹原発性アルドステロン症の診断および症状の改善。

用 法

1日50～100mgを分割（❶～❸は他剤と併用）。

禁 忌

過敏症、無尿または急性腎不全、高K血症、アジソン病。［併用禁忌］タクロリムス・エプレレノン（高K血症）、ミトタン（作用阻害）。

併 用

降圧薬（相作用増強）、K製剤・ACE阻

害薬・ARB・アリスキレン・K保持性利尿薬（高K血症）、NSAIDs（降圧作用減弱）、乳酸Na（併アルカリ化作用減弱）、塩化アンモニウム（代謝性アシドーシス）、リチウム（中毒）など。

副作用

重大：電解質異常、急性腎不全、中毒性表皮壊死融解症、皮膚粘膜眼症候群。 その他：女性型乳房、発疹、食欲不振など。

作　用

遠位尿細管のNa^+-K^+交換部位に働き、Na^+および水の排泄を促進し、K^+の排泄を抑制する。

ナースのための知識

女性型乳房は減量または中止により消失するが、まれに持続する例もある。

バソプレシン拮抗薬

トルバプタン　妊婦

［商品名］サムスカ（大塚）

剤形：規格

7.5mg、15mg、30mg　1%

効　能

［7.5mg、15mg］、❶ループ利尿薬などの他の利尿薬で効果不十分な心不全における体液貯留。　［7.5mg］、❷ループ利尿薬などの他の利尿薬で効果不十分な肝硬変における体液貯留。［共通］❸腎容積がすでに増大しており、かつ、腎容積の増大速度が速い常染色体優性多発性のう胞腎の進行抑制。

用　法

❶1日1回15mg。　❷1日1回7.5mg。　❸1日60mgを2回（朝45mg、夕15mg）に分割。1週間以上投与し、忍容性がある場合には1日90mg（朝60mg、夕30mg）、1日120mg（朝90mg、夕30mg）と1週間以上間隔をあけて段階的に増量（1日120mgまで）。

警　告

(1) 効能❶❷では、意識障害や急激な血清Na上昇による橋中心髄鞘崩壊症の恐れがあり、入院下で投与を開始または再開する。特に投与開始または再開日には血清Na濃度を頻回に測定する。　(2) 効能❸では、専門医。有効性および危険性を患者に十分に説明し、同意を得る。投与開始は入院下で行い、適切な水分補給の必要性について指導する。少なくとも月1回は血清Na濃度、投与開始前および増量時、投与中は少なくとも月1回は肝機能検査を実施し、異常が認められた場合にはただちに投与を中止し、適切な処置を行う。

禁　忌

［共通］過敏症、口渇を感じない・水分摂取困難、高Na血症、妊婦。　効能❶❷で無尿、適切な水分補給が困難な肝性脳症。　効能❸重篤な腎障害、肝機能障害または既往歴。

併　用

イトラコナゾール・クラリスロマイシン・グレープフルーツジュース・シクロスポリン（作用増強）、リファンピシン・セイヨウオトギリソウ（作用減弱）、K製剤・抗アルドステロン薬（血清K濃度上昇）など。

副作用

重大：腎不全、血栓塞栓症、高Na血症、急性肝不全、肝機能障害、ショック、アナフィラキシー、過度の血圧低下、心室細動、心室頻拍、肝性脳症、汎血球減少、血小板減少。 その他：頭痛、めまい、口渇、便秘、頻尿、血中尿酸値上昇、疲労など。

作　用

効能❶❷で腎集合管でのバソプレシンによる水再吸収を阻害することにより、選択的に水を排泄し、電解質排泄の増加を伴わない利尿作用を示す。効能❸でバソプレシンによる細胞内cAMPの上昇を抑制することにより、腎容積および腎嚢胞の増大を抑制する。

ナースのための知識

効能❶❷では🚗、効能❸では🚗(×) 使用上の注意は添付文書参照。

血圧降下薬・狭心症治療薬

●ケアのポイント

- 休薬を要する場合は徐々に減量する。
- 医師の指示なしに服薬を中止しないよう指導する。
- 血液透析中、厳重な減塩療法中、利尿薬投与中の患者等においては、急激な血圧低下を起こす恐れがあるので、少量より開始し、増量する場合は患者の状態を観察しながら徐々に行う。

●本書で取り上げた血圧降下薬・狭心症治療薬一覧

分類	一般名	商品名	ページ
カルシウム(Ca)拮抗薬	アゼルニジピン	カルブロック	p.146
	アムロジピンベシル酸塩	アムロジン、ノルバスク	p.146
	ジルチアゼム塩酸塩	ヘルベッサー、ヘルベッサーR	p.147
	シルニジピン	アテレック	p.147
	ニカルジピン塩酸塩	ペルジピン、ペルジピンLA	p.148
	ニフェジピン	アダラート、アダラートL、アダラートCR	p.148
	ベニジピン塩酸塩	コニール	p.149
アンジオテンシン変換酵素(ACE)阻害薬	エナラプリルマレイン酸塩	レニベース	p.149
	テモカプリル塩酸塩	エースコール	p.150
アンジオテンシンⅡ受容体拮抗薬(ARB)	アジルサルタン	アジルバ	p.151
	イルベサルタン	アバプロ、イルベタン	p.151
	オルメサルタン メドキソミル	オルメテック	p.152
	カンデサルタン シレキセチル	ブロプレス	p.152
	テルミサルタン	ミカルディス	p.153
	バルサルタン	ディオバン	p.153
ARB・Ca拮抗薬配合剤	アジルサルタン・アムロジピンベシル酸塩	ザクラスLD、ザクラスHD	p.154
	バルサルタン・アムロジピンベシル酸塩	エックスフォージ	p.154

分類	一般名	商品名	ページ
β遮断薬	ビソプロロール、ビソプロロールフマル酸塩	ビソノ、メインテート	p.155
	プロプラノロール塩酸塩	インデラル	p.156
	メトプロロール酒石酸塩	セロケン、セロケンL、ロプレソール、ロプレソールSR	p.157
αβ遮断薬	カルベジロール	アーチスト	p.157
α遮断薬	ウラピジル	エブランチル	p.158
	ドキサゾシンメシル酸塩	カルデナリン	p.159
硝酸薬	ニトロプルシドナトリウム水和物	ニトプロ	p.159

【ACE】angiotensin converting enzyme：アンジオテンシン変換酵素
【ARB】angiotensinⅡ receptor blocker：アンジオテンシンⅡ受容体拮抗薬

●主な配合剤

※太字は該当ページに詳細を掲載

分類	配合成分	商品名	ページ
高血圧治療薬配合剤			
ARB・Ca拮抗薬配合剤	アジルサルタン20mg、アムロジピン2.5mg	**ザクラス配合錠LD**	p.154
	アジルサルタン20mg、アムロジピン5mg	**ザクラス配合錠HD**	
	イルベサルタン100mg、アムロジピン5mg	アイミクス配合錠LD	—
	イルベサルタン100mg、アムロジピン10mg	アイミクス配合錠HD	
	オルメサルタン メドキソミル10mg、アゼルニジピン8mg	レザルタス配合錠LD	—
	オルメサルタン メドキソミル20mg、アゼルニジピン16mg	レザルタス配合錠HD	
	カンデサルタン シレキセチル8mg、アムロジピン2.5mg	ユニシア配合錠LD	—
	カンデサルタン シレキセチル8mg、アムロジピン5mg	ユニシア配合錠HD	
	テルミサルタン40mg、アムロジピン5mg	ミカムロ配合錠AP	—
	テルミサルタン80mg、アムロジピン5mg	ミカムロ配合錠BP	
	バルサルタン80mg、アムロジピン5mg	**エックスフォージ配合錠**	p.154
	バルサルタン80mg、シルニジピン10mg	アテディオ配合錠	—

分類	配合成分	商品名
ARB・利尿薬配合剤	イルベサルタン100mg、トリクロルメチアジド1mg	イルトラ配合錠LD
	イルベサルタン200mg、トリクロルメチアジド1mg	イルトラ配合錠HD
	カンデサルタン シレキセチル4mg、ヒドロクロロチアジド6.25mg	エカード配合錠LD
	カンデサルタン シレキセチル8mg、ヒドロクロロチアジド6.25mg	エカード配合錠HD
	テルミサルタン40mg、ヒドロクロロチアジド12.5mg	ミコンビ配合錠AP
	テルミサルタン80mg、ヒドロクロロチアジド12.5mg	ミコンビ配合錠BP
	バルサルタン80mg、ヒドロクロロチアジド6.25mg	コディオ配合錠MD
	バルサルタン80mg、ヒドロクロロチアジド12.5mg	コディオ配合錠EX
	ロサルタンカリウム50mg、ヒドロクロロチアジド12.5mg	プレミネント配合錠 LD
	ロサルタンカリウム100mg、ヒドロクロロチアジド12.5mg	プレミネント配合錠 HD
ARB・Ca拮抗薬・利尿薬配合剤	テルミサルタン80mg、アムロジピン5mg、ヒドロクロロチアジド12.5mg	ミカトリオ配合錠
その他配合剤	ベンチルヒドロクロロチアジド4mg、レセルピン0.1mg、カルバゾクロム5mg	ベハイドRA配合錠
高血圧治療薬・脂質異常症治療薬配合剤		
HMG-CoA還元酵素阻害薬・Ca拮抗薬配合剤	アトルバスタチン5mg、アムロジピン2.5mg	カデュエット配合錠1番
	アトルバスタチン10mg、アムロジピン2.5mg	カデュエット配合錠2番
	アトルバスタチン5mg、アムロジピン5mg	カデュエット配合錠3番
	アトルバスタチン10mg、アムロジピン5mg	カデュエット配合錠4番

カルシウム拮抗薬

アゼルニジピン 妊婦

［商品名］カルブロック（第一三共）

剤形：規格

錠8mg、16mg

効　能

高血圧症。

用　法

1日1回8～16mgを朝食後（1日16mgまで）。

禁　忌

過敏症、妊婦。［併用禁忌］アゾール系抗真菌薬（AUC上昇）、HIVプロテアーゼ阻害薬・コビシスタット含有薬・オムビタスビル・パリタプレビル・リトナビル（作用増強）。

併　用

降圧薬（過度の降圧）、ジゴキシン（AUC上昇）、シメチジン・イマチニブ・マクロライド系抗菌薬（作用増強）、シンバスタチン（併AUC上昇）、シクロスポリン・ベンゾジアゼピン系薬・経口黄体卵胞ホルモン（相作用増強）、タンドスピロン（作用増強）、リファンピシン・フェニトイン・フェノバルビタール（作用減弱）、グレープフルーツジュース（降圧作用増強）など。

副作用

重大：肝機能障害、黄疸、房室ブロック、洞停止、徐脈。　その他：発疹、頭痛、ふらつき、胃部不快感、ほてりなど。

作　用

L型Ca^{2+}チャネル拮抗作用に基づき、血管を拡張させることで緩やかで持続的な降圧作用を示す。

ナースのための知識

カルシウム拮抗薬

アムロジピンベシル酸塩 妊婦

［商品名］アムロジン（大日本住友）、ノルバスク（ファイザー）

剤形：規格

錠2.5mg、5mg、10mg　錠［OD：口腔内崩壊錠］2.5mg、5mg、10mg

効　能

❶高血圧症。　❷狭心症。

用　法

❶1日1回2.5～5mg（1日10mgまで）。6歳以上の小児に1日1回2.5mg（1日5mgまで）。

❷1日1回5mg。

禁　忌

過敏症、ジヒドロピリジン系化合物過敏症、妊婦。

併　用

降圧薬（相作用増強）、CYP3A4阻害薬（血中濃度上昇）、CYP3A4誘導薬（血中濃度低下）、グレープフルーツジュース（降圧作用増強）、シンバスタチン（併AUC上昇）、タクロリムス（併腎障害）など。

副作用

重大：劇症肝炎、肝機能障害、黄疸、無顆粒球症、白血球減少、血小板減少、房室ブロック、横紋筋融解症。　その他：ほてり、眩暈・ふらつき、頭痛・頭重、動悸など。

作　用

細胞膜の膜電位依存性Ca^{2+}チャネルに結合し、細胞内へのCa^{2+}の流入を減少させることにより、冠血管や末梢血管の平滑筋を弛緩する。

ナースのための知識

車　血中濃度半減期が長いため、中止後に他の降圧薬を使用する際は用量ならびに投与間隔に注意する。

カルシウム拮抗薬

ジルチアゼム塩酸塩 妊婦

［商品名］ヘルベッサー、ヘルベッサーR（田辺三菱）

剤形：規格

錠30mg、60mg　カプセル［R：徐放］100mg、200mg　注10mg、50mg、250mg

効　能

錠・カプセル ❶狭心症、異型狭心症。 ❷本態性高血圧症（軽症～中等症）。 注［共通］❸高血圧性緊急症。 ❹不安定狭心症。 注［10mg、50mg］❺頻脈性不整脈（上室性）。 ❻手術時の異常高血圧の救急処置。

用　法

錠 ❶1回30mgを1日3回（1回60mgを1日3回まで）。 ❷1回30～60mgを1日3回。 カプセル ❶1日1回100mg（1日200mgまで）。 ❷1日1回100～200mg。 注 ❸5～15μg/kg/分で点滴。 ❹1～5μg/kg/分で点滴（5μg/kg/分まで）。 ❺1回10mgを約3分間で緩徐に静注。 ❻1回10mgを約1分間で緩徐に静注、または5～15μg/kg/分で点滴。

禁　忌

［共通］過敏症、重篤なうっ血性心不全、房室ブロック（2度以上）、洞不全症候群、妊婦。 注 重篤な低血圧・心原性ショック・心筋症。

併　用

降圧薬・硝酸薬（相 作用増強）、β遮断薬・ラウオルフィア・ジギタリス・抗不整脈薬・麻酔薬（徐脈、房室ブロックなど）、ジヒドロピリジン系Ca拮抗薬・シンバスタチン・トリアゾラ・フェニトイン・シメチジン（併 血中濃度上昇）、リファンピシン（作用低下）など。

副作用

重大：［共通］完全房室ブロック、高度徐脈、うっ血性心不全。 錠・カプセル 皮膚粘膜眼症候群、中毒性表皮壊死症、紅皮症、急性汎発性発疹性膿疱症、肝機能障害、黄疸。 その他：［共通］胃部不快感、便秘、徐脈、顔面潮紅、房室ブロック、血圧低下など。

作　用

冠血管および末梢血管などの血管平滑筋細胞へのCa^{2+}流入を抑制することにより、血管を拡張し、心筋虚血改善作用および降圧作用を示す。

ナースのための知識

錠・カプセル 車 注 ①心電図と血圧を連続的に監視する。 ［共通］②治療上必要最小限の用量、また、点滴の場合は必要最小限の投与時間にとどめる。

カルシウム拮抗薬

シルニジピン 妊婦

［商品名］アテレック（持田）

剤形：規格

錠5mg、10mg、20mg

効　能

高血圧症。

用　法

1日1回5～10mgを朝食後（1日20mgまで）。重症高血圧症には1日1回10～20mgを朝食後。

禁　忌

妊婦。

併　用

降圧薬（相 過度の降圧）、イトラコナゾール・ミコナゾール・グレープフルーツジュース（血中濃度上昇）など。

副作用

重大：肝機能障害、黄疸、血小板減少。 その他：顔面潮紅、頭痛、動悸など。

作　用

交感神経終末からのノルアドレナリンの放出を抑制することにより、交感神経活動亢進による降圧時の心拍数増加やストレス負荷時の昇圧などを抑制する。

ナースのための知識

カルシウム拮抗薬

ニカルジピン塩酸塩

［内服］ 妊婦

［商品名］ペルジピン、
ペルジピンLA（LTLファーマ）

剤形：規格

10mg、20mg　［LA：徐　放］20mg、40mg　10%　2mg（2mL）、10mg（10mL）、25mg（25mL）

効　能

［内服］❶本態性高血圧症。　❷手術時の異常高血圧の救急処置。　❸高血圧性緊急症。　❹急性心不全（慢性心不全の急性増悪を含む）。

用　法

❶・1回10～20mgを1日3回。　1回20～40mgを1日2回。　生理食塩液または5%ブドウ糖注射液で希釈し、0.01～0.02%溶液とする：❷2～10μg/kg/分で点滴開始。急速の場合は希釈せず10～30μg/kgを静注。　❸0.5～6μg/kg/分で点滴。　❹1μg/kg/分で点滴、状態に応じて0.5～2μg/kg/分で点滴。

警　告

脳出血急性期および脳卒中急性期で頭蓋内圧が亢進している場合に投与するには、緊急対応が可能な医療施設において、最新の関連ガイドラインを参照しつつ、血圧などの状態を十分にモニタリングしながら投与する。

禁　忌

［内服］頭蓋内出血で止血が未完成、脳卒中急性期で頭蓋内圧が亢進、妊婦。　過敏症、急性心不全で高度な大動脈弁狭窄・僧帽弁狭窄、肥大型閉塞性心筋症、低血圧、心原性ショック、重篤な急性心筋梗塞。

併　用

降圧薬（作用増強）、β遮断薬（血圧・心機能低下）、ジゴキシン（併中毒症状）、ダントロレン（高K血症）、ニトログリセリン（房室ブロック）、免疫抑制薬（相作用増強）、シメチジン（作用増強）、フェニトイン・リファンピシン（作用減弱）。　［内服］グレープフルーツジュース（作用増強）。　筋弛緩薬（筋弛緩作用増強）。

副作用

重大：［共通］血小板減少、肝機能障害、黄疸。　麻痺性イレウス、低酸素血症、肺水腫、呼吸困難、狭心痛。　その他：［内服］めまい、顔面紅潮、発疹など。　血圧低下、頻脈など。

作　用

血管平滑筋細胞中へのCa^{2+}の取り込みを抑制することにより、血管拡張作用を発揮する。

ナースのための知識

［内服］　［共通］①血圧、心拍数などを十分に管理しながら慎重に投与する。　②配合する輸液によってはpHが高いなどの原因で本剤が析出することがある。

カルシウム拮抗薬

ニフェジピン

妊婦

［商品名］アダラート、アダラートL、アダラートCR（バイエル）

剤形：規格

［L：　徐　放］10mg、20mg　［CR：徐放（長時間持続型）］10mg、20mg、40mg　5mg、10mg

効　能

［L］・❶本態性高血圧症、腎性高血圧症、❷狭心症。　［CR］❸高血圧症。　❹腎実質性高血圧症、腎血管性高血圧症。　❺狭心症、異型狭心症。

用法

❶❷1回10mgを1日3回。　[L] ❶1回10〜20mgを1日2回。　❷1回20mgを1日2回。　[CR] ❸❹1回10〜20mgより開始、1日1回20〜40mg（❸は1回40mgを1日2回まで増量可）。　❺1日1回40mg（1日60mgまで）。

禁忌

[共通] 過敏症、妊婦（妊娠20週未満）、心原性ショック。　急性心筋梗塞。

併用

降圧薬（作用増強）、β遮断薬（相作用増強）、シメチジン・トリアゾール系抗真菌薬・グレープフルーツジュース（血中濃度上昇）、リファンピシン（作用減弱）、ジゴキシン・タクロリムス（併血中濃度上昇）、シクロスポリン（歯肉肥厚）、硫酸Mg（過度の血圧低下、神経筋伝達遮断作用増強）など。

副作用

重大：[共通] 紅皮症、無顆粒球症、血小板減少、肝機能障害、黄疸、意識障害。　[L]・ショック。　その他：[共通] 顔面潮紅、めまい、頭痛など。

作用

筋の興奮収縮連関物質であるCa^{2+}の血管平滑筋および心筋細胞への流入を抑制し、冠血管を拡張するとともに全末梢血管抵抗を減少させ、抗高血圧作用と心筋酸素需給バランスの改善作用を示す。

ナースのための知識

カルシウム拮抗薬

ベニジピン塩酸塩　妊婦

[商品名] コニール（協和キリン）

剤形：規格

2mg、4mg、8mg

効能

❶高血圧症、腎実質性高血圧症。　❷狭心症。

用法

❶1日1回2〜4mg朝食後（1日8mgまで）。重症高血圧症には1日1回4〜8mg朝食後。❷1回4mgを1日2回。

禁忌

心原性ショック、妊婦。

併用

降圧薬・シメチジン・イトラコナゾール・グレープフルーツジュース（過度な血圧低下）、ジゴキシン（ジギタリス中毒）、リファンピシン（降圧作用減弱）。

副作用

重大：肝機能障害、黄疸。　その他：BUN・クレアチニン↑、白血球減少、好酸球増加、動悸、顔面紅潮、ほてり、血圧低下、頭痛、頭重、めまい、ふらつき、立ちくらみ、便秘、発疹、浮腫、CK↑など。

作用

細胞膜の膜電位依存性Ca^{2+}チャネルのDHP結合部位に結合することによって細胞内へのCa^{2+}流入を抑制し、冠血管や末梢血管を拡張させる。

ナースのための知識

①一過性の意識消失などが現れた場合は、減量または休薬する。　②CAPD（持続的外来腹膜透析）施行中の患者の透析排液が白濁することがある。

ACE阻害薬

エナラプリルマレイン酸塩　妊婦

[商品名] レニベース（MSD）

剤形：規格

2.5mg、5mg、10mg

効能

❶本態性高血圧症。　❷腎性高血圧症、腎血管性高血圧症、悪性高血圧。　❸ジギタリス、利尿薬などの基礎治療薬を投

与しても十分な効果が認められない慢性心不全（軽症〜中等症）。

用 法

❶1日1回5〜10mg。1か月以上の小児は1日1回0.08mg/kg。 ❷1日1回2.5mgから開始し、1日1回5〜10mg。1か月以上の小児は1日1回0.08mg/kg。 ❸ジギタリス、利尿薬などと併用し1日1回5〜10mg（利尿薬投与中では2.5mgから開始）。

禁 忌

過敏症、血管浮腫、妊婦、アリスキレンを投与中の糖尿病。［併用禁忌］デキストラン硫酸固定化セルロース・トリプトファン固定化ポリビニルアルコールまたはポリエチレンテレフタレートを用いた吸着器によるアフェレーシス施行中（血圧低下、呼吸困難など）、アクリロニトリルメタリルスルホン酸ナトリウム膜の血液透析（アナフィラキシー）。

併 用

K保持性利尿薬（K貯留作用増強）、アリスキレン・ARB（腎機能障害、高K血症）、利尿降圧薬・利尿薬（血圧低下）、リチウム（リチウム中毒）、アドレナリン作動性ニューロン遮断薬・ニトログリセリン（降圧作用増強）、NSAIDs・リファンピシン（降圧作用減弱）、カリジノゲナーゼ（血圧低下）。

副作用

重大：血管浮腫、ショック、心筋梗塞、狭心症、急性腎障害、汎血球減少症、無顆粒球症、血小板減少、膵炎、間質性肺炎、剥奪性皮膚炎、中毒性表皮壊死症、皮膚粘膜眼症候群、天疱瘡、錯乱、肝機能障害、肝不全、高K血症、抗利尿ホルモン不適合分泌症候群（SIADH）。 その他：めまい、低血圧、腹痛、咳嗽、倦怠感など。

作 用

アンジオテンシン変換酵素を阻害することで、昇圧物質のアンジオテンシンⅡの生成を抑制し、血圧を低下させる。

ナースのための知識

🚗 手術前24時間は投与しない。

ACE阻害薬

テモカプリル塩酸塩 妊婦

［商品名］エースコール（第一三共）

剤形：規格

錠 1mg、2mg、4mg

効 能

高血圧症、腎実質性高血圧症、腎血管性高血圧症。

用 法

1日1回2〜4mg。ただし、1日1回1mgから開始（4mgまで）。

禁 忌

過敏症、血管浮腫の既往歴、妊婦、アリスキレンを投与中の糖尿病。［併用禁忌］デキストラン硫酸固定化セルロース、トリプトファン固定化ポリビニルアルコールまたはポリエチレンテレフタレートを用いた吸着器によるアフェレーシス（ショック）、アクリロニトリルメタリルスルホン酸ナトリウム膜を用いた血液透析（アナフィラキシー）。

併 用

K保持利尿薬・K補給剤（血清K値上昇）、利尿降圧薬（急激な血圧低下）、リチウム（リチウム中毒）、グアネチジン・ニトログリセリン（降圧作用増強）、アリスキレン・ARB（腎障害）、NSAIDs（降圧作用減弱）、カリジノゲナーゼ（過度の血圧低下）。

副作用

重大：血管浮腫、肝機能障害、黄疸、血小板減少、高K血症、天疱瘡様症状。 その他：咳嗽、貧血、めまい、頭痛、嘔気、咽頭不快感など。

作 用

プロドラッグである。活性体がアンジオテンシン変換酵素を阻害して、アンジオテンシンⅡの生成を抑制することにより降圧作用を示す。

ナースのための知識

手術前24時間は投与しない。

ARB

アジルサルタン 妊婦

［商品名］アジルバ（武田）

剤形：規格

10mg、20mg、40mg

効　能

高血圧症。

用　法

1日1回20mg（1日40mgまで）。

禁　忌

過敏症、妊婦、アリスキレンを投与中の糖尿病。

併　用

アルドステロン拮抗薬・K保持性利尿薬・K補給薬（血清K値上昇）、利尿降圧薬（作用増強）、ACE阻害薬（腎機能障害・高K血症・低血圧）、リチウム（リチウム中毒）、NSAIDs・COX-2選択的阻害薬（作用減弱）。

副作用

重大：血管浮腫、ショック、失神、意識消失、急性腎不全、高K血症、肝機能障害、横紋筋融解症。　その他：めまい、頭痛、下痢など。

作　用

アンジオテンシンⅡと拮抗し、血管収縮作用を抑制して降圧する。

ナースのための知識

手術前24時間は投与しない。

ARB

イルベサルタン 妊婦

［商品名］アバプロ（大日本住友）、イルベタン（塩野義）

剤形：規格

50mg、100mg、200mg

効　能

高血圧症。

用　法

1日1回50～100mg（1日200mgまで）。

禁　忌

過敏症、妊婦、アリスキレンを投与中の糖尿病。

併　用

K保持性利尿薬・K補給剤（血清K値上昇）、ACE阻害薬（腎障害、高K血症、低血圧）、NSAIDs（降圧作用減弱、腎機能悪化）、リチウム（リチウム中毒）。

副作用

重大：血管浮腫、高K血症、ショック、失神、意識消失、腎不全、肝機能障害、黄疸、低血糖、横紋筋融解症。　その他：発疹、蕁麻疹、動悸、起立性低血圧、めまい、頭痛、悪心、嘔吐、BUN・クレアチニン↑、咳嗽、倦怠感など。

作　用

アンジオテンシンⅡ（AⅡ）誘発収縮を特異的に抑制し、AⅡ誘発昇圧反応に対して抑制作用を示す。

ナースのための知識

手術前24時間は投与しない。

ARB

オルメサルタン メドキソミル 妊婦

［商品名］オルメテック（第一三共）

剤形：規格

［OD：口腔内崩壊錠］5mg、10mg、20mg、40mg

効 能

高血圧症。

用 法

1日1回10〜20mg（1日5〜10mgから開始、1日40mgまで）。

禁 忌

過敏症、妊婦、アリスキレンを投与中の糖尿病。

併 用

K保持利尿薬・K補給剤（血清K値上昇）、リチウム（リチウム中毒）、アリスキレン・ACE阻害薬（作用増強）、NSAIDs（降圧効果減弱・腎機能悪化）。

副作用

重大：血管浮腫、腎不全、高K血症、ショック、失神、意識消失、肝機能障害、黄疸、血小板減少、低血糖、横紋筋融解症、アナフィラキシー、重度の下痢。その他：貧血、めまい、頭痛、咳嗽など。

作 用

プロドラッグである。活性体は血圧上昇に関与するAT_1受容体に作用し、アンジオテンシンⅡの結合を阻害することで降圧作用を示す。

ナースのための知識

①血清K値に注意する。②手術前24時間は投与しない。

ARB

カンデサルタン シレキセチル 妊婦

［商品名］ブロプレス（武田テバ薬品）

剤形：規格

2mg、4mg、8mg、12mg

効 能

❶高血圧症。❷腎実質性高血圧症。❸慢性心不全（軽症〜中等症）でACE阻害薬の投与が適切でない場合。

用 法

❶1日1回4〜8mg（12mgまで）。腎障害を伴う場合は1日1回2mgから開始し、8mgまで。❷1日1回2mgから開始し、8mgまで。❸1日1回4mgから開始し、8mgまで。原則として、ACE阻害薬以外による基礎治療は継続。

禁 忌

過敏症、妊婦、アリスキレンを投与中の糖尿病。

併 用

K保持性利尿薬・エプレレノン（血清K値上昇）、利尿薬（降圧作用増強）、アリスキレン・ACE阻害薬（作用増強）、リチウム（中毒）、NSAIDs・COX-2選択的阻害薬（作用減弱）など。

副作用

重大：血管浮腫、ショック、失神、意識消失、急性腎障害、高K血症、肝機能障害、黄疸、無顆粒球症、横紋筋融解症、間質性肺炎、低血糖。その他：蕁麻疹、光線過敏症、めまい、ふらつき、貧血など。

作 用

プロドラッグである。活性体が血管平滑筋のアンジオテンシンⅡタイプ1（AT_1）受容体においてアンジオテンシンⅡと拮抗し、その強力な血管収縮作用を抑制することによって血圧を下げる。

ナースのための知識

手術前24時間は投与しない。

ARB

テルミサルタン 妊婦

[商品名] ミカルディス（日本ベーリンガー）

剤形：規格

20mg、40mg、80mg

効能

高血圧症。

用法

1日1回40mg（1日20mgから始めて漸増、1日80mgまで）。

禁忌

過敏症、妊婦、胆汁分泌が極めて悪いまたは重篤な肝障害、アリスキレンを投与中の糖尿病。

併用

ジゴキシン（併血中濃度上昇）、K保持性利尿薬（血清K濃度上昇）、リチウム（リチウム中毒）、NSAIDs（急性腎不全）、ACE阻害薬・アリスキレン（腎機能障害）。

副作用

重大：血管浮腫、高K血症、腎機能障害、ショック、失神、意識消失、肝機能障害、黄疸、低血糖、アナフィラキシー、間質性肺炎、横紋筋融解症。　その他：低血圧、めまい・ふらつき、発疹、頭痛など。

作用

生理的昇圧物質であるアンジオテンシンⅡと特異的に拮抗し、その血管収縮作用を抑制することにより降圧作用を示す。

ナースのための知識

①両側性腎動脈狭窄、または片腎で腎動脈狭窄、高K血症の患者においては、治療上やむを得ないと判断される場合を除き、使用は避ける。　②高K血症が発現する恐れがあるので、血清K値に注意する。　③手術前24時間は投与しない。

ARB

バルサルタン 妊婦

[商品名] ディオバン（ノバルティス）

剤形：規格

20mg、40mg、80mg、160mg　[OD：口腔内崩壊錠] 20mg、40mg、80mg、160mg

効能

高血圧症。

用法

1日1回40～80mg（1日160mgまで）。6歳以上の小児には体重35kg未満で1日1回20mg（1日40mgまで）、体重35kg以上で1日1回40mg。

禁忌

過敏症、妊婦、アリスキレンを投与中の糖尿病。

併用

アリスキレン・ACE阻害薬（腎機能障害、高K血症、低血圧）、K保持性利尿薬・K補給薬・シクロスポリン（血清K値上昇）、NSAIDs・COX-2選択的阻害薬（作用減弱・腎機能悪化）、ビキサロマー（作用減弱）、リチウム（リチウム中毒）。

副作用

重大：血管浮腫、肝炎、腎不全、高K血症、ショック、失神、意識消失、無顆粒球症、白血球減少、血小板減少、間質性肺炎、低血糖、横紋筋融解症、中毒性表皮壊死融解症、皮膚粘膜眼症候群、多形紅斑、天疱瘡、類天疱瘡。　その他：めまい、頭痛、咳嗽など。

作用

AT_1受容体に結合し、昇圧系として作用するアンジオテンシンⅡに対して拮抗することによって降圧作用を示す。

ナースのための知識

手術前24時間は投与しない。

ARB・Ca拮抗薬配合剤

アジルサルタン・アムロジピンベシル酸塩 妊婦

［商品名］ザクラスLD、ザクラスHD（武田）

剤形：規格

［LD］アジルサルタン20mg・アムロジピンとして2.5mg、［HD］アジルサルタン20mg・アムロジピンとして5mg

効能

高血圧症。

用法

1日1回1錠。

禁忌

過敏症、ジヒドロピリジン系薬過敏症、妊婦、アリスキレンフマル酸塩を投与中の糖尿病患者。

併用

降圧薬・利尿降圧薬（相降圧作用増強）、アルドステロン拮抗薬・K保持性利尿薬・K補給薬（血清K上昇）、アリスキレン・ACE阻害薬（RAS阻害作用増強）、リチウム（リチウム中毒）、NSAIDs・COX-2選択的阻害薬（降圧作用減弱、腎機能悪化）、CYP3A4阻害薬（アムロジピン血中濃度上昇）、CYP3A4誘導薬（アムロジピン血中濃度低下）、グレープフルーツジュース（降圧作用増強）、シンバスタチン・タクロリムス（併血中濃度上昇）。

副作用

重大：血管浮腫、ショック、失神、意識消失、急性腎不全、高K血症、劇症肝炎、肝機能障害、黄疸、横紋筋融解症、無顆粒球症、白血球減少、血小板減少、房室ブロック。 その他：湿疹、めまい、ふらつき、浮腫、心房細動、徐脈、動悸、血圧低下、ほてり（熱感、顔面潮紅など）、期外収縮、頭痛、血中尿酸上昇、糖尿病、下痢、心窩部痛、便秘、口内炎、ヘモグロビン↓、クレアチニン↑、CK↑など。

作用

アジルサルタンはAT_1受容体を拮抗阻害し、血管収縮作用を抑制することによって末梢血管抵抗を低下させ降圧作用を示す。アムロジピンはCa拮抗薬として作用を示すが、作用の発現が緩徐で持続的であるという特徴をもつ。

ナースのための知識

①過度な血圧低下の恐れがあり、高血圧治療の第一選択薬にはならない。②手術前24時間は投与しない。

ARB・Ca拮抗薬配合剤

バルサルタン・アムロジピンベシル酸塩 妊婦

［商品名］エックスフォージ（ノバルティス）

剤形：規格

バルサルタン80mg・アムロジピンとして5mg　［OD：口腔内崩壊錠］バルサルタン80mg・アムロジピンとして5mg

効能

高血圧症。

用法

1日1回1錠。

禁忌

過敏症、ジヒドロピリジン系化合物の過敏症、妊婦、アリスキレンを投与中の糖尿病。

併用

アリスキレン・ACE阻害薬（腎機能障害、高K血症、低血圧）、K保持性利尿薬・K補給薬・シクロスポリン（血清K値上昇）、NSAIDs・COX-2選択的阻害薬（降圧作用減弱・腎機能悪化）、ビキサロマー（作用減弱）、リチウム（中毒）、リファンピシン（血中濃度低下）、グレープフルーツジュース（降圧作用増強）。

副作用

重大：血管浮腫、劇症肝炎、肝炎、肝機能障害、黄疸、腎不全、高K血症、ショック、失神、意識消失、無顆粒球症、白血球減少、血小板減少、間質性肺炎、低血糖、房室ブロック、横紋筋融解症、中毒性表皮壊死融解症、皮膚粘膜眼症候群、多形紅斑、天疱瘡、類天疱瘡。　その他：めまい、発疹、脂質異常症、高尿酸血症、CK↑など。

作用

昇圧系として作用するアンジオテンシンⅡに対して拮抗することによる降圧効果と、細胞内へのCa^{2+}流入を抑制して血管拡張することによる降圧効果とがある。

ナースのための知識

①高血圧治療の第一選択薬として用いない。　②手術前24時間は投与しない。　③アムロジピンは投与中止後も緩徐な降圧効果が認められるので、他の降圧薬を使用するときは用量・投与間隔に留意し、慎重に投与する。

β遮断薬

ビソプロロール[1]、ビソプロロールフマル酸[2]

妊婦

［商品名］ビソノ（トーアエイヨー）、メインテート（田辺三菱）

剤形：規格

［メインテート］[2]0.625mg、2.5mg、5mg　［ビソノ］[1]［テープ］2mg、4mg、8mg

効能

［共通（0.625mg、2mgを除く）］❶本態性高血圧症（軽症～中等症）。（0.625mgを除く）❷狭心症、心室性期外収縮。　❸虚血性心疾患または拡張型心筋症に基づく慢性心不全でACE阻害薬またはARB、利尿薬、ジギタリスなどの基礎治療を受けている。［共通（0.625mgを除く）］❹頻脈性心房細動。

用法

❶ 1日1回5mg。　1日1回8mgを胸部、上腕部または背部に貼付。24時間ごとに貼りかえる。年齢、症状により1日1回4mgから開始（1日8mgまで）。❷1日1回5mg。　❸1日1回0.625mgで2週間以上。忍容性がある場合は1日1回1.25mg。忍容性をみながら4週間以上の間隔で増量・減量。増減は1回投与量を0.625、1.25、2.5、3.75または5mgとして必ず段階的に行う。維持量は1日1回1.25～5mg（5mgまで）。　❹1日1回2.5mg（1日1回5mgまで）。　1日1回4mgから投与開始、胸部、上腕部または背部に貼付。24時間ごとに貼りかえる。年齢、症状により適宜増減（1日8mgまで）。

警告

専門医。　慢性心不全に使用する場合には、投与初期および増量時に症状が悪化することに注意し、慎重に用量調節を行う。

禁忌

過敏症、高度の徐脈、房室・洞房ブロック、洞不全症候群、糖尿病性ケトアシドーシス、代謝性アシドーシス、心原性ショック、肺高血圧による右心不全、強心薬・血管拡張薬静注が必要な心不全、非代償性心不全、重度の末梢循環障害、未治療の褐色細胞腫、妊婦。

併用

［共通］交感神経抑制薬・Ca拮抗薬・ジギタリス（相作用増強）、血糖降下薬（血糖降下作用増強）、クラスⅠ抗不整脈薬（過度の心機能抑制）、NSAIDs（降圧作用減弱）、降圧薬（作用増強）、フィンゴリモド（徐脈・心ブロック）など。

副作用

重大：心不全、完全房室ブロック、高度

徐脈、洞不全症候群。　その他：徐脈、心胸比増大、房室ブロック、低血圧、頭痛・頭重感、AST・ALT↑、倦怠感、浮腫など。

作　用

β_1受容体に選択性の高い拮抗阻害薬であり、降圧作用、抗狭心症作用、抗不整脈（心室性期外収縮）作用を示す。

ナースのための知識

①手術前48時間は投与しない。②長期にわたる場合は、心機能検査を定期的に行う。

β遮断薬

プロプラノロール塩酸塩

［商品名］インデラル（アストラゼネカ）

剤形：規格

10mg　2mg（2mL）

効　能

❶本態性高血圧症（軽症～中等症）、❷狭心症、褐色細胞腫手術時、❸期外収縮（上室性、心室性）、発作性頻拍の予防、頻拍性心房細動（徐脈効果）、洞性頻脈、新鮮心房細動、発作性心房細動の予防、❹片頭痛発作の発症抑制、❺右心室流出路狭窄による低酸素発作の発症抑制。　狭心症、期外収縮（上室性、心室性）、発作性頻拍（上室性、心室性）、頻拍性心房細動（徐脈効果）、麻酔に伴う不整脈、新鮮心房細動、洞性頻脈、褐色細胞腫手術時。

用　法

❶1日30～60mgを3回に分割（1日120mgまで）。　❷❸1日30mgを3回に分割（効果が不十分な場合は60mg、90mgと漸増）。　❹1日20～30mgを2～3回に分割（1日60mgまで）。小児の❸と乳幼児の❺は1日0.5～2mg/kgを低用量から開始し、3～4回に分割（1日4mg/kgまで、❸1日90mgまで）。　1回2～10mgを、麻酔時には1～5mgを徐々に静注。

禁　忌

過敏症、気管支喘息、気管支痙攣、糖尿病性ケトアシドーシス、代謝性アシドーシス、高度な徐脈、房室ブロック（Ⅱ、Ⅲ度）、洞房ブロック、洞不全症候群、心原性ショック、肺高血圧による右心不全、うっ血性心不全、低血圧症、長期間絶食状態、重度の末梢循環障害、未治療の褐色細胞腫、異型狭心症。　［併用禁忌］**リザトリプタン（併作用増強）。**

併　用

交感神経抑制薬・Ca拮抗薬（作用増強）、血糖降下薬（低血糖）、クロニジン（中止後のリバウンド現象）、クラスⅠ・Ⅲ抗不整脈薬（徐脈、心停止など）、アドレナリン（作用減弱）、麻酔薬（低血圧）、アルコール（血中濃度変動）、ジギタリス（房室伝導時間延長）、麦角アルカロイド（下肢疼痛、冷感など）、NSAIDs（降圧作用減弱）など。

副作用

重大：うっ血性心不全、徐脈、末梢性虚血、房室ブロック、失神を伴う起立性低血圧、無顆粒球症、血小板減少症、紫斑病、気管支痙攣、呼吸困難、喘鳴。　その他：発疹、低血圧、頭痛、めまい、口渇、悪心、嘔吐、食欲不振、脱力感など。

作　用

交感神経β受容体においてカテコールアミンと競合的に拮抗し、β受容体遮断作用を示すことによって、抗狭心症作用、抗不整脈作用を発揮する。

ナースのための知識

[共通] ①褐色細胞腫の手術時に使用する場合を除き、手術前24時間は投与しない。 ②長期投与の場合は心機能検査（脈拍・血圧・心電図・X線など）を定期的に行う。 ③片頭痛症状の改善が認められない場合には、漫然と投与を継続しない。 ④投与する場合には心電図による監視、血圧の測定などの心機能検査を行いながら慎重に行う。

β遮断薬

メトプロロール酒石酸塩

妊婦

[商品名] セロケン、セロケンL（アストラゼネカ）、ロプレソール、ロプレソールSR（田辺三菱）

剤形：規格

[セロケン] 20mg [L：徐放] 120mg [ロプレソール] 20mg、40mg [SR：徐放] 120mg

効能

[共通] ❶本態性高血圧症（軽症～中等症）。 [徐放を除く] ❷狭心症。❸頻脈性不整脈。

用法

❶ 1日60～120mgを3回に分割（1日240mgまで）。 [徐放] 1日1回120mgを朝食後。 ❷❸1日60～120mgを2～3回に分割。

禁忌

[共通] 過敏症、他のβ遮断薬過敏症、糖尿病性ケトアシドーシス、代謝性アシドーシス、高度の徐脈、房室ブロック（Ⅱ、Ⅲ度）・洞房ブロック、洞不全症候群、心原性ショック、肺高血圧による右心不全、うっ血性心不全、重症の末梢循環障害、未治療の褐色細胞腫、妊婦。 [徐放を除く] 低血圧症。

併用

交感神経抑制薬・麻酔薬（過度の交感神経抑制）、血糖降下薬（低血糖症状）、Ca拮抗薬（相作用増強）、クロニジン（リバウンド現象）、クラスⅠ・Ⅲ抗不整脈薬（過度の心機能抑制）、ミラベグロン・抗不整脈薬・シメチジン・SSRI・抗ヒスタミン薬・ヒドララジン（血中濃度上昇）、ジギタリス製剤（徐脈、房室ブロック）NSAIDs（降圧作用減弱）、降圧薬（相降圧作用増強）、フィンゴリモド（徐脈、心ブロック）、リファンピシン（血中濃度低下）、リドカイン（併血中濃度上昇）。

副作用

重大：心原性ショック、うっ血性心不全、房室ブロック、徐脈、洞機能不全、喘息症状の誘発・悪化、肝機能障害、黄疸。
その他：発疹、めまい・ふらつき、頭痛、腹痛、倦怠感、胸部圧迫感、TG↑など。

作用

心拍出量の減少に適応した降圧効果のほか、交感神経β受容体において、カテコールアミンと競合的に拮抗し、選択的にβ_1受容体遮断作用を示すことによって降圧・抗狭心症・抗不整脈効果を発揮する。

ナースのための知識

①長期投与の際は心機能検査を定期的に行う。 ② は手術前24時間、 [徐放] は手術前48時間は投与しないことが望ましい。

αβ遮断薬

カルベジロール

妊婦

[商品名] アーチスト（第一三共）

剤形：規格

1.25mg、2.5mg、10mg、20mg

効能

[10mg、20mg] ❶軽症～中等症の本態性高血圧症。 ❷腎実質性高血圧症。❸狭心症。 [1.25mg、2.5mg、10mg]

❹虚血性心疾患または拡張型心筋症に基づく慢性心不全で、ACE阻害薬、利尿薬、ジギタリスなどの基礎治療中。［2.5mg、10mg、20mg］❺頻脈性心房細動。

（用 法）
❶ ❷1日1回10～20mg。 ❸1日1回20mg。 ❹1回1.25mgを1日2回食後から開始し、忍容性をみて1週間以上の間隔で段階的に増減（維持量は1回2.5～10mgを1日2回食後）。 ❺1日1回5mgから開始し、1日1回10mg、1日1回20mgと段階的に増量（1日20mgまで）。

（警 告）
専門医

（禁 忌）
過敏症、気管支喘息・気管支痙攣、糖尿病性ケトアシドーシス・代謝性アシドーシス、高度の徐脈・房室ブロック（Ⅱ、Ⅲ度）・洞房ブロック、心原性ショック、強心薬または血管拡張薬の静注が必要な心不全、非代償性の心不全、肺高血圧による右心不全、未治療の褐色細胞腫、妊婦。

（併 用）
レセルピン（相交感神経抑制作用増強）、血糖降下薬（血糖降下作用増強）、Ca拮抗薬（心不全など）、ヒドララジン（作用増強）、クラスⅠ抗不整脈薬（相心機能抑制作用増強）、アミオダロン・ジゴキシン（徐脈など）、リファンピシン（作用減弱）、利尿降圧薬（降圧作用増強）など。

（副作用）
重大：高度な徐脈、ショック、完全房室ブロック、心不全、心停止、肝機能障害、黄疸、急性腎不全、中毒性表皮壊死融解症、皮膚粘膜眼症候群、アナフィラキシー。 その他：頭痛、めまい、咳嗽、血糖値上昇など。

（作 用）
α受容体遮断作用を主体とする末梢血管拡張作用とβ受容体遮断作用による心拍出量の低下により降圧作用を示す。

ナースのための知識

①投与が長期にわたる場合は、心機能検査を定期的に行う。 ②中止を要する場合は1～2週間かけて段階的に減量する。 ③手術前48時間は投与しない。

α遮断薬

ウラピジル

［商品名］エブランチル（科研）

（剤形：規格）
15mg、30mg

（効 能）
❶本態性高血圧症、腎性高血圧症、褐色細胞腫による高血圧。 ❷前立腺肥大症に伴う排尿障害。 ❸神経因性膀胱に伴う排尿困難。

（用 法）
❶1日30mgを2回に分割。1～2週間間隔をあけて1日120mgまで漸増。 ❷1日30mgを2回に分割。1～2週間間隔をあけて1日60～90mgまで漸増（1日90mgまで）。 ❸1日30mgを2回に分割。1～2週間間隔をあけて1日60mgまで漸増（1日90mgまで）。

（禁 忌）
過敏症

（併 用）
利尿薬・降圧薬（過度の降圧）、シルデナフィル・バルデナフィル（症候性低血圧）など。

（副作用）
重大：肝機能障害。 その他：頭痛、めまい、ふらつき、不眠、立ちくらみ、動悸、のぼせ、胸部不快感、低血圧、悪心・嘔吐、口渇、下痢、発疹、倦怠感、浮腫など。

（作 用）
α_1受容体遮断作用を有し、末梢血管抵抗や尿道抵抗を減少することにより、降圧作用、排尿量増加・残尿量減少作用などを示す。

ナースのための知識

①起立性低血圧が現れることがあるので、体位変換に注意させ、座位にて血圧コントロールする。　②カプセル中の顆粒は噛まずに服用させる。

α遮断薬

ドキサゾシンメシル酸塩

［商品名］カルデナリン（ファイザー）

剤形：規格

0.5mg、1mg、2mg、4mg　［OD：口腔内崩壊錠］0.5mg、1mg、2mg、4mg

効　能

❶高血圧症。　❷褐色細胞腫による高血圧症。

用　法

1日1回0.5mg、効果不十分では1～2週間間隔をおいて1日1回1～4mgに漸増（❶1日8mgまで、❷1日16mgまで）。

禁　忌

過敏症

併　用

利尿薬・降圧薬（相作用増強）、バルデナフィル・タダラフィル・シルデナフィル（症候性低血圧）。

副作用

重大：失神・意識喪失、不整脈、脳血管障害、狭心症、心筋梗塞、無顆粒球症、白血球減少、血小板減少、肝炎、肝機能障害、黄疸。　その他：めまい、動悸、起立性低血圧、ほてり、頭痛、悪心・嘔吐など。

作　用

末梢血管の交感神経α受容体の遮断により、血管を拡張させ血圧を低下させる。

ナースのための知識

起立性低血圧が現れることがあるので、体位変換に注意させ、坐位にて血圧をコントロールする。

硝酸薬

ニトロプルシドナトリウム水和物

［商品名］ニトプロ（丸石）

剤形：規格

6mg（2mL）、30mg（10mL）

効　能

❶手術時の低血圧維持。　❷手術時の異常高血圧の救急処置。

用　法

5%ブドウ糖液で希釈し、0.06～0.1%溶液（0.6～1mg/mL）を持続静注（3μg/kg/分まで）。❶0.5μg/kg/分で開始、2.5μg/kg/分以下で維持。　❷0.5μg/kg/分で開始、2μg/kg/分以下で維持。

警　告

(1) 過度の低血圧が現れることがあり、必ず血圧を連続的にモニター（観血的動脈圧測定など）しながら投与する。(2) シアン中毒が現れることがあり、血圧、心拍数、心電図の他に血液ガスおよび酸塩基平衡が常時測定できる十分な設備が整った施設において、慎重に投与する。

禁　忌

脳に高度な循環障害、甲状腺機能不全、レーベル病、たばこ弱視・ビタミンB_{12}欠乏症、重篤な肝・腎機能障害、高度な貧血。　［併用禁忌］PDE5阻害作用を有するシルデナフィル・バルデナフィル・タダラフィル、グアニル酸シクラーゼ刺激作用を有するリオシグアト（降圧作用増強）。

併　用

吸入麻酔薬・降圧薬（血圧低下増強）、

筋弛緩薬（作用時間延長）。

副作用

重大：過度の低血圧、リバウンド現象。
その他：PaO_2（動脈血酸素分圧）低下、肝機能異常、頻脈など。

作　用

降圧作用は直接血管平滑筋を弛緩させることで得られ、血管内皮の有無に依存せず、容量血管と抵抗血管の両方に作用する。

ナースのための知識

①代謝物のシアン中毒を回避するため2μg/kg/分を超える場合には、総投与量が500μg/kg以上とならないようにする。
②過量投与の場合は、投与を中止し、過度の低血圧には昇圧薬投与、シアン中毒にはチオ硫酸ナトリウム静注、亜硝酸アミルの吸入、または亜硝酸ナトリウムを静注する（これらの薬剤をあらかじめ用意しておくのが望ましい）。

狭心症治療薬

●ケアのポイント

- 休薬を要する場合は、他剤との併用下で徐々に減量する。
- 医師の指示なしに服薬を中止しないよう指導する。
- 過度の血圧低下が起こった場合には、投与を中止し、下肢の挙上あるいは昇圧薬の投与等の適切な処置を行う。
- 起立性低血圧を起こすことがあるので注意する。

●本書で取り上げた狭心症治療薬一覧

分類	一般名	商品名	ページ
硝酸薬	一硝酸イソソルビド	アイトロール	p.161
	硝酸イソソルビド	ニトロール、ニトロールR、フランドル	p.162
	ニトログリセリン	ニトロダームTTS、ミリスロール、ニトロペン	p.162
その他	ジピリダモール	ペルサンチン、ペルサンチン-L	p.163
	ニコランジル	シグマート	p.164

硝酸薬

一硝酸イソソルビド

［商品名］アイトロール（トーアエイヨー）

剤形：規格

錠 10mg、20mg

効　能

狭心症。

用　法

1回20mgを1日2回。効果不十分、労作狭心症または労作兼安静狭心症で発作回数および運動耐容能の面で重症と判断された場合には1回40mgを1日2回。

禁　忌

重篤な低血圧・心原性ショック、閉塞隅角緑内障、頭部外傷または脳出血、高度な貧血、硝酸・亜硝酸エステル系薬過敏症。［併用禁忌］シルデナフィル・バルデナフィル・タダラフィル・リオシグアト（降圧増強）。

併　用

利尿薬・アルコール（血圧低下増強）、血管拡張薬・硝酸/亜硝酸エステル系薬（頭痛、血圧低下増強）。

副作用

重大：肝機能障害、黄疸。　その他：めまい、頭痛、頭重感、動悸、CK↑など。

作　用

末梢の容量血管を拡張して前負荷、後負荷を減少させることで、心筋酸素需給アンバランスを改善する。また、冠動脈に対しては拡張作用と攣縮解除作用を有する。

ナースのための知識

投与開始時 運転✕

硝酸薬

硝酸イソソルビド

［商品名］ニトロール、ニトロールR（エーザイ）、フランドル（トーアエイヨー）

剤形：規格

［ニトロール］5mg ［R：長時間作用型］20mg 5mg（10mL） ［シリンジ］5mg（10mL）、25mg（50mL） ［バッグ］50mg、100mg 噴霧1.25mg ［フランドル］［徐放］20mg ［テープ］40mg

効　能

［内服］・❶狭心症、心筋梗塞（急性期を除く）、その他の虚血性心疾患。 ［注射］❷急性心不全（慢性心不全の急性増悪期を含む）。 ❸不安定狭心症。 ・［シリンジ5mg］❹冠動脈造影時の冠攣縮寛解。 噴霧❺狭心症発作の緩解。

用　法

［ニトロール］❶❷❸1回5～10mgを1日3～4回内服または舌下。狭心発作時は1回5～10mgを舌下。 1回20mgを1日2回。 ［注射共通］❷そのまま、または希釈し0.05～0.001%溶液とし、1.5～8mg/時で点滴（10mg/時まで）。 ❸同様の溶液とし、2～5mg/時で点滴。 ・［シリンジ5mg］❹5mgをバルサルバ洞内に1分以内に注入（10mgまで）。 噴霧❺1回1噴霧（1.25mg）、効果不十分時は1回1噴霧のみまで追加。 ［フランドル］❶1回20mgを1日2回。 1回1枚を胸部、上腹部、背部のいずれかに貼付（毎回部位を変える）。

禁　忌

［共通］重篤な低血圧・心原性ショック、閉塞隅角緑内障、頭部外傷・脳出血、硝酸・亜硝酸エステル系薬過敏症。 ［併用禁忌］シルデナフィル・バルデナフィル・タダラフィル・リオシグアト（降圧作用増強）。 ［内服］・・噴霧高度な貧血。 ［注射］Eisenmenger症候群・原発性肺高血圧症、右室梗塞、脱水症状、神経循環無力症。

併　用

［共通］利尿薬・血管拡張薬・亜硝酸エステル系薬（血圧低下増強）。 ［内服］・・噴霧アルコール（血圧低下増強）。

副作用

重大：［注射］ショック、心室細動、心室頻拍。 その他：［共通］頭痛、血圧低下、めまい、嘔吐など。

作　用

静脈系容量血管や末梢動脈を拡張して、心臓の前負荷・後負荷を軽減。また、虚血域の心内膜側の心筋局所血流量を増加させ、狭心症状を改善する。

ナースのための知識

［内服］・噴霧・投与開始時 ［注射］①頻回の血圧測定と血行動態のモニターを行う。 ②投与中に血圧低下などの異常が観察された場合には、減量または投与を中止する。

硝酸薬

ニトログリセリン

［商品名］ニトロダームTTS（田辺三菱）、ミリスロール、後ニトロペン（日本化薬）、※

剤形：規格

［ニトロペン］［舌下錠］0.3mg ［ミリスロール］1mg（2mL）、5mg（10mL） 25mg（50mL）、50mg（100mL） ［バッグ］50mg（100mL） ［ニトロダームTTS］25mg

効　能

・❶狭心症。 ❷心筋梗塞、心臓喘息、アカラジアの一時的緩解。 ［注射］❸手術時の低血圧維持。 ❹手術時の異常高血圧の救急処置。 ❺急性心不全（慢性心不全の急性増悪期を含む）。 ❻不安定狭心症。

用 法

❶1日1回1枚を貼付（胸部、腰部、上腕部のいずれか）。効果不十分では2枚に増量。 ❶❷0.3〜0.6mgを舌下投与、数分間で効果の現れない場合、0.3〜0.6mgの追加投与。 ［注射］注射液そのまま、または0.005〜0.05％（50〜500μg/mL）に希釈して点滴。❸1〜5μg/kg/分で開始、血圧をモニターしながら速度調節。 ❹0.5〜5μg/kg/分で開始、血圧をモニターしながら速度調節。 ❺0.05〜0.1μg/kg/分で開始、目的の血行動態まで5〜15分ごとに0.1〜0.2μg/kg/分ずつ増量。 ❻0.1〜0.2μg/kg/分で開始、約5分ごとに0.1〜0.2μg/kg/分ずつ増量し、1〜2μg/kg/分で維持。効果不十分では20〜40μg/kgの静注を1時間ごとに併用。

禁 忌

［共通］閉塞隅角緑内障、高度な貧血、硝酸・亜硝酸エステル系薬剤過敏症。 ・重篤な低血圧・心原性ショック、頭部外傷・脳出血。 ［併用禁忌］［共通］PDE5阻害作用を有するシルデナフィル・バルデナフィル・タダラフィル、グアニル酸シクラーゼ刺激作用を有するリオシグアト（降圧作用増強）。

併 用

・降圧薬・血管拡張薬・アルコール（血圧低下作用増強）、他の硝酸・亜硝酸エステル系薬（頭痛、血圧低下）、NSAIDs（作用減弱）。 ［注射］パンクロニウム（神経筋遮断効果延長）、利尿薬・血管拡張薬（血圧低下作用増強）、ヘパリン（併作用減弱）。

副作用

重大：［注射］急激な血圧低下、心拍出量低下。 その他：［共通］頭痛など。 ・めまいなど。 一次刺激性の接触皮膚炎など。 ［注射］頻脈など。

作 用

冠動脈の血流量を増加させ、末梢血管を拡張することで心臓負担を軽減し、抗狭心症作用を示す。貼付薬では放出制御膜から一定にニトログリセリンを放出し、血中濃度を維持する。

ナースのための知識

・ ①自動体外式除細動器（AED）の妨げにならないように貼付部位を考慮するよう指導する。 ［注射］②塩化ビニル製の輸液容器・セットに吸着される。

※他にバソレーターテープ（1枚27mg）、ミリステープ（1枚5mg、1日2回）などあり。

その他の狭心症治療薬

ジピリダモール

［商品名］ペルサンチン、ペルサンチン-L（日本ベーリンガー）

剤形：規格

12.5mg、25mg、100mg ［L：徐放］150mg 10mg（2mL）

効 能

［12.5mg、25mg］・ ❶狭心症、心筋梗塞、その他の虚血性心疾患、うっ血性心不全。 ［25mg、100mg］・ ❷ワルファリンとの併用による心臓弁置換術後の血栓・塞栓の抑制。 ❸慢性糸球体腎炎（ステロイドに抵抗性を示すネフローゼ症候群を含む）における尿タンパク減少。

用 法

❶1回25mgを1日3回。 ❷1日300〜400mgを3〜4回に分割。 ❸1日300mgを3回に分割。 1回150mgを1日2回。 1回10mgを1日1〜3回徐々に静注。

禁 忌

過敏症。 ［併用禁忌］アデノシン（完全房室ブロック、心停止）。

併 用

キサンチン系薬（作用減弱）、アデノシ

利尿薬、血圧降下薬・狭心症治療薬、狭心症治療薬

ン三リン酸二ナトリウム（血中濃度上昇）、降圧薬（作用増強）、抗凝固薬（出血傾向増強）。

副作用

重大：［共通］狭心症状の悪化、出血傾向、血小板減少、過敏症。 その他：［共通］頭痛、めまい、心悸亢進、嘔気など。 ［内服］食欲不振、倦怠感など。 胸部不快感など。

作　用

アデノシンの赤血球、血管壁への再取り込みを抑制し、血中アデノシン濃度を上昇させることにより冠血管を拡張する。また抗血小板作用、尿タンパク減少作用も示す。

ナースのための知識

①経口薬と注射薬は、副作用が現れることがあるので併用しない。 ②アデノシンを投与する場合は、12時間以上の間隔をあける。

その他の狭心症治療薬

ニコランジル

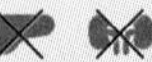

［商品名］シグマート（中外）

剤形：規格

2.5mg、5mg　2mg、12mg、48mg

効　能

❶狭心症。 ❷不安定狭心症。 ❸急性心不全（慢性心不全の急性増悪期を含む）。

用　法

❶1日15mgを3回に分割。 ❷0.01〜0.03%溶液とし、2mg/時で点滴から開始（6mg/時まで）。 ❸0.04〜0.25%溶液とし、0.2mg/kgを5分間かけ静注後、0.2mg/kg/時で持続静注、0.05〜0.2mg/kg/時で調整。

禁　忌

過敏症、重篤な肝･腎･脳機能障害、重篤な低血圧・心原性ショック、Eisenmenger症候群・原発性肺高血圧症、右室梗塞、脱水症状、神経循環無力症、閉塞隅角緑内障、硝酸・亜硫酸エステル系薬剤過敏症。 ［併用禁忌］［共通］PDE5阻害作用を有するシルデナフィル・バルデナフィル・タダラフィル・またはグアニル酸シクラーゼ刺激作用を有するリオシグアト（降圧作用増強）。

副作用

重大：［共通］肝機能障害、黄疸、血小板減少。 口内潰瘍、舌潰瘍、肛門潰瘍、消化管潰瘍。 その他：［共通］頭痛、嘔吐、めまい、血小板減少など。 口内炎、動悸など。 血圧低下など。

作　用

冠血管拡張作用、冠血流増加作用、冠血管攣縮抑制作用を示す。

ナースのための知識

血圧測定と血行動態のモニターを頻回に行う。

抗不整脈薬

ケアのポイント

- 医師の指示なしに中断もしくは中止しないよう指導する。
- 基礎心疾患のある患者、高齢者、他の抗不整脈薬との併用時には、少量から開始し、頻回に心電図検査を実施する。

ハイリスク薬 抗不整脈薬 ここに注意！

- 頻回に状態を観察し、定期的に心電図、脈拍、血圧、心胸比を検査する。
- 必要に応じ薬物血中濃度を測定する。（TDM対象薬）
- 注射薬を投与する際は投与速度を確認する➡Check。
- 催不整脈作用（新たな不整脈の誘発等）➡Keyword が生じていないか確認する。
- 体調変化（動悸、ふらつき、低血糖の副作用症状等）の有無を確認する。
- 最近の発作状況を聞き取り、薬剤の効果が得られているかを確認する。
- 腎機能や肝機能が低下していないか確認する。
- 禁忌疾患や併用禁忌（QT延長を起こしやすい薬剤等）に留意する。

Check リドカインの点滴静注時は、輸液ポンプの投与速度を必ず確認

点滴用リドカイン注射液（商品例：リドカイン点滴静注液1%タカタ→p.170）は、急速投与すると心停止となることがある。添付文書には1～2mg（0.1～0.2mL）/分で点滴静注と記載されているが、輸液ポンプの流量表示はmL/h（時間）であり、6～12mL/hに設定する。

ポンプ類には色々な機種があり、設定ミスによる事故が起こりやすい。指示された投与速度を慎重に入力する必要がある。また、病室から移動した際の付け替えミスによる事故も報告されているので十分注意する必要がある。

Keyword 催不整脈作用

抗不整脈薬には、新たな不整脈が発生したり、もともとあった不整脈が悪化したりする催不整脈作用がある。多くの場合、心電図にQT時間の延長が現れる。初期症状としては、動悸、息切れ、胸の痛み等を呈する。

●本書で取り上げた抗不整脈薬一覧

Vaughan Williams 分類	一般名	商品名	ページ
クラスⅠa	ジソピラミド、リン酸ジソピラミド	リスモダン、リスモダンP、リスモダンR	p.167
	シベンゾリンコハク酸塩	シベノール	p.167
	ピルメノール塩酸塩水和物	ピメノール	p.168
	プロカインアミド塩酸塩	アミサリン	p.168
クラスⅠb	アプリンジン塩酸塩	アスペノン	p.169
	メキシレチン塩酸塩	メキシチール	p.169
	リドカイン	リドカインタカタ、キシロカイン*、リドカイン	p.170
クラスⅠc	ピルシカイニド塩酸塩水和物	サンリズム	p.171
	フレカイニド酢酸塩	タンボコール	p.171
	プロパフェノン塩酸塩	プロノン	p.172
クラスⅡ	アテノロール	テノーミン	p.172
	ランジオロール塩酸塩	オノアクト、コアベータ	p.173
クラスⅢ	アミオダロン塩酸塩	アンカロン	p.174
	ソタロール塩酸塩	ソタコール	p.175
クラスⅣ	ベラパミル塩酸塩	ワソラン	p.176

＊静注用製剤のみ。他の剤型は麻酔薬（p.69）。

クラスⅠa

ジソピラミド[1]、リン酸ジソピラミド[2]

[商品名] リスモダン、リスモダンP、リスモダンR (サノフィ)

剤形：規格

[2] [R：徐放] 150mg [1]50mg、100mg [2] [P] 50mg (5mL)

効能

期外収縮・発作性上室性頻脈・心房細動 (他の抗不整脈薬が使用できないか、または無効の場合)。 頻脈性不整脈 (他の抗不整脈薬が使用できないか、または無効の場合)。 緊急治療を要する期外収縮 (上室性、心室性)・発作性頻拍 (上室性、心室性)・発作性心房細・粗動。

用法

1回100mgを1日3回。 1回150mgを1日2回。 1回50～100mg (1～2mg/kg) を5分以上かけて緩徐に静注。

禁忌

過敏症、高度の房室ブロック・洞房ブロック、うっ血性心不全、閉塞隅角緑内障、尿貯留傾向。 [併用禁忌] スパルフロキサシン・モキシフロキサシン・トレミフェン・バルデナフィル・エリグルスタット (QT延長)、アミオダロン注・フィンゴリモド (重篤な不整脈)。 透析を含む重篤な腎機能障害、高度な肝機能障害。

併用

エリスロマイシン (作用増強)、β遮断薬 (相心機能抑制)、フェニトイン・リファンピシン (作用減弱)、糖尿病用薬 (低血糖)、セイヨウオトギリソウ (血中濃度低下)。

副作用

重大：心停止、心室細動、心室頻拍、心室粗動、心房粗動、房室ブロック、洞停止、失神、低血糖。 [内服] 心不全悪化、無顆粒球症、肝機能障害、黄疸、麻痺性イレウス、緑内障悪化、痙攣。 呼吸停止、心房停止、心室性期外収縮、血圧低下、ショック。 その他：口渇、徐脈、排尿障害、頭痛、複視など。

作用

心筋への直接作用により、活動電位の立上がり速度を減少させる。またプルキンエ線維において緩徐拡張期脱分極相の抑制を示す。

ナースのための知識

[内服] ①低血糖の発現について患者に十分な説明を行う。 ②心電図の連続監視ができる場合にのみ使用する。

クラスⅠa

シベンゾリンコハク酸塩

[商品名] シベノール (トーアエイヨー)

剤形：規格

50mg、100mg 70mg (5mL)

効能

頻脈性不整脈 (は他の抗不整脈薬が使用できないか、または無効の場合)

用法

1日300mgを3回に分割 (1日450mgまで)。 1回1.4mg/kg (0.1mL/kg) を血圧・心電図監視下で2～5分間かけて静注。

禁忌

過敏症、高度の房室ブロック・洞房ブロック、うっ血性心不全、透析中、閉塞隅角緑内障、尿貯留傾向。 [併用禁忌] バルデナフィル・モキシフロキサシン・トレミフェン・フィンゴリモド・エリグルスタット (心室頻拍)。

併用

β遮断薬 (作用増強)、糖尿病薬 (低血糖)。

副作用

重大：[共通] 催不整脈作用、ショック、アナフィラキシー、心不全、低血糖、循環不全による肝障害、肝機能障害、黄疸。 錠 顆粒球減少、白血球減少、貧血、血小板減少、間質性肺炎。　その他：[共通] 口渇、ふらつき、腹部不快感、尿閉、頭痛、冷汗など。

作　用

心筋活動電位の最大脱分極速度に対する抑制作用により抗不整脈効果を発揮する。

ナースのための知識

錠 運転× ①透析を必要とする腎不全患者には投与しない。 注 ②経口投与が可能となった後は、1時間後を目安にすみやかに経口投与に切り換える。

副作用

重大：心不全、心室細動、心室頻拍（torsades de pointesを含む）、房室ブロック、洞停止、失神、低血糖。　その他：徐脈、動悸、肝機能障害、クレアチニン↑、便秘、尿閉、頭痛、発疹、口中苦味など。

作　用

心筋細胞の活動電位の最大立ち上がり速度（Vmax）を抑制し、また活動電位持続時間（APD）を延長させる。

ナースのための知識

運転× ①低血糖の発現について患者に十分な説明を行う。　②抗コリン作用による排尿障害、口渇、霧視が現れた場合、減量または中止する。

クラスⅠa

ピルメノール塩酸塩水和物

［商品名］ピメノール（ファイザー）

剤形：規格

カプセル 50mg、100mg

効　能

頻脈性不整脈（心室性）の状態で他の抗不整脈薬が使用できないか、または無効の場合。

用　法

1回100mgを1日2回。

禁　忌

過敏症、高度の房室ブロック、高度の洞房ブロック、うっ血性心不全、閉塞隅角緑内障、尿貯留傾向。　[併用禁忌] バルデナフィル・モキシフロキサシン・アミオダロン注・トレミフェン（心室性頻拍）。

併　用

糖尿病用薬（低血糖）、ジゴキシン（併 血中濃度上昇）、リファンピシン（血中濃度低下）、スパルフロキサシンなど（相 QT延長作用増強）。

クラスⅠa

プロカインアミド塩酸塩

［商品名］アミサリン（アルフレッサ）

剤形：規格

錠 125mg、250mg　注 100mg（1mL）、200mg（2mL）

効　能

[共通] 期外収縮（上室性、心室性）、新鮮心房細動、陳旧性心房細動。　錠 急性心筋梗塞における心室性不整脈の予防、発作性頻拍（上室性、心室性）の治療および予防、発作性心房細動の予防、電気ショック療法との併用およびその後の洞調律の維持、手術および麻酔に伴う不整脈の予防。　注 心房粗動（静注のみ）、発作性頻拍（上室性、心室性）、手術および麻酔に伴う不整脈。

用　法

錠 1回0.25～0.5gを3～6時間ごとに投与。　注 急を要する場合に使用。0.2～1gを50～100mg/分の速度で静注（正常洞調律・中毒症状出現・総注入量が1,000mgに達したとき中止）。または1回

0.5gを4〜6時間ごとに筋注。

禁 忌

過敏症、刺激伝導障害、重篤なうっ血性心不全、重症筋無力症の患者。 ［併用禁忌］モキシフロキサシン・バルデナフィル・アミオダロン注・トレミフェン（QT延長、心室性頻拍）。

併 用

スニチニブ（QT延長、心室性頻拍）、アミオダロン経口薬・シメチジン（心血管作用増強）、β遮断薬（心機能抑制）、サルファ剤（抗菌力減弱）。

副作用

重大：［共通］心室頻拍、心室粗動、心室細動、心不全、SLE様症状、無顆粒球症。 その他：［共通］頭痛、不眠、幻視、幻聴など。 錠 悪心、嘔吐、食欲不振、下痢など。

作 用

心筋の異所性自動能や刺激伝導能を抑制し、被刺激性を低下させて、刺激生成異常による各種不整脈に対して抑制作用を示す。

ナースのための知識

①持続的に心電図を監視し脈拍、血圧を頻回に測定する。 ②ジギタリス中毒により房室ブロックが発生した際、投与を続けることは危険である。

クラスⅠb

アプリンジン塩酸塩 妊婦

［商品名］アスペノン（バイエル）

剤形：規格

カプセル 10mg、20mg 注 100mg（10mL）

効 能

頻脈性不整脈（カプセル は他の抗不整脈薬が使用できないか、または無効の場合）。

用 法

カプセル 1日40mgを2〜3回に分割。効果不十分な場合は1日60mgまで増量。 注 必ず5%ブドウ糖液などで10倍に希釈し、希釈液として1.5〜2.0mL/kg（1.5〜2.0mg/kg）を5〜10mL/分の速さで静注。1回100mgまで。

禁 忌

重篤な刺激伝導障害、重篤なうっ血性心不全、妊婦。

併 用

ジソピラミド・キニジン・メキシレチン（刺激伝導障害）、ジルチアゼム（相 血中濃度上昇）、アミオダロン・ベラパミル（血中濃度上昇）、局所麻酔薬（相 副作用増強）。

副作用

重大：［共通］催不整脈、肝機能障害、黄疸。 カプセル 無顆粒球症、間質性肺炎。 注 痙攣。 その他：貧血、PQ・QRS・QTc延長、徐脈、動悸、振戦、めまい、悪心・嘔気、口渇、腹痛、発疹、発熱、倦怠感など。

作 用

心筋細胞のNa^+チャネル抑制作用により、活動電位の最大脱分極速度（Vmax）を抑制し、心筋の興奮性、刺激伝導系を抑制することにより抗不整脈作用をもたらす。

ナースのための知識

カプセル 車 注 ①局所障害性が強いので、原液のまま使用しない。必ず5%ブドウ糖液などで10倍に希釈して使用する。 ②投与中は必ず心電図の連続監視、血圧測定および臨床症状の観察などを行う。

クラスⅠb

メキシレチン塩酸塩

［商品名］メキシチール（太陽ファルマ）

剤形：規格

カプセル 50mg、100mg 注 125mg（5mL）

効 能

［共通］❶頻脈性不整脈（心室性）。

❷糖尿病性神経障害に伴う自覚症状（自発痛、しびれ感）の改善。

用 法

❶1日300mgを3回食後に分割より開始し、効果が不十分な場合は1日450mgまで増量可。 1回125mg（2〜3mg/kg）を希釈し、5〜10分間かけて静注または0.4〜0.6mg/kg/時の速度で点滴。
❷1日300mgを1日3回食後に分割。

禁 忌

[共通] 重篤な刺激伝導障害（ペースメーカー未使用のⅡ〜Ⅲ度房室ブロックなど）。 過敏症。

併 用

[共通] リドカイン・プロカインアミド・キニジン・アプリンジン・Ca拮抗薬・β遮断薬（作用増強）、アミオダロン（torsades de pointes）、肝薬物代謝酵素機能への影響薬（血中濃度変化）、シメチジン（血中濃度上昇）、リファンピシン・フェニトイン・塩化アンモニウム（血中濃度低下）、テオフィリン（併血中濃度上昇）、炭酸水素ナトリウム（血中濃度上昇）など。 モルヒネ（吸収遅延）。

副作用

重大：[共通] 中毒性表皮壊死症、皮膚粘膜眼症候群、紅皮症、心室頻拍、幻覚、錯乱。 過敏症症候群、房室ブロック、腎不全、肝機能障害、黄疸、間質性肺炎、好酸球性肺炎。 心停止、完全房室ブロック、ショック。 その他：[共通] 動悸、悪心・嘔吐、食欲不振、振戦、めまい、しびれ感、そう痒感など。

作 用

各種神経細胞膜のNa^+電流を抑制し、傷害された小径有髄線維と無髄線維の再生過程における異常発火を抑制する。

ナースのための知識

[共通] ①心臓ペーシング閾値を上昇させる場合があるので、十分注意して投与する。 ②ソルダクトン（静注用）、ヘパリンナトリウム注射液あるいはラシックス注などと配合しない。

クラスⅠb

リドカイン※

[商品名] **リドカインタカタ**（高田）、**キシロカイン**（アスペン）、後**リドカイン**（テルモ）

剤形：規格

[リドカインタカタ] [静注用] 2%（5mL） [点滴用] 1% [キシロカイン] [静注用] 2%（100mg、5mL） [リドカイン] [静注用シリンジ] 2%（5mL）

効 能

期外収縮（心室性、上室性）、発作性頻拍（心室性、上室性）、急性心筋梗塞時および手術に伴う心室性不整脈の予防。

用 法

[静注] 1回50〜100mg（1〜2mg/kg）を1〜2分間で緩徐に静注。効果不十分では5分後に同量。効果を持続するには10〜20分間隔で同量追加（1時間300mgまで）。
[点滴] 静脈内1回投与が有効で、効果の持続を期待する場合に、1〜2mg（0.1〜0.2mL）/分の速度で点滴静注、4mg/分まで。

禁 忌

過敏症、アミド型局所麻酔薬過敏症、重篤な刺激伝導障害。

併 用

シメチジン・メトプロロール（血中濃度上昇）、リトナビル（AUC上昇）、セイヨウオトギリソウ（血中濃度低下）、クラスⅢ抗不整脈薬（作用増強）。

副作用

重大：刺激伝導系抑制、ショック、意識障害、振戦、痙攣、悪性高熱。 その他：せん妄、めまい、眠気、不安、多幸感、しびれ感、嘔吐など。

作 用

心筋細胞膜のNa^+チャネルを抑制することで、心筋の活動電位発生を抑制する。

ナースのための知識

①頻回の血圧測定および心電図の連続監視下で投与する。　②アルカリ性注射液とは配合しない。

※局所麻酔薬（キシロカイン・ゼリー・スプレー・［筋注・硬膜外・伝達・浸潤麻酔用］・→p.69）あり。

クラスⅠc

ピルシカイニド塩酸塩水和物

［商品名］サンリズム（第一三共）

剤形：規格

25mg、50mg　50mg（5mL）

効　能

頻脈性不整脈状態で他の抗不整脈薬が使用できないか、または無効の場合。　緊急治療を要する頻脈性不整脈（上室性および心室性）。

用　法

1日150mgを3回に分割（1日225mgまで）。　期外収縮：1回0.75mg/kgを10分間で徐々に静注。頻拍：1回1.0mg/kgを10分間で徐々に静注。

禁　忌

うっ血性心不全、高度の房室ブロック・洞房ブロック。

併　用

リファンピシン（作用減弱）、ベラパミル・プロプラノロール・ジゴキシン・ニトログリセリン（作用増強）、セチリジン（血中濃度上昇）。

副作用

重大：［共通］心室細動、心室頻拍、洞停止、完全房室ブロック、失神、心不全、急性腎不全。　肝機能障害。　その他：［共通］QRS幅の増大、QT延長、胸部不快感、発疹、めまい、嘔気など。

作　用

Na^+チャネルを選択的に抑制することにより抗不整脈作用を示す。

ナースのための知識

［共通］①心臓ペーシング閾値を上昇させる場合があるので十分注意して投与する。　②再発では、初回用量が最大用量の半量以下の場合を除き再投与はしない。1日総投与量として1回最大用量を超えない。

クラスⅠc

フレカイニド酢酸塩　妊婦

［商品名］タンボコール（エーザイ）

剤形：規格

50mg、100mg　10%　50mg（5mL）

効　能

［内服］頻脈性不整脈（発作性心房細動・粗動、心室性、小児の発作性上室性）で他の抗不整脈薬が使用できないか、または無効の場合。　緊急治療を要する頻脈性不整脈。

用　法

［内服］1日100mgを2回に分割から開始（1日200mgまで）。6か月以上の乳児は、1日50～100mg/m^2を2～3回に分割（1日200mg/m^2まで）。6か月未満の乳児は1日50mg/m^2を2～3回に分割（1日200mg/m^2まで）。　1回1.0～2.0mg（0.1～0.2mL）/kgを希釈して血圧・心電図監視下10分間かけて静注（1回150mgまで）。

禁　忌

うっ血性心不全、高度の房室ブロック・洞房ブロック、心筋梗塞後の無症候性心室性期外収縮・非持続型心室頻拍、妊婦。［併用禁忌］リトナビル（不整脈、痙攣など）、ミラベグロン・テラプレビル（QT延長、心室性不整脈）。

併　用

ジギタリス配糖体（併血中濃度上昇）、β遮断薬・Ca拮抗薬（心機能低下、房室ブロック）、パロキセチン・シメチジン・

フェニトイン・アミオダロン（血中濃度上昇）、リドカイン（毒性増強）など。

副作用

重大：[共通] 一過性心停止、心室頻拍、心房粗動、心室細動、アダムス・ストークス発作。 [内服] 高度房室ブロック、洞停止、心不全悪化、肝機能障害、黄疸。
その他：[共通] 動悸、めまい、ふらつき、悪心、胸部不快感など。 [内服] 振戦、嘔吐、腹痛、複視、差明など。

作　用

心筋細胞に作用し、Na^+チャネルの抑制作用により活動電位最大立ち上がり速度（Vmax）を抑制し、興奮伝導を遅延する。

ナースのための知識

[共通] ①心臓ペーシング閾値を上昇させる場合があるので十分注意して投与する。 [内服] ②母乳・乳製品の摂取により、吸収が抑制され、有効性が低下する恐れがあるので、特に乳幼児に使用する場合には十分注意する。 ③Brugada症候群に伴う心室細動、心室頻拍、心室性期外収縮などの発現に注意する。

クラスⅠc

プロパフェノン塩酸塩

[商品名] プロノン（トーアエイヨー）

剤形：規格

100mg、150mg

効　能

頻脈性不整脈で他の抗不整脈薬が使用できないかまたは無効の場合。

用　法

1回150mgを1日3回。

禁　忌

うっ血性心不全、高度の房室・洞房ブロック。 [併用禁忌] リトナビル・テラプレビル（不整脈、血液障害など）、アスナプレビル（不整脈）、ミラベグロン（QT延長、心室性不整脈）。

併　用

ベラパミル（心作用増強）、β遮断薬（心収縮力低下、めまいなど）、ワルファリン（抗凝血作用増強）、ジゴキシン（ジゴキシン中毒）、アミノフィリン（併作用増強）、セイヨウオトギリソウ（血中濃度低下）。

副作用

重大：心室頻拍、心室細動、洞停止、洞房ブロック、房室ブロック、徐脈、失神、肝機能障害、黄疸。　その他：動悸、めまい、ふらつき、頭痛、嘔気など。

作　用

心筋細胞のNa^+電流抑制作用、心室細動閾値上昇作用ならびに房室結節内および心室内興奮伝導抑制作用、心筋の有効不応期延長作用を示すことにより抗不整脈作用をもたらす。

ナースのための知識

①心臓ペーシング閾値を上昇させる場合があるので十分注意して投与する。 ②1日450mgを超えて投与する場合には、副作用発現の可能性が増大するので注意する。

クラスⅡ

アテノロール

[商品名] テノーミン（アストラゼネカ）

剤形：規格

25mg、50mg

効　能

本態性高血圧症（軽度～中等度）、狭心症、頻脈性不整脈（洞性頻脈、期外収縮）。

用　法

25mgは1日1回2錠（1日1回4錠まで）。
50mgは1日1回1錠（1日1回2錠まで）。

禁　忌

過敏症、糖尿病性ケトアシドーシス、代謝性アシドーシス、高度または症状を呈する徐脈・房室ブロック・洞房ブロック・洞不全症候群、心原性ショック、肺高血圧による右心不全、うっ血性心不全、低血圧症、重度の末梢循環障害、未治療の褐色細胞腫。

(併用)
レセルピン・β遮断薬・Ca拮抗薬（相作用増強）、血糖降下薬（低血糖）、クロニジン（投与中止後のリバウンド）、クラスⅠ・Ⅲ抗不整脈薬（心機能抑制）、麻酔薬（低血圧）、ジギタリス製剤（不整脈）、NSAIDs（降圧作用減弱）、交感神経刺激薬（相作用減弱）、フィンゴリモド（重度の徐脈）。

(副作用)
重大：徐脈、心不全、心胸比増大、房室ブロック（Ⅱ、Ⅲ度）、洞房ブロック、失神を伴う起立性低血圧、呼吸困難、気管支痙攣、喘鳴、血小板減少症、紫斑病。　その他：発疹、低血圧、頭痛、めまい、倦怠・脱力感など。

(作用)
交感神経β_1受容体を選択的に遮断することで心拍数上昇に拮抗する血漿レニン活性、血漿アルドステロン濃度を低下させ、全末梢血管抵抗を減少させて血圧を下げる。

ナースのための知識
投与初期🚗　①休薬する場合は徐々に減量し、観察を十分に行う。　②手術前48時間は投与しない。

クラスⅡ

ランジオロール塩酸塩

[商品名] オノアクト、コアベータ（小野）

(剤形：規格)
[オノアクト] 50mg、150mg　[コアベータ] 12.5mg

(効能)
[オノアクト] ❶手術時の頻脈性不整脈（心房細動、心房粗動、洞性頻脈）に対する緊急処置。　❷手術後の循環動態監視下における頻脈性不整脈（心房細動、心房粗動、洞性頻脈）に対する緊急処置。　❸心機能低下例における頻脈性不整脈（心房細動、心房粗動）。　❹生命に危険のある不整脈（心室細動、血行動態不安定な心室頻拍）で難治性かつ緊急を要する場合。　[コアベータ] コンピューター断層撮影による冠動脈造影における高心拍数時の冠動脈描出能の改善。

(用法)
[オノアクト] ❶0.125mg/kg/分で1分間静注後、0.04mg/kg/分で持続静注。　❷0.06mg/kg/分で1分間静注後、0.02mg/kg/分で持続静注。5～10分を目安に目標の徐拍作用が得られない場合は、0.125mg/kg/分で1分間静注後、0.04mg/kg/分で持続静注。　❸1μg/kg/分で持続静注。　❹1μg/kg/分で持続静注。再発の場合は最大40μg/kg/分まで増量。　[共通] 投与中は心拍数、血圧を測定し、適宜用量を調節。詳細は添付文書を参照。　[コアベータ] 1回0.125mg/kgを1分間で静注（投与終了の4～7分後をめやすに冠動脈CTを開始）。

(禁忌)
[共通] 過敏症、心原性ショック、糖尿病性ケトアシドーシス、代謝性アシドーシス、房室ブロック、洞不全症候群など徐脈性不整脈、肺高血圧症による右心不全、未治療の褐色細胞腫。効能❶❷でうっ血性心不全。

(併用)
[共通] 交感神経系抑制薬（交感神経系過抑制）、血糖降下薬（低血糖症状のマスク）、Ca拮抗薬（相作用増強）、ジギタリス製剤（房室伝導時間延長）、クラスⅠ抗不整脈薬・クラスⅢ抗不整脈薬（過度の心機能抑制）、クロニジン（併中止後の血圧上昇増強）、交感神経刺激薬（血圧上昇）、コリンエステラーゼ阻害薬（作用増強）。　[オノアクト] フェンタニル・プロポフォール（徐拍作用増

強)、プロカイン・スキサメトニウム(相作用時間延長)。

副作用

重大：[オノアクト] ショック、心停止、完全房室ブロック、洞停止、高度徐脈、心不全。 その他：[共通] 血圧低下、肝機能障害、血小板減少など。

作 用

主に心臓に存在する β_1受容体に作用し、交感神経終末および副腎髄質より遊離されるノルアドレナリンおよびアドレナリンによる心拍数増加作用に拮抗することで抗不整脈作用を発現する。

ナースのための知識

[オノアクト] ①予防的には使用しない。[共通] ②輸液以外の製剤とは別経路で投与する。 ③10mg/mLを超える濃度では局所反応や皮膚壊死の恐れがある。オノアクト50mgに対し5mL以上の割合、コアベータ12.5mgに対し1.25mL以上の割合の生理食塩液などで溶解する。

クラスⅢ

アミオダロン塩酸塩

[錠のみ] 毒薬

[商品名] アンカロン（サノフィ）

剤形：規格

錠100mg 注150mg（3mL）

効 能

錠生命に危険のある再発性不整脈（心室細動、心室性頻拍、心不全・低心機能または肥大型心筋症に伴う心房細動）で他の抗不整脈薬が無効か、使用できない場合。 注生命に危険のある心室細動・血行動態不安定な心室頻拍で難治性かつ緊急を要する場合。電気的除細動抵抗性の心室細動あるいは無脈性心室頻拍による心停止。

用 法

錠導入期：1日400mgを1～2回に分割、1～2週間投与。維持期：1日200mgを1～2回に分割。 注1日1,250mgを超えない量で、2.5mg/mLを超えない濃度で投与。詳しい投与方法は添付文書を参照。

警 告

[共通] 専門医。 錠(1) 致死的副作用が発現するので、他の抗不整脈薬が無効または副作用により使用できない致死的不整脈にのみ使用する。 (2) 本剤の有効性・危険性を十分説明し、可能な限り同意を得てから、入院中に投与を開始する。 (3) 消失半減期は19～53日ときわめて長く、投与中止後も血漿中および脂肪に長期間存在するため、投与中止・減量しても副作用はすぐには消失しない場合がある。 (4) 種々の薬剤との相互作用が報告されており、併用、本剤中止後の使用に注意する。 注(5) 致死的不整脈で、難治性かつ緊急を要する場合にのみ使用する。 (6) 重篤な心障害が報告されているので、CCU、ICUなどで心電図および血圧の連続監視下で使用する。血圧は可能な限り動脈内圧を連続監視する。 (7) 投与後24時間以内に重篤な肝機能障害が生じ、肝不全や死亡に至る場合もあるので、状態を慎重に観察する。

禁 忌

[共通] 過敏症、ヨウ素過敏症。 錠重篤な洞不全症候群、2度以上の房室ブロック。 注洞性徐脈、洞房ブロック、重度伝導障害（高度な房室ブロック、二束ブロックまたは三束ブロック）または洞不全症候群がありペースメーカー未使用、循環虚脱または重篤な低血圧、重篤な呼吸不全（心停止時を除く）。 [併用禁忌] [共通] リトナビル・サキナビル・サキナビルメシル酸塩・インジナビル・ネルフィナビル・スパルフロキサシン・モキシフロキサシン（QT延長、不整脈)、バルデナフィル・シルデナフィル・エリグルスタット（QT延長)、トレミフェン（心室性頻拍)、テラプレビル（不整脈)、

フィンゴリモド（不整脈）。

併用

ワルファリン（出血）、P糖タンパク基質の抗凝固薬（凝固作用増強）、ジゴキシン（毒性）、CYP3A4代謝薬（併血中濃度上昇）、リドカイン（洞停止）、β遮断薬（徐脈）、Ca拮抗薬（心停止）、セイヨウオトギリソウ（血中濃度低下）など。

副作用

重大：［共通］間質性肺炎、既存の不整脈の重度悪化、torsades de pointes、心不全、徐脈、心停止、血圧低下、甲状腺機能亢進症、無顆粒球症、白血球減少。　錠 肺線維症、肺胞炎、完全房室ブロック、劇症肝炎、肝硬変、肝障害、甲状腺炎、甲状腺機能低下症、抗利尿ホルモン不適合分泌症候群（SIADH）、肺胞出血、急性呼吸窮迫症候群。　注 肝炎、肝機能障害、黄疸、肝不全。　その他：［共通］肺機能障害、甲状腺機能異常、血圧低下、QT延長、悪心・嘔吐、角膜色素沈着など。

作用

心筋のK^{+}チャネル、Na^{+}チャネル、Ca^{2+}チャネル遮断作用、抗アドレナリン作用により不整脈を抑制する。

ナースのための知識

①副作用発現頻度が高いため、検査を定期的に実施する。　②ペースメーカー使用中は注意する。　③植込み型除細動器の使用者に投薬量の変更を行った場合は注意する。

クラスⅢ

ソタロール塩酸塩

［商品名］ソタコール（アスペン）

剤形：規格

錠 40mg、80mg

効能

生命に危険のある再発性不整脈（心室頻拍、心室細動）で、他の抗不整脈薬が無効かまたは使用できない場合。

用法

1日80mgを2回に分割から開始、1日320mgまで。

警告

外国の持続性心室頻拍または心室細動の患者を対象とした臨床試験において、torsades de pointesを4.1％（56/1,363）に発現し、その危険性は用量依存的に発現するQT時間の延長に伴い増大するとの報告があるので、torsades de pointesを含む新たな不整脈の発現に十分注意する。使用にあたっては、添付文書を熟読する。

禁忌

過敏症、心原性ショック、重度のうっ血性心不全、重篤な腎障害、高度の洞性徐脈、高度の刺激伝導障害、気管支喘息、気管支痙攣、先天性・後天性のQT延長症候群。　［併用禁忌］心筋抑制のある麻酔薬（循環不全）、アミオダロン注、バルデナフィル・モキシフロキサシン・トレミフェン・フィンゴリモド（心室性頻拍）。

併用

抗不整脈薬（相不応期延長作用増強）、フェノチアジン系薬・三環系抗うつ薬・アステミゾール・スパルフロキサシン・ガレノキサシン・シプロフロキサシン・三酸化ヒ素・スニチニブ・ニロチニブ（相QT延長作用増強）、β遮断薬（相β遮断作用増強）、Ca拮抗薬（相心刺激伝導抑制作用・陰性変力作用・高圧作用増強）、K排泄型利尿薬（K低下）、β_2刺激薬（併作用減弱）、強心配糖体（催不整脈）、レセルピン・グアネチジン（相交感神経抑制作用増強）、クロニジン（併中止後の血圧上昇増強）、インスリンおよび経口血糖降下薬（高血糖）、麻酔薬（血圧降下作用増強）。

副作用

重大：心室細動、心室頻拍、torsades

抗不整脈薬、心不全治療薬・昇圧薬、血管拡張薬

de pointes、洞停止、完全房室ブロック、心不全、心拡大。　その他：徐脈、QT時間延長、低血圧、動悸、肝機能障害、悪心、全身倦怠感など。

作用

β遮断（ClassⅡ）作用により不整脈発生の一因である交感神経系の緊張増加を抑制し、さらにそれらが誘因となって引き起こされる心室頻拍および心室細動などのリエントリー性の致死性頻脈性不整脈を、活動電位持続時間延長に基づく不応期延長（ClassⅢ）作用により抑制する。

ナースのための知識

致死的な不整脈治療への十分な経験のある医師が、設備の整った施設で使用する。

クラスⅣ

ベラパミル塩酸塩

［錠のみ］ 妊婦

［商品名］ワソラン（エーザイ）

剤形：規格

錠40mg　注5mg（2mL）

効能

［共通］❶頻脈性不整脈（心房細動・粗動、発作性上室性頻拍）。　錠❷狭心症、心筋梗塞（急性期を除く）、その他の虚血性心疾患。

用法

❶錠1回40～80mg、1日3回。小児は1日3～6mg/kgを1日3回（1日240mgを超えない）。　注1回5mgを希釈し、5分以上かけて静注。小児は1回0.1～0.2mg/kgを希釈し、5分以上かけて静注（1回5mgを超えない）。　❷1回40～80mgを1日3回。

警告

注（1）小児などの不整脈治療に熟練した医師が監督する。基礎心疾患のある場合は、有益性がリスクを上回ると判断される場合にのみ投与する。　(2) 新生児および乳児に使用する際には、生命に危険があり、他の治療で効果がない場合にのみ投与する。

禁忌

［共通］過敏症、重篤なうっ血性心不全、洞房・房室ブロック。　錠妊婦。　注重篤な低血圧あるいは心原性ショック・心筋症、高度の徐脈、急性心筋梗塞。

［併用禁忌］注静注用β遮断薬（心機能低下）。

併用

［共通］血圧降下薬（相血圧低下増強）、β遮断薬・ラウオルフィア（心機能低下、徐脈）、抗不整脈薬・利尿薬（高度不整脈）、ジギタリス（徐脈、中毒）、麻酔吸入薬（心機能低下）、リトナビル・イトラコナゾール（血中濃度上昇）、リファンピシン・フェニトイン（作用減弱）、アプリンジン・カルバマゼピン等（相血中濃度上昇）。　錠グレープフルーツジュース（血中濃度上昇）。

副作用

重大：錠循環器障害、皮膚障害。　その他：［共通］血圧低下、悪心・嘔吐。　錠房室伝導時間延長、頭痛、めまい、便秘など。　注心室期外収縮、胸痛など。

作用

細胞外液Ca^{2+}の細胞内流入阻止に基づくCa^{2+}拮抗作用がある。

ナースのための知識

［共通］①休薬を要する場合は徐々に減量し、観察を十分に行う。　注②心電図を連続的に監視し、頻回の血圧測定を行う。

心不全治療薬・昇圧薬

ケアのポイント

- 血圧、脈拍数、心電図、尿量等、患者の状態を観察しながら投与する。

ハイリスク薬 ジギタリス製剤 ここに注意！

- ジギタリス中毒の症状（食欲不振、悪心・嘔吐、めまい、頭痛、不整脈の出現）が発現していないかを確認し、その対策をとる➡Check。
- 必要に応じ薬物血中濃度を測定する。 TDM対象薬
- カリウム排泄型利尿薬やカルシウム含有製剤、β遮断薬等の併用薬との相互作用に注意する。
- 血清電解質の検査データを確認する。

Check ジギタリス中毒がみられた際は適切な対処を

【症状】

初期症状として、食欲不振、悪心・嘔吐、視覚異常（光がないのにちらちら見える、黄視、緑視、複視等）、めまい、頭痛等が現れる。先行して不整脈が出現することもあり、高度の徐脈、二段脈、多源性心室性期外収縮、発作性心房性頻脈等が現れることがある。さらに重篤な房室ブロック、心室性頻拍症あるいは心室細動に移行することがあるため、注意が必要である。

【対処法】

- 薬物排泄：胃内の吸収を防止するため活性炭を投与する。
- 心電図：ただちに監視を行い、不整脈発現に注意する。
- 重篤な不整脈の治療：徐脈性不整脈およびブロックにはアトロピンを投与する。頻脈性不整脈が頻発する際は塩化カリウム、リドカイン、プロプラノロール等を投与する。
- 血清電解質：低K血症に注意し、異常があれば補正する。高K血症には、炭酸水素ナトリウム、グルコース・インスリン療法、ポリスチレンスルホン酸ナトリウム等を投与する。
- 腎機能：ジゴキシンは腎排泄型であるので腎機能を正常に保つ。血液透析は一般に無効とされる。

●本書で取り上げた心不全治療薬・昇圧薬一覧

分類	一般名	商品名	ページ
ジギタリス製剤	ジゴキシン	ジゴシン	p.178
カテコラミン	アドレナリン	アドレナリン、エピペン、ボスミン	p.179
	イソプレナリン塩酸塩	［dl体］プロタノールS ［l体］プロタノールL	p.180
	ドパミン塩酸塩	イノバン	p.181
	ドブタミン塩酸塩	ドブトレックス	p.181
その他	アミノフィリン水和物	ネオフィリン、ネオフィリンPL	p.198（気管支喘息・COPD治療薬）
	オルプリノン塩酸塩水和物	コアテック、コアテックSB	p.182
	カルペリチド	ハンプ	p.183
	デノパミン	カルグート	p.183
	ミドドリン塩酸塩	メトリジン、メトリジンD	p.183
	ユビデカレノン	ノイキノン	p.184

ジギタリス製剤

ジゴキシン

［商品名］ジゴシン（太陽ファルマ）

剤形：規格

0.125mg、0.25mg　0.1%　［エリキシル］0.05mg/mL　0.25mg（1mL）

効　能

❶先天性心疾患、弁膜疾患、高血圧症、虚血性心疾患（心筋梗塞、狭心症など）、肺性心（肺血栓・塞栓症、肺気腫、肺線維症などによるもの）、その他の心疾患（心膜炎、心筋疾患など）、腎疾患、甲状腺機能亢進症ならびに低下症などに基づくうっ血性心不全（肺水腫、心臓喘息などを含む）。　❷心房細動・粗動による頻脈。　❸発作性上室性頻拍　❹手術、急性熱性疾患、出産、ショック、急性中毒における心不全および各種頻脈の予防と治療。

用　法

［内服］初回0.5〜1.0mg、以後0.5mgを6〜8時間ごと、十分効果が現れるまで（急速飽和療法）。維持療法として1日0.25〜0.5mg。小児の場合、2歳以下は1日0.06〜0.08mg/kg、2歳以上は1日0.04〜0.06mg/kgを3〜4回に分割（急速飽和療法）。維持療法としては飽和量の1/5〜1/3量。　1回0.25〜0.5mgを2〜4時間ごとに十分効果が現れるまで静注（急速飽和療法）。維持療法として1日0.25mgを静注。小児の場合、新生児・未熟児は1日0.03〜0.05mg/kg、2歳以下は1日0.04〜0.06mg/kg、2歳以上は1日0.02〜0.04mg/kgを3〜4回に分割して静注または筋注（急速飽和療法）。維持療法としては飽和量の1/10〜1/5量。

禁　忌

過敏症、ジギタリス製剤過敏症、房室ブロック、洞房ブロック、ジギタリス中毒、閉塞性心筋疾患。［併用禁忌］・ジスルフィラム・シアナミド（血圧低下、心悸亢進など)。

(併 用)

Ca注射薬(毒性出現)、スキサメトニウム(重篤な不整脈)、解熱鎮痛消炎薬・トラゾドン・不整脈用薬・β遮断薬・利尿薬・降圧薬・ARB・Ca拮抗薬・フルバスタチン・アトルバスタチン・ポリスチレンスルホン酸塩・交感神経刺激薬・副腎皮質ホルモン薬・ビタミンD製剤・Ca製剤・シクロスポリン・クラリスロマイシン・アムホテリシンB・エンビオマイシン・HIVプロテアーゼ阻害薬・エトラビリン・C型肝炎治療薬・化学療法薬・抗甲状腺薬・ベムラフェニブ(作用増強)、カルバマゼピン・リファンピシン・甲状腺製剤・アカルボース・ミグリトール・セイヨウオトギリソウ(作用減弱)、ブピバカイン(併作用増強)、ヘパリン(併作用減弱)、制吐薬(ジギタリス中毒不顕化)。

(副作用)

重大:ジギタリス中毒、非閉塞性腸間膜虚血。 その他:食欲不振、下痢、視覚異常、めまい、頭痛、錯乱、肝機能障害、血小板数減少、発疹、浮腫、女性型乳房、筋力低下など。

(作 用)

Ca^{2+}の利用効率を高め、強心作用を呈する。

ナースのための知識

本剤投与中の患者には、Ca注射薬とスキサメトニウム塩化物水和物は原則として投与しない。

カテコラミン

アドレナリン

[商品名] **エピペン**(マイランEPD)、**ボスミン**(第一三共)、後**アドレナリン**(テルモ)

(剤形:規格)

[エピペン] 0.15mg(1mg/2mL)、0.3mg(2mg/2mL) [ボスミン] 1mg(1mL) 0.1% [アドレナリン] 1mg(1mLシリンジ)

(効 能)

[エピペンを除く] ❶気管支喘息・百日咳に基づく気管支痙攣の緩解。 [アドレナリン]・[ボスミン] ❷急性低血圧またはショック時の補助治療。 ❸心停止の補助治療。 [ボスミン] ❹局所麻酔薬の作用延長。 ❺手術時の局所出血の予防と治療。 ❻虹彩毛様体炎時における虹彩癒着の防止。 [エピペン] ❼蜂毒、食物および薬物などに起因するアナフィラキシー反応に対する補助療法。 [ボスミン] ❽局所麻酔の作用延長(粘膜面の表面麻酔に限る)。 ❾手術時の局所出血の予防と治療、耳鼻咽喉科領域における局所出血・粘膜の充血・腫脹、外創における局所出血。

(用 法)

・ [エピペンを除く] ❶~❸1回0.2~1mgを皮下注または筋注。蘇生などの緊急時には1回0.25mgを超えない量を希釈して、緩徐に静注。必要に応じて5~15分ごとに反復。 [ボスミン] ❹0.1%溶液として血管収縮薬未添加の局所麻酔薬10mLに1~2滴添加。 ❺0.1%溶液として単独または局所麻酔薬に添加し局所注入。 ❻0.1%溶液として点眼または結膜下に0.1mg以下を注射。 [エピペン] ❼0.01mg/kgが推奨用量で、体重を考慮して0.15mgまたは0.3mgを筋注。 ❶5~10倍に希釈して吸入(1

抗不整脈薬、心不全治療薬・昇圧薬、血管拡張薬

回0.3mg以内)。2～5分たって効果不十分での再投与は1回（0.3mg以内）まで。連続使用は少なくとも4～6時間間隔をあける。 ❽血管収縮薬未添加の局所麻酔薬10mLに1～2滴添加。 ❾0.1％溶液をそのまま、あるいは5～10倍に希釈して直接塗布・点鼻・噴霧、またはタンポンとして使用。

警 告

［エピペン］（1）交付前に必ずインフォームドコンセントを実施し、適切に自己注射できるよう患者に指導したうえで交付する。 （2）説明文書等を熟読し、日頃から練習用エピペントレーナーを用いて使用方法を訓練しておくよう指導する。 （3）アナフィラキシー発現時の緊急補助的治療に使用するものであり、使用後には必ず医療機関を受診し、適切な治療を受けるよう指導する。 （4）大量投与・不慮の静脈内投与では急激な血圧上昇による脳出血を起こす場合があるので、静脈内に投与しない。患者に投与部位について適切な指導を行う。

禁 忌

［アドレナリン］狭隅角や前房が浅いなど眼圧上昇素因。 ［併用禁忌］［共通］イソプレナリンなどのカテコールアミン薬・アドレナリン作動薬（不整脈、心停止)。 ［エピペンを除く］ブチロフェノン系・フェノチアジン系などの抗精神病薬・α遮断薬（低血圧)。

併 用

ハロゲン含有吸入麻酔薬（頻脈)、MAO阻害薬・三環系抗うつ薬・分娩促進薬（血圧上昇)、ジギタリス（不整脈)、キニジン（心室細動)、利尿薬（作用減弱）など。

副作用

重大：・肺水腫、呼吸困難、心停止。全身性症状、重篤な血清K値低下。
その他：［共通］心悸亢進、頭痛、発疹、振戦、悪心など。

作 用

交感神経のα、β受容体に作用、強心作用や血管拡張・収縮両作用を示し血圧を上昇させる。気管支筋弛緩作用により呼吸量を増加させる。

ナースのための知識

①作用が投与量・投与方法により影響を受けやすいため注意する。 ②点滴で大量に血管外漏出した場合、局所の虚血性壊死が現れることがあるため注意する。 ［を除く］③過敏症、交感神経作動薬に対する過敏、動脈硬化、甲状腺機能亢進、糖尿病、重症不整脈、精神神経症、コカイン中毒の患者には原則投与しない。 ［エピペン］④投与量が0.01mg/kgを超える患者には原則投与しない。

カテコラミン

イソプレナリン塩酸塩

（*dl*体[1]、*l*体[2]）

［商品名］プロタノールS[1]、プロタノールL[2]（興和）

剤形：規格

[1]［S：徐放］15mg [2]［L］0.2mg（1mL)、1mg（5mL）

効 能

❶各種の高度の徐脈、ことにアダムス・ストークス症候群における発作防止。 ❷アダムス・ストークス症候群の発作時・発作反復時、心筋梗塞や細菌内毒素などによる急性心不全、手術後の低心拍出量症候群、気管支喘息の重症発作時。

用 法

❶1回15mgを1日3～4回 経口。 ❷点滴：0.2～1.0mgを等張溶液200～500mLに溶解し、心拍数または心電図をモニターしながら注入（徐脈型アダムス・ストークス症候群では心拍数を毎分50～60、ショック・低拍出量症候群では毎分110前後)。緊急時：0.2mgを等張溶液20mLに溶解し、その2～20mLを静注（徐々に)・筋注または皮下注。心停止しそう

なときは0.02～0.2mgを心内投与可。

禁忌

特発性肥大性大動脈弁下狭窄症、ジギタリス中毒。［併用禁忌］カテコールアミン（アドレナリンなど）・エフェドリン・メチルエフェドリン・メチルエフェドリンサッカリネート・オルシプレナリン・フェノテロール・ドロキシドパ（不整脈、心停止）。

併用

サルブタモール・プロカテロール（不整脈・心停止）、テオフィリン・アミノフィリン（低K血症・頻脈）、ステロイド・利尿薬（血清K値低下）、ジゴキシン（併作用増強）、アセチルコリン（作用減弱）、マオウ（交感神経興奮作用）など。

副作用

重大：［共通］重篤な血清K値の低下。心筋虚血。　その他：［共通］心悸亢進、頻脈など。

作用

交感神経のβ受容体に作用し、心収縮力を増強して心拍出量を増加、心臓の刺激伝達系に作用して心拍数を増加する。

ナースのための知識

［共通］①心室性期外収縮、心室性頻拍、致死的不整脈が生じることがあるので、このような場合は投与中止か減量する。は点滴注入速度を遅くする。　②噛まずにそのまま服用させる。基剤が崩壊せず、糞便中に出ることがある。　③アルカリ剤と混合しない。

カテコラミン

ドパミン塩酸塩

［商品名］イノバン（協和キリン）

剤形：規格

50mg（2.5mL）、100mg（5mL）、200mg（10mL）　［シリンジ］0.1%（50mL）、0.3%（150mL）、0.6%（300mL）

効能

❶急性循環不全（心原性ショック、出血性ショック）。　❷急性循環不全状態（無尿・乏尿や利尿薬で利尿が得られない状態、脈拍数の増加した状態、他の強心・昇圧薬により副作用が認められたり、好ましい反応が得られない状態）。

用法

1～5μg/kg/分で点滴（20μg/kgまで）。　［シリンジ］1～5μg/kg/分で持続静注（20μg/kgまで）

禁忌

褐色細胞腫。

併用

フェノチアジン誘導体・ブチロフェノン誘導体（作用減弱）、MAO阻害薬（作用増強・延長）、ハロゲン化炭化水素系麻酔薬（不整脈）。

副作用

重大：麻痺性イレウス、四肢冷感、末梢の虚血。　その他：不整脈、動悸、嘔気・嘔吐など。

作用

強心作用、昇圧作用、利尿作用を発現し、急性循環不全状態を改善する。

ナースのための知識

［共通］①大量投与したとき、脈拍数の増加がみられた場合や尿量の増加がみられない場合には減量するか中止する。　②［シリンジ］ブドウ糖の投与が好ましくない患者には他の希釈剤で希釈したドパミン塩酸塩を用いる。

カテコラミン

ドブタミン塩酸塩

［商品名］ドブトレックス（共和）

剤形：規格

100mg（5mL）　［キット］200mg（200mL）、600mg（200mL）

効 能
❶急性循環不全における心収縮力増強。
❷心エコー図検査における負荷。

用 法
❶1～5μg/kg/分を点滴（20μg/kg/分まで）。 ❷5μg/kg/分から点滴静注開始、病態が評価できるまで10、20、30、40μg/kg/分と3分毎に増量。

警 告
［効能②］専門医。 心停止、心室頻拍、心室細動、心筋梗塞等のおそれがあり、蘇生処置ができる準備を行い実施する。負荷試験中は心電図、血圧等の継続した監視を行い、患者状態を注意深く観察する。重篤な胸痛、不整脈、高血圧、低血圧等の発現により検査継続困難の場合、速やかに投与を中止する。

禁 忌
［共通］過敏症、肥大型閉塞性心筋症。［効能②］急性心筋梗塞後早期、不安定狭心症、左冠動脈主幹部狭窄、重症心不全、重症頻拍性不整脈、急性心膜炎・心筋炎・心内膜炎、大動脈解離等の重篤な血管病変、コントロール不良の高血圧症、褐色細胞腫、高度な伝導障害、心室充満の障害、循環血液量減少症。

併 用
β遮断薬（作用減弱、末梢血管抵抗上昇）。

副作用
重大：［効能②］心停止、心室頻拍、心室細動、心筋梗塞、ストレス心筋症。
その他：不整脈、血圧低下、過度の血圧上昇、狭心痛、血清Kの低下など。

作 用
心筋のβ_1受容体に直接作用し心収縮力を増強する。軽度ではあるが血管のβ_2およびα_1受容体に作用し末梢血管抵抗を軽減する。

ナースのための知識
［共通］①72時間以上投与すると耐性がみられることがある。 ②他の注射薬と混合せずに用いることが望ましい。 ［キット］③新生児・乳幼児、老人などの重篤な心疾患に使用する場合には、水分摂取量が過剰にならないように十分注意する。

その他の心不全治療薬・昇圧薬

オルプリノン塩酸塩水和物

妊婦

［商品名］コアテック、コアテックSB（エーザイ）

剤形：規格
5mg（5mL） ［SB：バッグ］9mg（150mL）

効 能
急性心不全の状態で他の薬剤を投与しても効果が不十分な場合。

用 法
10μg/kgを5分間かけて緩徐に静注し、引き続き0.1～0.3μg/kg/分で点滴静注（0.4μg/kg/分まで）。［SB］はそのまま、は注射液または生理食塩液・ブドウ糖液などで希釈して用いる。

禁 忌
肥大型閉塞性心筋症、妊婦。

併 用
カテコールアミン系の強心薬・アデニル酸シクラーゼ活性化薬（不整脈）、ジソピラミド（過度の血圧低下）。

副作用
重大：心室細動、心室頻拍（torsades de pointesを含む）、血圧低下、腎機能障害。 その他：頻脈、上室性・心室性期外収縮、嘔吐、血小板減少、貧血、白血球減少・増多、尿量減少など。

作 用
cAMPに特異的なPDEⅢを選択的に阻害し、細胞内cAMP増加およびピークCa^{2+}

レベル上昇により心収縮力増強を示す。

ナースのための知識

①投与開始後120分間で改善しない場合は中止する。　②他の注射薬と混合せずに用いることが望ましい。特にソルダクトン、ウロキナーゼ-Wf、フルマリン静注用とは混合しない。

その他の心不全治療薬・昇圧薬

カルペリチド（遺伝子組換え）

［商品名］ハンプ（第一三共）

剤形：規格

1,000μg

効　能

急性心不全（慢性心不全の急性増悪期を含む）。

用　法

注射用水5mLに溶解、必要に応じて生理食塩液または5%ブドウ糖注射液で希釈し、1分間あたり0.1μg/kgを持続静注（0.2μg/kg/分まで）。

禁　忌

重篤な低血圧、心原性ショック、右室梗塞、脱水症状。

併　用

フロセミド（過剰利尿）、シルデナフィル（過度の血圧低下）など。

副作用

重大：血圧低下、低血圧性ショック、徐脈、過剰利尿による電解質異常・心室性不整脈、心室細動、赤血球増加、血小板増加、重篤な血小板減少、重篤な肝機能障害。　その他：不整脈、血液障害、AST・ALT・BUN↑など。

作　用

細胞内cGMPを増加させ、血管拡張作用や利尿作用を示す。

ナースのための知識

過度の血圧低下、徐脈などがみられた場合には、投与を中止する。回復しない場合は、輸液、アトロピン静注などの処置を行う。

その他の心不全治療薬・昇圧薬

デノパミン

［商品名］カルグート（田辺三菱）

剤形：規格

5mg、10mg　5%

効　能

慢性心不全。

用　法

1日15～30mgを3回に分割。

副作用

重大：心室頻拍。　その他：頻脈、心室性期外収縮など。の不整脈、動悸、AST・ALP↑など。

作　用

アドレナリンβ_1受容体を刺激し、心筋収縮力を増強させる。

ナースのための知識

①ジギタリスや利尿薬、血管拡張薬などと併用することが多い。　②心電図検査を3～6か月ごとに実施することが望ましい。

その他の心不全治療薬・昇圧薬

ミドドリン塩酸塩

［商品名］メトリジン、メトリジンD（大正製薬）

剤形：規格

2mg　［D：口腔内崩壊錠］2mg

効　能

本態性低血圧、起立性低血圧。

用　法

1日4mgを2回に分割（1日8mgまで）。小児は、1日4mgを2回に分割（1日6mgまで）。

禁 忌

甲状腺機能亢進症、褐色細胞腫。

副作用

悪心、嘔吐、腹痛、頭痛、眠気、心室性期外収縮、めまい、発疹、肝機能障害、ほてり感など。

作 用

血管平滑筋の交感神経α_1受容体を選択的に刺激することで、末梢血管収縮作用を示す。

ナースのための知識

臥位血圧が上昇した場合は、減量または頭部を高くして寝ることで調節できるが、続く場合は投与を中止する。

その他の心不全治療薬・昇圧薬

ユビデカレノン

［商品名］ノイキノン（エーザイ）

剤形：規格

錠5mg、10mg　顆粒1%

効 能

基礎治療施行中の軽度および中等度のうっ血性心不全症状。

用 法

1回10mgを1日3回。

副作用

胃部不快感、食欲減退、吐気、下痢、発疹など。

作 用

心筋細胞内のミトコンドリアに取り込まれて、虚血心筋に直接作用し、低酸素状態での心筋エネルギー代謝を改善するとともに酸素の利用効率を改善する。

血管拡張薬

●ケアのポイント

【注射薬】

- 血圧を頻回に測定し、全身状態を十分に管理しながら慎重に投与する。
- 副作用が現れた場合には、すみやかに投与速度を遅くするか、投与を中止する。

●本書で取り上げた血管拡張薬一覧

分類	一般名	商品名	ページ
プロスタグランジン（PG）E_1製剤	アルプロスタジル アルファデクス	プロスタンディン	p.185
	アルプロスタジル	パルクス	p.186
	リマプロスト アルファデクス	オパルモン、プロレナール	p.187
プロスタグランジン（PG）I_2製剤	エポプロステノールナトリウム	フローラン	p.187
ホスホジエステラーゼ（PDE）5阻害薬	シルデナフィルクエン酸塩	レバチオ	p.188

プロスタグランジンE_1製剤

アルプロスタジル アルファデクス

［共通］妊婦、［500μg］

［商品名］プロスタンディン（注射 丸石、軟膏 小野）

剤形：規格

注射 20μg、500μg　軟膏 0.003%

効能

注射［20μg］❶動注：慢性動脈閉塞症（バージャー病、閉塞性動脈硬化症）における四肢潰瘍・安静時疼痛の改善。❷静注：振動病における末梢血行障害に伴う自覚症状の改善ならびに末梢循環・神経・運動機能障害の回復、血行再建術後の血流維持、動脈内投与が不適と判断される慢性動脈閉塞症における四肢潰瘍・安静時疼痛の改善。❸動脈管依存性先天性心疾患における動脈管の開存。❹陰茎海綿体内投与：勃起障害の診断。注射［500μg］❺外科手術時の低血圧維持（高血圧症または軽度の虚血性心疾患を合併する場合）、外科手術時の異常高血圧の救急処置。軟膏 褥瘡、皮膚潰瘍（熱傷潰瘍、糖尿病性潰瘍、下腿潰瘍、術後潰瘍）。

用法

注射［20μg］❶1バイアル（20μg）を生理食塩液5mLに溶かし、1日量10～15μg（およそ0.1～0.15ng/kg/分）をシリンジポンプで持続動注（症状により0.05～0.2ng/kg/分）。❷1回量2～3バイアル（40～60μg）を輸液500mLに溶解し、2時間かけて点滴（5～10ng/kg/分、1.2μg/kg/2時間を超えない）。1日1～2回。❸50～100ng/kg/分で開始し、有効最小量で持続投与。❹1バイアル（20μg）を生理食塩液1mLに溶解し、1回量20μgを陰茎海綿体へ注射。注射［500μg］❺1バイアル（500μg）を輸液100mLに溶解し、5～10μg/分（0.1～0.2μg/kg/分）で点滴を開始。通常2.5～10μg/分（0.05～0.2μg/kg/分）が必要。　1日2回、病状および病巣の大きさに応じて適量塗布。原則大量投与（10g超）をさける。

警告

(1) 効能❸では、無呼吸発作が発現することがあるため呼吸管理設備の整った施設で投与する。(2) 効能❹で、勃起が4時間以上持続するときはすみやかに適切な処置を行う。勃起障害の診断は、診断・治療に精通し、副作用への対処が可能な医師が緊急時の対応可能な状況で行う。

禁忌

［共通］過敏症　［20μg］・重篤な心不全、出血、妊婦。　［20μg］肺水腫。　［500μg］重症の動脈硬化症、心あるいは脳に高度な循環障害、重症の肝・腎疾患、非代償性の高度な出血、ショック状態、呼吸不全、未治療の貧血。

併用

［20μg］・抗血小板薬・血栓溶解薬・抗凝血薬（出血傾向増強）。

副作用

重大：［共通］ショック。　［20μg］アナフィラキシー、心不全、肺水腫、脳出血、消化管出血、心筋梗塞、無顆粒球症、白血球減少、肝機能障害、黄疸、間質性肺炎、無呼吸発作、持続勃起症。　その他：［共通］静脈炎など。［20μg］・疼痛、発赤、浮腫など。　［500μg］心電図異常など。

作用

血管平滑筋弛緩作用により血流量を増加させ、血小板凝集抑制作用も有する。また、血圧降下作用のほか、病変局所の循環障害を改善、血管新生作用、表皮角化細胞増殖作用により肉芽形成および表皮形成を促進する。

ナースのための知識

［共通］①呼吸抑制が現れることがあるので、呼吸管理に注意する。　②約8週間以上使用しても改善が認められない場合には、外科療法などを考慮する。

プロスタグランジンE_1製剤

アルプロスタジル　妊婦

［商品名］パルクス（大正製薬）

剤形：規格

5μg（1mL）、10μg（2mL）
［ディスポ］10μg（2mL）

効能

［共通］❶慢性動脈閉塞症（バージャー病、閉塞性動脈硬化症）における四肢潰瘍ならびに安静時疼痛の改善、進行性全身性硬化症・全身性エリテマトーデスにおける皮膚潰瘍の改善、糖尿病における皮膚潰瘍の改善、振動病における末梢血行障害に伴う自覚症状の改善ならびに末梢循環・神経・運動機能障害の回復。❷動脈管依存性先天性心疾患における動脈管の開存。　❸経上腸間膜動脈性門脈造影における造影能の改善。

用法

❶1日1回1～2mL（5～10μg）をそのままたは輸液に混和して緩徐に静注、または点滴静注。　❷輸液に混和し、開始時5ng/kg/分として持続静注。　❸1回1mL（5μg）を生理食塩液で10mLに希釈し、造影剤注入30秒前に3～5秒間で経カテーテル的に上腸間膜動脈内に投与。

警告

動脈管依存性先天性心疾患（新生児）に投与する場合、無呼吸発作が発現することがあるので呼吸管理設備の整っている施設で投与する。

禁忌

過敏症、重篤な心不全、出血（頭蓋内出血、消化管出血、喀血など）、妊婦。

併　用

ワルファリン・アスピリン・チクロピジン・シロスタゾール・ウロキナーゼ（出血傾向）など。

副作用

重大：ショック、アナフィラキシー、意識消失、心不全、肺水腫、間質性肺炎、心筋梗塞、脳出血、消化管出血、無顆粒球症、白血球減少、血小板減少、肝機能障害、黄疸、無呼吸発作。　その他：血管痛、下痢、低Na血症、発熱など。

作　用

脂肪粒子を薬物担体とすることにより、病巣部に高濃度に移行し、血栓形成抑制作用を示す。

ナースのための知識

①輸液以外の他剤と混和使用しない。②持続投与は必ず単独ラインで行う。

プロスタグランジンE_1製剤

リマプロスト アルファデクス　妊婦

［商品名］オパルモン（小野）、プロレナール（大日本住友）

剤形：規格

5μg

効　能

❶閉塞性血栓血管炎に伴う潰瘍、疼痛および冷感などの虚血性諸症状の改善。❷後天性の腰部脊柱管狭窄症（SLR試験正常で、両側性の間欠跛行）に伴う自覚症状（下肢疼痛、下肢しびれ）および歩行能力の改善。

用　法

❶1日30μgを3回に分割。　❷1日15μgを3回に分割。

禁　忌

妊婦。

併　用

アスピリン・チクロピジン・シロスタゾール・ウロキナーゼ・ヘパリン・ワルファリン（出血傾向増強）。

副作用

重大：肝機能障害、黄疸。　その他：発疹、そう痒感、下痢、悪心、腹部不快感、腹痛、食欲不振、胸焼け、心悸亢進、頭痛、めまい、潮紅、ほてりなど。

作　用

血管平滑筋に直接作用することにより血管拡張作用を示す。また、血小板のサイクリックAMP含量を増加することにより血小板凝集抑制作用を示す。

ナースのための知識

腰部脊柱管狭窄症に対しては、症状の経過観察を行い、漫然と継続投与しない。

プロスタグランジンI_2製剤

エポプロステノール ナトリウム

［商品名］フローラン（GSK）

剤形：規格

0.5mg、1.5mg（専用溶解液50mL）

効　能

肺動脈性肺高血圧症。

用　法

専用溶解液に溶解し、2ng/kg/分でシリンジポンプまたは輸液ポンプにより持続静脈内投与。状態を十分観察しながら15分以上の間隔をおいて1～2ng/kg/分ずつ増量し、10ng/kg/分までの範囲で最適投与速度を決定する。その後は最適投与速度で維持し、定期的に患者を観察し症状に応じて速度を調節、その際、15分以上の間隔をおいて1～2ng/kg/分ずつ増減する。調整法は添付文書参照。

警　告

（1）過度の血圧低下、低血圧性ショック、徐脈、意識喪失・意識障害などの重大な副作用が認められているので、患者の状態を十分観察しながら投与。（2）つね

抗不整脈薬、心不全治療薬・昇圧薬、血管拡張薬

に専用溶解液のみで溶解し、他の注射薬などと配合しない。他の注射薬、輸液などは、混合せず別の静脈ラインから投与。外国で長期投与後の急激な中止により死亡に至った症例が報告されているので、休薬または投与中止する場合は、徐々に減量。

禁忌

過敏症、右心不全の急性増悪時、重篤な左心機能障害、重篤な低血圧、用量設定期（投与開始時）に肺水腫の増悪。

併用

降圧薬（過度の降圧）、ワルファリン・血栓溶解薬・アスピリン・NSAIDs（出血の危険性）、ジゴキシン（併血中濃度上昇）など。

副作用

重大：ショック、肺水腫、甲状腺機能亢進症、血小板減少。　その他：潮紅、動悸、低血圧、下痢、悪心・嘔吐、顎痛、関節痛、頭痛、手のしびれ、出血、発疹、胸部絞扼感など。

作用

血管平滑筋や血小板の受容体に結合し、血管拡張作用や血小板凝集抑制作用を示す。

ナースのための知識

①投与中でも遮光する。　②増量時に潮紅（軽微なものを除く）、頭痛、悪心などが発現し消失しないときは15分以上の間隔をおいて2ng/kg/分ずつ減量する。　③副作用の多くは最適投与速度を決定するまでの間に発現するので、症状、血圧、心拍数、血行動態などに十分注意する。

ホスホジエステラーゼ5阻害薬

シルデナフィルクエン酸塩

［商品名］レバチオ（ファイザー）

剤形：規格

錠20mg ［ODフィルム］20mg DS 900mg

効能

肺動脈性肺高血圧症。

用法

1回20mgを1日3回。　小児：錠・［ODフィルム］体重20kg超の場合、1回20mgを1日3回。　DS 体重8～20kgの場合、1回10mgを1日3回。

警告

専門医。　硝酸薬あるいは一酸化窒素（NO）供与薬（ニトログリセリン、亜硝酸アミル、硝酸イソソルビドなど）との併用により過度に血圧を下降させることがあるので、投与されていないことを十分確認し、投与中および投与後も投与されないよう十分注意する。ただし、肺動脈性肺高血圧症の治療において一酸化窒素吸入療法との併用が治療上必要と判断される場合は、緊急時に十分対応できる医療施設において、専門医のもとで、慎重に投与する。

禁忌

過敏症、重度の肝機能障害。　［併用禁忌］硝酸薬・NO供与薬（降圧作用増強）、リトナビル・ダルナビル・インジナビル・イトラコナゾール・テラプレビル・コビシスタット含有薬（血漿中濃度上昇）、アミオダロン経口薬（QTc延長作用増強）、可溶性グアニル酸シクラーゼ（sGC）刺激薬（症候性低血圧）。

併用

CYP3A4阻害薬（血中濃度上昇）、CYP3A4誘導薬（血中濃度低下）、ボセンタン・α遮断薬（血圧低下）、降圧薬・カルペリチド（降圧作用増強）、ワルファリン（出血）など。

副作用

頭痛、消化不良、潮紅、鼻出血、めまい、持続勃起症、悪心、下痢など。

作用

肺血管平滑筋においてcGMP分解酵素であるPDE5を選択的に阻害することで、血管弛緩作用を示す。

ナースのための知識

🚗 ①他の肺動脈性肺高血圧症治療薬と併用する場合には、十分な観察を行いながら投与する。　②投与後に急激な視力・聴力低下または急激な視力喪失、突発性難聴が現れた場合には、すみやかに専門医の診察を受けるよう指導する。

呼吸器官用薬

［鎮咳去痰薬、気管支喘息・COPD治療薬（注射、経口、吸入）、呼吸障害治療薬］

鎮咳去痰薬

●ケアのポイント

●喫煙状況を把握し、喫煙していれば禁煙するよう指導する。

●本書で取り上げた鎮咳去痰薬一覧

分類		一般名	商品名	ページ
鎮咳薬	麻薬性	コデインリン酸塩水和物	コデインリン酸塩	p.76（麻薬）
	非麻薬性	チペピジンヒベンズ酸塩	アスベリン	p.191
		デキストロメトルファン臭化水素酸塩水和物	メジコン	p.191
去痰薬		アセチルシステイン	ムコフィリン	p.192
		アンブロキソール塩酸塩	ムコソルバン、ムコソルバンL	p.192
		カルボシステイン	ムコダイン	p.192
		フドステイン	クリアナール	p.193
		ブロムヘキシン塩酸塩	ビソルボン	p.193

非麻薬性鎮咳薬

チペピジンヒベンズ酸塩

［商品名］アスベリン（ニプロES）

剤形：規格

錠10mg、20mg　散10%　シ0.5%、2%（調剤用）　DS2%

効 能

感冒・上気道炎（咽喉頭炎、鼻カタル）・急性気管支炎・慢性気管支炎・肺炎・肺結核・気管支拡張症に伴う咳嗽および喀痰喀出困難。

用 法

1日60～120mgを3回に分割。小児は1歳未満1日5～20mg、1歳以上3歳未満10～25mg、3歳以上6歳未満15～40mgを3回に分割。

禁 忌

過敏症

副作用

重大：アナフィラキシー。　その他：眠気、めまい、食欲不振、便秘など。

作 用

延髄の咳中枢を抑制し、咳の感受性を低下させることで鎮咳作用を示すとともに、気管支腺分泌を亢進し、気道粘膜線毛上皮運動を亢進することにより去痰作用を示す。

ナースのための知識

シ①強く振盪すると発泡による秤取困難を起こすことがあるので注意する。　②均一となるように振盪し、沈殿が生じていないことを確認してから服用するように指示する。　［共通］③赤味がかった着色尿がみられることがある。

非麻薬性鎮咳薬

デキストロメトルファン臭化水素酸塩水和物

［商品名］メジコン（塩野義）

剤形：規格

錠15mg　散10%　シ1mL中：デキストロメトルファン臭化水素酸塩水和物2.5mg・クレゾールスルホン酸カリウム15mg

効 能

錠・散 感冒、急性気管支炎、慢性気管支炎、気管支拡張症、肺炎、肺結核、上気道炎（咽喉頭炎、鼻カタル）に伴う咳嗽。気管支造影術および気管支鏡検査時の咳嗽。　シ急性気管支炎、慢性気管支炎、感冒、上気道炎、肺結核、百日咳に伴う咳嗽・喀痰喀出困難。

用 法

錠・散 1回15～30mgを1日1～4回。　シ1日18～24mL、8～14歳　は9～16mL、3か月～7歳は3～8mLを3～4回に分割。

禁 忌

過敏症。　［併用禁忌］MAO阻害薬（痙攣、異常高熱など）。

併 用

キニジン・アミオダロンなど（血中濃度上昇）、セロトニン作用薬（併作用増強）。

副作用

重大：呼吸抑制、ショック、アナフィラキシー。　その他：発疹、眠気、頭痛、めまい、悪心など。

作 用

延髄にある咳中枢に直接作用し、咳反射を抑制することにより鎮咳作用を示す。

ナースのための知識

シチンキ剤、溶性フェノバルビタールなどとの配合の場合は、濃度が増大すると沈殿を生じる傾向があるので注意する。

去痰薬

アセチルシステイン

[商品名] ムコフィリン (サンノーバ)

剤形：規格

吸入 [液] 20% (2mL)

効　能

慢性気管支炎、肺気腫、肺化膿症、肺炎、気管支拡張症、肺結核、嚢胞性線維症、気管支喘息、上気道炎 (咽頭炎、喉頭炎)、術後肺合併症の去痰。気管支造影、気管支鏡検査、肺癌細胞診、気管切開術における前後処置。

用　法

1回1/2包～2包 (1～4mL) を単独または他の薬剤を混じて気管内に直接注入または噴霧吸入。

副作用

重大：気管支閉塞、気管支痙攣。 その他：軽い臭気 (硫黄臭)、悪心・嘔吐、食欲不振、口内炎、鼻漏、血痰など。

作　用

ムコタンパクを分解し喀痰粘度を低下させる。痰の流動性や溶解度を増加し、痰の喀出を容易にする。

ナースのための知識

液化された気管支分泌物が増量することがあるので、観察を十分に行い、自然の喀出が困難な場合には機械的吸引または体位変換など適切な処置を行う。

去痰薬

アンブロキソール塩酸塩

[商品名] ムコソルバン、
ムコソルバンL (帝人ファーマ)

剤形：規格

錠 15mg　錠 [L：徐放] 45mg　DS 1.5% (15mg)、3% (30mg)　シ 0.3% (3mg/mL)　液 0.75% (7.5mg/mL)

効　能

[共通] 去痰 (急性気管支炎、気管支喘息)。 錠・DS [3%]・液 去痰 (慢性気管支炎、気管支拡張症、肺結核、塵肺症、手術後の喀痰喀出困難)。 錠 [15mg]・DS [3%]・液 慢性副鼻腔炎の排膿。

用　法

錠 1回1錠 (15mg) を1日3回。 錠 [L] 1回1錠 (45mg) を1日1回。 DS [3%] 用時溶解して1回0.5g (15mg) を1日3回。 DS [1.5%] 幼・小児に1日0.06g/kg (0.9mg/kg) を3回に分割。 シ 幼・小児に1日0.3mL/kg (0.9mg/kg) を3回に分割。 液 1回2mL (15mg) を1日3回。

禁　忌

過敏症

副作用

重大：ショック、アナフィラキシー様症状、皮膚粘膜眼症候群。 その他：胃不快感、血管浮腫、めまいなど。

作　用

肺表面活性物質・気道液の分泌促進や線毛運動亢進による喀痰喀出、慢性副鼻腔炎の排膿促進などを示す。

ナースのための知識

錠 [L] 早朝覚醒時に喀痰喀出困難な場合、夕食後投与にする。

去痰薬

カルボシステイン

[商品名] ムコダイン (杏林)

剤形：規格

錠 250mg、500mg　シ 5%　DS 50%

効　能

[共通] 上気道炎 (咽頭炎、喉頭炎)・急性気管支炎・気管支喘息・慢性気管支炎・気管支拡張症・肺結核の去痰。慢性

副鼻腔炎の排膿。 小児：シ・DS滲出性中耳炎の排液。

用 法

錠・DS 1回500mgを1日3回。 シ・DS 幼・小児は1回10mg/kgを1日3回。

禁 忌

過敏症

副作用

重大：皮膚粘膜眼症候群、中毒性表皮壊死症、肝機能障害、黄疸、ショック、アナフィラキシー。 その他：食欲不振、下痢、腹痛、発疹など。

作 用

喀痰の粘液主成分であるムチン生成を抑制し、気管支粘膜上皮の線毛細胞の修復を促進する。シ・DSでは耳管の粘液線毛輸送能を改善する。

ナースのための知識

DS懸濁後にすみやかに服用するように指導する。

去痰薬

フドステイン

［商品名］クリアナール（田辺三菱）

剤形：規格

錠200mg 内用液8%

効 能

気管支喘息・慢性気管支炎・気管支拡張症・肺結核・塵肺症・肺気腫・非定型抗酸菌症・びまん性汎細気管支炎における去痰。

用 法

1回400mg（5mL）を1日3回食後。

副作用

重大：肝機能障害、黄疸。 その他：食欲不振、悪心・嘔吐、腹痛、発疹、かゆみ、頭痛など。

作 用

痰（気道粘液）の主成分であるムチンを分泌する杯細胞の過形成抑制、粘液修復作用、漿液性気道分泌亢進作用、気道炎症抑制作用を示す。

去痰薬

ブロムヘキシン塩酸塩

［商品名］ビソルボン（サノフィ）

剤形：規格

錠4mg 細粒2% 吸入［液］0.2% 注4mg（2mL）

効 能

［共通］肺結核、塵肺症、手術後の去痰。［内服］・吸入急性気管支炎、慢性気管支炎の去痰。 注気管支造影後の造影剤の排泄の促進。

用 法

［内 服］1回4mgを1日3回。 吸入1回4mgを2.5倍に希釈し、1日3回。 注1回4～8mgを1日1～2回筋注・静注。

禁 忌

過敏症

副作用

重大：ショック、アナフィラキシー。 その他：悪心、食欲不振、胃部不快感、腹痛、頭痛、嘔気・嘔吐など。

作 用

粘膜分泌を活性化して漿液分泌を増加させ、気道粘膜の杯細胞および気管腺において粘液溶解作用を示す。また、線毛運動を亢進させる。

ナースのための知識

［共通］①喀痰量が一時的に増加し、不安感を訴えることがある。 吸入②アレベール、アセチルシステインナトリウム液などとの配合で白濁を生じるため、配合は避ける。

気管支喘息・COPD治療薬（注射・経口）

●ケアのポイント

- 長期管理のために継続的に使用する薬（コントローラー）は、発作を予防するために、自覚症状がなくても毎日規則正しく使用することを説明する。
- 長期管理の基本は、吸入ステロイド薬等の抗炎症薬であることを説明する。
- 急性発作が起きたときには、発作治療薬（リリーバー）を使用することを説明する。
- 用法・用量を守り、過度に使用しないよう指導する。

ハイリスク薬 テオフィリン製剤 ここに注意！

- 服用患者のアドヒアランスを確認する。
- 喫煙、カフェイン摂取等の嗜好歴および健康食品の摂取状況の確認と、相互作用の確認を行う。
- 有効血中濃度域が狭いため、薬物血中濃度を測定しながら使用する。 TDM対象薬
- 剤形変更時の投与量に注意する⇒Check。
- 一般用医薬品やサプリメント等との重複使用や、相互作用等を確認する。
- 服用による悪心・嘔吐、けいれん、頻脈等、過量服用に伴う副作用症状について説明するとともに、モニタリングを行い、対処法を確認する（**表5-1**参照）。
- 小児、特に乳幼児ではけいれんを惹起しやすい。異常が認められた際の対応について保護者に指導する。特に、発熱時には一時減量あるいは中止等について指導する。

Check 注射薬から経口薬に切り替える際は、成分量の換算に注意

アミノフィリン注射薬は、テオフィリンを溶解させるため溶解補助剤のエチレンジアミンが添加されている。注射薬から経口テオフィリン製剤に切り替える際は、アミノフィリン注射薬250mg＝テオフィリン内服薬200mgに換算する。

表5-1 テオフィリン製剤過量服用時の対処法

けいれん、不整脈の発現がない場合	❶服用後1時間以内なら嘔吐を起こさせる ❷下剤を投与する ❸活性炭を反復投与し、血中濃度をモニターする ❹けいれんが予測される場合、フェノバルビタール等の投与を考慮する
けいれんの発現がある場合	❶気道を確保する ❷酸素を供給する ❸ジアゼパム静注を行う。けいれんが治まらない場合には全身麻酔薬を投与する ❹バイタルサインをモニターし、血圧の維持および十分な水分補給を行う

けいれん後に昏睡が残った場合	❶気道を確保し、酸素吸入を行う ❷胃洗浄チューブより下剤および活性炭を投与する ❸血中濃度が低下するまでICU管理を継続、十分な水分補給を続ける ❹血中濃度が下がらない場合には、活性炭による血液灌流、血液透析を考慮する
不整脈の発現がある場合	❶不整脈治療として、ペーシング、直流除細動、抗不整脈薬の投与等の適切な処置を実施する ❷バイタルサインをモニターし、血圧の維持および十分な水分補給、電解質異常がある場合はその補正を行う

●本書で取り上げた気管支喘息・COPD治療薬（注射・経口）一覧

分類	一般名	商品名	効果		ページ
			長期管理*1	発作治療*2	
β刺激薬	*l*-イソプレナリン塩酸塩	プロタノールL		○	p.180（心不全治療薬）
	クレンブテロール塩酸塩	スピロペント	○		p.196
	サルブタモール硫酸塩	ベネトリン		○	p.196
	ツロブテロール、ツロブテロール塩酸塩	ホクナリン	○		p.197
	プロカテロール塩酸塩水和物	メプチン、メプチンミニ	○	○	p.197
テオフィリン薬	アミノフィリン水和物	ネオフィリン、ネオフィリンPL		○	p.198
	テオフィリン	テオドール、ユニフィルLA	○		p.199
ロイコトリエン受容体拮抗薬	プランルカスト水和物	オノン	○		p.132（アレルギー疾患治療薬）
	モンテルカストナトリウム	キプレス、シングレア	○		p.133（アレルギー疾患治療薬）

＊1長期管理薬：controller（コントローラー）。長期的な使用により、気道の炎症を抑えたり気管支の拡張作用を示すことで、喘息発作の発症を予防する。

＊2発作治療薬：reliever（リリーバー）。喘息の急性発作時に使用することで、すみやかに気管支の拡張作用を示す。

β刺激薬

クレンブテロール塩酸塩

［商品名］スピロペント（帝人ファーマ）

剤形：規格

錠10μg　顆粒0.002%

効　能

❶気管支喘息・慢性気管支炎・肺気腫・急性気管支炎の気道閉塞性障害に基づく呼吸困難など諸症状の緩解。　❷腹圧性尿失禁。

用　法

❶1回20μgを1日2回朝・就寝前。5歳以上の小児は1回0.3μg/kgを1日1〜2回。❷1回20μgを1日2回　朝・夕（1日60μgまで）。

禁　忌

過敏症、下部尿路閉塞。

併　用

カテコールアミン（不整脈）、キサンチン誘導体・ステロイド・利尿薬（血清K値低下）。

副作用

重大：重篤な血清K値低下。　その他：振戦、発疹、筋痙直、動悸、嘔気など。

作　用

β_2-アドレナリン受容体に作用し、気管および気道平滑筋や膀胱平滑筋を弛緩させ、気管支痙攣の緩解作用ならびに抗喘息作用、また、外尿道括約筋の収縮を増強することで、畜尿機能を改善する。

ナースのための知識

①気管支喘息治療において、本剤を単独では用いない。また、急性の発作に対しては、短時間作動型吸入β_2刺激薬などの他の適切な薬を使用するよう注意を与える。　②心停止を起こす恐れがあるので過度に使用しない。

β刺激薬

サルブタモール硫酸塩※

［商品名］ベネトリン（GSK）

剤形：規格

錠2mg　シ0.04%　吸入［液］0.5%

効　能

シ気管支喘息、気管支炎、喘息様気管支炎に基づく気管支痙攣の緩解。　錠・吸入以下の気道閉塞性障害に基づく諸症状の緩解：気管支喘息、小児喘息、肺気腫、急・慢性気管支炎、肺結核、［錠のみ］珪肺結核。

用　法

錠1回2錠（4mg）を1日3回。症状が激しいときは1回4錠（8mg）。小児には1日0.3mg/kgを3回に分割。　シ乳幼児に対し、1日0.75mL（0.3mg）/kgを3回に分割。年齢に応じた標準投与量は添付文書を参照。　吸入1回0.3〜0.5mL（1.5〜2.5mg）、小児には1回0.1〜0.3mL（0.5〜1.5mg）を吸入。

禁　忌

過敏症

併　用

カテコールアミン（不整脈）、キサンチン誘導体・ステロイド・利尿薬（低K血症による不整脈）。

副作用

重大：重篤な血清K値の低下。　その他：心悸亢進、脈拍増加、頭痛、振戦、食欲不振、悪心、嘔吐など。

作　用

気管支平滑筋に存在するβ_2受容体をより選択的に刺激することによって気管支拡張作用を発揮する。

ナースのための知識

①過度な使用により不整脈や心停止を起こす恐れがあるので注意する。 吸入 ②発作が重篤で吸入投与の効果が不十分な場合には、可及的すみやかに医療機関を受診し治療を受けるよう注意を与える。

※同成分の吸入薬として、他にサルタノール（p.203）あり。

β刺激薬

ツロブテロール[1]、ツロブテロール塩酸塩[2]

［商品名］ホクナリン（マイランEPD）

剤形：規格

錠[2]1mg DS[2]［小児用］0.1% 貼[1]［テープ］0.5mg、1mg、2mg

効能

［共通］気管支喘息・急性気管支炎・慢性気管支炎・肺気腫の気道閉塞性障害に基づく呼吸困難など諸症状の緩解。
錠・DS 喘息性気管支炎・珪肺症・塵肺症の気道閉塞性障害に基づく呼吸困難など諸症状の緩解。

用法

錠 1回1錠、1日2回　DS 1日0.04mg/kgを2回に分割し、用時溶解して投与。
貼 1日1回2mg。小児は1日1回、0.5～3歳未満は0.5mg、3～9歳未満は1mg、9歳以上は2mg、胸部、背部、上腕部のいずれかに貼付。

禁忌

過敏症

併用

カテコールアミン（不整脈、心停止）、キサンチン誘導体・ステロイド薬・利尿薬（低K血症）。

副作用

重大：［共通］重篤な血清K値の低下。
貼 アナフィラキシー。　その他：［共通］心悸亢進、振戦、めまい、悪心・嘔吐、顔面紅潮など。

作用

気管支平滑筋のβ_2受容体に作用し、気管支拡張作用を示す。

ナースのための知識

①医師の指示なく吸入ステロイド薬などを減量または中止し、本剤を単独で用いることのないよう注意を与える。　②過度の使用により不整脈・心停止を起こす恐れがある。　③症状の改善が得られない場合、吸入ステロイド剤等を併用する。　④急性の発作に対しては、短時間作動型吸入β_2刺激薬等を使用するように患者や家族を指導する。

β刺激薬

プロカテロール塩酸塩水和物

［商品名］メプチン、メプチンミニ（大塚）

剤形：規格

錠 50μg 錠［ミニ］25μg 顆 0.01% シ 5μg/mL DS 0.005% 吸入［液］0.01% 吸入［液ユニット］0.3mL、0.5mL 吸入［キッドエアー］5μg 吸入［エアー］10μg 吸入［スイングヘラー］10μg

効能

以下の気道閉塞性障害に基づく諸症状の緩解。［共通］気管支喘息、慢性気管支炎、肺気腫。　［内服］急性気管支炎。
錠［ミニ］・顆・シ・DS 喘息様気管支炎。

用法

［内服］1回50μg（小児には1回25μg）を1日1回就寝前ないしは1日2回朝・就寝前。　吸入［液］・［液ユニット］1回30～50μg（小児には1回10～30μg）を吸入。　［エアー］・［キッドエアー］・［スイングヘラー］発作時に1回20μg（小児には1回10μg）を吸入。原則1日4回まで。

禁忌

過敏症

併　用
カテコールアミン（不整脈）、キサンチン誘導体（副作用増強）、ステロイド薬・利尿薬（低K血症による不整脈）。

副作用
重大：ショック、アナフィラキシー、重篤な血清K値の低下。　その他：動悸、頻脈、振戦、頭痛、嘔気・嘔吐、発疹など。

作　用
β受容体刺激作用をもち、気管支拡張効果を示す。

ナースのための知識
①経口薬は吸入ステロイド薬などの抗炎症薬との併用により使用する。　②過度な使用により不整脈や心停止を起こす恐れがあるので注意する。

テオフィリン薬

アミノフィリン水和物

［商品名］ネオフィリン、ネオフィリンPL（エーザイ）

剤形：規格
錠100mg　散1g　注250mg（10mL）　注［PL］250mg（10mL）　注［バッグ］250mg（250mL）

効　能
［共通］気管支喘息、喘息性（様）気管支炎、閉塞性肺疾患（肺気腫、慢性気管支炎など）における呼吸困難、肺性心、うっ血性心不全、心臓喘息（発作予防）　注・注［バッグ］肺水腫、チェーン・ストークス呼吸、狭心症（発作予防）、脳卒中発作急性期。

用　法
［内服］1日300～400mgを3～4回に分割、小児1回2～4mg/kgを1日3～4回に分割。　注1回250mgを1日1～2回生理食塩液または糖液に希釈して5～10分緩徐に静注、小児1回3～4mg/kgを静注（間隔8時間以上、1日12mg/kgまで）　注［バッグ］1回250mLを1日1～2回点滴、小児1回3～4mL/kgを点滴（間隔8時間以上、1日12mL/kgまで）。

禁　忌
過敏症、キサンチン系薬剤に対し重篤な副作用の既往歴。

併　用
中枢神経興奮薬（作用増強）、β刺激薬（副作用発現）、ハロタン（不整脈）、ケタミン（痙攣）、シメチジン・アシクロビル・ザフィルルカスト（テオフィリン中毒）、リファンピシン（効果減弱）、フェニトイン（作用減弱）、禁煙（テオフィリン中毒）、セイヨウオトギリソウ（代謝促進）など。

副作用
重大：ショック、アナフィラキシーショック、痙攣、意識障害、急性脳症、横紋筋融解症、消化管出血、赤芽球癆、肝機能障害、黄疸、頻呼吸、高血糖症。　その他：発疹、神経過敏、不整脈、食欲不振、タンパク尿、貧血、むくみなど。

作　用
体内でテオフィリンに分解され、心筋刺激作用・冠拡張作用・利尿作用・気管支拡張作用を示す。

ナースのための知識
［共通］①効果の確認および副作用予防のため血中濃度モニタリングを行う（有効血中濃度8～20μg/mL）。　注②2歳未満の熱性痙攣やてんかんなどの痙攣性疾患のある児へは原則投与しない。　③小児喘息における投与量、投与法については日本小児アレルギー学会のガイドラインなど最新情報を参考にする。　④肥満児の投与量は標準体重で計算する。　⑤他剤との配合はpH変動があるため注意する。

テオフィリン薬

テオフィリン

［商品名］**テオドール**（田辺三菱）、**ユニフィルLA**（大塚）

剤形：規格

［テオドール］錠［徐放］50mg、100mg、200mg 顆粒［徐放］20% シ2% DS 20% ［ユニフィルLA］錠［徐放］100mg、200mg、400mg

効　能

［テオドール］［共通］気管支喘息、喘息性（様）気管支炎。錠［100mg、200mg］慢性気管支炎、肺気腫。［ユニフィルLA］気管支喘息、慢性気管支炎、肺気腫。

用　法

［テオドール］錠・顆粒 1回200mg、小児は100～200mgを1日2回（朝・就寝前）。気管支喘息は1日1回400mg（就寝前）も可。シ・DS 小児に1回4～8mg/kgを1日2回（朝・就寝前）。［ユニフィルLA］1日1回400mgを夕食後。

禁　忌

過敏症、**キサンチン系薬に対し重篤な副作用の既往症。**

併　用

他のキサンチン系薬・中枢神経興奮薬（中枢神経刺激作用増強）、交感神経刺激薬（低K血症など）、ハロタン（不整脈）、ケタミン（痙攣）、シメチジン・メキシレチン・エリスロマイシン・フルコナゾール・アシクロビル・タバコの禁煙（テオフィリン中毒）、リファンピシン（効果減弱）、フェニトイン（相効果減弱）、セイヨウオトギリソウ（血中濃度低下）など。

副作用

重大：痙攣、意識障害、急性脳症、横紋筋融解症、消化管出血、赤芽球癆、アナフィラキシーショック、肝機能障害、黄疸、頻呼吸、高血糖症。　その他：神経過敏、不眠、悪心・嘔気、食欲不振、下痢など。

作　用

気管支・肺血管拡張、呼吸中枢刺激、気道の粘液線毛輸送能の促進、横隔膜の収縮力増強、肥満細胞からの化学伝達物質の遊離抑制などの作用により、気管支喘息などの閉塞性肺疾患の諸症状を改善する。

ナースのための知識

①臨床症状などの観察や血中濃度のモニタリングを行うなど慎重に投与する。②小児の保護者に対し、あらかじめ異常が認められた際の適切な対応を指導する。③2歳未満の熱性痙攣やてんかんなどの痙攣性疾患のある児には原則投与しない。シ ④他のシロップ剤、水、単シロップなどと混合しない。［ユニフィルLA］⑤糞便中に、まれに本剤由来の白色物質がみられることがある。

鎮咳去痰薬、気管支喘息・COPD治療薬、呼吸障害治療薬

気管支喘息・COPD治療薬（吸入）

●ケアのポイント

- 正しい吸入のしかたについて十分指導する。吸入器ごとに注意ポイントが異なるので、使用説明書等を用いて使用方法を指導する。
- pMDI（加圧噴霧式定量吸入器）は、小児や高齢者など薬剤噴霧と吸気タイミングを合わせるのが難しい患者では、スペーサー（吸入補助器具）を併用する。
- 長期管理のために継続的に使用する薬（コントローラー）は、発作を予防するために自覚症状がなくても毎日規則正しく使用することにより効果を発揮することを説明する。
- 吸入ステロイド薬は喘息の急性発作には使用しない。
- 特にステロイド薬を含む吸入薬は、声のかすれ、咽頭刺激感、口腔カンジダ症等の副作用を防止するために、吸入後は必ずうがいをするよう指導する。うがいが困難な場合には、口腔内をすすぐように指導する。
- 用法・用量を守り、過度に使用しないよう指導する。

●主な気管支喘息・COPD治療薬（吸入）一覧

※太字は該当ページに詳細を掲載

分類	一般名	商品名	吸入デバイス	適応			ページ
				気管支喘息		COPD	
				長期管理[*1]	発作治療[*2]		
短時間作用型β_2刺激薬（SABA）	サルブタモール硫酸塩	**サルタノールインヘラー**	pMDI		○		p.203
		ベネトリン吸入液	ネブライザー		○		p.196（気管支喘息・COPD治療薬）
	フェノテロール臭化水素酸塩	ベロテックエロゾル	pMDI		○		—
	プロカテロール塩酸塩水和物	**メプチンエアー同キッドエアー**	pMDI		○		p.197（気管支喘息・COPD治療薬）
		メプチンスイングヘラー	DPI		○		
		メプチン吸入液	ネブライザー		○		

【pMDI】pressurized metered-dose inhaler：加圧噴霧式定量吸入器

【DPI】dry powder inhaler：ドライパウダー吸入器

【SABA】short-acting β_2-agonist：短時間作用型β_2刺激薬

＊1長期管理薬：controller（コントローラー）。長期的な使用により、気道の炎症を抑えたり気管支の拡張作用を示すことで、喘息発作の発症を予防する。

＊2発作治療薬：reliever（リリーバー）。喘息の急性発作時に使用することで、すみやかに気管支の拡張作用を示す。

分類	一般名	商品名	吸入デバイス	適応			ページ
				気管支喘息		COPD	
				長期管理※1	発作治療※2		
長時間作用型 β_2 刺激薬（LABA）	インダカテロールマレイン酸塩	**オンブレス吸入用カプセル**	DPI			○	p.203
	サルメテロールキシナホ酸塩	**セレベント ディスカス 同ロタディスク**	DPI	○		○	p.204
	ホルモテロールフマル酸塩水和物	**オーキシス タービュヘイラー**	DPI			○	p.204
短時間作用型抗コリン薬（SAMA）	イプラトロピウム臭化物水和物	**アトロベント エロゾル**	pMDI		○		p.205
長時間作用型抗コリン薬（LAMA）	アクリジニウム臭化物	エクリラ ジェヌエア	DPI			○	—
	ウメクリジニウム臭化物	エンクラッセ エリプタ	DPI			○	—
	グリコピロニウム臭化物	シーブリ 吸入用カプセル	DPI			○	—
	チオトロピウム臭化物水和物	**スピリーバ 吸入用カプセル 同レスピマット**	DPI	○		○	p.205
抗アレルギー薬	クロモグリク酸ナトリウム	インタール エアロゾル	pMDI	○			—
		インタール吸入液	ネブライザー	○			—
吸入ステロイド（ICS）	シクレソニド	**オルベスコ インヘラー**	pMDI	○			p.205
	ブデソニド	**パルミコート タービュヘイラー 同吸入液**	DPI ネブライザー	○			p.206
	フルチカゾンプロピオン酸エステル	フルタイド エアゾール	pMDI	○			—
		フルタイド ディスカス 同ロタディスク	DPI	○			—

【LABA】long-acting β_2-agonist：長時間作用型 β_2 刺激薬
【SAMA】short-acting muscarinic antagonist：短時間作用型抗コリン薬
【LAMA】long-acting muscarinic antagonist：長時間作用型抗コリン薬
【ICS】inhaled corticosteroids：吸入ステロイド薬

分類	一般名	商品名	吸入デバイス	適応			ページ
				気管支喘息		COPD	
				長期管理[※1]	発作治療[※2]		
吸入ステロイド（ICS）	フルチカゾンフランカルボン酸エステル	**アニュイティエリプタ**	DPI	○			p.206
	ベクロメタゾンプロピオン酸エステル	**キュバールエアゾール**	pMDI	○			p.207
	モメタゾンフランカルボン酸エステル	アズマネックスツイストヘラー	DPI	○			—
配合剤（ICS・LABA）	ブデソニド・ホルモテロールフマル酸塩水和物	**シムビコートタービュヘイラー**	DPI	○	○	○	p.207
	サルメテロールキシナホ酸塩・フルチカゾンプロピオン酸エステル	**アドエアエアゾール**	pMDI	○		○	p.208
		アドエアディスカス	DPI	○		○	p.208
	フルチカゾンプロピオン酸エステル・ホルモテロールフマル酸塩水和物	フルティフォームエアゾール	pMDI	○			—
	フルチカゾンフランカルボン酸エステル・ビランテロールトリフェニル酢酸塩	レルベアエリプタ	DPI	○		○	—
配合剤（LAMA・LABA）	ウメクリジニウム臭化物・ビランテロールトリフェニル酢酸塩	アノーロエリプタ	DPI			○	—
	グリコピロニウム臭化物・インダカテロールマレイン酸塩	**ウルティブロ吸入用カプセル**	DPI			○	p.208
	チオトロピウム臭化物水和物・オロダテロール塩酸塩	スピオルトレスピマット	DPI			○	—

短時間作用型β_2刺激薬（SABA）

サルブタモール硫酸塩

［商品名］サルタノール（GSK）

剤形：規格

吸入［インヘラー］100μg

効　能

気管支喘息、小児喘息、肺気腫、急・慢性気管支炎、肺結核の気道閉塞性障害に基づく諸症状の緩解。

用　法

1回200μg（2吸入）、小児は1回100μg（1吸入）。1日4回まで（3時間以上あける）。

禁　忌

過敏症

併　用

カテコールアミン（不整脈）、キサンチン誘導体・ステロイド・利尿薬（低K血症による不整脈）。

副作用

重大：重篤な血清K値の低下。　その他：心悸亢進、脈拍増加、気道刺激、悪心、頭痛など。

作　用

気管支平滑筋に存在するβ_2受容体をより選択的に刺激することによって気管支拡張作用を発揮する。

ナースのための知識

①使用は発作発現時に限る。　②過度な使用により不整脈、心停止のおそれがあるので、使用方法を十分に説明し、過量投与になる恐れのないことを確認する。　③発作が重篤で吸入投与の効果が不十分な場合には、可及的すみやかに医療機関を受診し治療を受けるよう注意を与える。

長時間作用型β_2刺激薬（LABA）

インダカテロールマレイン酸塩

［商品名］オンブレス（ノバルティス）

剤形：規格

吸入［カプセル］150μg

効　能

慢性閉塞性肺疾患（慢性気管支炎、肺気腫）の気道閉塞性障害に基づく諸症状の緩解。

用　法

1日1回1カプセルを本剤専用の吸入用器具を用いて吸入。

禁　忌

過敏症

併　用

CYP3A4阻害薬・P糖タンパク阻害薬・リトナビル（血中濃度上昇）、MAO阻害薬・三環系抗うつ薬など（QT延長）、交感神経刺激薬（作用増強）、キサンチン誘導体・ステロイド薬・利尿薬（低K血症による不整脈）、β遮断薬（作用減弱）。

副作用

重大：重篤な血清K値の低下。　その他：咳嗽、鼻咽頭炎、頭痛、動悸、口腔咽頭痛、蕁麻疹、筋痙縮、末梢性浮腫など。

作　用

長時間作用性のβ刺激薬であり、気管支拡張作用をもつ。

ナースのための知識

①COPDの症状の長期管理を目的としており、増悪時の急性期治療には使用しない。②吸入用カプセルであり、内服しても効果がないことを説明する。　③過度な使用により不整脈や心停止を起こす恐れがあるので注意する。

長時間作用型β_2刺激薬（LABA）

サルメテロールキシナホ酸塩

［商品名］セレベント（GSK）

剤形：規格

吸入［ロタディスク］25μg、50μg　吸入［ディスカス］50μg

効　能

気管支喘息、慢性閉塞性肺疾患（慢性気管支炎、肺気腫）の気道閉塞性障害に基づく諸症状の緩解。

用　法

1回50μgを1日2回朝・就寝前に吸入。小児には1回25μgを1日2回朝・就寝前に吸入。

禁　忌

過敏症

併　用

CYP3A4阻害薬（QT延長）、カテコールアミン（不整脈）、キサンチン誘導体・ステロイド薬・利尿薬（低K血症による不整脈）。

副作用

重大：重篤な血清K値の低下、ショック、アナフィラキシー。　その他：心悸亢進、発疹、血管浮腫、脈拍増加、血圧上昇、不整脈、振戦、頭痛、悪心など。

作　用

β受容体刺激作用をもち、気管支拡張効果を示す。

ナースのための知識

吸入ステロイド薬などの抗炎症薬との併用により使用する。

長時間作用型β_2刺激薬（LABA）

ホルモテロールフマル酸塩水和物

［商品名］オーキシス（MeijiSeika）

剤形：規格

吸入［タービュヘイラー］9μg（28吸入、60吸入）

効　能

慢性閉塞性肺疾患（慢性気管支炎、肺気腫）の気道閉塞性障害に基づく諸症状の緩解。

用　法

1回1吸入を1日2回。

禁　忌

過敏症

併　用

カテコールアミン（不整脈）、キサンチン誘導体・ステロイド・利尿薬（低K血症による不整脈）、β遮断薬（作用減弱）、抗不整脈薬・三環系抗うつ薬など（QT延長）。

副作用

重大：重篤な血清K値の低下。　その他：悪心、頭痛、振戦、めまい、筋痙攣など。

作　用

β受容体刺激作用をもち、気管支拡張効果を示す。

ナースのための知識

①過度な使用により不整脈や心停止を起こす恐れがあるので注意する。　②COPDの症状の長期管理を目的としており、増悪時の急性期治療には使用しない。

短時間作用型抗コリン薬(SAMA)

イプラトロピウム臭化物水和物

［商品名］アトロベント（帝人ファーマ）

剤形：規格

吸入 ［エロゾル］20μg

効　能

気管支喘息、慢性気管支炎、肺気腫の気道閉塞性障害に基づく呼吸困難など諸症状の緩解。

用　法

専用のアダプターを用いて、1回1～2噴射（20～40μg）を1日3～4回吸入。

禁　忌

過敏症、アトロピン系薬過敏症、閉塞隅角緑内障、前立腺肥大症。

副作用

重大：アナフィラキシー様症状、上室性頻脈、心房細動。　その他：頭痛、嘔気、心悸亢進、口内乾燥など。

作　用

迷走神経を介して気管支平滑筋の収縮を抑制する。狭窄状態の気管支に対しては拡張作用を示す。

ナースのための知識

①本容器を初めて使用する場合は2回、3日間以上使用しなかった場合は1回、容器の底を上にして予備噴射を行ってから吸入する。　②吸入終了後はできるだけうがいをする。

長時間作用型抗コリン薬(LAMA)

チオトロピウム臭化物水和物

［商品名］スピリーバ（日本ベーリンガー）

剤形：規格

吸入 ［レスピマット］1.25μg、2.5μg

吸入 ［カプセル］18μg

効　能

吸入 ［レスピマット（2.5μg)］・［カプセル］慢性閉塞性肺疾患（慢性気管支炎、肺気腫）の気道閉塞性障害に基づく諸症状の緩解。　［レスピマット］気管支喘息（重症持続型の患者に限る）の気道閉塞性障害に基づく諸症状の緩解。

用　法

［レスピマット］1日1回2吸入。　［カプセル］1日1回1カプセルを専用吸入器具（ハンディヘラー）で吸入。

禁　忌

過敏症、閉塞隅角緑内障、前立腺肥大などによる排尿障害、アトロピン過敏症。

副作用

重大：心不全、心房細動、期外収縮、イレウス、閉塞隅角緑内障、アナフィラキシー。　その他：発疹、浮動性めまい、口渇、便秘、消化不良、高尿酸血症、嗄声、咽喉刺激感、咳嗽など。

作　用

気道平滑筋のM_3受容体に対するアセチルコリンの結合を阻害して気管支収縮抑制作用を発現する。

ナースのための知識

①投与時に、本剤が眼に入らないように注意を与える。　②吸入用カプセルは内服しないよう十分注意を与える。

吸入ステロイド（ICS）

シクレソニド

［商品名］オルベスコ（帝人ファーマ）

剤形：規格

吸入 ［インヘラー］50μg（112吸入用)、100μg（56吸入用、112吸入用)、200μg（56吸入用)

効　能

気管支喘息。

用 法

1日1回100～400μgを 吸 入。1日800μgまで（800μg投与時は1日2回に分割）。小児：1日1回100～200μgを吸入。1日1回50μgまで減量可。

禁 忌

過敏症、有効な抗菌薬の存在しない感染症、深在性真菌症。

併 用

CYP3A4阻害薬（血中濃度上昇）。

副作用

発疹、咽喉頭症状、嗄声、口渇、味覚異常、AST・ALT↑、倦怠感、頭痛、呼吸困難、尿中タンパク、胸部不快感など。

作 用

ステロイドのもつ抗炎症作用によって、気道反応性の亢進を抑制する。

ナースのための知識

1日1回投与の場合は、夜の吸入が望ましい。

吸入ステロイド（ICS）

ブデソニド※

［商品名］パルミコート（アストラゼネカ）

剤形：規格

吸入［タービュヘイラー］100μg（112吸入）、200μg（56吸入）、200μg（112吸入） 吸入［液］0.25mg、0.5mg

効 能

気管支喘息。

用 法

［タービュヘイラー］1回100～400μgを1日2回吸入（1日1,600μgまで）。 小児は1回100～200μgを1日2回吸入（1日800μgまで）、症状がコントロールされている場合は1日1回100μgまで減量可。［液］ネブライザーを用いて吸入。0.5mgを1日2回または1mgを1日1回（1日2mgまで）。 小児は0.25mgを1日2回または0.5mgを1日1回（1日1mgまで）。

禁 忌

過敏症、有効な抗菌薬の存在しない感染症、深在性真菌症。

併 用

CYP3A4阻害薬（血中濃度上昇）。

副作用

嗄声、口腔カンジダ症、咽喉頭症状（刺激感、疼痛）、咳嗽、悪心など。

作 用

抗炎症作用により炎症性メディエーターおよびサイトカインの産生・遊離の抑制と、気道内好酸球数増加、血管透過性亢進、炎症性肺浮腫形成および気道粘液繊毛輸送能低下に対して抑制作用を示す。

ナースのための知識

投与を中止する場合には喘息症状を観察しながら徐々に減量する。

※同成分で炎症性腸疾患治療薬（ゼンタコート、レクタブル→p.235）あり。

吸入ステロイド（ICS）

フルチカゾンフランカルボン酸エステル

［商品名］アニュイティ（GSK）

剤形：規格

吸入［エリプタ］100μg、200μg（30吸入用）

効 能

気管支喘息。

用 法

1日1回1吸入（100μg）。1日200μgまで。

禁 忌

過敏症、有効な抗菌薬の存在しない感染症、深在性真菌症。

併 用

CYP3A4阻害薬（血中濃度上昇）。

副作用

重大：アナフィラキシー反応。 その他：口腔咽頭カンジダ症、気管支炎、頭痛、鼻咽頭炎、咳嗽、背部痛など。

作用
フルチカゾンフランカルボン酸エステルは合成コルチコステロイドの一種であり、炎症性サイトカイン産生の抑制、抗炎症タンパク発現の促進、上皮細胞の保護および好酸球浸潤の抑制などの作用を介して症状を抑制する。

ナースのための知識
投与を中止する場合には喘息症状を観察しながら徐々に減量する。

吸入ステロイド（ICS）

ベクロメタゾンプロピオン酸エステル

［商品名］キュバール（大日本住友）

剤形：規格
吸入 ［エアゾール］50μg、100μg

効能
気管支喘息。

用法
1回100μgを1日2回噴霧吸入、1日800μgまで。小児の場合は1回50μgを1日2回噴霧吸入、1日200μgまで。

禁忌
過敏症、有効な抗菌薬の存在しない感染症、全身の真菌症。　［併用禁忌］デスモプレシン（低Na血症）。

副作用
咳嗽、尿糖、悪心、咽喉頭症状、嗄声など。

作用
ステロイドのもつ抗炎症作用によって、気道反応性の亢進を抑制する。

ナースのための知識
結核性疾患の患者は、症状を増悪する恐れがある。

配合剤（ICS・LABA）

ブデソニド・ホルモテロールフマル酸塩水和物

［商品名］シムビコート（アストラゼネカ）

剤形：規格
吸入 ［タービュヘイラー］ブデソニド160μg・ホルモテロールフマル酸塩水和物4.5μg（30吸入、60吸入）

効能
❶気管支喘息（吸入ステロイド薬および長時間作動型吸入β_2刺激薬の併用が必要な場合）。　❷慢性閉塞性肺疾患（慢性気管支炎・肺気腫）の諸症状の緩解（吸入ステロイド薬および長時間作動型吸入β_2刺激薬の併用が必要な場合）。

用法
❶維持療法として1回1吸入を1日2回。発作発現時に頓用吸入が可能。合わせて1日8吸入まで。1時的に1日12吸入まで。
❷1回2吸入を1日2回。

禁忌
過敏症、有効な抗菌薬の存在しない感染症、深在性真菌症。

併用
CYP3A4阻害薬（血中濃度上昇）、カテコールアミン（不整脈、心停止）、キサンチン誘導体・ステロイド・利尿薬（低K血症による不整脈）、β遮断薬（作用減弱）、抗不整脈薬・三環系抗うつ薬など（QT延長）。

副作用
重大：アナフィラキシー、重篤な血清K値の低下。　その他：嗄声、咽喉頭刺激感、口腔カンジダ症、発疹、悪心など。

作用
ブデソニドは糖質コルチコイドの一種であり、抗炎症作用によって気道過敏反応を抑制する。ホルモテロールはβ_2受容体刺激薬で、迅速かつ持続的な気道平滑筋弛緩作用を示す。

ナースのための知識

①結核性疾患の患者は、症状を増悪する恐れがあるため原則使用しない。 ②投与を中止する場合には喘息症状を観察しながら徐々に減量する。

配合剤（ICS・LABA）

サルメテロールキシナホ酸塩・フルチカゾンプロピオン酸エステル

［商品名］アドエア（GSK）

剤形：規格

吸入［ディスカス］サルメテロール50μg・フルチカゾンプロピオン酸エステル100μg、サルメテロール50μg・フルチカゾンプロピオン酸エステル250μg、サルメテロール50μg・フルチカゾンプロピオン酸エステル500μg（各28吸入用、60吸入用） 吸入［エアゾール］サルメテロール25μg・フルチカゾンプロピオン酸エステル50μg、サルメテロール25μg・フルチカゾンプロピオン酸エステル125μg、サルメテロール25μg・フルチカゾンプロピオン酸エステル250μg（各120吸入用）

効能

❶気管支喘息（吸入ステロイド薬および長時間作動型吸入β_2刺激薬の併用が必要な場合）。 ❷慢性閉塞性肺疾患（慢性気管支炎・肺気腫）の諸症状の緩解（吸入ステロイド薬および長時間作動型吸入β_2刺激薬の併用が必要な場合）。

用法

❶1回サルメテロール50μg・フルチカゾンプロピオン酸エステル100μgを1日2回吸入。症状に応じた用法・用量変更の詳細および小児への用法・用量は添付文書を参照。 ❷1回サルメテロール50μg・フルチカゾンプロピオン酸エステル250μgを1日2回吸入。

禁忌

過敏症、有効な抗菌薬の存在しない感染症、深在性真菌症。

併用

CYP3A4阻害薬（クッシング症候群、副腎皮質機能抑制、QT延長）、カテコールアミン（不整脈、心停止）、キサンチン誘導体・ステロイド・利尿薬（低K血症による不整脈）。

副作用

重大：ショック、アナフィラキシー、血清K値低下、肺炎。 その他：口腔および呼吸器カンジダ症、嗄声、咽頭刺激感、筋痙攣など。

作用

サルメテロールの気管支拡張作用とフルチカゾンの抗炎症作用により、喘息・COPDへの抗炎症効果を発揮する。

ナースのための知識

結核性疾患の患者は、症状を増悪する恐れがあるため原則使用しない。

配合剤（LAMA・LABA）

グリコピロニウム臭化物・インダカテロールマレイン酸塩

［商品名］ウルティブロ（ノバルティス）

剤形：規格

吸入［カプセル］グリコピロニウムとして50μg・インダカテロールとして110μg

効能

慢性閉塞性肺疾患（慢性気管支炎、肺気腫）の気道閉塞性障害に基づく諸症状の緩解（長時間作用性吸入抗コリン薬および長時間作用性吸入β_2刺激薬の併用が必要な場合）。

用法

1日1回1カプセルを本剤専用の吸入用器具を用いて吸入。

禁　忌

過敏症、閉塞隅角緑内障、前立腺肥大などによる排尿障害。

併　用

CYP3A4阻害薬・P糖タンパク阻害薬・リトナビル（血中濃度上昇）、MAO阻害薬・三環系抗うつ薬など（QT延長）、交感神経刺激薬（作用増強）、キサンチン誘導体・ステロイド薬・利尿薬（低K血症による不整脈）、β遮断薬（作用減弱）。

副作用

重大：重篤な血清K値の低下、心房細動。
その他：上気道感染、頭痛、発声障害、口内乾燥、発熱など。

作　用

グリコピロニウムはムスカリン受容体を拮抗阻害し、気道収縮を抑制する。インダカテロールは長時間作用性のβ受容体刺激薬であり、気管支拡張作用をもつ。

ナースのための知識

①COPDの症状の長期管理を目的としており、増悪時の急性期治療には使用しない。②吸入用カプセルであり、内服しても効果がないことを説明する。　③過度な使用により不整脈や心停止を起こす恐れがあるので注意する。

呼吸障害治療薬

●本書で取り上げた呼吸障害治療薬一覧

分類	一般名	商品名	ページ
肺障害改善薬	シベレスタットナトリウム水和物	エラスポール	p.210
呼吸刺激薬	ドキサプラム塩酸塩水和物	ドプラム	p.210
麻薬拮抗薬	ナロキソン塩酸塩	ナロキソン塩酸塩	p.211
ベンゾジアゼピン受容体拮抗薬	フルマゼニル	アネキセート	p.211

肺障害改善薬

シベレスタットナトリウム水和物

［商品名］エラスポール（丸石）

剤形：規格

100mg

効　能

全身性炎症反応症候群に伴う急性肺障害の改善。

用　法

1日4.8mg/kgを250～500mLの輸液で希釈し、24時間（0.2mg/kg/時）かけて点滴。投与期間14日以内。

禁　忌

過敏症

副作用

重大：呼吸困難、白血球減少、血小板減少、肝機能障害、黄疸。　その他：発疹、肝機能異常、貧血、多尿など。

作　用

タンパク分解酵素である好中球エラスターゼを選択的に阻害し、肺障害抑制効果を示す。

ナースのための知識

①全身性炎症反応症候群および急性肺障害の両基準（添付文書参照）を満たす患者のみに使用する。　②肺障害発症後72時間以内に開始する。　③アミノ酸輸液との混注は避ける。　④Ca^{2+}を含む輸液を用いる場合や、輸液で希釈することによりpH6.0以下となる場合は沈殿が生じることがある。

呼吸刺激薬

ドキサプラム塩酸塩水和物

［商品名］ドプラム（キッセイ）

剤形：規格

400mg（20mL）

効　能

❶麻酔時・中枢神経系抑制薬による中毒時における呼吸抑制ならびに覚醒遅延。　❷遷延性無呼吸の鑑別診断。　❸急性ハイパーカプニアを伴う慢性肺疾患。　❹早産・低出生体重児における原発性無呼吸（未熟児無呼吸発作）。ただしキサンチン製剤の効果不十分な場合に限る。

用　法

❶麻酔時：0.5～1.0mg/kgを静注（2.0mg/kgまで）。点滴の場合は約5mg/分で投与

し、速度を適宜調節（5.0mg/kgまで）。中毒時：0.5〜2.0mg/kgを静注。維持量として、通常量を5〜10分間隔で投与し、ついで1〜2時間間隔で繰り返す。点滴の場合は1.0〜3.0mg/kg/時の速度で投与。❷1.0〜2.0mg/kgを静注。　❸1.0〜2.0mg/kg/時の速度で点滴（1日2,400mgまで）。❹初回は1.5mg/kgを1時間かけて点滴。その後0.2mg/kg/時で点滴維持。効果不十分では0.4mg/kg/時まで増量可。

禁　忌

過敏症、痼癪・痙攣状態、換気能力低下、重症の高血圧症・脳血管障害、冠動脈疾患、代償不全性心不全、新生児・低出生体重児、壊死性腸炎・その疑いのある小児。

併　用

交感神経興奮薬・MAO阻害薬（相作用増強）。

副作用

重大：興奮状態、振戦、間代性痙攣、筋攣縮、テタニー、声門痙攣。　効能❹で壊死性腸炎、胃穿孔、胃腸出血。　その他：熱感・ほてり、振戦、血圧上昇、興奮状態、嘔気・嘔吐など。

作　用

末梢性化学受容器の求心性神経活動を介して呼吸中枢に選択的に作用する。

ナースのための知識

①特に点滴の際には、酸素を同時に投与することが必要である。　②酸性溶液であるので、アルカリ溶液と混合しない。　③過換気による$PaCO_2$の低下は脳血管収縮と脳血流を減少させる可能性があるので注意する。

麻薬拮抗薬

ナロキソン塩酸塩

［商品名］ナロキソン塩酸塩（アルフレッサ）

剤形：規格

0.2mg（1mL）

効　能

麻薬による呼吸抑制ならびに覚醒遅延の改善。

用　法

1回0.2mgを静注。効果不十分では2〜3分間隔で0.2mgを1〜2回追加。

禁　忌

過敏症、非麻薬性中枢神経抑制薬または病的原因による呼吸抑制。

副作用

重大：肺水腫。　その他：血圧上昇、頻脈、悪心・嘔吐など。

作　用

麻薬性鎮痛薬の作用を競合的に拮抗することで、これらの薬剤に起因する呼吸抑制などの作用を改善する。

ナースのための知識

①呼吸抑制の再発をみることがあるので、常に監視し、必要によりくり返し投与する。　②過量となった場合には、疼痛が現れることがあるので、観察を十分に行い、慎重に投与する。

ベンゾジアゼピン受容体拮抗薬

フルマゼニル

［商品名］アネキセート（アスペン）

剤形：規格

0.5mg（5mL）

効　能

ベンゾジアゼピン系薬による鎮静の解除および呼吸抑制の改善。

用 法

初回0.2mgを緩徐に静注、投与後4分以内に覚醒状態が得られない場合には0.1mg追加。以後必要に応じて1分間隔で0.1mgずつを総投与量1mgまで、ICU領域では2mgまで投与を繰り返す。ベンゾジアゼピン系薬の投与状況や患者の状態により適宜増減。

禁 忌

過敏症、ベンゾジアゼピン系薬過敏症、ベンゾジアゼピン系薬長期投与中のてんかん。

併 用

ベンゾジアゼピン系薬＋三（四）環系抗うつ薬（中毒作用増強）。

副作用

重大：ショック、アナフィラキシー。
その他：頭痛、興奮、血圧上昇、嘔気・嘔吐、AST・ALT・血清ビリルビン↑など。

作 用

ベンゾジアゼピン受容体に結合し、特異的にベンゾジアゼピン類の生物学的作用に拮抗する。

ナースのための知識

①覚醒させることが必要と判断される場合にのみ投与する。 ②麻酔科領域において手術終了時に使用する際は、筋弛緩薬の作用消失後に投与する。

消化器官用薬

〔消化管運動改善薬、消化性潰瘍治療薬、腸疾患治療薬、下剤・浣腸薬、肝・胆道・膵疾患治療薬〕

消化管運動改善薬

ケアのポイント

- 長期にわたって漫然と投与しない。

本書で取り上げた消化管運動改善薬一覧

分類	一般名	商品名	ページ
健胃薬	酸化マグネシウム	酸化マグネシウム、マグミット	p.213
消化管運動改善薬	トリメブチンマレイン酸塩	セレキノン	p.214
	ドンペリドン	ナウゼリン	p.214
	メトクロプラミド	プリンペラン	p.215
	モサプリドクエン酸塩水和物	ガスモチン	p.215
消化酵素剤	濃厚パンクレアチン・ビオヂアスターゼ・リパーゼ・セルラーゼ	ベリチーム	p.216

健胃薬

酸化マグネシウム

［商品名］酸化マグネシウム（各社、散 以外は後）、後マグミット（各社）

剤形：規格

錠200mg、250mg、300mg、330mg、400mg、500mg 散 細83%

効　能

❶胃・十二指腸潰瘍、胃炎（急・慢性胃炎、薬剤性胃炎を含む）、上部消化管機能異常（神経性食思不振、いわゆる胃下垂症、胃酸過多症を含む）における制酸作用と症状の改善。 ❷便秘症 ❸尿路シュウ酸Ca結石の発生予防。

用　法

❶1日0.5～1.0gを数回に分割。 ❷1日2gを食前または食後の3回に分割、または就寝前1回。 ❸1日0.2～0.6gを多量の水とともに。

併　用

テトラサイクリン系抗菌薬・ニューキノロン系抗菌薬・ビスホスホン酸塩系骨代謝改善薬・セフジニル（併作用減弱）、アジスロマイシン（併血中濃度低下）、高K血症改善イオン交換樹脂薬（アルカローシス）、活性型ビタミンD_3製剤（高Mg血症）、大量の牛乳・Ca製剤（高Ca血症)、ミソプロストール（下痢）など。

副作用

重大：高Mg血症。　その他：下痢、血清Mg値上昇など。

作　用

胃内では制酸作用、腸内で炭酸Mgとなり、腸内で水分の再吸収に抑制的に働き、腸管に刺激を与え排便を容易にする緩下作用を発揮する。

ナースのための知識

①必要最小限の使用にとどめる。　②長期投与または高齢者へ投与する場合には定期的に血清Mg濃度を測定する。　③嘔吐、徐脈、筋力低下、傾眠などの症状が現れた場合には、服用を中止し、ただちに受診するよう患者に指導する。

消化管運動改善薬

トリメブチンマレイン酸塩

［商品名］セレキノン（田辺三菱）

剤形：規格

100mg

効　能

❶慢性胃炎における消化器症状（腹部疼痛、悪心、あい気、腹部膨満感）。　❷過敏性腸症候群。

用　法

❶1日300mgを3回に分割。　❷1日300～600mgを3回に分割。

副作用

重大：肝機能障害、黄疸。　その他：便秘、下痢、腹鳴、口渇、口内しびれ感、悪心、嘔吐、心悸亢進、眠気、めまい、倦怠感、頭痛、排尿障害、尿閉など。

作　用

腸管運動亢進状態では、副交感神経終末にあるオピオイドμおよびκ受容体に作用して、アセチルコリン遊離を抑制し、運動を抑制する。一方、運動低下状態では、交感神経終末にあるμ受容体に作用してノルアドレナリン遊離を抑制し、消化管運動を活発にする。

消化管運動改善薬

ドンペリドン　妊婦

［商品名］ナウゼリン（協和キリン）

剤形：規格

5mg、10mg　［OD：口腔内崩壊錠］5mg、10mg　1%　DS 1%　10mg、30mg、60mg

効　能

・・［OD］❶慢性胃炎・胃下垂症・胃切除後症候群・抗悪性腫瘍薬またはレボドパ製剤投与時の消化器症状（悪心、嘔吐、食欲不振、腹部膨満、上腹部不快感、腹痛、胸やけ、あい気）。小児の周期性嘔吐症・上気道感染症・抗悪性腫瘍薬投与時の消化器症状（悪心、嘔吐、食欲不振、腹部膨満、上腹部不快感、腹痛、胸やけ、あい気）。　［60mg］❷胃・十二指腸手術後、抗悪性腫瘍薬投与時の消化器症状（悪心、嘔吐、食欲不振、腹部膨満、上腹部不快感、胸やけ）。　DS・［10mg、30mg］❸小児の周期性嘔吐症・乳幼児下痢症・上気道感染症・抗悪性腫瘍薬投与時の消化器症状（悪心、嘔吐、食欲不振、腹部膨満、腹痛）。

用　法

［内服］❶❸1回10mgを1日3回食前。レボドパ投与時は1回5～10mgを1日3回食前。小児は1日1.0～2.0mg/kgを3回に分割し食前。1日30mgを超えないように、6歳以上の場合は1日1.0mg/kgまで。　❷1回60mgを1日2回直腸内。　❸3歳未満は1回10mgを1日2～3回。3歳以上は1回30mgを1日2～3回直腸内。

禁　忌

過敏症、妊婦、消化管出血、機械的イレウス、消化管穿孔、プロラクチン分泌性の下垂体腫瘍。

併用
［共通］フェノチアジン系薬（内分泌機能調節異常、錐体外路症状）、ジギタリス（悪心、嘔吐、食欲不振症状を不顕化）、抗コリン薬（胃排出作用減弱）。［内服］制酸薬（作用減弱）。

副作用
重大：［共通］ショック、アナフィラキシー、錐体外路症状、意識障害、痙攣、［内服］肝機能障害、黄疸。 その他：［共通］肝機能異常、下痢、腹痛、女性化乳房など。 肛門部不快感など。

作用
抗ドパミン作用により、胃運動促進作用、胃・十二指腸協調運動促進作用、胃排出能の正常化作用、下部食道括約部圧（LESP）の上昇作用、選択的な制吐作用を示す。

ナースのための知識
特に1歳以下の乳児には用量に注意し、3歳以下の乳幼児には7日以上の連用を避ける。

消化管運動改善薬

メトクロプラミド

［商品名］プリンペラン（日医工）

剤形：規格
5mg 2% シ0.1% 10mg（2mL）

効能
❶胃炎、胃・十二指腸潰瘍、胆嚢・胆道疾患、腎炎、尿毒症、乳幼児嘔吐、薬剤（制癌薬・抗菌薬・抗結核薬・麻酔薬）投与時、胃内・気管内挿管時、放射線照射時、開腹術後における消化器機能異常（悪心・嘔吐・食欲不振・腹部膨満感）。❷X線検査時のバリウムの通過促進。

用法
［内服］1日10〜30mg（10〜30mL）を2〜3回に分割（食前）。 シ小児は0.5〜0.7mg/kg（0.5〜0.7mL/kg）を2〜3回に分割（食前）。 1回10mgを1日1回〜2回、筋注または静注。

禁忌
過敏症、褐色細胞腫の疑い、消化管出血・穿孔・器質的閉塞。

併用
フェノチアジン系薬・ブチロフェノン系薬・ラウオルフィアアルカロイド薬・ベンザミド系薬（内分泌機能異常、錐体外路症状）、ジギタリス（悪心・嘔吐を不顕化）、カルバマゼピン（中毒症状）、抗コリン薬（相作用減弱）。

副作用
重大：ショック、アナフィラキシー、悪性症候群、意識障害、痙攣、遅発性ジスキネジア。 その他：手指振戦、無月経、腹痛、下痢、血圧降下、眠気、発疹、めまいなど。

作用
脳幹の消化管中枢に作用して、消化器の機能的反応ないしは運動異常を改善し、中枢性嘔吐、末梢性嘔吐のいずれに対しても制吐作用を示す。

ナースのための知識
①制吐作用を有するため、他の薬剤や疾患に基づく嘔吐症状を不顕性化することがある。 ②内分泌機能異常、錐体外路症状などの副作用が現れるため、有効性と安全性を十分考慮して使用する。

消化管運動改善薬

モサプリドクエン酸塩

［商品名］ガスモチン（大日本住友）

剤形：規格
2.5mg、5mg 1%

効能
❶慢性胃炎に伴う消化器症状（胸やけ、悪心・嘔吐）。 ❷経口腸管洗浄剤によるバリウム注腸X線造影検査前処置の補

助。

用　法

❶1日15mgを3回に分割（食前または食後）。　❷20mgを経口腸管洗浄剤（約180mL）で投与。終了後20mgを少量の水で投与。

併　用

アトロピン・ブチルスコポラミン（作用減弱）。

副作用

重大：劇症肝炎、肝機能障害、黄疸。

その他：下痢、軟便、口渇、好酸球増多、倦怠感、中性脂肪↑など。

作　用

消化管内在神経叢に存在するセロトニン5-HT_4受容体を刺激し、アセチルコリン遊離の増大を介して上部・下部消化管運動促進作用を示す。

ナースのための知識

投与後に倦怠感、食欲不振、尿濃染、眼球結膜黄染などの症状が現れた場合は、本剤を中止し、医師などに連絡するよう患者に指導する。

消化酵素剤

濃厚パンクレアチン・ビオヂアスターゼ・リパーゼ・セルラーゼ

［商品名］ベリチーム（共和）

剤形：規格

[顆] 1g中：濃厚パンクレアチン312.5mg・ビオヂアスターゼ75mg・リパーゼAP_6 62.5mg・セルラーゼ$AP_3$37.5mg

効　能

消化異常症状の改善。

用　法

1回0.4～1gを1日3回食後。

禁　忌

[過敏症]、ウシまたはブタタンパク質過敏症の既往歴。

副作用

くしゃみ、流涙、皮膚発赤など。

作　用

アミラーゼ、プロテアーゼ、リパーゼおよびセルラーゼ活性を有する消化酵素薬で、でんぷん・タンパク質・脂肪を消化する。

ナースのための知識

腸溶性皮膜が施されており、砕いたり噛んだりしないでただちに飲み下し、口内に残らないように注意する。

消化性潰瘍治療薬

●ケアのポイント

- プロトンポンプ阻害薬やH_2受容体拮抗薬を投与する際は、治療上必要最小限の使用にとどめ、血液像、肝機能、腎機能等に注意する。
- プロトンポンプ阻害薬を逆流性食道炎の維持療法に用いる場合は、再発・再燃を繰り返す患者に投与し、本来必要のない患者には投与しない。
- プロトンポンプ阻害薬やH_2受容体拮抗薬の服用により、錯乱状態が現れることがあるので、異常が認められた場合には投与を中止し、適切な処置を行う。
- プロトンポンプ阻害薬をヘリコバクター・ピロリ除菌の補助に用いる際には、除菌療法に用いる他の薬剤とともに、指示された用法・用量を守って必ず服用するよう指導する➡ Check。

Check　ヘリコバクター・ピロリの除菌療法

ヘリコバクター・ピロリはグラム陰性桿菌で、胃粘膜に棲息し、慢性胃炎、胃潰瘍、十二指腸潰瘍等の発生に関与しているとされる。

【対処法（除菌療法）】

一次除菌療法は、1回にプロトンポンプ阻害薬のいずれかと抗菌薬のアモキシシリン水和物（750mg）、クラリスロマイシン（200mgまたは400mg）の3剤を同時に1日2回（朝食後、夕食後）、7日間服用する。除菌成功率は80%程度であり、不成功例には二次除菌を行う。

二次除菌療法は、クラリスロマイシンに代えてメトロニダゾール（250mg）を用いた3剤併用療法を行う。

いずれも3剤の1日分が1シートになったパック製剤が販売されている。

●本書で取り上げた消化性潰瘍治療薬一覧

分類		一般名	商品名	ページ
攻撃因子抑制薬	プロトンポンプ阻害薬	エソメプラゾールマグネシウム水和物	ネキシウム	p.219
		オメプラゾール	オメプラール、オメプラゾン	p.219
		ボノプラザンフマル酸塩	タケキャブ	p.220
		ラベプラゾールナトリウム	パリエット	p.221
		ランソプラゾール	タケプロン	p.221
	ヘリコバクター・ピロリ除菌薬	ボノプラザンフマル酸塩・アモキシシリン・クラリスロマイシン	ボノサップ	p.222
		ボノプラザンフマル酸塩・アモキシシリン・メトロニダゾール	ボノピオン	p.223
		ラベプラゾールナトリウム・アモキシシリン水和物・クラリスロマイシン	ラベキュア	p.224
		ラベプラゾールナトリウム・アモキシシリン水和物・メトロニダゾール	ラベファイン	p.224
	H_2受容体拮抗薬	シメチジン	タガメット	p.225
		ファモチジン	ガスター、ガスターD	p.226
	その他	ピレンゼピン塩酸塩水和物	ガストロゼピン	p.226
		ミソプロストール	サイトテック	p.227
抗コリン薬		アトロピン硫酸塩水和物	アトロピン硫酸塩、硫酸アトロピン、アトロピン	p.62（鎮痙薬）
		ブチルスコポラミン臭化物	ブスコパン	p.63（鎮痙薬）
防御因子増強薬		アズレンスルホン酸ナトリウム水和物	AZ、アズノール、アズノールST、ハチアズレ	p.227
		アズレンスルホン酸ナトリウム水和物（A）・L-グルタミン（G）	マーズレンES、マーズレンS	p.228
		アルギン酸ナトリウム	アルロイドG	p.228
		スクラルファート水和物	アルサルミン	p.228
		スルピリド	ドグマチール	p.18（精神神経用薬）
		テプレノン	セルベックス	p.229
		レバミピド	ムコスタ	p.229

攻撃因子抑制薬(プロトンポンプ阻害薬)

エソメプラゾールマグネシウム水和物

[商品名] **ネキシウム** (アストラゼネカ)

剤形:規格

10mg、20mg [懸濁用] 10mg、20mg

効能

[共通] ❶胃潰瘍、十二指腸潰瘍、吻合部潰瘍、Zollinger-Ellison症候群、非ステロイド性抗炎症薬投与時の胃潰瘍・十二指腸潰瘍の再発抑制、低用量アスピリン投与時の胃潰瘍・十二指腸潰瘍の再発抑制。 ❷逆流性食道炎。 ❸胃潰瘍、十二指腸潰瘍、胃MALTリンパ腫、特発性血小板減少性紫斑病、早期胃癌に対する内視鏡的治療後胃、ヘリコバクター・ピロリ感染胃炎におけるヘリコバクター・ピロリの除菌の補助。 [10mg] ❹非びらん性胃食道逆流症。

用法

❶1日1回20mg。投与期間や小児への用法・用量は添付文書を参照。 ❷1日1回20mg、8週間まで。再発・再燃を繰り返す場合は、1日1回10〜20mg。 ❸1回20mgをアモキシシリン水和物750mgおよびクラリスロマイシン200mgと同時に1日2回、7日間。不成功時にはクラリスロマイシンの代わりにメトロニダゾール1回250mgの3剤併用で1日2回7日間まで。 ❹1日1回10mg、4週間まで。

禁忌

過敏症。 [併用禁忌] アタザナビル・リルピビリン (併作用減弱)。

併用

ジアゼパム・フェニトイン・シロスタゾール・ジゴキシン・メチルジゴキシン (併作用増強)、ワルファリン (抗凝血作用増強)、タクロリムス・メトトレキサート (併血中濃度上昇)、イトラコナゾール (併作用減弱)、チロシンキナーゼ阻害薬・ネルフィナビル (併血中濃度低下)、ボリコナゾール (血中濃度上昇)、セイヨウオトギリソウ (血中濃度低下)。

副作用

重大:ショック、アナフィラキシー、汎血球減少症、無顆粒球症、溶血性貧血、血小板減少、劇症肝炎、肝機能障害、黄疸、肝不全、中毒性表皮壊死融解症、皮膚粘膜眼症候群、間質性肺炎、間質性腎炎、急性腎障害、横紋筋融解症、低Na血症、錯乱状態、視力障害。 その他:肝機能障害、腹痛、下痢嘔吐、白血球数減少、頭痛、錯感覚、CK↑など。

作用

プロトンポンプの働きを阻害し、胃酸分泌を抑制する。

ナースのための知識

[懸濁用] は用時に約15mLの水に懸濁し、2〜3分ほど置いて粘性が増してから服用する (懸濁後30分以内に服用)。服用後、容器に顆粒が残った場合は、さらに水を加えて懸濁し、服用する。

攻撃因子抑制薬(プロトンポンプ阻害薬)

オメプラゾール

[商品名] **オメプラール** (アストラゼネカ)、**オメプラゾン** (田辺三菱)

剤形:規格

[共通] [腸溶錠] 10mg、20mg [オメプラール] 20mg

効能

❶胃潰瘍、十二指腸潰瘍、吻合部潰瘍、Zollinger-Ellison症候群。 ❷逆流性食道炎。 ❸ヘリコバクター・ピロリの除菌の補助 (胃潰瘍、十二指腸潰瘍、胃MALTリンパ腫、特発性血小板減少性紫斑病、早期胃癌に対する内視鏡的治療後胃、ヘリコバクター・ピロリ感染胃炎)。 [10mgのみ] ❹非びらん性

消化管運動改善薬、消化性潰瘍治療薬

胃食道逆流症。 注経口投与不可能な出血を伴う胃潰瘍・十二指腸潰瘍・急性ストレス潰瘍および急性胃粘膜病変・Zollinger-Ellison症候群。

用 法

錠❶1日1回20mg（胃潰瘍、吻合部潰瘍は8週間まで、十二指腸潰瘍は6週間まで）。 ❷1日1回20mg、8週間まで。再発・再燃を繰り返す場合は1日1回10～20mg。 ❸1回20mg（アモキシシリン750mgおよびクラリスロマイシン200mg併用）で1日2回、7日間（クラリスロマイシンは1回400mgまで）、不成功時はクラリスロマイシンの代わりにメトロニダゾール1回250mgの3剤併用で1日2回7日間まで。 ❹1日1回10mgを4週間まで。注1回20mgを生理食塩液または5%ブドウ糖注射液に溶解あるいは混合し、1日2回点滴または緩徐に静注。

禁 忌

過敏症。［併用禁忌］アタザナビル・リルピビリン（併作用減弱）。

併 用

ジアゼパム・ジゴキシン（併作用増強）、ワルファリン（抗凝血作用増強）、イトラコナゾール・クロピドグレル（併作用減弱）、メトトレキサート・タクロリムス（併血中濃度上昇）、セイヨウオトギリソウ（血中濃度低下）など。

副作用

重大：ショック、アナフィラキシー、汎血球減少症、無顆粒球症、溶血性貧血、血小板減少、劇症肝炎、肝機能障害、黄疸、肝不全、中毒性表皮壊死融解症、皮膚粘膜眼症候群、視力障害、間質性腎炎、急性腎不全、低Na血症、間質性肺炎、横紋筋融解症、錯乱状態。 その他：下痢、軟便、白血球数減少など。

作 用

胃腺の壁細胞におけるプロトンポンプの働きを阻害することによって胃酸分泌を抑制する。

攻撃因子抑制薬（プロトンポンプ阻害薬）

ボノプラザンフマル酸塩

［商品名］タケキャブ（武田）

剤形：規格

錠10mg、20mg

効 能

❶胃潰瘍、十二指腸潰瘍、逆流性食道炎、低用量アスピリン投与時の胃潰瘍・十二指腸潰瘍の再発抑制、非ステロイド性抗炎症薬投与時の胃潰瘍・十二指腸潰瘍の再発抑制。 ❷胃潰瘍、十二指腸潰瘍、胃MALTリンパ腫、特発性血小板減少性紫斑病、早期胃癌に対する内視鏡的治療後胃、ヘリコバクター・ピロリ感染胃炎におけるヘリコバクター・ピロリの除菌の補助。

用 法

❶胃潰瘍、十二指腸潰瘍、逆流性食道炎：1日1回20mg。 低用量アスピリン投与時、NSAIDs投与時：1日1回10mg。投与期間など詳細は添付文書を参照。 ❷1回20mgをアモキシシリン水和物750mgおよびクラリスロマイシン200mgと同時に1日2回、7日間。

禁 忌

過敏症。［併用禁忌］アタザナビル・リルピビリン（併作用減弱）。

併 用

CYP3A4阻害薬（血中濃度上昇）、ジゴキシン・メチルジゴキシン（併作用増強）、イトラコナゾール・チロシンキナーゼ阻害薬・ネルフィナビル（併作用減弱）。

副作用

重大：汎血球減少、無顆粒球症、白血球減少、血小板減少、中毒性表皮壊死融解症、皮膚粘膜眼症候群、多形紅斑。その他：便秘、下痢、腹部膨満感、悪心、発疹、AST・ALT・AL-P・LDH・γ-GTP↑など。

(作　用)
プロトンポンプの働きを阻害し、胃酸分泌を抑制する。

攻撃因子抑制薬(プロトンポンプ阻害薬)

ラベプラゾールナトリウム

[商品名] パリエット（エーザイ）

(剤形：規格)
[腸溶錠] 5mg、10mg、20mg

(効　能)
[共通] ❶胃潰瘍、十二指腸潰瘍、吻合部潰瘍、Zollinger-Ellison症候群。　❷逆流性食道炎。 [5mg、10mg] ❸非びらん性胃食道逆流症。　❹低用量アスピリン投与時における胃潰瘍または十二指腸潰瘍の再発抑制。　❺ヘリコバクター・ピロリの除菌の補助（胃潰瘍、十二指腸潰瘍、胃MALTリンパ腫、特発性血小板減少性紫斑病、早期胃癌に対する内視鏡的治療後胃、ヘリコバクター・ピロリ感染胃炎）。

(用　法)
❶1日1回10mg（1日20mgまで）。胃潰瘍、吻合部潰瘍では8週間まで、十二指腸潰瘍では6週間まで。　❷1日1回10mg（1日20mgまで）。8週間まで。プロトンポンプインヒビターによる治療で効果不十分は1回10mgまたは1回20mg（重度の粘膜障害を有する場合）を1日2回、さらに8週間投与可。[5mg、10mg] 再発・再燃を繰り返す場合の維持療法は1日1回10mgまで。　❸1日1回10mgを4週間まで。❹1日1回5mg（1日1回10mgまで）。　❺1回10mgをアモキシシリン750mg、クラリスロマイシン200～400mgと同時に1日2回、7日間。不成功時は1回10mgをアモキシシリン750mg、メトロニダゾール250mgと同時に1日2回、7日間。

(禁　忌)
過敏症。　[併用禁忌] アタザナビル・リルピビリン（併作用減弱）。

(併　用)
ジゴキシン・メチルジゴキシン・メトトレキサート（併血中濃度上昇）、イトラコナゾール・ゲフィチニブ（併血中濃度低下）、水酸化アルミニウムゲル・水酸化マグネシウム含有制酸薬（血中濃度低下）。

(副作用)
重大：ショック、アナフィラキシー、汎血球減少、無顆粒球症、血小板減少、溶血性貧血、劇症肝炎、肝機能障害、黄疸、間質性肺炎、中毒性表皮壊死融解症、皮膚粘膜眼症候群、多形紅斑、急性腎障害、間質性腎炎、低Na血症、横紋筋融解症、視力障害、錯乱状態。　その他：白血球減少・増加、好酸球増加、便秘、下痢、頭痛、総コレステロール・中性脂肪・BUN↑など。

(作　用)
酸分泌細胞の酸性領域で活性体になり、プロトンポンプの酵素活性を阻害し、酸分泌を抑制する。

ナースのための知識
服用は、噛んだり、砕いたりせずに、飲みくだすよう注意する。

攻撃因子抑制薬(プロトンポンプ阻害薬)

ランソプラゾール

[商品名] タケプロン（武田テバ薬品）

(剤形：規格)
[OD：腸溶性口腔内崩壊錠] 15mg、30mg　[腸溶カプセル] 15mg、30mg　30mg

(効　能)
[内服] ❶胃潰瘍、十二指腸潰瘍、吻合部潰瘍、逆流性食道炎、Zollinger-Ellison症候群。　❷ヘリコバクター・ピロリの除菌補助（胃潰瘍、十二指腸潰瘍、胃MALTリンパ腫、特発性血小板減少性紫斑病、早期胃癌に対する内視鏡的治療後

胃、ヘリコバクター・ピロリ感染胃炎）。［内服15mgのみ］❸非びらん性胃食道逆流症。❹低用量アスピリン投与時における胃潰瘍または十二指腸潰瘍の再発抑制、NSAIDs投与時における胃潰瘍または十二指腸潰瘍の再発抑制。注射経口投与不可能な出血を伴う胃潰瘍、十二指腸潰瘍、急性ストレス潰瘍および急性胃粘膜病変。

用法
［内服］❶1日1回30mg。胃潰瘍、吻合部潰瘍、維持療法以外の逆流性食道炎では8週間まで、十二指腸潰瘍では6週間まで。再発・再燃を繰り返す逆流性食道炎の維持療法は1日1回15mg（1日30mgまで）。❷1回30mgをアモキシシリン750mg、クラリスロマイシン200～400mgと同時に1日2回、7日間。不成功時は1回30mgをアモキシシリン750mg、メトロニダゾール250mgと同時に1日2回、7日間。❸1日1回15mgを4週間。❹1日1回15mg。注射1回30mgを希釈または溶解し、1日2回緩徐に点滴・静注。

禁忌
過敏症。［併用禁忌］アタザナビル・リルピビリン（併作用減弱）。

併用
テオフィリン（併血中濃度低下）、タクロリムス・メトトレキサート（併血中濃度上昇）、ジゴキシン・メチルジゴキシン（併作用増強）、イトラコナゾール・ゲフィチニブ（併作用減弱）など。

副作用
重大：［共通］アナフィラキシー、汎血球減少、無顆粒球症、溶血性貧血、顆粒球減少、血小板減少、貧血、重篤な肝機能障害、中毒性表皮壊死融解症、皮膚粘膜眼症候群、間質性肺炎、間質性腎炎。［内服］重篤な大腸炎。その他：発疹、そう痒、肝機能異常、好酸球増多、便秘、下痢、口渇、頭痛、眠気、味覚異常、女性化乳房など。

作用
プロトンポンプと結合し、酵素活性を抑制することにより、酸分泌を抑制する。

ナースのための知識
注射生理食塩液または5%ブドウ糖注射液以外とは混合せず、専用の経路を用いて投与する。

攻撃因子抑制薬
（ヘリコバクター・ピロリ除菌薬）

ボノプラザンフマル酸塩[1]・アモキシシリン[2]・クラリスロマイシン[3]

［商品名］ボノサップ（武田）

剤形：規格
［パック400］[1]錠20mg（2錠）・[2]カプセル250mg（6カプセル）・[3]錠200mg（2錠）、［パック800］[1]錠20mg（2錠）・[2]カプセル250mg（6カプセル）・[3]錠200mg（4錠）。

効能
胃潰瘍、十二指腸潰瘍、胃MALTリンパ腫、特発性血小板減少性紫斑病、早期胃癌に対する内視鏡的治療後胃におけるヘリコバクター・ピロリ感染症、ヘリコバクター・ピロリ感染胃炎（アモキシシリン、クラリスロマイシンに感性のヘリコバクター・ピロリに適応）。

用法
1回ボノプラザン20mgおよびアモキシシリン水和物750mgおよびクラリスロマイシン200mgの3剤を同時に、1日2回、7日間。クラリスロマイシンは必要に応じて増量可（1回400mgまで）。

禁忌
過敏症、肝・腎障害でコルヒチン投与中、伝染性単核症、高度の腎障害。［併用禁忌］アタザナビル・リルピビリン（併作用減弱）、ピモジド（不整脈）、エルゴタミン含有製剤（血管攣縮など）、スボレキサント・ロミタピド・タダラフィル

(アドシルカ)、チカグレロル・イブルチニブ・アスナプレビル・バニプレビル(併作用増強)。

併 用 **副作用**

それぞれの薬剤を参照(ボノプラザンフマル酸塩→p.220、アモキシシリン水和物→p.374、クラリスロマイシン→p.387)。

作 用

アモキシシリンおよびクラリスロマイシンがヘリコバクター・ピロリに対して抗菌作用を示す。ボノプラザンは胃酸分泌を抑えることで胃内pHを上昇させ、他の2剤の抗菌活性を高める。

ナースのための知識

1日分が1シートに包装されている。

攻撃因子抑制薬
(ヘリコバクター・ピロリ除菌薬)

ボノプラザンフマル酸塩[1]・アモキシシリン[2]・メトロニダゾール[3]

妊婦

[商品名] ボノピオン(武田)

剤形:規格

[パック] [1]20mg(2錠)・[2]250mg(6カプセル)・[3]250mg(2錠)

効 能

胃潰瘍、十二指腸潰瘍、胃MALTリンパ腫、特発性血小板減少性紫斑病、早期胃癌に対する内視鏡的治療後胃におけるヘリコバクター・ピロリ感染症、ヘリコバクター・ピロリ感染胃炎(アモキシシリン、メトロニダゾールに感性のヘリコバクター・ピロリに適応)。

用 法

1回ボノプラザン20mgおよびアモキシシリン水和物750mgおよびメトロニダゾール250mgの3剤を同時に、1日2回、7日間。

禁 忌

過敏症、伝染性単核症、高度の腎障害、脳脊髄に器質的疾患、妊娠3か月以内。

[併用禁忌] アタザナビル・リルピビリン(併作用減弱)。

併 用

[メトロニダゾール] アルコール(腹部の疝痛、嘔吐、潮紅)、リトナビル含有製剤内用液(ジスルフィラム-アルコール反応)、ジスルフィラム(錯乱)、ワルファリン(抗凝血作用増強)、リチウム(リチウム中毒)、ブスルファン・5-FU・シクロスポリン(併作用増強)、フェノバルビタール(作用減弱)。 他の2剤についてはそれぞれの薬剤の相互作用を参照(ボノプラザンフマル酸塩→p.220、アモキシシリン水和物→p.374)。

副作用

[メトロニダゾール] 重大:末梢神経障害、中枢神経障害、無菌性髄膜炎、中毒性表皮壊死融解症、皮膚粘膜眼症候群、急性膵炎、白血球減少、好中球減少、出血性大腸炎、肝機能障害。 その他:発疹、そう痒感、好塩基球増多など。 他の2剤についてはそれぞれの薬剤の副作用を参照(ボノプラザンフマル酸塩→p.220、アモキシシリン水和物→p.374)

作 用

アモキシシリンおよびメトロニダゾールがヘリコバクター・ピロリに対して抗菌作用を示す。ボノプラザンは胃酸分泌を抑えることで胃内pHを上昇させ、他の2剤の抗菌活性を高める。

ナースのための知識

1日分が1シートに包装されている。

攻撃因子抑制薬
(ヘリコバクター・ピロリ除菌薬)

ラベプラゾールナトリウム[1]・アモキシシリン水和物[2]・クラリスロマイシン[3]

[商品名] ラベキュア (エーザイ)

剤形：規格

[パック400] [1]錠10mg (2錠)・[2]錠250mg (6錠)・[3]錠200mg (2錠)、[パック800] [1]錠10mg (2錠)・[2]錠250mg (6錠)・[3]錠200mg (4錠)。

効能

胃潰瘍、十二指腸潰瘍、胃MALTリンパ腫、特発性血小板減少性紫斑病、早期胃癌に対する内視鏡的治療後胃におけるヘリコバクター・ピロリ感染症、ヘリコバクター・ピロリ感染胃炎(アモキシシリン、クラリスロマイシンに感性のヘリコバクター・ピロリに適応)。

用法

1回ラベプラゾールナトリウム10mgおよびアモキシシリン水和物750mgおよびクラリスロマイシン200mgの3剤を同時に、1日2回、7日間。クラリスロマイシンは必要に応じて増量可(1回400mgまで)。

禁忌

過敏症、肝・腎障害でコルヒチン投与中、伝染性単核症、高度の腎障害。[併用禁忌] アタザナビル・リルピビリン(併作用減弱)、ピモジド(不整脈)、エルゴタミン含有製剤(血管攣縮など)、スボレキサント・タダラフィル・ロミタピド・イブルチニブ(併作用増強)、チカグレロル・アスナプレビル・イバブラジン・ベネトクラクス。

併用 **副作用**

それぞれの薬剤を参照(ラベプラゾールナトリウム→p.221、アモキシシリン水和物→p.374、クラリスロマイシン→p.387)。

作用

アモキシシリンおよびクラリスロマイシンがヘリコバクター・ピロリに対して抗菌作用を示す。ラベプラゾールは胃酸分泌を抑えることで胃内pHを上昇させ、他の2剤の抗菌活性を高める。

ナースのための知識

1日分が1シートに包装されている。

攻撃因子抑制薬
(ヘリコバクター・ピロリ除菌薬)

ラベプラゾールナトリウム[1]・アモキシシリン水和物[2]・メトロニダゾール[3]

妊婦

[商品名] ラベファイン (エーザイ)

剤形：規格

[パック] [1]錠10mg (2錠)・[2]錠250mg (6錠)・[3]錠250mg (2錠)

効能

胃潰瘍、十二指腸潰瘍、胃MALTリンパ腫、特発性血小板減少性紫斑病、早期胃癌に対する内視鏡的治療後胃におけるヘリコバクター・ピロリ感染症、ヘリコバクター・ピロリ感染胃炎(アモキシシリン、メトロニダゾールに感性のヘリコバクター・ピロリに適応)。

用法

1回ラベプラゾールナトリウム10mgおよびアモキシシリン水和物750mgおよびメトロニダゾール250mgの3剤を同時に、1日2回、7日間。

禁忌

過敏症、伝染性単核症、高度の腎障害、脳脊髄に器質的疾患、妊娠3か月以内。[併用禁忌] アタザナビル・リルピビリン(併作用減弱)。

併用

[メトロニダゾール] アルコール(腹部の疝痛、嘔吐、潮紅)、リトナビル含有

製剤内用液（ジスルフィラム-アルコール反応）、ジスルフィラム（錯乱）、ワルファリン（抗凝血作用増強）、リチウム（リチウム中毒）、ブスルファン・5-FU・シクロスポリン（併作用増強）、フェノバルビタール（作用減弱）。 他の2剤についてはそれぞれの薬剤の相互作用を参照（ラベプラゾールナトリウム→p.221、アモキシシリン水和物→p.374）。

副作用

[メトロニダゾール] 重大：**末梢神経障害、中枢神経障害、無菌性髄膜炎、中毒性表皮壊死融解症、皮膚粘膜眼症候群、急性膵炎、白血球減少、好中球減少、出血性大腸炎、肝機能障害。** その他：発疹、そう痒感、好塩基球増多など。 他の2剤についてはそれぞれの薬剤の副作用を参照（ラベプラゾールナトリウム→p.221、アモキシシリン水和物→p.374）

作　用

アモキシシリンおよびメトロニダゾールがヘリコバクター・ピロリに対して抗菌作用を示す。ラベプラゾールは胃酸分泌を抑えることで胃内pHを上昇させ、他の2剤の抗菌活性を高める。

ナースのための知識

1日分が1シートに包装されている。

攻撃因子抑制薬（H_2受容体拮抗薬）

シメチジン

[商品名] タガメット（大日本住友）

剤形：規格

（錠）200mg、400mg　（細粒）20%　（注）200mg（2mL）

効　能

[内服] ❶胃潰瘍、十二指腸潰瘍。 ❷吻合部潰瘍、Zollinger-Ellison症候群、逆流性食道炎、上部消化管出血（消化性潰瘍、急性ストレス潰瘍、出血性胃炎による）。 ❸急性胃炎、慢性胃炎の急性増悪期の胃粘膜病変（びらん、出血、発赤、浮腫）の改善。 （注）❹上部消化管出血（消化性潰瘍、急性ストレス潰瘍、出血性胃炎による）、侵襲ストレス（手術後に集中管理を必要とする大手術、集中治療を必要とする脳血管障害・頭部外傷・多臓器不全・重症熱傷など）による上部消化管出血の抑制。 ❺麻酔前投薬。

用　法

[内服] ❶1日800mgを2回（朝食後・就寝前）、または4回（毎食後および就寝前）に分割、もしくは1回（就寝前）。 ❷1日800mgを2回（朝食後・就寝前）、または4回（毎食後および就寝前）に分割。 ❸1日400mgを2回（朝食後・就寝前）に分割、または1回（就寝前）。 （注）❹1回200mgを20mLに希釈し、1日4回6時間間隔でできるだけ緩徐に静注・点滴。 ❺1回200mgを麻酔導入1時間前に筋注。

禁　忌

過敏症

併　用

ワルファリン・ベンゾジアゼピン系薬・抗てんかん薬・抗うつ薬・β遮断薬・Ca拮抗薬・抗不整脈薬・キサンチン系薬・プロカインアミド・エリスロマイシン（併血中濃度上昇）。

副作用

重大：ショック、アナフィラキシー、再生不良性貧血、汎血球減少、無顆粒球症、血小板減少、間質性腎炎、急性腎障害、皮膚粘膜眼症候群、中毒性表皮壊死症、肝障害、房室ブロックなどの心ブロック、意識障害、痙攣。 その他：発疹、女性化乳房、便秘など。

作　用

胃粘膜壁細胞のヒスタミンH_2受容体を遮断して持続的に胃酸分泌を抑制する。

ナースのための知識

血液透析を受けている場合、透析後に投与する。

攻撃因子抑制薬（H_2受容体拮抗薬）

ファモチジン

［商品名］ガスター、ガスターD（LTLファーマ）

剤形：規格

10mg、20mg　［D：口腔内崩壊錠］10mg、20mg　2%、10%　10mg（1mL）、20mg（2mL）

効能

［内服］❶胃潰瘍、十二指腸潰瘍、吻合部潰瘍、逆流性食道炎。　❷急性胃炎、慢性胃炎の急性増悪期の胃粘膜病変（びらん、出血、発赤、浮腫）の改善。［共通］❸上部消化管出血、Zollinger-Ellison症候群。　❹侵襲ストレス（手術後に集中管理を必要とする大手術、集中治療を必要とする脳血管障害・頭部外傷・多臓器不全・広範囲熱傷）による上部消化管出血の抑制。　❺麻酔前投薬。

用法

［内服］❶❸1回20mgを1日2回（朝食後、夕食後または就寝前）または1回40mgを1日1回（就寝前）。　❷1回10mgを1日2回（朝食後、夕食後または就寝前）または1回20mgを1日1回（就寝前）。　❸❹1回20mgを12時間ごとに1日2回、希釈して緩徐に静注・点滴または12時間ごとに筋注。　❺1回20mgを麻薬導入1時間前に筋注、または希釈して緩徐に静注。

禁忌

過敏症

併用

アゾール系抗真菌薬（併血中濃度低下）。

副作用

重大：［共通］ショック、アナフィラキシー、再生不良性貧血、汎血球減少、無顆粒球症、溶血性貧血、血小板減少、皮膚粘膜眼症候群、中毒性表皮壊死融解症、肝機能障害、黄疸、横紋筋融解症、QT延長、意識障害、痙攣、間質性腎炎、急性腎障害、間質性肺炎、不全収縮。　心室頻拍、心室細動。　その他：［共通］白血球減少、便秘など。

作用

胃粘膜壁細胞のH_2受容体を遮断し、胃酸分泌を抑制することにより、胃・十二指腸潰瘍、胃炎などの治癒効果、上部消化管出血の止血などを示す。

ナースのための知識

①効能❹でストレス潰瘍が発症する可能性が考えられる場合に限り使用する。②治療上必要最小限の使用（手術侵襲ストレスは3日間程度、その他は7日間程度）とする。

その他の攻撃因子抑制薬

ピレンゼピン塩酸塩水和物

［商品名］ガストロゼピン（日本ベーリンガー）

剤形：規格

25mg

効能

急性胃炎、慢性胃炎の急性増悪期の胃粘膜病変（びらん、出血、発赤、付着粘液）ならびに消化器症状の改善。胃潰瘍、十二指腸潰瘍。

用法

1回1錠（25mg）を1日3～4回。

禁忌

過敏症

副作用

重大：無顆粒球症、アナフィラキシー。その他：口渇、便秘、下痢、悪心・嘔吐、発疹など。

作用

胃酸分泌を抑制するとともに、胃粘膜の血流増加作用をもつ。

ナースのための知識

🚗 過量投与により抗コリン作用が現れることがある。

その他の攻撃因子抑制薬

ミソプロストール 妊婦

[商品名] サイトテック（ファイザー）

剤形：規格

錠100μg、200μg

効　能

NSAIDsの長期投与時にみられる胃潰瘍および十二指腸潰瘍。

用　法

1回200μgを1日4回（毎食後および就寝前）。

禁　忌

妊婦、プロスタグランジン過敏症。

併　用

Mg含有制酸薬（下痢）。

副作用

重大：ショック、アナフィラキシー。その他：下痢、腹痛、AST・ALT↑、BUN・クレアチニン↑、貧血、月経異常、発疹、口渇など。

作　用

胃酸の分泌を抑制し、胃粘膜の血流を増加させ重炭酸イオン分泌を増加させることにより、胃腸の粘膜防御作用を示す。

ナースのための知識

①子宮収縮作用があり、流産を起こしたとの報告がある。妊娠する可能性のある婦人に投与する場合には、妊娠中でないことを十分確認し、服薬中は避妊するよう指導する。　②12週間以上投与しても改善傾向が認められない場合には、他の療法を考慮する。　③NSAIDsと併用投与は可能であるが、その場合は経過を十分に観察する。

防御因子増強薬

アズレンスルホン酸ナトリウム水和物

[商品名] アズノール、アズノールST（日本新薬）、ハチアズレ※（東洋製薬化成）、後AZ（点眼ゼリア）

剤形：規格

[アズノール] 錠2mg　錠[ST：口腔用] 5mg　うがい液4%　[ハチアズレ] 顆0.1%　[AZ] 点眼0.2mg/mL（5mL）

効　能

錠❶胃潰瘍、胃炎。　錠・錠[ST]・顆・うがい液❷咽頭炎、扁桃炎、口内炎、急性歯肉炎、舌炎、口腔創傷。点眼急性結膜炎、慢性結膜炎、アレルギー性結膜炎、表層角膜炎、眼瞼縁炎、強膜炎。

用　法

錠❶1回2mgを1日3回食前投与。　❷錠は1回4～6mg、顆は1回2gを適量（約100mL）の水か微温湯に溶解して1日数回含嗽する。錠[ST] 1回1錠を1日4回上顎の歯肉口唇移行部に挿入。うがい液は1回4～6mg（1回押し切り分または5～7滴）を適量（約100mL）の水か微温湯に溶解して1日数回含嗽する。点眼1回1～2滴、1日3～5回点眼。

副作用

錠悪心、腹痛、便秘、下痢など。　錠・錠[ST]・顆・うがい液口中の荒れ、口腔・咽頭の刺激感など。　点眼眼瞼の腫脹、発赤など。

作　用

創傷治癒促進作用や炎症組織に直接的な消炎作用をもつ。また、胃液分泌抑制作用ももつ。

ナースのための知識

①内服時は適量（約100mL）の水か微温湯に溶解して経口投与するのが望ましい。 ・・うがい液 ②抜歯後などの口腔創傷で、血餅形成を阻害されると思われる時期には、激しい洗口は避ける。

※炭酸水素ナトリウム配合。

防御因子増強薬

アズレンスルホン酸ナトリウム水和物（A）・L-グルタミン（G）

［商品名］マーズレンES、マーズレンS（寿製薬）

剤形：規格

［ES：配合錠］［0.375ES］（A）0.75mg・（G）247.5mg、［0.5ES］（A）1mg・（G）330mg、［1.0ES］（A）2mg・（G）660mg ［S：配合顆粒］1g中：（A）3mg・（G）990mg

効能

胃潰瘍、十二指腸潰瘍、胃炎における自覚症状および他覚所見の改善。

用法

0.375ES：1日6〜8錠を3〜4回に分割。0.5ES：1日6錠を3回に分割。1.0ES：1日3錠を3回に分割。 1日1.5〜2.0gを3〜4回に分割。

副作用

便秘、下痢、嘔気、嘔吐、腹痛、顔面紅潮など。

作用

アズレンスルホン酸ナトリウムは、炎症性粘膜に直接的に作用して抗炎症効果を発揮、L-グルタミンは潰瘍組織の再生・修復をする。

ナースのための知識

高齢者では生理機能が低下しているので減量するなど注意する。

防御因子増強薬

アルギン酸ナトリウム

［商品名］アルロイドG（カイゲン）

剤形：規格

［溶解用］67% 5%

効能

❶胃・十二指腸潰瘍、びらん性胃炎における止血および自覚症状の改善。逆流性食道炎における自覚症状の改善。 ❷胃生検の出血時の止血。

用法

❶1回1〜3g（ 20〜60mL、 1.5〜4.5gを水20〜60mLに溶解）を1日3〜4回、空腹時に経口投与。経口投与が不可能な場合には、ゾンデで経鼻的に投与。 ❷1回0.5〜1.5g（ 10〜30mL、 0.75〜2.25gを水10〜30mLに溶解）を経内視鏡的に投与するか、1回1.5g（ 30mL、 2.25gを水30mLに溶解）を経口投与。

副作用

下痢、便秘など。

作用

胃、食道に持続的に付着し、粘膜保護作用を示すとともに、血小板凝集、赤血球凝集、フィブリン形成促進などによる止血作用を示す。

防御因子増強薬

スクラルファート水和物

［商品名］アルサルミン（富士化学）

剤形：規格

90% 10%

効能

胃潰瘍、十二指腸潰瘍、急性胃炎・慢性胃炎の急性増悪期の胃粘膜病変（びらん、出血、発赤、浮腫）の改善。

用法

1回1〜1.2gを1日3回。 1回10mL

を1日3回。

禁 忌

透析療法。

併 用

クエン酸製剤（血中アルミニウム濃度上昇）、血清K抑制イオン交換樹脂（併効果減弱）、ニューキノロン系抗菌薬・ジギタリス・フェニトイン・甲状腺ホルモン・胆汁酸（併吸収遅延）、テオフィリン（併吸収阻害）キニジン（併排泄遅延）など。

副作用

便秘、口渇、悪心、アナフィラキシー反応など。

作 用

炎症部位や潰瘍のタンパク成分と強力に結合し、保護層を形成することによって胃液の消化力から病変部を化学的に保護し、治癒を促進する。

ナースのための知識

長期投与によりアルミニウム脳症、アルミニウム骨症、貧血などが現れる恐れがある。

防御因子増強薬

テプレノン

［商品名］セルベックス（エーザイ）

剤形：規格

50mg　10%

効 能

急性胃炎、慢性胃炎の急性増悪期の胃粘膜病変（びらん、出血、発赤、浮腫）の改善、胃潰瘍。

用 法

1日150mgを1日3回食後に分割。

副作用

重大：肝機能障害、黄疸。　その他：下痢、便秘、発疹など。

作 用

胃を中心とした消化管で、強い抗潰瘍作用、胃粘膜病変改善作用、熱ショックタンパク誘導による細胞保護作用などを有する。

防御因子増強薬

レバミピド

［商品名］ムコスタ（大塚）

剤形：規格

100mg　20%　点眼［UD］2%（0.35mL）

効 能

［内服］❶胃潰瘍。　❷急性胃炎、慢性胃炎の急性増悪期の胃粘膜病変（びらん、出血、発赤、浮腫）の改善。　点眼❸ドライアイ。

用 法

［内服］❶1回100mgを1日3回（朝・夕・就寝前）。　❷1回100mgを1日3回。　点眼❸1回1滴、1日4回点眼。

禁 忌

過敏症

副作用

重大：［内服］ショック、アナフィラキシー、白血球減少、血小板減少、肝機能障害、黄疸。　点眼涙道閉塞、涙嚢炎。

その他：［内服］発疹、そう痒感、便秘、腹部膨満感、月経異常、BUN↑、浮腫など。　点眼発疹、眼脂、眼刺激感、霧視、苦味、口渇など。

作 用

胃粘膜にプロスタグランジンを増加させ、胃粘膜の修復・胃粘液の分泌を促進する。角膜においてはムチンの産生を促進する。

ナースのための知識

腸疾患治療薬

●ケアのポイント

- 細菌性下痢の患者には、止瀉薬は治療期間の延長をきたす恐れがあるので原則として投与しない。
- 抗菌薬投与時の腸内細菌叢の異常による症状の改善には、耐性乳酸菌製剤を使用する。
- 炎症性腸疾患（潰瘍性大腸炎、クローン病）は、まず5-アミノサリチル酸製剤（5-ASA）、ステロイド、免疫調節薬で治療し、臨床症状が残る場合に生物学的製剤の投与を考慮する。
- 専門医：炎症性腸疾患に生物学的製剤を用いる際は、生物学的製剤についての十分な知識と炎症性腸疾患治療の経験をもつ医師が使用する。
- 生物学的製剤を使用する際は、患者に感染症発現や増悪のリスクについて説明し感染源への接触を避けるようにするとともに、うがい、手洗い、マスクの着用等を指導する。
- 生物学的製剤の投与中は、生ワクチン接種は行わない。
- 過敏性腸症候群（IBS：irritable bowel syndrome）の患者には、適切な食事療法と生活指導を行う。

●本書で取り上げた腸疾患治療薬一覧

分類		一般名	商品名	ページ
止瀉薬・整腸薬	吸着薬	天然ケイ酸アルミニウム	アドソルビン	p.232
	収斂薬	タンニン酸アルブミン	タンニン酸アルブミン、タンナルビン	p.232
	腸管蠕動抑制薬	ロペラミド塩酸塩	ロペミン	p.232
	ガス除去薬	ジメチコン	ガスコン	p.233
	整腸薬	ビフィズス菌	ラックビー、ラックビーN	p.233
		耐性乳酸菌	ビオフェルミンR、ラックビーR	p.233
		酪酸菌（宮入菌）	ミヤBM	p.234

分類		一般名	商品名	ページ
炎症性腸疾患治療薬	抗炎症薬	サラゾスルファピリジン（SASP）	サラゾピリン	p.111（抗リウマチ薬）
		メサラジン（5-ASA）	アサコール、ペンタサ、リアルダ	p.234
	ステロイド	ブデソニド	ゼンタコート、レクタブル	p.235
	生物学的製剤	アダリムマブ	ヒュミラ	p.113（抗リウマチ薬）
		インフリキシマブ	レミケード	p.115（抗リウマチ薬）
		ゴリムマブ	シンポニー	p.117（抗リウマチ薬）
		ベドリズマブ	エンタイビオ	p.235
	JAK阻害薬	トファシチニブクエン酸塩	ゼルヤンツ	p.119（抗リウマチ薬）
過敏性腸症候群治療薬		ポリカルボフィルカルシウム	コロネル	p.236
		ラモセトロン塩酸塩	イリボー	p.236
		リナクロチド	リンゼス	p.237

【SASP】salazosulfapyridine：サラゾスルファピリジン
【5-ASA】5-aminosalicylic acid：5-アミノサリチル酸

止瀉薬（吸着薬）

天然ケイ酸アルミニウム

［商品名］アドソルビン（アルフレッサ）

剤形：規格

効 能

下痢症。

用 法

1日3～10gを3～4回に分割。

禁 忌

腸閉塞、透析療法、出血性大腸炎。

併 用

テトラサイクリン系抗菌薬・ニューキノロン系抗菌薬（併効果減弱）、その他の併用薬（併吸収・排泄に影響）。

副作用

嘔吐、胃部膨満など。

作 用

胃および腸管内における異常有害物質や過剰の水分または粘液などを吸着・除去する。腸管内では結果的に収斂作用、止瀉作用を示す。

止瀉薬（収斂薬）

タンニン酸アルブミン

［商品名］タンニン酸アルブミン（各社）、タンナルビン（ファイザー）

剤形：規格

1g

効 能

下痢症。

用 法

1日3～4gを3～4回に分割。

禁 忌

過敏症、出血性大腸炎、牛乳アレルギー。［併用禁忌］経口鉄剤（相作用減弱）。

併 用

ロペラミド（併効果減弱）。

副作用

重大：ショック、アナフィラキシー。
その他：肝障害、便秘、食欲不振など。

作 用

腸管内で膵液により徐々に分解してタンニン酸を遊離し、全腸管に緩和な収斂作用を現すことで、止瀉作用を示す。

ナースのための知識

カゼインが含まれるため牛乳アレルギーの患者には投与しない。

止瀉薬（腸管蠕動抑制薬）

ロペラミド塩酸塩

［商品名］ロペミン（ヤンセン）

剤形：規格

1mg　0.1%、［小児用］0.05%

効 能

下痢症。［小児用］急性下痢症。

用 法

・ ［0.1%］1日1～2mgを1～2回に分割。 ［小児用］1日0.02～0.04mg/kgを2～3回に分割。

禁 忌

過敏症、出血性大腸炎、抗菌薬投与に伴う偽膜性大腸炎、低出生体重児、新生児、6か月未満の乳児。

併 用

ケイ酸アルミニウム・タンニン酸アルブミン（効果減弱）、リトナビル・キニジン・イトラコナゾール（血中濃度上昇）、デスモプレシン（併血中濃度上昇）。

副作用

重大：イレウス、巨大結腸、ショック、アナフィラキシー、中毒性表皮壊死融解症、皮膚粘膜眼症候群。 その他：腹部膨満、発疹、AST・ALT・γ-GTP↑、腹部不快感、悪心、腹痛、蕁麻疹、そう痒感、口渇、眠気など。

作 用

腸管の壁内神経叢および神経末端におけ

るアセチルコリンの放出を抑制し、腸の蠕動運動を抑制することにより止瀉作用を示す。

ナースのための知識

①脱水症状がみられる場合、輸液など適切な水・電解質の補給に留意する。②便秘が発現することがあるので、用量に留意し、発現した場合は投与を中止する。特に肛門疾患患者には注意して投与する。③小児には、できるだけ短期の投与にとどめる。

ガス除去薬

ジメチコン

[商品名] **ガスコン**（キッセイ）

剤形：規格

40mg、80mg　10%　[ドロップ] 2%

効　能

❶胃腸管内のガスに起因する腹部症状の改善。　❷胃内視鏡検査時における胃内有泡性粘液の除去。　❸腹部X線検査時における腸内ガスの駆除。

用　法

❶1日120～240mgを食後または食間の3回に分割。　❷検査15～40分前に40～80mgを約10mLの水とともに投与。　❸検査3～4日前より1日120～240mgを食後または食間の3回に分割。

副作用

軟便、胃部不快感、下痢、腹痛など。

作　用

小さなガス気泡の表面張力を低下させて破裂させ微量で強力な消泡作用を示す。

ナースのための知識

は振とう後使用する。

整腸薬

ビフィズス菌

[商品名] **ラックビー**、**ラックビーN**（興和）

剤形：規格

10mg　[N：微粒] 10mg/g

効　能

腸内菌叢の異常による諸症状の改善。

用　法

1日3～6錠を3回に分割。　[N：微粒] 1日3～6gを3回に分割。

副作用

腹部膨満感、発疹など。

作　用

ビフィズス菌が増殖し、産生される酸により、腸内pHを低下させ、有害細菌が増殖しにくい環境をつくる。

整腸薬

耐性乳酸菌

[商品名] 後**ビオフェルミンR**（ビオフェルミン）、後**ラックビーR**（興和）

剤形：規格

[ビオフェルミンR] 6mg　6mg/g
[ラックビーR] 10mg/g

効　能

[共通] 抗生物質・化学療法薬（ペニシリン系、セファロスポリン系、アミノグリコシド系、マクロライド系、ナリジクス酸）投与時の腸内菌叢の異常による諸症状の改善。　[ビオフェルミンR] テトラサイクリン系を含む抗生物質・化学療法剤投与時の腸内細菌嚢の異常による諸症状の改善。

用　法

1日3gまたは3錠を3回に分割。

禁　忌

[ラックビーR] 過敏症、牛乳アレルギー。

副作用
重大：[ラックビーR] アナフィラキシー。
作　用
耐性乳酸菌は抗菌薬存在下においても増殖し、乳酸などを産生することにより腸内菌叢の異常を改善して、整腸作用を示す。

ナースのための知識
[ビオフェルミンR] アミノフィリン、イソニアジドとの配合により着色することがあるので配合をさける。

整腸薬

酪酸菌（宮入菌）

[商品名] **ミヤBM**（ミヤリサン）

剤形：規格
20mg　40mg/g
効　能
腸内菌叢の異常による諸症状の改善。
用　法
1日3〜6錠を3回に分割。　1日1.5g〜3gを3回に分割。
作　用
酪酸の産生などにより腸内菌叢の異常を改善して、整腸作用を示す。

炎症性腸疾患治療薬（抗炎症薬）

メサラジン

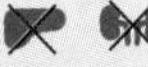

[商品名] **アサコール**（ゼリア）、**ペンタサ**（杏林）、**リアルダ**（持田）

剤形：規格
[アサコール] 400mg　[ペンタサ] 250mg、500mg　94%　1g　注腸1g　[リアルダ] 1,200mg
効　能
[共通] ❶潰瘍性大腸炎（重症を除く）。[ペンタサ][内服] ❷クローン病。
用　法
[アサコール] ❶1日2,400mgを3回食後に分割。寛解期は必要に応じて1日1回2,400mg、活動期は1日3,600mgを3回食後に分割。　[ペンタサ][内服] ❶1日1,500mgを3回食後に分割。寛解期は1日1回1,500mgも可（1日2,250mgまで）。活動期は1日4,000mgを2回に分割可。小児は1日30〜60mg/kgを3回食後に分割（1日2,250mgまで）。　・注腸 ❶1日1gを直腸内。　❷1日1,500〜3,000mgを3回食後に分割。小児は1日40〜60mg/kgを3回食後に分割。　[リアルダ] ❶1日1回2,400mg。活動期は1日1回4,800mg（投与開始8週間を目安に有効性を評価し、漫然と継続しない）。
禁　忌
過敏症、重篤な腎・肝障害、サリチル酸エステルまたはサリチル酸の過敏症。
併　用
[共通] アザチオプリン・メルカプトプリン（骨髄抑制）[ペンタサ] 利尿薬・ステロイド（臨床検査値の変動に注意）。
副作用
重大：[共通] 間質性肺疾患、心筋炎、心膜炎、胸膜炎、間質性腎炎、ネフローゼ症候群、膵炎、再生不良性貧血、汎血球減少症、無顆粒球症、血小板減少症、肝炎、肝機能障害、黄疸、膵炎。　[アサコール、リアルダ] 腎不全、白血球減少症、好中球減少症。　[アサコール] 骨髄抑制。　[ペンタサ] 腎機能低下、急性腎不全。　その他：[共通] 発疹、下痢、腹痛、嘔気、嘔吐、肝機能異常など。
作　用
炎症性細胞から放出される活性酸素を消去し、炎症の進展と組織の障害を抑制する。またロイコトリエンの生合成を抑制し、炎症性細胞の組織への浸潤を抑制する。

ナースのための知識

①噛まずに服用する。 ②糞便中に錠剤が認められることがある。 注腸③光および酸素の影響で分解されやすいため、アルミ袋を開封したものは保存できない。また、無色～微黄色の範囲を超えて着色したものは使用しない。

炎症性腸疾患治療薬（ステロイド）

ブデソニド※

［商品名］**ゼンタコート**（ゼリア）、**レクタブル**（EAファーマ）

剤形：規格
［ゼンタコート］3mg ［レクタブル］注腸［フォーム］2mg（14回）

効 能
［ゼンタコート］軽症から中等症の活動期クローン病。 ［レクタブル］潰瘍性大腸炎（重症を除く）。

用 法
［ゼンタコート］1日1回朝9mg。 ［レクタブル］1回1プッシュ、1日2回直腸内に噴射。

禁 忌
［共通］過敏症。 ［ゼンタコート］有効な抗菌薬の存在しない感染症、深在性真菌症。 ［併用禁忌］［レクタブル］デスモプレシン（低Na血症）。

併 用
CYP3A4阻害薬・グレープフルーツなど（血中濃度上昇）。

副作用
［共通］肝機能異常など。 ［ゼンタコート］発疹、クッシング様症状、便秘、消化不良など。 ［レクタブル］高血圧、血中TG・LDH・CK（CPK）↑など。

作 用
抗炎症作用により炎症性メディエーターおよびサイトカインの産生・遊離の抑制と、好酸球数増加、血管透過性亢進、炎症性浮腫形成などに対して抑制作用を示す。

ナースのための知識

［ゼンタコート］①投与開始8週間を目安に本剤の必要性を検討し、漫然と継続しない。 ［レクタブル］②アプリケーターを肛門に差し込み薬剤を注入する。患者用説明文書を渡し、使用方法を指導する。

※同成分で気管支喘息・COPD治療薬（パルミコート→p.206）あり。

炎症性腸疾患治療薬（生物学的製剤）

ベドリズマブ（遺伝子組換え）

［商品名］**エンタイビオ**（武田）

剤形：規格
300mg

効 能
❶中等症から重症の潰瘍性大腸炎の治療および維持療法。 ❷中等症から重症の活動期クローン病の治療および維持療法。 ❶❷いずれも既存治療で効果不十分な場合に限る。

用 法
1回300mgを点滴静注。初回投与後、2週、6週に投与し、以降8週間隔。

警 告
専門医。 肺炎、敗血症、結核等の重篤な感染症が報告されている。本剤が疾病を完治させる薬剤でないことも含め、これらの情報を患者に十分説明し、患者が理解したことを確認した上で、治療上の有益性が危険性を上回ると判断される場合にのみ投与する。詳しい内容は添付文書を参照。

禁 忌
過敏症

併 用
生ワクチン（感染症発現）。

副作用
重大：インフュージョンリアクション、重篤な感染症、進行性多巣性白質脳症。

その他：頭痛、悪心、口腔咽頭痛、咳嗽、関節痛、鼻咽頭炎など。

作用

消化管粘膜へのリンパ球浸潤を阻害し、潰瘍性大腸炎およびクローン病でみられる消化管粘膜の炎症を低減させる。

ナースのための知識

注射用水で溶解後に生理食塩液で希釈する。希釈液は30分以上かけて点滴静注し、急速投与は行わない。投与終了時にはラインを生理食塩液30mLでフラッシュする。

過敏性腸症候群治療薬

ポリカルボフィルカルシウム

［商品名］コロネル（アステラス）

剤形：規格

500mg　83.3%

効能

過敏性腸症候群における便通異常（下痢、便秘）および消化器症状。

用法

1日1.5～3.0gを3回に分割し食後に十分な水とともに服用。

禁忌

過敏症、急性腹部疾患、術後イレウスなどの胃腸閉塞を起こす恐れ、高Ca血症、腎結石、腎不全。

併用

活性型ビタミンD剤・Ca剤（高Ca血症）、強心配糖体（併作用増強）、テトラサイクリン系抗菌薬・ニューキノロン系抗菌薬（併作用減弱）、プロトンポンプ阻害薬・H_2受容体拮抗薬・制酸薬（作用減弱）。

副作用

発疹、そう痒感、嘔気・嘔吐、下痢、口渇、AST・ALT↑、浮腫など。

作用

小腸や大腸などの中性条件下で高い吸水性を示し、膨潤・ゲル化する。下痢および便秘には消化管内水分保持作用および消化管内容物輸送調節作用により効果を発現する。

ナースのための知識

①下痢状態では1日1.5gから投与を開始する。②症状の改善が認められない場合、長期にわたって漫然と使用しない（通常2週間）。

過敏性腸症候群治療薬

ラモセトロン塩酸塩

［商品名］イリボー（アステラス）

剤形：規格

2.5μg、5μg　［OD：口腔内崩壊錠］2.5μg、5μg

効能

下痢型過敏性腸症候群。

用法

男性：1日1回5μg（1日10μgまで）。
女性：1日1回2.5μg（1日5μgまで）。

禁忌

過敏症

併用

フルボキサミン（副作用増強）、抗コリン作用薬・止瀉薬・アヘンアルカロイド系麻薬（便秘、硬便）。

副作用

重大：ショック、アナフィラキシー、虚血性大腸炎、重篤な便秘。　その他：便秘、硬便、腹部膨満など。

作用

セロトニン$5\text{-}HT_3$受容体の遮断により、ストレスによる大腸輸送能亢進および大腸水分輸送異常を改善し、排便亢進や下痢を抑制。また、大腸痛覚の伝達を抑制し、腹痛および内臓知覚過敏を改善する。

ナースのための知識

①慢性便秘症または便秘型過敏性腸症候群でないことを確認する。 ②十分な問診により、下痢状態の繰り返しや便秘状態が発現していないことを確認の上で投与する。 ③女性では男性に比べ便秘および硬便の発現率が高いため注意する。

過敏性腸症候群治療薬

リナクロチド

［商品名］リンゼス（アステラス）

剤形：規格

錠0.25mg

効　能

便秘型過敏性腸症候群、慢性便秘症（器質的疾患による便秘を除く）。

用　法

1日1回0.5mg。症状により0.25mgに減量。

禁　忌

過敏症、機械的消化管閉塞・疑い。

副作用

重大：重度の下痢。　その他：下痢、腹痛など。

作　用

腸管分泌および腸管輸送能促進作用ならびに大腸痛覚過敏改善作用によって、排便異常および腹痛・腹部不快感の改善に寄与する。

ナースのための知識

重度の下痢が現れる恐れがあるので、経過を十分観察し、異常が認められたら減量または中止する。

下剤・浣腸薬

●ケアのポイント

【下剤】

- 便秘に対しては、生活習慣の改善が重要である。朝食をしっかり食べる、水分を多めにとる、食物繊維の多い食事をとるなどを指導する。
- 腹痛や下痢が現れる恐れがあるので、症状に応じて減量、休薬、中止を考慮し、漫然と継続投与しないよう定期的に必要性を検討する。
- 連用による耐性の増大等によって効果が減弱し、薬剤に頼りがちになることがあるので、長期連用を避ける。

【腸管洗浄剤】

- 日常の排便の状況を確認し、投与前日あるいは投与前にも通常程度の排便があったことを確認した後投与する。
- 排便、腹痛等の状況を確認しながら慎重に投与する。
- 脱水を避けるため、投与中も口渇時には透明な飲料を飲むよう指導する。
- 自宅で服用させる場合には、一人での服用は避けるよう指導する。

●本書で取り上げた下剤・浣腸薬一覧

分類	一般名	商品名	ページ
大腸刺激性下剤	センナ・センナジツ	アローゼン	p.239
	センノシド	プルゼニド、センノサイド	p.239
	炭酸水素ナトリウム・無水リン酸二水素ナトリウム	新レシカルボン	p.240
	ピコスルファートナトリウム水和物	ラキソベロン	p.240
浸透圧性下剤	酸化マグネシウム	酸化マグネシウム、マグミット	p.213（健胃薬）
	マクロゴール4000	モビコール	p.240
その他の下剤	エロビキシバット水和物	グーフィス	p.241
	ナルデメジントシル酸塩	スインプロイク	p.241
	リナクロチド	リンゼス	p.237（腸疾患治療薬）
	ルビプロストン	アミティーザ	p.242
浣腸	グリセリン	グリセリン浣腸	p.242

分類	一般名	商品名	ページ
腸管洗浄剤	クエン酸マグネシウム	マグコロール、マグコロールP	p.242
	電解質配合	ニフレック	p.243
	電解質・マクロゴール4000配合	モビプレップ	p.243
	ピコスルファートナトリウム・酸化マグネシウム・無水クエン酸	ピコプレップ	p.244

大腸刺激性下剤

センナ・センナジツ

［商品名］アローゼン（ポーラ）

剤形：規格

［センナ］ 577.9mg ［センナジツ］ 385.3mg

効 能

❶便秘（ただし、痙攣性便秘は除く）。
❷駆虫薬投与後の下剤。

用 法

1回0.5～1.0gを1日1～2回。

禁 忌

過敏症、センノシド製剤過敏症、急性腹症の疑い、痙攣性便秘、重症の硬結便、電解質失調。

副作用

腹痛、ALT・AST・γ-GTP・血中ビリルビン↑、低K血症など。

作 用

胃・小腸で吸収されることなく大腸に達し、腸内細菌の作用でレインアンスロンに代謝され瀉下作用を発現する。

ナースのための知識

尿が黄褐色または赤色を呈することがある。

大腸刺激性下剤

センノシド

［商品名］プルゼニド（田辺三菱）、後センノサイド（サンノーバ）

剤形：規格

［プルゼニド］ 12mg ［センノサイド］ 8%

効 能

便秘症。

用 法

1日1回12～24mgを就寝前（1回48mgまで）。

禁 忌

過敏症、センノシド製剤過敏症、急性腹症の疑い、痙攣性便秘、重症の硬結便、電解質失調。

副作用

発疹、低K血症、低Na血症、脱水、血圧低下、腹部不快感、下痢、腹痛、腎障害、着色尿、疲労など。

作 用

胃・小腸で吸収されることなく大腸に達し、腸内菌の作用でレインアンスロンに代謝され瀉下作用を発現する。

ナースのための知識

①黄褐色または赤色の着色尿が現れることがある。 ②妊婦または妊娠している可能性のある婦人には、流早産の危険性があるので大量の服用は避ける。

大腸刺激性下剤

炭酸水素ナトリウム・無水リン酸二水素ナトリウム

［商品名］新レシカルボン（ゼリア）

剤形：規格

炭酸水素ナトリウム0.500g・無水リン酸二水素ナトリウム0.680g

効 能

便秘症。

用 法

1～2個、重症の場合は1日2～3個を数日間。

禁 忌

過敏症

副作用

重大：ショック。 その他：軽度の刺激感、下腹部痛、不快感、下痢など。

作 用

腸内で炭酸ガスを発生させ、蠕動運動を亢進させ、排便を促進する。

ナースのための知識

①挿入後、排便作用があるまで激しい運動は避ける。 ②冷所に保管する。

大腸刺激性下剤

ピコスルファートナトリウム水和物

［商品名］ラキソベロン（帝人ファーマ）

剤形：規格

2.5mg 0.75%

効 能

［共通］❶各種便秘症。 ❷術後排便補助。 ❸造影剤（硫酸バリウム）投与後の排便促進。 ❹手術前における腸管内容物の排除。 ❺大腸検査（X線・内視鏡）前処置における腸管内容物の排除。

用 法

❶1日1回5～7.5mg（2～3錠、10～15滴）。小児は、6か月以下1日1回2滴、7～12か月3滴、1～3歳6滴、4～6歳7滴、7～15歳5mg（2錠、10滴）。 ❷1日1回5～7.5mg（10～15滴）。 ❸1日1回5～7.5mg（6～15滴）。 ❹14滴。 ❺検査予定10～15時間前に20mL。

禁 忌

［共通］過敏症、急性腹症の疑い。 腸管閉塞・疑い（大腸検査前処置）。

副作用

重大：大腸検査前処置での腸閉塞、腸管穿孔、虚血性大腸炎。 その他：［共通］腹痛、悪心、嘔吐、腹鳴、腹部膨満感など。

作 用

腸管粘膜へ腸管蠕動運動の亢進作用、水分吸収阻害作用により瀉下作用を示す。

ナースのための知識

①自宅で大腸検査前処置を行う際には、1人での服用は避けるよう指導する。 ②大腸検査前処置に用いる場合は、水を十分に摂取させる。 ③手術前における腸管内容物の排除に使用する場合は、必要に応じて浣腸を併用する。

浸透圧性下剤

マクロゴール4000

［商品名］モビコール（EAファーマ）

剤形：規格

［溶解用］6.8523g（マクロゴール4000として6.5625g）

効 能

慢性便秘症（器質的疾患による便秘を除く）。

用 法

1包あたり約60mLの水に溶解し経口投与。1回2包を1日1回から開始、症状により1日1～3回（1日6包まで）。増量幅は1日2

包、2日以上間隔をあける。2歳～12歳未満の小児については、添付文書を参照。

禁 忌

過敏症、腸閉塞・腸管穿孔・重症の炎症性腸疾患・疑い。

副作用

重大：ショック、アナフィラキシー。　その他：発疹、下痢、腹痛、腹部膨満、悪心など。

作 用

体内にはほとんど吸収されず、浸透圧差によって消化管内に水分を保持し、用量依存的に便の排出を促進する。

ナースのための知識

散剤として内服するのではなく、水に溶かした溶解液を内服する。溶解後はすみやかに服用する。

その他の下剤

エロビキシバット水和物

［商品名］グーフィス（EAファーマ）

剤形：規格

錠5mg

効 能

慢性便秘症（器質的疾患による便秘を除く）。

用 法

1日1回10mgを食前（1日15mgまで）。

禁 忌

過敏症、腫瘍・ヘルニア等による腸閉塞または疑い。

併 用

胆汁酸製剤・ミタゾラム（併作用減弱）、アルミニウム含有制酸剤・コレスチラミン・コレスチミド（作用減弱）、ジゴキシン・ダビガトラン（併作用増強）。

副作用

腹痛、下痢、下腹部痛、腹部膨満、肝機能異常、CK（CPK）↑など。

作 用

回腸末端部の胆汁酸トランスポーターを阻害し、大腸への胆汁酸の流入量を増加させる。胆汁酸が大腸内に水分・電解質を分泌させることで、消化管運動が亢進され、瀉下効果を示す。

その他の下剤

ナルデメジントシル酸塩

［商品名］スインプロイク（塩野義）

剤形：規格

錠0.2mg

効 能

オピオイド誘発性便秘症。

用 法

1日1回0.2mg。

禁 忌

過敏症、消化管閉塞または疑い・既往歴。

併 用

CYP3A阻害薬・P糖タンパク阻害薬（血中濃度上昇）、CYP3A誘導薬（効果減弱）。

副作用

重大：重度の下痢。　その他：下痢、腹痛、嘔吐、悪心、食欲減退、ALT・AST↑など。

作 用

消化管のオピオイド受容体を拮抗阻害し、オピオイドによって誘発される便秘に対する改善効果を発揮する。

ナースのための知識

①オピオイドの投与を中止する場合は、本剤の投与も中止する。　②脳腫瘍など血液脳関門が機能していない患者への使用は、オピオイドの鎮痛作用を減弱させる恐れがある。　③オピオイド離脱症候群を起こす恐れがあるため、十分な観察を行い、異常時は適切な処置を行う。

その他の下剤

ルビプロストン 妊婦

［商品名］アミティーザ（マイランEPD）

剤形：規格

12μg、24μg

効能

慢性便秘症（器質的疾患による便秘を除く）。

用法

1回24μgを1日2回、朝食後・夕食後。

禁忌

過敏症、腫瘍・ヘルニア等による腸閉塞または疑い、妊婦。

副作用

下痢、悪心、腹痛、動悸、頭痛、呼吸困難など。

作用

小腸粘膜のクロライドチャネルを活性化させて腸管内へのCl^-分泌が増加する。浸透圧差によって腸管内への水分分泌が促進され、瀉下効果を発揮する。

浣腸

グリセリン

［商品名］後グリセリン浣腸（各社）

剤形：規格

［浣腸］50%

効能

便秘、腸疾患時の排便。

用法

10～150mL。

禁忌

腸管内出血、腹腔内炎症、腸管穿孔、全身衰弱、下部消化管術直後、急性腹症の疑い（吐気、嘔吐、激しい腹痛）。

副作用

発疹、腹痛、腹鳴、肛門部違和感・熱感、血圧変動など。

作用

腸管壁の水分を吸収することに伴う刺激作用により腸管蠕動運動を亢進させ、浸透作用により糞便を軟化、潤滑化させて排泄させる。

ナースのための知識

①湯温（約40℃）で体温近くまで加温する。　②直腸粘膜を損傷しないよう慎重に挿入する。

腸管洗浄剤

クエン酸マグネシウム

［商品名］マグコロール、マグコロールP（堀井）

剤形：規格

13.6%（34g/250mL）　［P：溶解用］68%（34g/50g）

効能

大腸検査（X線・内視鏡）前処置における腸管内容物の排除、腹部外科手術時における前処置用下剤。

用法

［高張液投与］1回27～34g（200～250mL）を検査予定時間の10～15時間前投与。　34g（50g）を水に溶解し全量約180mLとし、1回144～180mLを検査予定時間の10～15時間前投与。［等張液投与］68g（100gまたは500mL）を水に溶解し全量約1,800mLとし、1回1,800mLを検査予定時間の4時間以上前に200mLずつ約1時間かけて投与（2,400mLまで）。

禁忌

消化管閉塞、重症の硬結便、急性腹症、腎障害、中毒性巨大結腸症。

併用

テトラサイクリン系抗菌薬・ニューキノロン系抗菌薬・サリチル酸（併作用減弱）、メタンフェタミン（併作用増強）など。

副作用

重大：腸管穿孔、腸閉塞、虚血性大腸炎、高Mg血症。　その他：腹部膨満感、腹痛、悪心、尿pH↑など。

作　用

腸管内への水分移行作用、腸管内の水分吸収抑制作用により、腸内容積を増大させ瀉下効果を示す。

ナースのための知識

①誤嚥を起こす恐れのある患者に投与する際には注意する。　②糖尿病用薬の投与は検査当日の食事摂取後より行う。　③高張液投与の場合、脱水状態が現れることがあるので、水を十分に摂取させる。　④日常の排便状況を確認する。

腸管洗浄剤

電解質配合

［商品名］ニフレック（EAファーマ）

剤形：規格

内用袋［溶解用］137.155g

効　能

腸管内容物の排除（大腸内視鏡検査、バリウム注腸X線造影検査、大腸手術時の前処置）。

用　法

1袋を水に溶解して2Lの溶解液とし、1回2～4Lを1L/時の速度で経口投与（4Lまで）。排泄液が透明になった時点で終了する（4Lまで）。投与開始時期は添付文書参照。

警　告

(1) 腸管内圧上昇による腸管穿孔を起こすことがあるので、排便、腹痛などを確認しながら、慎重に投与する。腹痛などが現れた場合は投与を中断し、腹部の診察や画像検査を行い、投与継続について慎重に検討する。腸閉塞を疑う場合には問診、触診、直腸診、画像検査などにより腸閉塞でないことを確認した後に投与するとともに、腸管狭窄、高度な便秘、腸管憩室に注意する。　(2) ショック、アナフィラキシーなどの恐れがあるので、自宅での服用は副作用発現時の対応について、患者に説明する。

禁　忌

胃腸管閉塞症・腸閉塞の疑い、腸管穿孔、中毒性巨大結腸症。

副作用

重大：ショック、アナフィラキシー、腸管穿孔、腸閉塞、鼠径ヘルニア嵌頓、低Na血症、虚血性大腸炎、マロリー・ワイス症候群。　その他：ふらつき感、冷感、腹部膨満感、腹痛、嘔吐など。

作　用

腸での水分吸収を抑えて腸管内洗浄効果を示す。

ナースのための知識

①1袋全量をまとめて溶解すること。　②溶解液はコップ（約180mL）に移し、1時間にコップ6杯（約1L）を目安にする。　③飲み始めのコップ2～3杯目まではアナフィラキシー徴候に注意しながらゆっくり服用させる。

腸管洗浄剤

電解質・マクロゴール4000配合

［商品名］モビプレップ（EAファーマ）

剤形：規格

内用袋［溶解用］244.212g（マクロゴール4000として200g）

効　能

大腸内視鏡検査、大腸手術時の前処置における腸管内容物の排除。

用　法

1袋を水に溶解して2Lの溶解液とし、1L/時の速度で1Lを経口投与し、水または茶を0.5L（投与量の半量）飲用。排泄液が透明になった時点で終了する（2Lまで）。

投与開始時期は添付文書参照。

警告

(1) 腸管内圧上昇による腸管穿孔を起こすことがあるので、排便、腹痛などを確認しながら、慎重に投与する。腹痛などが現れた場合は投与を中断し、腹部の診察や画像検査を行い、投与継続について慎重に検討する。腸閉塞を疑う場合には問診、触診、直腸診、画像検査などにより腸閉塞でないことを確認した後に投与するとともに、腸管狭窄、高度な便秘、腸管憩室に注意する。 (2) ショック、アナフィラキシーなどの恐れがあるので、自宅での服用は副作用発現時の対応について、患者に説明する。

禁忌

過敏症、胃腸管閉塞症・腸閉塞の疑い、腸管穿孔、胃排出不全、中毒性巨大結腸症。

副作用

重大：ショック、アナフィラキシー、腸管穿孔、腸閉塞、鼠径ヘルニア嵌頓、低Na血症、虚血性大腸炎、マロリー・ワイス症候群、失神、意識消失。 その他：頭痛、悪心、嘔吐、腹痛、血圧低下、徐脈、肝機能異常、口渇など。

作用

腸での水分吸収を抑えて腸管内洗浄効果を示す。

ナースのための知識

①1袋全量（大室＋小室）をまとめて溶解する。大室に所定量水を入れ、バッグを両手で押して小室との隔壁を開通させ、よく混合する。全量が2Lとなるまで水を追加し、完全に溶解させる。 ②溶解液はコップ（約180mL）に移し、1時間にコップ6杯（約1L）を目安にする。 ③飲み始めのコップ2～3杯目まではアナフィラキシー徴候に注意しながらゆっくり服用させる。

腸管洗浄剤

ピコスルファートナトリウム水和物・酸化マグネシウム・無水クエン酸

［商品名］ピコプレップ（日本ケミファ）

剤形：規格

［溶解用］ピコスルファートナトリウム水和物10mg・酸化マグネシウム3.5g・無水クエン酸12g

効能

大腸内視鏡検査、大腸手術時の前処置における腸管内容物の排除。

用法

1回1包を約150mLの水に溶解し、検査または手術前に2回経口投与。服用後は250mL/回の透明な飲料を、1回目は数時間かけて最低5回、2回目は検査・手術の2時間前までに最低3回飲用。投与時期は添付文書参照。

警告

腸管内圧上昇による腸管穿孔を起こすことがあるので、排便、腹痛などを確認しながら、慎重に投与する。腹痛などが現れた場合は投与を中断し、腹部の診察や画像検査を行い、投与継続について慎重に検討する。腸閉塞を疑う場合には問診、触診、直腸診、画像検査などにより腸閉塞でないことを確認した後に投与するとともに、腸管狭窄、高度な便秘、腸管憩室に注意する。

禁忌

過敏症、胃腸管閉塞症・腸閉塞の疑い、腸管穿孔、中毒性巨大結腸症、急性腹症、重度の腎機能障害。

併用

テトラサイクリン系抗菌薬/フルオロキノロン系抗菌薬・鉄剤・ジゴキシン・クロルプロマジン・ペニシラミン・酸性薬物など（併効果減弱）、利尿薬・副腎皮質ステロイド・強心配糖体を有する薬剤・リチウム（低K血症）、NSAID・SIADH誘発薬（電解質異常）、塩基性薬物（併効果増強）。

副作用

重大：アナフィラキシー、腸管穿孔、腸閉塞、鼠径ヘルニア嵌頓、虚血性大腸炎、高Mg血症、低Na血症、低K血症。 その他：悪心、直腸炎など。

作　用

ピコスルファートナトリウムは腸管蠕動運動の亢進作用と水分吸収阻害作用によって瀉下作用を示す。クエン酸マグネシウム（酸化マグネシウムと無水クエン酸の反応により生成）は腸管内への水分移行の促進と水分吸収の抑制によって腸内容積を増大させ、腸管蠕動運動を亢進する。

ナースのための知識

①散剤として内服するのではなく、水に溶かした溶解液を内服する。②電解質異常の恐れがあるため水のみの飲用は避け、総飲量の半量以上はお茶やソフトドリンクなど水以外の透明な飲料を飲用する。

肝・胆道・膵疾患治療薬

●本書で取り上げた肝・胆道・膵疾患治療薬一覧

<table>
<tr><th colspan="2">分類</th><th>一般名</th><th>商品名</th><th>ページ</th></tr>
<tr><td colspan="2" rowspan="5">肝疾患治療薬</td><td>グリチルリチン酸一アンモニウム・グリシン・L-システイン塩酸塩水和物</td><td>強力ネオミノファーゲンシー</td><td>p.247</td></tr>
<tr><td>グリチルリチン酸一アンモニウム・グリシン・DL-メチオニン</td><td>グリチロン</td><td>p.247</td></tr>
<tr><td>グルタチオン</td><td>タチオン</td><td>p.248</td></tr>
<tr><td>ラクチトール水和物</td><td>ポルトラック</td><td>p.248</td></tr>
<tr><td>ラクツロース</td><td>モニラック、ラクツロース</td><td>p.249</td></tr>
<tr><td rowspan="6">抗肝炎ウイルス薬</td><td rowspan="3">抗C型肝炎ウイルス薬</td><td>ソホスブビル</td><td>ソバルディ</td><td rowspan="6">p.419〜423
（抗ウイルス薬）</td></tr>
<tr><td>リバビリン</td><td>コペガス、レベトール</td></tr>
<tr><td>レジパスビル・ソホスブビル</td><td>ハーボニー</td></tr>
<tr><td rowspan="3">抗B型肝炎ウイルス薬</td><td>エンテカビル水和物</td><td>バラクルード</td></tr>
<tr><td>テノホビル アラフェナミドフマル酸塩</td><td>ベムリディ</td></tr>
<tr><td>ラミブジン（3TC）</td><td>ゼフィックス</td></tr>
<tr><td colspan="2">胆道疾患治療薬</td><td>ウルソデオキシコール酸</td><td>ウルソ</td><td>p.249</td></tr>
<tr><td colspan="2" rowspan="4">膵疾患治療薬</td><td>ウリナスタチン</td><td>ミラクリッド</td><td>p.250</td></tr>
<tr><td>ガベキサートメシル酸塩</td><td>エフオーワイ</td><td>p.250</td></tr>
<tr><td>カモスタットメシル酸塩</td><td>フオイパン</td><td>p.251</td></tr>
<tr><td>ナファモスタットメシル酸塩</td><td>フサン</td><td>p.251</td></tr>
</table>

肝疾患治療薬

グリチルリチン酸一アンモニウム・グリシン・L-システイン塩酸塩水和物

［商品名］**強力ネオミノファーゲンシー**（ミノファーゲン）

剤形：規格

5mL、20mL ［P：プラスチックアンプル］20mL ［シリンジ］20mL、40mL　いずれも20mL中：グリチルリチン酸として40mg・日局グリシン400mg・L-システイン塩酸塩として20mg

効　能

❶湿疹・皮膚炎、蕁麻疹、皮膚そう痒症、薬疹・中毒疹、口内炎、小児ストロフルス、フリクテン。　❷慢性肝疾患における肝機能異常の改善。

用　法

❶1日1回5～20mLを静注。　❷1日1回40～60mLを静注または点滴（1日100mLまで）。

禁　忌

過敏症、アルドステロン症、ミオパチー、低K血症。

併　用

ループ利尿薬・サイアザイド系およびその類似降圧利尿薬（低K血症）、モキシフロキサシン（心室性頻拍）。

副作用

重大：ショック、アナフィラキシーショック、アナフィラキシー様症状、偽アルドステロン症。　その他：血清K値↓、血圧↑、上腹部不快感、全身倦怠感など。

作　用

グリチルリチン酸による抗炎症作用、免疫調節作用、実験的肝細胞障害抑制作用、肝細胞増殖促進作用などが示されている。グリシン、L-システインは偽アルドステロン症の発症を抑制、軽減する。

ナースのための知識

①ショックの発現を予測するため十分に問診する。ショック発現時に救急処置のとれる準備をしておく。　②投与後、患者を安静な状態に保たせ、十分な観察を行う。③甘草を含有する製剤（漢方など）との併用は、本剤のグリチルリチン酸が重複し、偽アルドステロン症が現れやすくなるので注意する。

肝疾患治療薬

グリチルリチン酸一アンモニウム・グリシン・DL-メチオニン

［商品名］**グリチロン**（ミノファーゲン）

剤形：規格

グリチルリチン酸として25mg・グリシン25mg・DL-メチオニン25mg

効　能

❶慢性肝疾患における肝機能異常の改善。❷湿疹・皮膚炎、小児ストロフルス、円形脱毛症、口内炎。

用　法

1回2～3錠、小児には1錠を1日3回食後。

禁　忌

アルドステロン症、ミオパチー、低K血症、血清アンモニウム値の上昇傾向にある末期肝硬変症。

併　用

ループ利尿薬、サイアザイド系およびその類似降圧利尿薬（低K血症）、モキシフロキサシン（心室性頻拍）。

副作用

重大：偽アルドステロン症。　その他：血清K値の低下、血圧上昇、腹痛、頭痛。

作　用

グリチルリチン酸による抗炎症作用、免疫調節作用、実験的肝細胞障害抑制作用、肝細胞増殖促進作用などが示されている。グリシン、DL-メチオニンは尿量およびNa排泄量の減少を抑制することが報告されている（ラット）。

ナースのための知識

甘草を含有する製剤（漢方など）との併用は、偽アルドステロン症が現れやすくなるので注意する。

肝疾患治療薬

グルタチオン

［商品名］タチオン（長生堂）

剤形：規格

50mg、100mg　20%　100mg、200mg　点眼2%（100mg/溶解液5mL）

効　能

［点眼除く］薬物中毒、アセトン血性嘔吐症（自家中毒、周期性嘔吐症）、妊娠悪阻、妊娠高血圧症候群。［内服］金属中毒。　慢性肝疾患における肝機能の改善、急性湿疹、慢性湿疹、皮膚炎、じんま疹、リール黒皮症、肝斑、炎症後の色素沈着、角膜損傷の治癒促進、放射線療法による白血球減少症、放射線宿酔、放射線による口腔粘膜の炎症。　点眼初期老人性白内障、角膜潰瘍、角膜上皮剥離、角膜炎。

用　法

［内服］1回50～100mgを1日1～3回。　1回100～200mgを溶解液にて溶解し、1日1回筋注または静注。　点眼1バイアル（100mg）を溶解液5mLに用時溶解し、1回1～2滴を1日3～5回。

副作用

重大：アナフィラキシー。　その他：［点眼除く］発疹、食欲不振、悪心・嘔吐など。　点眼刺激感など。

作　用

SH基の酸化還元反応などにより肝臓の解毒機能を高める。

ナースのための知識

①筋注では神経走行部位を避ける。
点眼②溶解後は4週間以内に使用する。

肝疾患治療薬

ラクチトール水和物

［商品名］ポルトラック（日本新薬）

剤形：規格

6g/包

効　能

非代償性肝硬変に伴う高アンモニア血症。

用　法

1日18～36gを3回に分割。用時、水に溶解後服用。初回は1日18g。1日2～3回程度の軟便がみられる量を投与（1日36gまで）。

禁　忌

ガラクトース血症。

併　用

アカルボース・ボグリボース（消化器系副作用増強）。

副作用

下痢、悪心・嘔吐、腹部膨満、腹痛、そう痒感、LDH上昇、ヘモグロビン減少、好酸球増多、倦怠感など。

作　用

大腸内の細菌により利用・分解され有用菌を増加させる。その結果、生成した短鎖脂肪酸による腸管内pH低下作用、ならびに腸管輸送能の亢進などによって、腸管内アンモニアの生成・吸収を抑制する。

ナースのための知識

水様便が現れた場合には、減量または投与を一時中止する。

肝疾患治療薬

ラクツロース

[商品名] モニラック（中外）、ラクツロース（興和）

剤形：規格

[モニラック] 65% [ラクツロース] 60%（500mL）、[60%分包] 10mL、15mL

効能

[共通] ❶高アンモニア血症に伴う精神神経障害・脳波異常・手指振戦の改善。 [モニラック] ❷産婦人科術後の排ガス・排便の促進。 ❸小児における便秘の改善。

用法

[共通] ❶ 1日19.5～39.0gを3回に分割。 1日30～60mLを2～3回に分割。 [モニラック] ❷ 1日19.5～39.0gを朝夕2回に分割。 1日30～60mLを朝夕2回に分割。 ❸ 1日0.33～1.30g/kgを3回に分割。 1日0.5～2mL/kgを3回に分割。便性状により適宜増減。

禁忌

ガラクトース血症。

併用

アカルボース（消化器系副作用増強）。

副作用

下痢、腹鳴、鼓腸、腹痛、食欲不振、嘔気など。

作用

ビフィズス菌、乳酸菌によって利用・分解され、有機酸を産生することにより、腸管内pHの酸性化をもたらし、アンモニア産生菌発育を抑制、腸管内アンモニア吸収を抑制する。

ナースのための知識

分包品は服用直前まで開封せず、服用後の残液は廃棄し、保存しない。

胆道疾患治療薬

ウルソデオキシコール酸

[商品名] ウルソ（田辺三菱）

剤形：規格

50mg、100mg 5%

効能

[共通] ❶胆道系疾患および胆汁うっ滞を伴う肝疾患における利胆、慢性肝疾患における肝機能の改善、小腸切除後遺症・炎症性小腸疾患における消化不良。 ❷外殻石灰化を認めないコレステロール系胆石の溶解。 ❸原発性胆汁性肝硬変における肝機能の改善。C型慢性肝疾患における肝機能の改善。

用法

❶1回50mgを1日3回。 ❷1日600mgを3回に分割。 ❸1日600mgを3回に分割（1日900mgまで）。

禁忌

完全胆道閉塞、劇症肝炎。

併用

スルホニル尿素系経口糖尿病用薬（血糖降下増強）、コレスチラミン・制酸薬・脂質低下薬（作用減弱）。

副作用

重大：間質性肺炎。 その他：下痢、悪心、食欲不振、便秘、そう痒、発疹、AST・ALT・Al-P↑など。

作用

胆汁分泌促進作用（利胆作用）により胆汁うっ滞改善、疎水性胆汁酸の肝細胞障害作用を軽減、炎症細胞浸潤抑制作用による肝機能の改善、胆石溶解作用、消化吸収改善作用を示す。

ナースのための知識

[共通] ①重篤な膵疾患や消化性潰瘍がある場合、原疾患や症状が悪化する恐れがあるので注意する。 ②胆管結石では胆汁うっ滞を起こす恐れがあるため注意する。

膵疾患治療薬

ウリナスタチン

［商品名］ミラクリッド（持田）

剤形：規格

5万単位（1mL）、10万単位（2mL）

効能

❶急性膵炎（外傷性、術後および内視鏡的逆行性胆道膵管造影〈ERCP〉後の急性膵炎も含む）、慢性再発性膵炎の急性増悪期。 ❷急性循環不全（出血性ショック、細菌性ショック、外傷性ショック、熱傷性ショック）。

用法

❶1回5万単位を希釈し、1〜2時間かけて点滴を1日1〜3回。 ❷1回10万単位を500mLの輸液で希釈し、1〜2時間かけて点滴を1日1〜3回、または1回10万単位を1日1〜3回緩徐に静注。

警告

投与は緊急時に十分対応できる医療施設において、状態を観察しながら行う。

禁忌

過敏症

副作用

重大：ショック、アナフィラキシーショック、白血球減少。 その他：発疹、AST・ALT↑、好酸球増多、そう痒感、悪心・嘔吐など。

作用

タンパク分解酵素、糖・脂質分解酵素、膵酵素を阻害する作用を示す。

ナースのための知識

①ショック症状が改善すれば、投与を中止する。 ②ガベキサートメシル酸塩製剤あるいはグロブリン製剤との混注は避ける。

膵疾患治療薬

ガベキサートメシル酸塩

［商品名］エフオーワイ（丸石）

剤形：規格

100mg、500mg

効能

［100mg］❶タンパク分解酵素（トリプシン、カリクレイン、プラスミンなど）逸脱を伴う急性膵炎・慢性再発性膵炎の急性増悪期・術後の急性膵炎。［共通］❷汎発性血管内血液凝固症。

用法

❶初期投与量1日100〜300mg（溶解液500〜1,500mL）を8mL/分以下で点滴。同日中にさらに100〜300mg追加可。 ❷1日20〜39mg/kgを24時間かけて静脈に持続投与。

禁忌

過敏症

副作用

重大：ショック、アナフィラキシーショック、アナフィラキシー、注射部位の皮膚潰瘍・壊死、無顆粒球症、白血球減少、血小板減少、高K血症。 その他：発疹、そう痒感、血圧降下、AST・ALT↑、悪心など。

作用

タンパク質分解酵素であるトリプシン、カリクレインを阻害するとともにオッディ筋を弛緩させ膵疾患の症状を緩解する。また、血小板凝集抑制作用を示す。

ナースのための知識

①投与速度は毎時2.5mg/kg以下とする。 ②薬液が血管外へ漏出しないよう注意する。 ③他の注射薬との混合で混濁など配合変化に注意する。

膵疾患治療薬

カモスタットメシル酸塩

［商品名］フオイパン（小野）

剤形：規格

100mg

効　能

❶慢性膵炎における急性症状の緩解。
❷術後逆流性食道炎。

用　法

❶1日600mgを3回に分割。　❷1日300mgを3回食後に分割。

禁　忌

過敏症

副作用

重大：ショック、アナフィラキシー、血小板減少、肝機能障害、黄疸、高K血症。
その他：発疹、そう痒、嘔気、腹部不快感、腹部膨満感、下痢など。

作　用

膵液に含まれるタンパク質分解酵素の働きを阻害して炎症症状・疼痛を和らげる。また、術後逆流する消化液中のトリプシンを阻害することで術後逆流性食道炎を改善する。

ナースのための知識

①胃液吸引、絶食、絶飲などの食事制限を必要とする慢性膵炎の重症患者には使用しない。　②胃液が逆流する術後逆流性食道炎には使用しない。

膵疾患治療薬

ナファモスタットメシル酸塩

［商品名］フサン（日医工）

剤形：規格

10mg、50mg

効　能

❶膵炎の急性症状（急性膵炎、慢性膵炎の急性増悪、術後の急性膵炎、膵管造影後の急性膵炎、外傷性膵炎）の改善。
❷汎発性血管内血液凝固症（DIC）。
❸出血性病変または出血傾向を有する血液体外循環時の灌流血液の凝固防止（血液透析およびプラスマフェレーシス）。

用　法

❶1回10mgを5％ブドウ糖注射液500mLに溶解し、約2時間前後かけて1日1～2回点滴。　❷1日量を5％ブドウ糖注射液1,000mLに溶解し、0.06～0.20mg/kg/時を24時間かけて点滴。　❸20mgを生理食塩液500mLに溶解した液で血液回路内の洗浄・充てんを行い、体外循環開始後は、20～50mg/時を5％ブドウ糖注射液に溶解し、持続注入。

禁　忌

過敏症

副作用

重大：ショック、アナフィラキシー、高K血症、低Na血症、血小板減少、白血球減少、肝機能障害、黄疸。　その他：発疹、悪心、嘔吐など。

作　用

タンパク分解酵素を可逆的に阻害し、血液凝固時間延長作用や血小板凝集抑制作用を示す。

ナースのための知識

①定期的に血清K値および血清Na値の測定を行い、異常が認められた場合にはただちに投与を中止し、適切な処置を行う。　②白濁あるいは結晶が析出する場合があるので、生理食塩液または無機塩類を含有する溶液をバイアルに直接加えない。

肝・胆道・膵疾患治療薬

7 制吐薬・鎮暈薬

ケアのポイント

- 鎮暈薬は対症療法であるので、漫然と投与しない。
- 5HT$_3$受容体拮抗薬、NK$_1$受容体拮抗薬は、シスプラチン等強い嘔吐が生じる抗悪性腫瘍薬の投与時に用いる。
- 5HT$_3$受容体拮抗薬は、抗悪性腫瘍薬投与の30分～2時間前に投与する。

本書で取り上げた制吐薬・鎮暈薬一覧

分類	一般名	商品名	ページ
中枢性制吐・鎮暈薬	ジフェンヒドラミン・ジプロフィリン	トラベルミン	p.252
鎮暈薬	イフェンプロジル酒石酸塩	セロクラール	p.56（脳梗塞治療薬）
制吐薬（5-HT$_3$受容体拮抗薬）	グラニセトロン塩酸塩	カイトリル	p.253
	パロノセトロン塩酸塩	アロキシ	p.253
	ラモセトロン塩酸塩	ナゼア	p.254
制吐薬（NK$_1$受容体拮抗薬）	アプレピタント	イメンド	p.254
	ホスアプレピタントメグルミン	プロイメンド	p.255
その他	オランザピン	ジプレキサ	p.21（精神神経用薬）

中枢性制吐・鎮暈薬

ジフェンヒドラミンサリチル酸塩・ジプロフィリン

［商品名］トラベルミン（エーザイ）

剤形：規格

（錠）ジフェンヒドラミン40mg・ジプロフィリン26mg（1錠）（注）ジフェンヒドラミン30mg・ジプロフィリン26mg（1mL）

効能

動揺病、メニエル症候群に伴う悪心・嘔吐・めまい。

用法

（錠）1回1錠 を1日3～4回。（注）1回1mLを皮下注または筋注。

禁忌

閉塞隅角緑内障、前立腺肥大など下部尿路閉塞性疾患。

併用

中枢神経抑制薬・アルコール・MAO阻

害薬（相作用増強）、テオフィリン・アミノフィリン・カフェイン・中枢神経興奮薬（中枢神経刺激作用増強）など。

副作用

［共通］眠気、倦怠感、動悸、頭重感、めまい、口渇など。 手足のしびれなど。

作　用

迷路反応鎮静作用を示し、また、嘔吐中枢に作用し、その興奮を抑制する。

ナースのための知識

［共通］ 噛みくだくと苦味があり、舌のしびれ感が現れることがあるので、噛まずに服用させる。

制吐薬（5-HT$_3$受容体拮抗薬）

グラニセトロン塩酸塩

［商品名］カイトリル（太陽ファルマ）

剤形：規格

1mg、2mg　0.4%　1mg/1mL、3mg/3mL　［バッグ］3mg/50mL、3mg/100mL

効　能

①抗悪性腫瘍薬（シスプラチンなど）投与に伴う消化器症状（悪心、嘔吐）。②放射線照射に伴う消化器症状（悪心、嘔吐）。

用　法

［内服］1回2mgを1日1回（①抗悪性腫瘍薬の投与1時間前、投与期間6日間、②放射線照射1時間前）。［注射］①1日1回40μg/kgを緩徐に静注または点滴（小児は点滴のみ）。効果不十分で40μg/kgを1回追加可。②照射前に1回40μg/kgを点滴、1日2回まで（造血幹細胞移植前処置時の放射線全身照射に伴う消化器症状には4日間を投与目安）。

禁　忌

過敏症

併　用

セロトニン作用薬（セロトニン症候群）。

副作用

重大：ショック、アナフィラキシー。その他：AST・ALT↑、頭痛、発熱など。

作　用

5-HT$_3$受容体において選択的かつ強力な拮抗作用を示し、嘔吐刺激の伝達を阻害し、嘔吐を抑制する。

ナースのための知識

［共通］①消化管運動の低下が現れることがあるので、消化管通過障害の場合は、投与後観察を十分に行う。 ・ ②効果不十分で悪心、嘔吐が発現した場合には、他の制吐療法（注射薬の投与など）を考慮する。

制吐薬（5-HT$_3$受容体拮抗薬）

パロノセトロン塩酸塩

［商品名］アロキシ（大鵬）

剤形：規格

0.75mg（5mL）　［バッグ］0.75mg（50mL）

効　能

抗悪性腫瘍薬（シスプラチンなど）投与に伴う悪心、嘔吐（遅発期を含む）。

用　法

1日1回0.75mgを静注・点滴（バッグは点滴のみ）。

禁　忌

過敏症

副作用

重大：ショック、アナフィラキシー。その他：便秘、頭痛、QT延長、高ビリルビン血症、発疹、しゃっくり、AST・ALT・γ-GTP↑、血管痛など。

作　用

5-HT$_3$受容体を遮断することにより制吐作用を示す。

制吐薬・鎮暈薬

ナースのための知識

①30秒以上かけて緩徐に投与し、抗悪性腫瘍薬投与前に投与を終了する。 ②消失半減期は約40時間であり、短期間に反復投与を行うと過度に血中濃度が上昇する恐れがある。

制吐薬（5-HT$_3$受容体拮抗薬）

ラモセトロン塩酸塩

［商品名］ナゼア（LTLファーマ）

剤形：規格

［OD：口腔内崩壊錠］0.1mg　0.3mg（2mL）

効　能

抗悪性腫瘍薬（シスプラチンなど）投与に伴う消化器症状（悪心、嘔吐）。

用　法

［OD］抗悪性腫瘍薬の投与1時間前に、1日1回0.1mg、投与は5日間以内。1日1回0.3mgを静注（1日0.6mgまで）。

禁　忌

過敏症

併　用

フルボキサミン（副作用増強）。

副作用

重大：ショック、アナフィラキシー。その他：肝機能異常、頭痛・頭重、BUN↑、発熱など。

作　用

嘔吐中枢を経て嘔吐を誘発させる5-HT$_3$受容体を遮断することにより、制吐作用を示す。

ナースのための知識

は悪心、嘔吐を未然に防ぐため、は発現している悪心、嘔吐への制吐療法のために使用する。

制吐薬（NK$_1$受容体拮抗薬）

アプレピタント

［商品名］イメンド（小野）

剤形：規格

80mg、125mg、［セット］（80mg×2、125mg×1）

効　能

抗悪性腫瘍薬（シスプラチンなど）投与に伴う消化器症状（悪心・嘔吐）（遅発期を含む）。

用　法

他の制吐薬との併用において、成人および12歳以上の小児には抗悪性腫瘍薬の投与1日目は125mg、2日目以降は1日1回80mg。

禁　忌

過敏症、ホスアプレピタントメグルミン過敏症。［併用禁忌］ピモジド（不整脈）。

併　用

エリスロマイシンなどのCYP3A4阻害薬（血中濃度上昇）、ジルチアゼム（相作用増強）、フェニトインなどのCYP3A4誘導薬（作用減弱）、デキサメタゾンなどのCYP3A4代謝薬（併作用増強）、ワルファリンなどのCYP2C9代謝薬・ホルモン避妊法（併作用減弱）。

副作用

重大：皮膚粘膜眼症候群、穿孔性十二指腸潰瘍、ショック、アナフィラキシー。その他：しゃっくり、便秘、食欲不振、ALT・AST↑、タンパク尿、BUN↑など。

作　用

サブスタンスPの受容体であるニューロキニン1（NK$_1$）受容体拮抗作用によりシスプラチンなどが誘発する嘔吐反応を抑制する。

ナースのための知識

①投与期間は3日間を目安にする。　②コルチコステロイドおよび5-HT_3受容体拮抗型制吐薬と併用する。　③シスプラチンなどの投与1時間～1時間30分前に投与し、2日目以降は午前中に投与。

制吐薬（NK_1受容体拮抗薬）

ホスアプレピタントメグルミン

［商品名］プロイメンド（小野）

剤形：規格

150mg

効　能

抗悪性腫瘍薬（シスプラチンなど）投与に伴う消化器症状（悪心、嘔吐）（遅発期を含む）。

用　法

150mgを生理食塩液5mLで溶解後、100～250mLに希釈し、抗悪性腫瘍薬投与1日目の投与開始1時間前に30分かけて1回点滴静注。生後6か月～12歳未満には3.0mg/kgを0.6～1.5mg/mLになるよう希釈し、投与開始1時間30分前に60分間かけて点滴静注（150mgまで）。

禁　忌

過敏症、アプレピタント過敏症。　［併用禁忌］ピモジド（不整脈）。

併　用

エリスロマイシンなどのCYP3A4阻害薬（血中濃度上昇）、ジルチアゼム（相作用増強）、フェニトインなどのCYP3A4誘導薬（作用減弱）、デキサメタゾンなどのCYP3A4代謝薬（併作用増強）、ワルファリンなどのCYP2C9代謝薬・ホルモン避妊法（併作用減弱）。

副作用

重大：皮膚粘膜眼症候群、穿孔性十二指腸潰瘍、ショック、アナフィラキシー。
その他：便秘、しゃっくり、ALT↑など。

作　用

静注後すみやかにアプレピタントに代謝され、NK_1受容体に拮抗して制吐作用を示す。

ナースのための知識

①コルチコステロイドおよび5-HT_3受容体拮抗型制吐薬と併用する。　②投与速度増加および濃度上昇により注射部位障害が発現しやすくなる。

代謝系作用薬

〔脂質異常症治療薬、糖尿病治療薬（インスリン製剤を除く）、糖尿病治療薬（インスリン製剤）、痛風治療薬、中毒治療薬〕

脂質異常症治療薬

●ケアのポイント

- 食事療法や運動療法等の生活習慣の改善指導を行うとともに、高血圧や喫煙等の虚血性心疾患の危険因子の軽減を勧める。
- 血中脂質値を定期的に検査する。
- 横紋筋融解症など重大な副作用の発現に注意する。➡ Check

Check 横紋筋融解症の重大な副作用

- 筋肉痛、脱力感、CK上昇、血中および尿中ミオグロビン上昇を特徴とする。
- 多臓器不全などを併発して生命に危険が及ぶ可能性がある。
- 「手足・肩・腰などの筋肉が痛い」「手足がしびれる」「手足に力が入らない」「こわばる」「尿の色が赤褐色になる」などの症状が現れたらすぐに連絡するように指導する。

●本書で取り上げた脂質異常症治療薬一覧

分類	一般名	商品名	ページ
スタチン類（HMG-CoA還元酵素阻害薬）	アトルバスタチンカルシウム	リピトール	p.257
	アトルバスタチンカルシウム・アムロジピンベシル酸塩	カデュエット	—
	シンバスタチン	リポバス	p.258
	ピタバスタチンカルシウム水和物	リバロ	p.258
	プラバスタチンナトリウム	メバロチン	p.259
	フルバスタチンナトリウム	ローコール	p.259
	ロスバスタチンカルシウム	クレストール	p.260
フィブラート系薬	フェノフィブラート	トライコア、リピディル	p.260
	ベザフィブラート	ベザトールSR	p.261
	ペマフィブラート	パルモディア	p.261

分類	一般名	商品名	ページ
PCSK9阻害薬（皮下注製剤）	アリロクマブ	プラルエント	p.262
	エボロクマブ	レパーサ	p.262
多価不飽和脂肪酸	イコサペント酸エチル	エパデール、エパデールS	p.262
	オメガ-3脂肪酸エチル	ロトリガ	p.263
その他	エゼチミブ	ゼチーア	p.263
	コレスチミド	コレバイン、コレバインミニ	p.264
	トコフェロールニコチン酸エステル	ユベラN	p.264
	プロブコール	シンレスタール、ロレルコ	p.264
	ロミタピドメシル酸塩	ジャクスタピッド	p.265

スタチン類（HMG-CoA還元酵素阻害薬）

アトルバスタチンカルシウム

妊婦　授乳婦

［商品名］リピトール（アステラス）

剤形：規格

錠5mg、10mg

効能

❶高コレステロール血症。　❷家族性コレステロール血症。

用法

❶1日1回10mg（1日20mgまで）。　❷1日1回10mg（1日40mgまで）。

禁忌

過敏症、急性肝炎、慢性肝炎の急性増悪、肝硬変、肝癌、黄疸、妊婦、授乳婦。［併用禁忌］テラプレビル·オムビタスビル·パリタプレビル·リトナビル・グレカプレビル·ピブレンタスビル（血中濃度上昇）。

併用

フィブラート系薬・ニコチン酸製剤・免疫抑制薬・アゾール系抗真菌薬・エリスロマイシン（横紋筋融解症誘発）、クラリスロマイシン・HIVプロテアーゼ阻害薬・グレープフルーツジュース（AUC上昇）、エファビレンツ・リファンピシン・ベキサロテン（血中濃度低下）、陰イオン交換樹脂（吸収阻害による血中濃度低下）、経口避妊薬・ジゴキシン（併血中濃度上昇）など。

副作用

重大：横紋筋融解症、ミオパチー、免疫介在性壊死性ミオパチー、劇症肝炎、肝炎、肝機能障害、黄疸、過敏症、無顆粒球症、汎血球減少症、血小板減少症、皮膚粘膜眼症候群、中毒性表皮壊死融解症、多形紅斑、高血糖、糖尿病、間質性肺炎。　その他：発疹、貧血、胸やけ、めまい、四肢しびれ、不眠など。

作用

肝臓においてHMG-CoA還元酵素を阻害することにより、コレステロール合成を抑制し、LDL受容体を増加させ、血中脂質量を低下させる。

ナースのための知識

①近位筋脱力、CK高値、炎症を伴わない筋線維の壊死などを特徴とする免疫介在性壊死性ミオパチーが投与中止後にも継続する例が報告されているので、患者の状態を十分に観察する。　②投与開始または増量後より12週までに1回以上、それ以降は半年に1回程度肝機能を検査する。

スタチン類(HMG-CoA還元酵素阻害薬)

シンバスタチン

妊婦 授乳婦

[商品名] リポバス(MSD)

剤形：規格

5mg、10mg、20mg

効　能

脂質異常症、家族性高コレステロール血症。

用　法

1日1回5mg夕食後(1日20mgまで)。

禁　忌

過敏症、重篤な肝障害、妊婦、授乳婦。 [併用禁忌] イトラコナゾール・ミコナゾール・アタザナビル・サキナビル・テラプレビル・コビシスタット含有薬・オムタスビル・パリタプレビル・リトナビル(横紋筋融解症)。

併　用

ワルファリン(抗凝血作用増強)、フィブラート系薬・ダナゾール・シクロスポリン・エリスロマイシン・HIVプロアテーゼ・ニコチン酸(横紋筋融解症)、エファビレンツ・アミオダロン・ジルチアゼム・グレープフルーツジュース・グラゾプレビル。

副作用

重大：横紋筋融解症、ミオパチー、免疫介在性壊死性ミオパチー、肝炎、肝機能障害、黄疸、末梢神経障害、血小板減少、過敏症候群、間質性肺炎。　その他：腹痛、倦怠感など。

作　用

コレステロールを生合成するHMG-CoA還元酵素を特異的かつ拮抗的に阻害し、肝臓のLDL受容体活性を増強させることで、血清総コレステロールを強力・すみやかに低下させる。

ナースのための知識

近位筋脱力、CK高値、炎症を伴わない筋線維の壊死などを特徴とする免疫介在性壊死性ミオパチーが投与中止後にも継続する例が報告されているので、患者の状態を十分に観察する。

スタチン類(HMG-CoA還元酵素阻害薬)

ピタバスタチンカルシウム水和物

妊婦 授乳婦

[商品名] リバロ(興和)

剤形：規格

1mg、2mg、4mg　[OD：口腔内崩壊錠] 1mg、2mg、4mg

効　能

❶高コレステロール血症。　❷家族性高コレステロール血症。

用　法

❶❷1日1回1～2mg(1日4mgまで)。　❷10歳以上の小児は、1日1回1mg(1日2mgまで)。

禁　忌

過敏症、重篤な肝障害または胆道閉塞、妊婦、授乳婦。 [併用禁忌] シクロスポリン(横紋筋融解症)。

併　用

フィブラート系薬・ニコチン酸・エリスロマイシン(横紋筋融解症)、コレスチラミン(血中濃度低下)など。

副作用

重大：横紋筋融解症、ミオパチー、免疫介在性壊死性ミオパチー、肝機能障害、黄疸、血小板減少、間質性肺炎。　その他：発疹、悪心、胃不快感、頭痛、貧血、筋肉痛、CK↑など。

作　用

コレステロール生合成に必要なHMG-CoA還元酵素を阻害して肝臓のLDL受容体の発現を促進し、血液中から肝臓へのLDLの取り込み促進により血漿総コレステロールを低下させる。

ナースのための知識

①近位筋脱力、CK高値、炎症を伴わない筋線維の壊死などを特徴とする免疫介在性壊死性ミオパチーが投与中止後にも継続する例が報告されているので、患者の状態を十分に観察する。 ②投与開始時より12週までの間に1回程度肝機能検査を行う。③4mgに増量する場合には、CK（CPK）上昇、ミオグロビン尿、筋肉痛および脱力感などの横紋筋融解症前駆症状に注意する。

スタチン類(HMG-CoA還元酵素阻害薬)

プラバスタチンナトリウム

妊婦 授乳婦

［商品名］メバロチン（第一三共）

剤形：規格

錠5mg、10mg 細粒0.5%、1%

効　能

脂質異常症、家族性高コレステロール血症。

用　法

1日10mgを1～2回に分割（1日20mgまで）。

禁　忌

過敏症、妊婦、授乳婦。

併　用

フィブラート系薬・免疫抑制薬・ニコチン酸（横紋筋融解症）。

副作用

重大：横紋筋融解症、肝障害、血小板減少、間質性肺炎、ミオパチー、免疫介在性壊死性ミオパチー、末梢神経障害、過敏症状。　その他：発疹、下痢、AST・ALT・CK↑、尿酸値↑など。

作　用

コレステロール生合成系のHMG-CoA還元酵素を阻害し、血清コレステロール値をすみやかにかつ強力に低下させ、血清脂質を改善させる。

ナースのための知識

①1日1回の場合は夕食後投与とする。②近位筋脱力、CK高値、炎症を伴わない筋線維の壊死などを特徴とする免疫介在性壊死性ミオパチーが投与中止後にも継続する例が報告されているので、患者の状態を十分に観察する。

スタチン類(HMG-CoA還元酵素阻害薬)

フルバスタチンナトリウム

妊婦 授乳婦

［商品名］ローコール（田辺三菱）

剤形：規格

錠10mg、20mg、30mg

効　能

高コレステロール血症、家族性高コレステロール血症。

用　法

1日1回20～30mg夕食後。20mgより開始し、重症では1日60mgまで増量可。

禁　忌

過敏症、重篤な肝障害、妊婦、授乳婦。

併　用

フィブラート系薬・免疫抑制薬・ニコチン酸・エリスロマイシン（横紋筋融解症）、ワルファリン（抗凝血作用増強）、陰イオン交換樹脂薬・リファンピシン（血中濃度低下）、ベザフィブラート・シメチジン・フルコナゾール（血中濃度上昇）、ジゴキシン（併血中濃度上昇）など。

副作用

重大：横紋筋融解症、ミオパチー、免疫介在性壊死性ミオパチー、肝機能障害、過敏症状、間質性肺炎。　その他：腹痛、CK↑、発疹、胃不快感、下痢、腹部膨満感、頭痛など。

作　用

コレステロール生合成系の律速酵素であるHMG-CoA還元酵素を特異的にかつ競合的に阻害し、主に肝におけるコレステロール合成を抑制する。

ナースのための知識
①近位筋脱力、CK高値、炎症を伴わない筋線維の壊死などを特徴とする免疫介在性壊死性ミオパチーが投与中止後にも継続する例が報告されているので、患者の状態を十分に観察する。 ②投与開始後12週以内と増量後に肝機能検査を行う。

スタチン類（HMG-CoA還元酵素阻害薬）

ロスバスタチンカルシウム

妊婦 授乳婦

［商品名］クレストール（アストラゼネカ）

剤形：規格
2.5mg、5mg ［OD：口腔内崩壊錠］2.5mg、5mg

効 能
高コレステロール血症、家族性高コレステロール血症。

用 法
1日1回2.5mgより開始。早期にLDL-コレステロール値を低下させるには5mgより開始可。4週以降にLDL-コレステロール値の低下不十分な場合は、漸次10mgまで増量。低下不十分、重症の家族性高コレステロール血症に限り1日20mgまで増量可。

禁 忌
過敏症、肝機能低下（急性肝炎、慢性肝炎の急性増悪、肝硬変、肝癌、黄疸）、妊婦、授乳婦。［併用禁忌］シクロスポリン（AUC上昇）

併 用
フィブラート系薬・ニコチン酸・アゾール系抗真菌薬・マクロライド系抗菌薬（横紋筋融解症）、ワルファリン（抗凝血作用増強）、制酸薬（血中濃度低下）、ロピナビル・リトナビル配合剤・エルトロンボパグなど（AUC上昇）、シメプレビル（血中濃度上昇）。

副作用
重大：横紋筋融解症、ミオパチー、免疫介在性壊死性ミオパチー、肝炎、肝機能障害、黄疸、血小板減少、過敏症状、間質性肺炎、末梢神経障害、多形紅斑。
その他：そう痒症、発疹、蕁麻疹、腹痛、便秘、下痢、嘔気、CK↑、無力症、頭痛、浮動性めまい、タンパク尿など。

作 用
HMG-CoA還元酵素を選択的かつ競合的に阻害し、コレステロール生合成を強力に抑制、血中コレステロールを低下させる。

ナースのための知識
①近位筋脱力、CK高値、炎症を伴わない筋線維の壊死などを特徴とする免疫介在性壊死性ミオパチーが投与中止後にも継続する例が報告されているので、患者の状態を十分に観察する。 ②投与開始または増量後より12週まで1回以上、それ以降は半年に1回程度肝機能・腎機能検査を行う。

フィブラート系薬

フェノフィブラート

妊婦 授乳婦

［商品名］トライコア（帝人ファーマ）、リピディル（あすか）

剤形：規格
53.3mg、80mg

効 能
高脂血症（家族性を含む）。

用 法
1日1回106.6～160mgを食後（1日160mgまで）。

禁 忌
過敏症、肝障害、中等度以上の腎機能障害、胆のう疾患、妊婦、授乳婦。

併 用
ワルファリン（抗凝血作用増強）、スルホニル尿素系血糖降下薬（低血糖）、陰イオン交換樹脂薬（吸収遅延）、シクロスポリン（腎機能障害）。

副作用

重大：横紋筋融解症、肝障害、膵炎。その他：肝機能検査値異常、胃部不快感、嘔気、発疹、CK↑、貧血など。

作用

脂質代謝を総合的に改善させ、血清総コレステロール濃度と血清トリグリセライド濃度を低下させるとともに、血清HDL-コレステロールを上昇させる。

ナースのための知識

肝機能検査は投与開始3か月後までは毎月、その後は3か月ごとに行う。

フィブラート系薬

ベザフィブラート

妊婦

［商品名］ベザトールSR（キッセイ）

剤形：規格

［SR：徐放］100mg、200mg

効能

脂質異常症（家族性を含む）。

用法

1日400mgを2回に分割（朝・夕食後）。

禁忌

過敏症、人工透析、腎不全などの重篤な腎疾患、血清クレアチニン値が2.0mg/dL以上、妊婦。

併用

ワルファリン（出血傾向）、HMG-CoA還元酵素阻害薬（横紋筋融解症）、フルバスタチン（併血中濃度上昇）、スルホニル尿素系血糖降下薬・ナテグリニド・インスリン（低血糖症状）、シクロスポリン（腎障害）、コレスチラミン（薬剤吸収遅延・減少）など。

副作用

重大：横紋筋融解症、アナフィラキシー、肝機能障害、黄疸、皮膚粘膜眼症候群、多形紅斑。　その他：CK↑、腹痛・嘔気、発疹、BUN・クレアチニン↑、貧血など。

作用

アセチルCoAからメバロン酸に至るコレステロール生合成過程を抑制する。

フィブラート系薬

ペマフィブラート

妊婦

［商品名］パルモディア（興和）

剤形：規格

0.1mg

効能

高脂血症（家族性を含む）。

用法

1回0.1mgを1日2回（1回0.2mgを1日2回まで）

禁忌

過敏症、重篤な肝障害、Child-Pugh分類B・Cの肝硬変、胆道閉塞、中等度以上の腎障害、胆石、妊婦。　［併用禁忌］シクロスポリン・リファンピシン（血中濃度上昇）。

併用

HMG-CoA還元酵素阻害薬（横紋筋融解症）、クロピドグレル・クラリスロマイシン・HIVプロテアーゼ阻害薬・フルコナゾール（血中濃度上昇）、陰イオン交換樹脂・強いCYP3A誘導体（血中濃度低下）。

副作用

重大：横紋筋融解症。　その他：胆石症、糖尿病など。

作用

PPARαに結合し標的遺伝子の発現を調節することで、血漿TG濃度の低下、HDL-コレステロールの増加などの作用を示す。

ナースのための知識

投与中は定期的に肝機能検査を行う。

PCSK9阻害薬（皮下注製剤）

アリロクマブ（遺伝子組換え）

［商品名］プラルエント（サノフィ）

剤形：規格
［ペン］75mg（1mL）、150mg（1mL）

効 能
家族性高コレステロール血症、高コレステロール血症（ただし、心血管イベントの発現リスクが高く、かつHMG-CoA還元酵素阻害薬で効果不十分または治療が適さない場合に限る）。

用 法
HMG-CoA還元酵素阻害薬で効果不十分：75mgを2週に1回皮下注（1回150mgまで増量可）、HMG-CoA還元酵素阻害薬と併用。HMG-CoA還元酵素阻害薬による治療が適さない：150mgを4週に1回皮下注（2週に1回まで増量可）。

禁 忌
過敏症

副作用
重大：重篤なアレルギー反応。 その他：糖尿病、注射部位反応（紅斑、発赤、腫脹、疼痛、圧痛、そう痒等）など。

作 用
PCSK9と結合しフリーのLDLR数を増やすことで、LDLコレステロールの除去に寄与する。

ナースのための知識
①アフェレーシスと併用する場合には、アフェレーシス施行後に本剤を投与する。②遮光した状態で室温に戻してから使用する。大腿部、腹部または上腕部の皮下にのみ投与し、同一部位への繰り返し注射は避ける。

PCSK9阻害薬（皮下注製剤）

エボロクマブ（遺伝子組換え）

［商品名］レパーサ（アステラス）

剤形：規格
［シリンジ］140mg（1mL） ［ペン］140mg（1mL） ［オートミニドーザー］420mg（3.5mL）

効 能
家族性高コレステロール血症、高コレステロール血症（ただし、心血管イベントの発現リスクが高く、HMG-CoA還元酵素阻害剤で効果不十分な場合に限る）。

用 法
140mgを2週に1回または420mgを4週に1回皮下注（2週に1回420mgまで）。HMG-CoA還元酵素阻害薬と併用。

禁 忌
過敏症

副作用
注射部位反応、肝機能異常、CK↑、頸動脈内膜中膜肥厚度増加、糖尿病、筋肉痛、筋痙縮など。

作 用
PCSK9と結合しフリーのLDLR数を増やすことで、LDLコレステロールの除去に寄与する。

ナースのための知識
遮光した状態で室温に戻してから使用する。大腿部、腹部または上腕部の皮下にのみ投与し、同一部位への繰り返し注射は避ける。

多価不飽和脂肪酸

イコサペント酸エチル

［商品名］エパデール、エパデールS（持田）

剤形：規格
300mg ［S：小型軟カプセル］

300mg、600mg、900mg

効　能

❶閉塞性動脈硬化症に伴う潰瘍・疼痛・冷感の改善。　❷高脂血症。

用　法

❶1回600mgを1日3回食直後。　❷1回900mgを1日2回または1回600mgを1日3回食直後（トリグリセリド異常の場合は1回900mgを1日3回まで）。

禁　忌

出血（血友病・毛細血管脆弱症・消化管潰瘍・尿路出血・喀血・硝子体出血など）。

併　用

ワルファリン・アスピリン・インドメタシン・チクロピジン・シロスタゾール（出血傾向）。

副作用

重大：肝機能障害、黄疸。　その他：発疹、貧血、悪心、下痢など。

作　用

血清総コレステロールおよび血清トリグリセリド（TG）を低下させる。血小板凝集を抑制する作用、動脈の伸展性を保持する作用を示す。

ナースのための知識

①月経期間中の女性、出血傾向、手術予定者には慎重に投与する。　②食直後に、噛まずに服用させる。

多価不飽和脂肪酸

オメガ-3脂肪酸エチル

［商品名］ロトリガ（武田）

剤形：規格

2g

効　能

高脂血症。

用　法

1日1回2g、食直後（1日2回まで）。

禁　忌

過敏症、出血（血友病・毛細血管脆弱症・消化管潰瘍・尿路出血・喀血・硝子体出血など）。

併　用

抗凝固薬・抗血小板薬（出血）。

副作用

重大：肝機能障害、黄疸。　その他：下痢、発疹、薬疹、そう痒など。

作　用

肝臓からのTG分泌を抑制し、血中からのTG消失を促進する。

その他の脂質異常症治療薬

エゼチミブ

［商品名］ゼチーア（MSD）

剤形：規格

10mg

効　能

高コレステロール血症、家族性高コレステロール血症、ホモ接合体性シトステロール血症。

用　法

1日1回10mgを食後。

禁　忌

過敏症、HMG-CoA還元酵素阻害薬の併用時の重篤な肝機能障害。

併　用

陰イオン交換樹脂（吸収遅延）、シクロスポリン（相 血中濃度上昇）、ワルファリン（プロトロンビン時間の上昇）。

副作用

重大：過敏症、アナフィラキシー、横紋筋融解症、肝機能障害。　その他：便秘、下痢、腹痛、悪心・嘔吐など。

作　用

小腸コレステロールトランスポーターを阻害し、食事性および胆汁性コレステロールの吸収を阻害することで肝臓や血中のコレステロール量を低下させる。

その他の脂質異常症治療薬

コレスチミド

［商品名］コレバイン、コレバインミニ（田辺三菱）

剤形：規格

[錠]500mg　[顆粒]［ミニ］83%

効　能

高コレステロール血症、家族性高コレステロール血症。

用　法

1回1.5g（[錠]は3錠、[顆粒]［ミニ］は1.81g）を1日2回朝夕食前に十分量（200mL程度）の水とともに服用（食後可、1日4gまで）。

禁　忌

過敏症、胆道完全閉塞、腸閉塞。

併　用

ワルファリン・テトラサイクリン・フェノバルビタール・ジギタリス（作用減弱）、胆汁酸製剤（併作用減弱）、エゼチミブ・カンデサルタン（併血中濃度低下）。

副作用

重大：腸管穿孔、腸閉塞、横紋筋融解症。
その他：便秘、腹部膨満、肝機能障害など。

作　用

消化管で胆汁酸を吸着し、肝におけるコレステロールから胆汁酸への異化を亢進。また外因性コレステロールを直接吸着し、総コレステロールの減少に働く。

ナースのための知識

①高度の便秘、持続する腹痛、嘔吐などの異常が認められた場合には、投与を中止し、適切な処置を行う。　②温水で薬剤が膨らんでしまうので、常温の水または冷水で服用させる（のどの奥に残った場合はさらに水を飲み足させる）。　③[錠]は1錠ずつ服用させる。

その他の脂質異常症治療薬

トコフェロールニコチン酸エステル

［商品名］ユベラN（エーザイ）

剤形：規格

[カプセル]100mg　[カプセル]［ソフトカプセル］200mg　[細粒]40%

効　能

高血圧症の随伴症状。高脂質血症。閉塞性動脈硬化症に伴う末梢循環障害。

用　法

1日300～600mgを3回に分割。

副作用

食欲不振、胃部不快感、胃痛、悪心、下痢、便秘など。

作　用

コレステロールの代謝を高めて脂質代謝改善作用や、血管平滑筋に直接作用して微小循環系賦活作用などを示す。

ナースのための知識

食後服用により良好に吸収される。

その他の脂質異常症治療薬

プロブコール　妊婦

［商品名］シンレスタール（アルフレッサ）、ロレルコ（大塚）

剤形：規格

［シンレスタール］[錠]250mg　[細粒]50%
［ロレルコ］[錠]250mg

効　能

高脂血症（家族性高コレステロール血症、黄色腫を含む）。

用　法

1日500mgを食後2回に分割。家族性高コレステロール血症は1日1,000mgまで増量可。

禁 忌
過敏症、重篤な心室性不整脈、妊婦。
併 用
シクロスポリン（併作用減弱）、クロフィブラート（HDL-コレステロール低下）。
副作用
重大：心室性不整脈、失神、消化管出血、末梢神経炎、横紋筋融解症。 その他：発疹、そう痒、貧血、白血球減少、下痢、AST・ALT↑など。
作 用
コレステロールの胆汁中への異化排泄促進作用、コレステロール合成の初期段階の抑制作用により血清総コレステロールを低下させる。

ナースのための知識
定期的に心電図を測定する。

その他の脂質異常症治療薬

ロミタピドメシル酸塩

妊婦

［商品名］ジャクスタピッド（レコルダティ）

剤形：規格
5mg、10mg、20mg
効 能
ホモ接合体家族性高コレステロール血症。
用 法
1日1回夕食後2時間以上あけて、5mgから開始。2週間以上あけて10mgに増量。さらに4週間以上の間隔で段階的に20mg、40mgに増量可。
警 告
本剤投与により、肝機能障害が発現するため、肝機能検査を必ず投与前に行い、投与中においても投与開始から1年間は、増量前もしくは月1回のいずれか早い時期に肝機能検査（少なくともAST（GOT）とALT（GPT））を実施する。2年目以降は少なくとも3か月に1回かつ増量前には必ず検査を実施すること。肝機能検査値の異常が認められた場合にはその程度および臨床症状に応じて、減量または投与中止など適切な処置をとる。添付文書の「用法・用量に関連する使用上の注意」「重要な基本的注意」参照。
禁 忌
過敏症、妊婦または授乳婦、中等度・重度の肝機能障害、血清中トランスアミナーゼ高値の持続。 ［併用禁忌］**中程度・強いCYP3A阻害薬投与中（血中濃度上昇）。**
併 用
アトルバスタチン・シメチジン・シロスタゾール・経口避妊薬など・グレープフルーツジュース（血中濃度上昇）、CYP3A誘導薬・陰イオン交換樹脂（血中濃度低下）、CYP3A基質薬・P糖タンパク基質薬（併血中濃度上昇）、ワルファリン（PT-INR上昇）、抗凝固薬・血栓溶解薬・抗血小板凝集薬（出血）。
副作用
重大：肝炎、肝機能障害、胃腸障害。 その他：腹部膨満、腹痛、下痢、消化不良、放屁、悪心、嘔吐、体重減少など。
作 用
小胞体内腔のMTPに結合し脂質転送を阻害することで、肝臓細胞でのVLDLや小腸細胞でのカイロミクロンの形成が抑えられ、血漿中LDL-C濃度が低下する。

ナースのための知識
①投与開始前および投与中は定期的に妊娠検査を行い、妊娠していないことを確認する。 ②飲酒を控えるよう指導する。 ③胃腸障害を低減するため低脂肪食を摂取するよう指導する。 ④出血の恐れがあるため、定期的にPT-INRを測定する。

糖尿病治療薬（インスリン製剤を除く）

●ケアのポイント

- 食事療法・運動療法を十分に行った上での適用であることを確認する。
- 少量より開始し、血糖・尿糖を定期的に検査し、効果不十分な場合にはより適切と考えられる治療法に切り替える。
- 低血糖症状に関する注意について、患者および家族に十分説明する➡Check①。
- 食事摂取量、体重の推移、血糖値、感染症の有無等に留意し、常に投与継続の必要性があるか、至適投与量であるか注意する。

ハイリスク薬 糖尿病治療薬（血糖降下薬）ここに注意！

- 血糖値、ヘモグロビンA1cの測定等により、治療経過を確認する。
- 低血糖症状の出現等に注意し、ブドウ糖の携帯を指導する➡Check①。特に、他の糖尿病薬との併用時や、高齢者、服用量や服用時間の誤り、食事摂取をしなかった場合等は、低血糖リスクが高い。
- 低血糖および低血糖症状出現時の対処法を指導する➡Check①。
- 服用時間の確認、服用忘れ時の対処法について指導する。
- シックデイの対処法について指導する➡Check②。

Check① 低血糖の症状と、症状出現時の対処法

血糖降下作用の増強により、以下の低血糖症状が起こることがある。

脱力感	振戦	興奮	意識障害
高度の空腹感	頭痛	神経過敏	けいれん
発汗	知覚異常	集中力低下	
動悸	不安	精神障害	など

【対処法】

これらの症状が認められた場合、通常はすみやかにショ糖を投与する。α-グルコシダーゼ阻害薬（アカルボース、ボグリボース等）を服用している場合には、ブドウ糖を投与する。患者・家族にも、飴やブドウ糖を携帯し、低血糖症状がみられた際にはすみやかに摂取するよう説明する。

Check② シックデイ（Sick Day）への対処法

糖尿病患者が、発熱、下痢、嘔吐または食欲不振をきたし食事ができないときを、シックデイ（Sick Day：体調の悪い日）という。以下の対処法について、患者・家族に説明しておく。

【対処法】

- 安静にして、十分な水分（1日1,000mL以上）を摂取し、消化のよいもの（おかゆ、うどん等）をできるだけ摂取する。
- インスリン治療中の患者は、インスリン注射を続けることを原則とする。
- 血糖値を測定する。
- 嘔吐・下痢が止まらない、高熱が続く、食事がほとんどとれない、血糖値が350mg/dL以上が続く、意識状態に変化がある場合には、医療機関へ連絡し、指示を受ける。

●本書で取り上げた糖尿病治療薬一覧

分類		一般名	商品名	ページ
血糖降下薬	スルホニル尿素薬（SU薬）	グリクラジド	グリミクロン、グリミクロンHA	p.269
		グリベンクラミド	オイグルコン、ダオニール	p.270
		グリメピリド	アマリール	p.270
	速効型インスリン分泌促進薬	ナテグリニド	スターシス、ファスティック	p.271
		ミチグリニドカルシウム	グルファスト	p.271
		レパグリニド	シュアポスト	p.272
	ビグアナイド薬（BG薬）	メトホルミン塩酸塩	メトグルコ	p.272
	α-グルコシダーゼ阻害薬（α-GI薬）（食後過血糖改善薬）	アカルボース	グルコバイ	p.273
		ボグリボース	ベイスン	p.274
		ミグリトール	セイブル	p.274
	チアゾリジン誘導体（インスリン抵抗性改善薬）	ピオグリタゾン塩酸塩	アクトス	p.275
	SGLT2阻害薬	イプラグリフロジンL-プロリン	スーグラ	p.275
		エンパグリフロジン	ジャディアンス	p.276
		ダパグリフロジンプロピレングリコール水和物	フォシーガ	p.276
		トホグリフロジン水和物	アプルウェイ、デベルザ	p.277
		ルセオグリフロジン水和物	ルセフィ	p.277

※インスリン製剤はp.287より掲載。

分類		一般名	商品名	ページ
血糖降下薬	選択的DPP-4阻害薬	アナグリプチン	スイニー	p.278
		アログリプチン安息香酸塩	ネシーナ	p.278
		サキサグリプチン水和物	オングリザ	p.279
		シタグリプチンリン酸塩水和物	グラクティブ、ジャヌビア	p.279
		テネリグリプチン臭化水素酸塩水和物	テネリア	p.280
		トレラグリプチンコハク酸塩	ザファテック	p.280
		ビルダグリプチン	エクア	p.281
		リナグリプチン	トラゼンタ	p.281
	GLP-1受容体作動薬（皮下注製剤）	エキセナチド	バイエッタ、ビデュリオン	p.282
		デュラグルチド	トルリシティ	p.282
		リキシセナチド	リキスミア	p.283
		リラグルチド	ビクトーザ	p.283
	DPP-4阻害薬・BG薬配合剤	アログリプチン安息香酸塩・メトホルミン塩酸塩	イニシンク	p.284
		ビルダグリプチン・メトホルミン塩酸塩	エクメットLD、エクメットHD	p.285
	DPP-4阻害薬・SGLT2阻害薬配合剤	テネリグリプチン臭化水素酸塩水和物・カナグリフロジン水和物	カナリア	p.285
糖尿病神経障害治療薬		エパルレスタット	キネダック	p.286

【SU】sulfonylurea：スルホニル尿素
【BG】biguanide：ビグアナイド
【α-GI】alpha-glucosidase inhibitor：αグルコシダーゼ阻害薬
【SGLT2】sodium glucose cotransporter2：ナトリウム・グルコース共役輸送体2
【DPP-4】dipeptidyl peptidase-4：ジペプチジルペプチダーゼ4
【GLP-1】glucose dependent insulinotropic-1：グルカゴン様ペプチド1

●主な血糖降下薬配合剤

※太字は該当ページに詳細を掲載

分類	一般名	商品名	ページ
DPP-4阻害薬・BG薬配合剤	アログリプチン25mg、メトホルミン塩酸塩500mg	**イニシンク配合錠**	p.284
	ビルダグリプチン50mg、メトホルミン塩酸塩250mg	**エクメット配合錠LD**	p.285
	ビルダグリプチン50mg、メトホルミン塩酸塩500mg	**エクメット配合錠HD**	

分類	一般名	商品名	ページ
インスリン分泌促進薬・α-GI薬配合剤	ミチグリニドカルシウム水和物10mg、ボグリボース0.2mg	グルベス配合錠	—
インスリン抵抗性改善薬・SU薬配合剤	ピオグリタゾン15mg、グリメピリド1mg	ソニアス配合錠LD	—
	ピオグリタゾン30mg、グリメピリド3mg	ソニアス配合錠HD	
SU薬・BG薬配合剤	ピオグリタゾン15mg、メトホルミン塩酸塩 500mg	メタクト配合錠LD	—
	ピオグリタゾン30mg、メトホルミン塩酸塩 500mg	メタクト配合錠HD	
BG薬・DPP-4阻害薬配合剤	メトホルミン塩酸塩250mg、アナグリプチン100mg	メトアナ配合錠HD	—
	メトホルミン塩酸塩500mg、アナグリプチン100mg	メトアナ配合錠LD	
SU薬・DPP-4阻害薬配合剤	ピオグリタゾン15mg、アログリプチン25mg	リオベル配合錠LD	—
	ピオグリタゾン30mg、アログリプチン25mg	リオベル配合錠HD	
DPP-4阻害薬・SGLT2阻害薬配合剤	テネリグリプチン臭化水素酸塩水和物20mg、カナグリフロジン水和物100mg	**カナリア配合錠**	p.285
	シタグリプチンリン酸塩水和物50mg、イプラグリフロジンL-プロリン50mg	スージャヌ配合錠	—
	エンパグリフロジン10mg、リナグリプチン5mg	トラディアンス配合錠AP	—
	エンパグリフロジン25mg、リナグリプチン5mg	トラディアンス配合錠BP	

スルホニル尿素薬（SU薬）

グリクラジド 妊婦

［商品名］グリミクロン、グリミクロンHA（大日本住友）

剤形：規格

40mg　［HA］20mg

効　能

インスリン非依存型糖尿病（食事療法・運動療法のみで十分な効果が得られない場合に限る）。

用　法

1日40mgを1～2回に分割し、朝または朝夕より開始。維持量は1日40～120mg（1日160mgまで）。

警　告

重篤かつ遷延性の低血糖症を起こすことがある。用法・用量、使用上の注意に特に留意すること。

禁　忌

過敏症、スルホンアミド系薬過敏症、重症ケトーシス、糖尿病性昏睡・前昏睡、インスリン依存型糖尿病、重篤な肝・腎機能障害、重症感染症、手術前後、重篤な外傷、下痢・嘔吐などの胃腸障害、妊婦。

併　用

インスリン・DPP-4阻害薬・α-グルコシダーゼ阻害薬（血糖降下作用）、ピラゾロン系消炎薬・サルファ剤・ワルファリン・ミコナゾール（肝代謝抑制）、アドレナリン・副腎皮質ホルモン・甲状腺ホルモン・利尿薬・フェニトイン・イソニアジド（血糖降下作用減弱）など。

副作用

重大：低血糖、無顆粒球症、肝機能障害、黄疸。　その他：悪心・嘔吐、食欲不振、皮膚そう痒感、頭重、めまいなど。

作　用

インスリンの分泌を促進することにより血糖降下作用を示す。

ナースのための知識

スルホニル尿素薬（SU薬）

グリベンクラミド

妊婦

［商品名］**オイグルコン**（太陽ファルマ）、**ダオニール**（サノフィ）

剤形：規格

1.25mg、2.5mg

効　能

インスリン非依存型糖尿病（食事療法・運動療法のみで十分な効果が得られない場合に限る）。

用　法

1日1.25～2.5mgを1～2回に分割し、1回の場合は朝食前または後、2回の場合は朝夕食前または後（1日10mgまで）。

警　告

重篤かつ遷延性の低血糖症を起こすことがある。用法・用量、使用上の注意に特に留意する。

禁　忌

過敏症、スルホンアミド系薬過敏症、重症ケトーシス、糖尿病性昏睡・前昏睡、インスリン依存型糖尿病、重篤な肝・腎機能障害、重症感染症、手術前後、重篤な外傷、胃腸障害（下痢・嘔吐）、妊婦。　［併用禁忌］ボセンタン（肝酵素値上昇）。

併　用

インスリン・チアゾリジン系薬・α-グルコシダーゼ阻害薬・DPP-4阻害薬・ワルファリン（血糖降下作用増強）、アドレナリン・副腎皮質ホルモン・甲状腺ホルモン・卵胞ホルモン・利尿薬・イソニアジド（血糖降下作用減弱）など。

副作用

重大：低血糖、無顆粒球症、溶血性貧血、肝炎、肝機能障害、黄疸。　その他：発疹、白血球減少、下痢、光線過敏症など。

作　用

膵β細胞を刺激して、内因性インスリンの分泌を促進し、血糖降下作用を示す。

ナースのための知識

スルホニル尿素薬（SU薬）

グリメピリド

妊婦

［商品名］**アマリール**（サノフィ）

剤形：規格

0.5mg、1mg、3mg　［OD：口腔内崩壊錠］0.5mg、1mg、3mg

効　能

2型糖尿病（食事療法・運動療法のみで十分な効果が得られない場合に限る）。

用　法

1日0.5～1mgを1～2回に分割し、朝または朝夕食前または後。維持量1日1～4mg（1日6mgまで）。

警告
重篤かつ遷延性の低血糖症を起こすことがある。用法・用量、使用上の注意に特に留意する。

禁忌
過敏症、スルホンアミド系薬過敏症、重症ケトーシス、糖尿病性昏睡・前昏睡、インスリン依存型糖尿病、重篤な肝・腎機能障害、重症感染症、手術前後、重篤な外傷、胃腸障害（下痢・嘔吐）、妊婦。

併用
インスリン・チアゾリジン系薬・α-グルコシダーゼ阻害薬・DPP-4阻害薬・ワルファリン（血糖降下作用増強）、アドレナリン・副腎皮質ホルモン・甲状腺ホルモン・卵胞ホルモン・利尿薬・イソニアジド（血糖降下作用減弱）など。

副作用
重大：低血糖、汎血球減少、無顆粒球症、溶血性貧血、血小板減少、肝機能障害、黄疸。　その他：下痢、嘔気、めまい、発疹など。

作用
膵β細胞の刺激による内因性インスリン分泌の促進（膵作用）により、血糖降下作用を発現する。

ナースのための知識

速効型インスリン分泌促進薬

ナテグリニド

妊婦

［商品名］スターシス（アステラス）、ファスティック（持田）

剤形：規格
30mg、90mg

効能
2型糖尿病における食後血糖推移の改善。ただし、次のいずれかの治療で十分な効果が得られない場合に限る。　❶食事療法・運動療法のみ。　❷食事療法・運動療法に加えてα-グルコシダーゼ阻害薬を使用。　❸食事療法・運動療法に加えてビグアナイド系薬を使用。　❹食事療法・運動療法に加えてチアゾリジン系薬を使用。

用法
1回90mgを1日3回毎食直前（食前10分以内）、1回120mgまで。

禁忌
過敏症、重症ケトーシス、糖尿病性昏睡・前昏睡、1型糖尿病、透析を必要とするような重篤な腎機能障害、重症感染症、手術前後、重篤な外傷、妊婦。

併用
インスリン・チアゾリジン系薬・アスピリン・ワルファリン・β遮断薬・MAO阻害薬・テトラサイクリン系抗菌薬（低血糖症状）、アドレナリン・副腎皮質ホルモン・ニコチン酸・卵胞ホルモン・イソニアジド・利尿薬・フェニトイン（血糖値上昇）など。

副作用
重大：低血糖、肝機能障害、黄疸、心筋梗塞、突然死。　その他：頭痛、貧血、下痢、放屁増加、浮腫、発疹など。

作用
膵β細胞を刺激し、すみやかなインスリン分泌促進作用を有する。

ナースのための知識
食前30分投与では食事開始前に低血糖を誘発する可能性がある。

速効型インスリン分泌促進薬

ミチグリニドカルシウム水和物

妊婦

［商品名］グルファスト（キッセイ）

剤形：規格
5mg、10mg　［OD：口腔内崩壊錠］5mg、10mg

効 能
2型糖尿病。
用 法
1回10mgを1日3回毎食直前。
禁 忌
過敏症、重症ケトーシス、糖尿病性昏睡・前昏睡、1型糖尿病、重症感染症、手術前後、重篤な外傷、妊婦。
併 用
インスリン・ビグアナイド系薬・α-グルコシダーゼ阻害薬・DPP-4阻害薬・リラグルチド・サリチル酸・MAO阻害薬・テトラサイクリン系抗菌薬・エピネフリン・副腎皮質ホルモン・卵胞ホルモン・ニコチン酸・利尿薬・フェニトイン等(低血糖)、甲状腺ホルモン(血糖コントロール変化)。
副作用
重大:心筋梗塞、低血糖、肝機能障害。
その他:体重増加、ピルビン酸↑、BNP↑、腹部膨満、浮腫、便秘、乳酸上昇など。
作 用
膵β細胞のスルホニル尿素受容体への結合を介して、ATP感受性の信号を阻害することにより、インスリンの分泌を促進する。

ナースのための知識
①投与は毎食直前(5分以内)とする。②スルホニル尿素系薬とは併用しない。

速効型インスリン分泌促進薬
レパグリニド
妊婦
[商品名] シュアポスト(大日本住友)

剤形:規格
0.25mg、0.5mg
効 能
2型糖尿病。
用 法
1回0.25mgより開始、1日3回毎食直前。1回0.25~0.5mgで維持(1回1mgまで)。
禁 忌
過敏症、重症ケトーシス、糖尿病性昏睡・前昏睡、1型糖尿病、重症感染症、手術前後、重篤な外傷、妊婦。
併 用
糖尿病用薬・血糖降下薬(低血糖)、血糖降下作用減弱薬(高血糖)、イソニアジド(血中濃度上昇)、甲状腺ホルモン(血糖値変動)。
副作用
重大:低血糖、肝機能障害、心筋梗塞。
その他:腹痛、振戦、めまい・ふらつき、羞明、空腹感など。
作 用
スルホニル尿素受容体を介し、ATP感受性Kチャネルを閉鎖することにより、膵β細胞からのインスリン分泌を促進する。

ナースのための知識
食後投与では効果が減弱するため、食直前(10分以内)に投与する。食事の30分以上前の投与では食事開始前に低血糖を誘発する可能性がある。

ビグアナイド薬(BG薬)
メトホルミン塩酸塩
妊婦
[商品名] メトグルコ(大日本住友)

剤形:規格
250mg、500mg
効 能
2型糖尿病(食事療法・運動療法のみ、食事療法・運動療法に加えてスルホニル尿素薬を使用のいずれかで十分な効果が得られない場合に限る)。
用 法
1日500mgより開始し、2~3回に分割(食直前・食後)。維持量は1日750~1,500mg(1日2,250mgまで)。10歳以上の小児は1日500mgより開始し、2~3回

に分割（食直前・食後）。維持量は1日500〜1,500mg（1日2,000mgまで）

警告

重篤な乳酸アシドーシスによる死亡例も報告され、乳酸アシドーシスを起こしやすい患者には投与しない。腎機能障害・肝機能障害のある患者、高齢者に投与する場合には、定期的に腎機能や肝機能を確認するなど慎重に投与する。特に75歳以上の高齢者では、投与の適否を慎重に判断する。

禁忌

過敏症、乳酸アシドーシスの既往、重度の腎機能障害、透析、重度の肝機能障害、ショック・心不全・心筋梗塞・肺塞栓など心血管系・肺機能に高度の障害、低酸素血症を伴いやすい状態、脱水症、下痢・嘔吐などの胃腸障害、重症ケトーシス、糖尿病性昏睡・前昏睡、1型糖尿病、重症感染症、手術前後、重篤な外傷、栄養不良、飢餓・衰弱状態、脳下垂体機能不全、副腎機能不全、妊婦、ビグアナイド系薬過敏症。［併用禁忌］アルコール（乳酸アシドーシス）

併用

ヨード造影剤・ゲンタマイシン・利尿薬（乳酸アシドーシス）、糖尿病用薬・タンパク同化ホルモン・アスピリン・β遮断薬・MAO阻害薬（低血糖）、アドレナリン・副腎皮質ホルモン・甲状腺ホルモン・卵胞ホルモン・ニコチン酸（血糖降下作用減弱）など。

副作用

重大：乳酸アシドーシス、低血糖、肝機能障害、黄疸、横紋筋融解症。 その他：下痢、悪心、食欲不振、肝機能異常、乳酸上昇など。

作用

肝臓における糖新生を抑制し、膵β細胞のインスリン分泌を介することなく血糖降下作用を示す。

ナースのための知識

①ヨード造影剤検査前に一時的に投与を中止し、投与後48時間は再開しない。②利尿作用を有する薬剤との併用時には、特に脱水に注意する。 ③腎機能や患者の状態に注意して投与量の調節を検討する。

α-グルコシダーゼ阻害薬（α-GI薬）（食後過血糖改善薬）

アカルボース 妊婦

［商品名］グルコバイ（バイエル）

剤形：規格

錠50mg、100mg 錠［OD：口腔内崩壊錠］50mg、100mg

効能

糖尿病の食後過血糖改善（ただし、食事療法・運動療法によっても十分な血糖コントロールが得られない場合、または両療法に加えて経口血糖降下薬もしくはインスリン薬を使用している患者で十分な血糖コントロールが得られない場合に限る）。

用法

1回100mgを1日3回、毎食直前。1回50mgから投与開始し、100mgへ増加も可。

禁忌

過敏症、重症ケトーシス、糖尿病性昏睡・前昏睡、重症感染症、手術前後、重篤な外傷、妊婦。

併用

スルホニル尿素系薬剤・スルホンアミド系薬剤・ビグアナイド系薬剤・インスリン・インスリン抵抗性改善薬・速効型食後血糖降下薬（低血糖）、ジゴキシン（血中濃度変化）、ラクツロース・ラクチトール（消化器系副作用増強）、炭水化物消化酵素製剤（両剤の薬効に影響）。

副作用

重大：低血糖、腸閉塞、肝機能障害、黄

疸、高アンモニア血症。 その他：腹部膨満・鼓腸、放屁増加、発疹、かゆみなど。

作 用

グルコアミラーゼ、スクラーゼ、マルターゼを用量依存的に阻害するほか、膵液および唾液のα-アミラーゼを阻害し、食後の著しい血糖上昇を抑制する。

ナースのための知識

消化器系副作用の発現は、一般的に時間とともに消失することが多い。症状に応じて減量あるいは消化管内ガス駆除薬の併用を考慮し、高度で耐えられない場合は投与を中止する。

α-グルコシダーゼ阻害薬（α-GI薬）（食後過血糖改善薬）

ボグリボース

［商品名］ベイスン（武田テバ薬品）

剤形：規格

0.2mg、0.3mg ［OD：口腔内崩壊錠］0.2mg、0.3mg

効 能

［共通］❶糖尿病の食後過血糖の改善（食事療法・運動療法またはそれら療法に加えて経口血糖降下薬もしくはインスリンを使用しても十分な効果が得られない場合のみ）。 ［0.2mg］❷耐糖能異常における2型糖尿病の発症抑制（食事療法・運動療法を十分に行っても改善されない場合のみ）。

用 法

❶1回0.2mgを1日3回 毎 食 直 前（1回0.3mgまで）。 ❷1回0.2mgを1日3回 毎食直前。

禁 忌

過敏症、重症ケトーシス、糖尿病性昏睡・前昏睡、重症感染症、手術前後、重篤な外傷。

併 用

糖尿病用薬（低血糖）、β遮断薬・サリチル酸製剤・MAO阻害薬・フィブラート系薬・ワルファリン（血糖降下作用増強）、副腎皮質ホルモン・甲状腺ホルモン等（血糖降下作用減弱）。

副作用

重大：低血糖、腸閉塞、劇症肝炎、重篤な肝機能障害、黄疸、高アンモニア血症増悪、意識障害。 その他：下痢、放屁、腹部膨満、軟便、高K血症など。

作 用

腸管において二糖類から単糖への分解を担う二糖類水解酵素を阻害し、糖質の消化・吸収を遅延させることにより食後の過血糖を改善する。

ナースのための知識

α-グルコシダーゼ阻害薬（α-GI薬）（食後過血糖改善薬）

ミグリトール 妊婦

［商品名］セイブル（三和）

剤形：規格

25mg、50mg、75mg ［OD：口腔内崩壊錠］25mg、50mg、75mg

効 能

糖尿病の食後過血糖の改善（食事療法・運動療法、またはこれら療法に加えてスルホニル尿素、ビグアナイド系薬もしくはインスリンを使用しても十分な効果が得られない場合のみ）。

用 法

1回50mgを1日3回毎食直前（1回75mgまで）。

禁 忌

過敏症、重症ケトーシス、糖尿病性昏睡・前昏睡、重症感染症、手術前後、重篤な外傷、妊婦。

併　用
糖尿病用薬（低血糖）、β遮断薬・サリチル酸製剤・MAO阻害薬・ワルファリン・副腎皮質ホルモン等（糖質吸収遅延）、プロプラノロール・ラニチジン（併効果減弱）、ジゴキシン（併血漿中濃度低下）。

副作用
重大：低血糖、腸閉塞、肝機能障害、黄疸。　その他：腹部膨満、鼓腸、下痢、便秘、腸雑音異常、腹痛、悪心など。

作　用
二糖類から単糖への分解を担う二糖類水解酵素（α-グルコシダーゼ）を阻害し、糖質の消化・吸収を遅延させることにより食後の過血糖を改善する。

ナースのための知識
消化器系副作用の発現は、時間の経過とともに消失するが、症状に応じて減量あるいは消化管内ガス駆除薬の併用を考慮し、高度で耐えられない場合は投与を中止する。

チアゾリジン誘導体（インスリン抵抗性改善薬）

ピオグリタゾン塩酸塩

妊婦

［商品名］アクトス（武田テバ薬品）

剤形：規格
15mg、30mg　［OD：口腔内崩壊錠］15mg、30mg

効　能
2型糖尿病（十分な治療効果が得られずインスリン抵抗性が推定される場合）。
❶食事・運動療法のみ、または加えてスルホニル尿素薬、α-グルコシダーゼ阻害薬、ビグアナイド系薬を使用。　❷食事・運動療法に加えてインスリン製剤を使用。

用　法
❶1日1回15～30mgを朝食前または朝食後（1日45mgまで）。女性およびインスリン併用時は浮腫が発現しやすいので1日1回15mgから開始。　❷1日1回15mgを朝食前または朝食後（1日30mgまで）。

禁　忌
過敏症、心不全とその既往歴、重症ケトーシス、糖尿病性昏睡・前昏睡、1型糖尿病、重篤な肝・腎機能障害、重症感染症、手術前後、重篤な外傷、妊婦。

併　用
糖尿病用薬・血糖降下作用増強薬（低血糖症状）、血糖作用減弱薬、リファンピシン（AUC低下）など。

副作用
重大：心不全（増悪・発症）、浮腫、肝機能障害、黄疸、低血糖症状、横紋筋融解症、間質性肺炎、胃潰瘍再燃。　その他：LDH・CK（CPK）↑、貧血、白血球減少、心胸比増大、心電図異常、発疹、悪心・嘔吐など。

作　用
インスリン抵抗性を軽減、肝における糖産生を抑制し、末梢組織における糖利用を高め、血糖を低下させる。

ナースのための知識
①定期的に心電図検査を行う。②膀胱癌治療中では投与を避ける。

SGLT2阻害薬

イプラグリフロジンL-プロリン

［商品名］スーグラ（アステラス）

剤形：規格
25mg、50mg

効　能
❶2型糖尿病。　❷1型糖尿病。

用　法
1日1回50mgを朝食前または朝食後（1日1回100mgまで）。効能❷ではインスリン製剤と併用。

禁　忌
過敏症、重症ケトーシス、糖尿病性昏睡・前昏睡、重症感染症、手術前後、重篤な外傷。

併　用
糖尿病用薬（低血糖）、β遮断薬・サリチル酸製剤・MAO阻害薬・フィブラート系薬（血糖降下増強）、副腎皮質ホルモン・甲状腺ホルモン（血糖降下減弱）、ループ利尿薬・サイアザイド系利尿薬（利尿作用増強）。

副作用
重大：低血糖、腎盂腎炎、外陰部および会陰部の壊死性筋膜炎、敗血症、脱水、ケトアシドーシス。　その他：頻尿、口渇、便秘、膀胱炎、外陰部膣カンジダ症、多尿、体重減少など。

作　用
腎・近位尿細管に発現するSLGT2を阻害し、血液中の過剰なグルコースを体外に排出し、血糖を降下させる。

ナースのための知識
①多尿・頻尿による体液量減少があるので、適度な水分補給を行うよう指導し、観察を十分に行う。　②尿路感染および性器感染の症状および対処法について十分説明する。

SGLT2阻害薬

エンパグリフロジン

［商品名］ジャディアンス（日本ベーリンガー）

剤形：規格
10mg、25mg

効　能
2型糖尿病。

用　法
1日1回10mg（1日25mgまで）、朝食前または後。

禁　忌
過敏症、重症ケトーシス、糖尿病性昏睡・前昏睡、重症感染症、手術前後、重篤な外傷。

併　用
糖尿病用薬・血糖降下薬（低血糖）、血糖降下作用減弱薬（高血糖）、利尿薬（利尿作用増強）。

副作用
重大：低血糖、脱水、ケトアシドーシス、腎盂腎炎、外陰部および会陰部の壊死性筋膜炎、敗血症。　その他：膀胱炎、亀頭炎、味覚異常、便秘、腹部膨満、発疹、頻尿、多尿、口渇、空腹感など。

作　用
SGLT2を阻害し尿中へのグルコース排泄を促進することで血糖を低下させる。

ナースのための知識
①1型糖尿病には投与をしない。②多尿・頻尿による体液量減少があるので、適度な水分補給を行うよう指導し、観察を十分に行う。　③尿路感染および性器感染の症状および対処法について十分説明する。

SGLT2阻害薬

ダパグリフロジンプロピレングリコール水和物

［商品名］フォシーガ（アストラゼネカ）

剤形：規格
5mg、10mg

効　能
❶2型糖尿病。　❷1型糖尿病。

用　法
1日1回5mg（1回10mgまで）。効能❷ではインスリン製剤と併用。

禁　忌
過敏症、重症ケトーシス、糖尿病性昏睡または前昏睡、重症感染症、手術前後、重篤な外傷。

併　用

糖尿病用薬（低血糖発現）、β遮断薬・サリチル酸製剤・MAO阻害薬（血糖降下作用増強）、副腎皮質ホルモン・甲状腺ホルモン・アドレナリン（血糖降下作用減弱）、利尿薬（利尿作用増強）。

副作用

重大：低血糖、腎盂腎炎、外陰部および会陰部の壊死性筋膜炎、敗血症、脱水、ケトアシドーシス。　その他：性器・尿路感染、便秘、口渇、頻尿など。

作　用

腎尿細管におけるグルコースの再吸収を抑制し、尿中への排泄を促進することにより、空腹時および食後の血糖コントロールを改善する。

ナースのための知識

①多尿・頻尿による体液量減少があるので、適度な水分補給を行うよう指導し、観察を十分に行う。　②尿路感染および性器感染の症状および対処法について十分説明する。

SGLT2阻害薬

トホグリフロジン水和物

［商品名］アプルウェイ（サノフィ）、デベルザ（興和）

剤形：規格

錠 20mg

効　能

2型糖尿病。

用　法

1日1回20mg、朝食前または後。

禁　忌

過敏症、重症ケトーシス、糖尿病性昏睡・前昏睡、重症感染症、手術前後、重篤な外傷。

併　用

糖尿病用薬・血糖降下薬（低血糖）、血糖降下作用減弱薬（高血糖）、利尿薬（併 利尿作用増強）、プロベネシド（血中濃度上昇）。

副作用

重大：低血糖、腎盂腎炎、外陰部および会陰部の壊死性筋膜炎、敗血症、脱水、ケトアシドーシス。　その他：頻尿、血中ケトン体増加、口渇など。

作　用

SGLT2を阻害し尿中へのグルコース排泄を促進することで血糖を低下させる。

ナースのための知識

①1型糖尿病には投与をしない。　②多尿・頻尿による体液量減少があるので、適度な水分補給を行うよう指導し、観察を十分に行う。　③尿路感染および性器感染の症状および対処法について十分説明する。　④重度の腎機能障害または末期の腎不全には投与しない。　⑤腎機能を定期的に検査するとともに経過を充分に観察する。

SGLT2阻害薬

ルセオグリフロジン水和物

［商品名］ルセフィ（大正）

剤形：規格

錠 2.5mg、5mg

効　能

2型糖尿病。

用　法

1日1回2.5mg（5mgまで）、朝食前または後。

禁　忌

過敏症、重症ケトーシス、糖尿病性昏睡・前昏睡、重症感染症、手術前後、重篤な外傷。

併　用

糖尿病用薬・血糖降下薬（低血糖）、血糖降下作用減弱薬（高血糖）、利尿薬（利尿作用増強）。

副作用

重大：低血糖、腎盂腎炎、外陰部および会陰部の壊死性筋膜炎、敗血症、脱水、ケトアシドーシス。 その他：膀胱炎、便秘、頻尿、血中ケトン↑、尿中βミクログロブリン↑、尿中白血球・尿中アルブミン陽性など。

作用

SGLT2を阻害し尿中へのグルコース排泄を促進することで血糖を低下させる。

ナースのための知識

①1型糖尿病には投与をしない。 ②多尿・頻尿による体液量減少があるので、適度な水分補給を行うよう指導し、観察を十分に行う。 ③尿路感染および性器感染の症状および対処法について十分説明する。

選択的DPP-4阻害薬

アナグリプチン

［商品名］スイニー（三和）

剤形：規格

100mg

効能

2型糖尿病。

用法

1回100mgを1日2回 朝 夕（1回200mgまで）。重度以上の腎機能障害患者では1日1回100mgに減量。

禁忌

過敏症、重症ケトーシス、糖尿病性昏睡・前昏睡、1型糖尿病、重症感染症、手術前後、重篤な外傷。

併用

糖尿病用薬・血糖降下増強薬（低血糖）、血糖降下作用減弱薬（高血糖）、ジゴキシン（併血中濃度上昇）。

副作用

重大：低血糖、腸閉塞、急性膵炎、類天疱瘡。 その他：便秘、下痢、胃炎、発疹、そう痒、ALT・AST・γ-GTP↑、めまい、貧血、白血球数増加、便潜血陽性、鼻咽頭炎など。

作用

GLP-1の分解に働くDPP-4を阻害することで、GLP-1のインスリン分泌促進作用を介して血糖を低下させる。

ナースのための知識

急性膵炎症状（激しい腹痛・嘔吐）が現れた場合にはすみやかに受診するよう指導する。

選択的DPP-4阻害薬

アログリプチン安息香酸塩

［商品名］ネシーナ（武田）

剤形：規格

6.25mg、12.5mg、25mg

効能

2型糖尿病。

用法

1日1回25mg。

禁忌

過敏症、重症ケトーシス、糖尿病性昏睡・前昏睡、1型糖尿病、重症感染症、手術前後、重篤な外傷。

併用

他の糖尿病用薬（低血糖）、β遮断薬・サリチル酸製剤（作用増強）、アドレナリン・ステロイド（作用減弱）など。

副作用

重大：低血糖、急性膵炎、肝機能障害、黄疸、皮膚粘膜眼症候群、多形紅斑、横紋筋融解症、腸閉塞、間質性肺炎、類天疱瘡。 その他：便秘、浮腫、発疹、めまい、頭痛など。

作用

血中DPP-4活性を選択的に阻害し、インスリンの分泌を促進させ血糖値を下げる。

ナースのための知識

①急性膵炎症状（激しい腹痛・嘔吐）が現れた場合にはすみやかに受診するよう指導する。 ②チアゾリジン系薬との併用で浮腫が現れた場合はその薬を減量または中止し、ループ利尿薬を投与するなど適切な処置を行う。

選択的DPP-4阻害薬

サキサグリプチン水和物

［商品名］オングリザ（協和キリン）

剤形：規格

2.5mg、5mg

効　能

2型糖尿病。

用　法

1日1回5mg。中等度以上の腎機能障害患者では1回2.5mgに減量。

禁　忌

過敏症、重症ケトーシス、糖尿病性昏睡・前昏睡、1型糖尿病、重症感染症、手術前後、重篤な外傷。

併　用

糖尿病用薬・血糖降下薬（低血糖）、血糖降下作用減弱薬（高血糖）、CYP3A4/5阻害薬（血中濃度上昇）。

副作用

重大：低血糖、急性膵炎、過敏症反応、腸閉塞、類天疱瘡。　その他：めまい、便秘、下痢、腹部不快感、胃炎、肝機能異常、発疹、湿疹、そう痒など。

作　用

GLP-1の分解に働くDPP-4を阻害することで、GLP-1のインスリン分泌促進作用を介して血糖を低下させる。

ナースのための知識

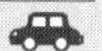

選択的DPP-4阻害薬

シタグリプチンリン酸塩水和物

［商品名］グラクティブ（小野）、ジャヌビア（MSD）

剤形：規格

12.5mg、25mg、50mg、100mg

効　能

2型糖尿病。

用　法

1日1回50mg（1日1回100mgまで）。

禁　忌

過敏症、重症ケトーシス、糖尿病性昏睡または前昏睡、1型糖尿病、重症感染症、手術前後、重篤な外傷。

併　用

糖尿病用薬（低血糖）、ジゴキシン（併 血漿中濃度増加）、β遮断薬・サリチル酸製剤・MAO阻害薬（血糖降下作用増強）、アドレナリン・副腎皮質ホルモン薬・甲状腺ホルモン薬（血糖降下作用減弱）。

副作用

重大：アナフィラキシー反応、皮膚粘膜眼症候群、剥脱性皮膚炎、低血糖、肝機能障害、黄疸、急性腎障害、急性膵炎、間質性肺炎、腸閉塞、横紋筋融解症、血小板減少、類天疱瘡。　その他：浮動性めまい、回転性めまい、空腹、便秘、腹部膨満など。

作　用

DPP-4酵素を阻害することで、インスリン分泌促進作用ならびにグルカゴン濃度低下作用に働くインクレチンの分解を抑制し、血中のインクレチン濃度を上昇させて血糖コントロールを改善する。

ナースのための知識

急性膵炎症状（激しい腹痛・嘔吐）が現れた場合にはすみやかに受診するよう指導する。

選択的DPP-4阻害薬

テネリグリプチン臭化水素酸塩水和物

[商品名] テネリア（田辺三菱）

剤形：規格

20mg、40mg

効　能

2型糖尿病。

用　法

1日1回20mg（1日40mgまで）。

禁　忌

過敏症、重症ケトーシス、糖尿病性昏睡・前昏睡、1型糖尿病、重症感染症、手術前後、重篤な外傷。

併　用

糖尿病用薬・血糖降下薬（低血糖）、血糖降下作用減弱薬（高血糖）、クラスⅠA抗不整脈薬・クラスⅢ抗不整脈薬（QT延長）。

副作用

重大：低血糖、腸閉塞、肝機能障害、間質性肺炎、類天疱瘡、急性膵炎。　その他：便秘、腹部膨満、タンパク尿、発疹、CK↑、血清K↑など。

作　用

GLP-1の分解に働くDPP-4を阻害することで、GLP-1のインスリン分泌促進作用を介して血糖を低下させる。

ナースのための知識

急性膵炎症状（激しい腹痛・嘔吐）が現れた場合にはすみやかに受診するよう指導する。

選択的DPP-4阻害薬

トレラグリプチンコハク酸塩

[商品名] ザファテック（武田）

剤形：規格

25mg、50mg、100mg

効　能

2型糖尿病。

用　法

1週間に1回100mg。中等度以上の腎機能障害患者では1回50mgまたは25mgに減量。

禁　忌

過敏症、重症ケトーシス、糖尿病性昏睡・前昏睡、1型糖尿病、重症感染症、手術前後、重篤な外傷、高度の腎機能障害・透析中の末期腎不全。

併　用

糖尿病用薬・血糖降下薬（低血糖）、血糖降下作用減弱薬（高血糖）。

副作用

重大：低血糖、類天疱瘡。　その他：発疹、心房細動、ALT・AST・γ-GTP↑、血中アミラーゼ↑、リパーゼ↑、CK↑、鼻咽頭炎など。

作　用

GLP-1の分解に働くDPP-4を阻害することで、GLP-1のインスリン分泌促進作用を介して血糖を低下させる。

ナースのための知識

週1回同一曜日に服用する。飲み忘れた場合は、気づいた時点で決められた用量のみを服用し、その後はあらかじめ定められた曜日に服用するよう伝える。

選択的DPP-4阻害薬

ビルダグリプチン 

［商品名］エクア（大日本住友）

剤形：規格

50mg

効　能

2型糖尿病。

用　法

1回50mgを1日2回（朝・夕）、状態に応じて1日1回50mg（朝）。

禁　忌

過敏症、糖尿病性ケトアシドーシス、糖尿病性昏睡、1型糖尿病、重度の肝機能障害、重症感染症、手術前後、重篤な外傷。

併　用

糖尿病用薬・β遮断薬・サリチル酸製剤・MAO阻害薬・フィブラート系薬（低血糖症状）、アドレナリン・副腎皮質ホルモン・甲状腺ホルモン（血糖降下作用減弱）、ACE阻害薬（血管浮腫）。

副作用

重大：肝炎、肝機能障害、血管浮腫、低血糖症、横紋筋融解症、急性膵炎、腸閉塞、間質性肺炎、類天疱瘡。　その他：めまい、振戦、動悸、便秘、腹部膨満、多汗症、空腹、無力症など。

作　用

血糖を下げるホルモンを分解するDPP-4を選択的かつ可逆的に阻害し、インスリン分泌を促進させるとともにグルカゴン分泌を抑制して血糖降下作用を発揮する。

ナースのための知識

①急性膵炎症状（激しい腹痛・嘔吐）が現れた場合にはすみやかに受診するよう指導する。　②投与開始前、投与開始後1年間は少なくとも3か月ごとに、その後も定期的に肝機能検査を行う。

選択的DPP-4阻害薬

リナグリプチン

［商品名］トラゼンタ（日本ベーリンガー）

剤形：規格

5mg

効　能

2型糖尿病。

用　法

1日1回5mg。

禁　忌

過敏症、糖尿病性ケトアシドーシス、糖尿病性昏睡・前昏睡、1型糖尿病、重症感染症、手術前後、重篤な外傷。

併　用

糖尿病用薬（低血糖症状）、サリチル酸製剤、MAO阻害薬（血糖降下作用増強）、アドレナリン（血糖降下作用減弱）など。

副作用

重大：低血糖症、腸閉塞、肝機能障害、類天疱瘡、間質性肺炎、急性膵炎。　その他：浮動性めまい、鼻咽頭炎、腹部膨満、便秘、鼓腸、胃腸炎、浮腫、体重増加など。

作　用

DPP-4のペプチダーゼ活性を阻害することにより、強力なグルコース依存性インスリン分泌刺激作用を発揮し、食後の血糖コントロールを改善する。

ナースのための知識

急性膵炎症状（激しい腹痛・嘔吐）が現れた場合にはすみやかに受診するよう指導する。

GLP-1受容体作動薬（皮下注製剤）

エキセナチド

[商品名] バイエッタ、ビデュリオン（アストラゼネカ）

剤形：規格

[バイエッタ] [ペン] 5μg、10μg
[ビデュリオン] [ペン] 2mg

効　能

2型糖尿病（食事療法・運動療法に加えてスルホニル尿素薬、ビグアナイド系薬およびチアゾリジン系薬による単独療法または併用療法で十分な効果が得られない場合に限る）。

用　法

[バイエッタ] 1回5μgを1日2回朝夕食前に皮下注。1か月以上経過観察後、1回10μgを1日2回まで増量可。　[ビデュリオン] 週1回2mgを皮下注。

禁　忌

過敏症、糖尿病性ケトアシドーシス、糖尿病性昏睡・前昏睡、1型糖尿病、重症感染症、手術などの緊急の場合、透析を含む重度腎機能障害。

併　用

糖尿病用薬・β遮断薬・サリチル酸誘導体・MAO阻害薬（血糖降下増強）、アドレナリン・副腎皮質ステロイド・甲状腺ホルモン（血糖降下減弱）、ワルファリン・HMG-CoA還元酵素阻害薬（胃内容物排出遅延）。

副作用

重大：低血糖、腎不全、急性膵炎、アナフィラキシー反応、血管浮腫、腸閉塞。
その他：浮動性めまい、悪心・嘔吐、下痢、便秘、食欲減退、注射部位硬結・そう痒感など。

作　用

膵臓のGLP-1受容体に結合してインスリン分泌を促し血糖降下作用を示す。

ナースのための知識

①インスリン製剤の代替薬ではない。②自己注射の投与法、および安全な廃棄方法を指導する。　③使用前は凍結を避け、2～8℃で遮光保存する。室温保存では4週間以内に使用する。

GLP-1受容体作動薬（皮下注製剤）

デュラグルチド（遺伝子組換え）

[商品名] トルリシティ（イーライリリー）

剤形：規格

[アテオス] 0.75mg（0.5mL）

効　能

2型糖尿病。

用　法

1週間に1回0.75mgを皮下注。

禁　忌

過敏症、糖尿病性ケトアシドーシス、糖尿病性昏睡・前昏睡、1型糖尿病、重症感染症、手術など緊急時。

併　用

糖尿病用薬・血糖降下薬（低血糖）、血糖降下作用減弱薬（高血糖）、ワルファリン（併血中濃度上昇）。

副作用

重大：低血糖、アナフィラキシー、血管浮腫、急性膵炎、腸閉塞、重度の下痢、嘔吐。　その他：便秘、悪心、下痢など。

作　用

ヒトGLP-1アナログと改変ヒトIgG4 Fc領域との融合タンパク質であり、DPP-4による分解を受けずにGPL-1受容体に結合して、グルコース濃度依存的にインスリン分泌を促進する。

ナースのための知識

①週1回同一曜日に投与する。投与を忘れた場合、気づいた時点で次回投与まで3日間（72時間）以上ある場合はただちに投与し、その後はあらかじめ定めた曜日に投与する。3日間（72時間）未満の場合は投与せず、その後はあらかじめ定めた曜日に投与する。　②インスリン製剤の代替薬ではない。　③自己注射の投与法、および安全な廃棄方法を指導する。　④使用前は凍結を避け、2〜8℃で遮光保存する。室温保存では14日以内に使用する。

GLP-1受容体作動薬（皮下注製剤）

リキシセナチド

［商品名］リキスミア（サノフィ）

剤形：規格

300μg（3mL）

効　能

2型糖尿病。

用　法

1日1回20μgを朝食前に皮下注。1日1回10μgから開始し、1週間以上あけて5μgずつ増量（1回20μgまで）。

禁　忌

過敏症、糖尿病性ケトアシドーシス、糖尿病性昏睡・前昏睡、1型糖尿病、重症感染症、手術など緊急時。

併　用

糖尿病用薬・血糖降下薬（低血糖）、血糖降下作用減弱薬（高血糖）、β遮断薬など（血糖値変動）、抗菌薬・経口避妊薬・ワルファリンなど（併排出遅延）。

副作用

重大：低血糖、急性膵炎、アナフィラキシ　反応、血管浮腫。　その他：悪心、食欲不振、嘔吐、腹部不快感、便秘など。

作　用

ヒトGLP-1アナログであり、GPL-1受容体に結合してグルコース濃度依存的にインスリン分泌を促進し、グルカゴン分泌を抑制する。

ナースのための知識

①朝食前1時間以内に投与し、食後の投与は行わない。　②インスリン製剤の代替薬ではない。　③自己注射の投与法、および安全な廃棄方法を指導する。　④使用前は凍結を避け、2〜8℃で遮光保存する。使用開始後30日以内に使用する。

GLP-1受容体作動薬（皮下注製剤）

リラグルチド（遺伝子組換え）

［商品名］ビクトーザ（ノボ）

剤形：規格

18mg（3mL）

効　能

2型糖尿病。

用　法

1日1回0.9mg、朝または夕に皮下注。1日1回0.3mgから開始し、1週間以上あけて0.3mgずつ増量（1回1.8mgまで）。

禁　忌

過敏症、糖尿病性ケトアシドーシス、糖尿病性昏睡、1型糖尿病、重症感染症、手術など緊急時。

併　用

糖尿病用薬（低血糖）。

副作用

重大：低血糖、膵炎、腸閉塞。　その他：便秘、悪心、下痢、頭痛、甲状腺腫瘤、糖尿病性網膜症、注射部位反応、ALT↑など。

作　用

ヒトGLP-1アナログであり、GPL-1受容体に結合してグルコース濃度依存的にインスリン分泌を促進し、グルカゴン分泌を抑制する。

ナースのための知識

①投与は可能な限り同じ時刻に行う。 ②インスリン製剤の代替薬ではない。 ③自己注射の投与法、および安全な廃棄方法を指導する。 ④使用前は凍結を避け、2～8℃で遮光保存する。使用開始後30日以内に使用する。

DPP-4阻害薬・BG薬配合剤

アログリプチン安息香酸塩・メトホルミン塩酸塩

妊婦

［商品名］イニシンク（武田）

剤形：規格

アログリプチンとして25mg・メトホルミン塩酸塩500mg

効　能

2型糖尿病。

用　法

1日1回1錠。

警　告

メトホルミンにより重篤な乳酸アシドーシスによる死亡例も報告され、乳酸アシドーシスを起こしやすい患者には投与しない。腎機能障害または肝機能障害のある患者、高齢者に投与する場合には、定期的に腎機能や肝機能を確認するなど慎重に投与する。特に75歳以上の高齢者では、投与の適否を慎重に判断する。

禁　忌

過敏症、ビグアナイド系薬過敏症、乳酸アシドーシスの既往、重度の腎機能障害、透析、重度の肝機能障害、ショック・心不全・心筋梗塞・肺塞栓など心血管系・肺機能に高度の障害、低酸素血症を伴いやすい状態、過度のアルコール摂取、脱水症、脱水状態が懸念される下痢・嘔吐などの胃腸障害、重症ケトーシス、糖尿病性昏睡・前昏睡、1型糖尿病、重症感染症、手術前後、重篤な外傷、栄養不良、飢餓・衰弱状態、脳下垂体機能不全、副腎機能不全、妊婦。

併　用

ヨード造影剤・腎毒性の強い抗菌薬・利尿薬（乳酸アシドーシス）、糖尿病薬・血糖降下薬（低血糖）、血糖降下作用を減弱する薬剤（高血糖）、シメチジン・ドルテグラビル・バンデタニブ（作用増強）。

副作用

重大：乳酸アシドーシス、低血糖、急性膵炎、肝機能障害、黄疸、皮膚粘膜眼症候群、多形紅斑、横紋筋融解症、腸閉塞、間質性肺炎、類天疱瘡。 その他：発疹、下痢、腹痛、悪心、嘔吐、腹部膨満感、便秘、胃腸障害、放屁増加、全身倦怠感、ビタミンB_{12}減少など。

作　用

アログリプチンはDPP-4阻害によりGLP-1の血中濃度を上昇させ、グルコース依存的にインスリン分泌を促進する。メトホルミンは主として肝臓における糖新生を抑制し、インスリン分泌を介さずに血糖降下作用を示す。

ナースのための知識

①ヨード造影剤検査前に一時的に投与を中止し、投与後48時間は再開しない。 ②利尿作用を有する薬剤との併用時には、特に脱水に注意する。 ③腎機能や患者の状態に注意して投与量の調節を検討する。 ④急性膵炎症状（激しい腹痛・嘔吐）が現れた場合にはすみやかに受診するよう指導する。

DPP-4阻害薬・BG薬配合剤

ビルダグリプチン・メトホルミン塩酸塩

妊婦

［商品名］エクメットLD、エクメットHD（大日本住友）

剤形：規格

［LD］ビルダグリプチン50mg・メトホルミン塩酸塩250mg、［HD］ビルダグリプチン50mg・メトホルミン塩酸塩500mg

効　能

2型糖尿病。

用　法

1回1錠を1日2回朝夕。

警　告

重篤な乳酸アシドーシスによる死亡例も報告され、乳酸アシドーシスを起こしやすい患者には投与しない。腎機能障害または肝機能障害のある患者、高齢者に投与する場合には、定期的に腎機能や肝機能を確認するなど慎重に投与する。特に75歳以上の高齢者では、投与の適否を慎重に判断する。

禁　忌

過敏症、ビグアナイド系薬過敏症、乳酸アシドーシスの既往、重度の腎機能障害、透析、重度の肝機能障害、ショック・心不全・心筋梗塞・肺塞栓など心血管系・肺機能に高度の障害、低酸素血症を伴いやすい状態、過度のアルコール摂取、脱水症、下痢・嘔吐などの胃腸障害、糖尿病性ケトアシドーシス、糖尿病性昏睡・前昏睡、1型糖尿病、重症感染症、手術前後、重篤な外傷、栄養不良、飢餓・衰弱状態、脳下垂体機能不全、副腎機能不全、妊婦。

併　用

ヨード造影剤・腎毒性の強い抗菌薬・利尿薬（乳酸アシドーシス）、血糖降下薬・タンパク同化ホルモン（低血糖）、血糖降下作用を減弱する薬剤・ピラジナミド・イソニアジド（高血糖）、シメチジン・ドルテグラビル・バンデタニブ（作用増強）、ACE阻害薬（血管浮腫）。

副作用

重大：乳酸アシドーシス、肝炎、肝機能障害、黄疸、血管浮腫、低血糖、横紋筋融解症、急性膵炎、腸閉塞、間質性肺炎、類天疱瘡。　その他：めまい・ふらつき、アミラーゼ増加、下痢、悪心、空腹など。

作　用

ビルダグリプチンはDPP-4阻害によりGLP-1の血中濃度を上昇させ、グルコース依存的にインスリン分泌を促進、グルカゴン分泌を抑制する。メトホルミンは主として肝臓における糖新生を抑制し、インスリン分泌を介さずに血糖降下作用を示す。

ナースのための知識

①ヨード造影剤検査前に一時的に投与を中止し、投与後48時間は再開しない。　②利尿作用を有する薬剤との併用時には、特に脱水に注意する。　③腎機能や患者の状態に注意して投与量の調節を検討する。　④投与開始前、投与開始後1年間は少なくとも3か月ごとに、その後も定期的に肝機能検査を行う。

DPP-4阻害薬・SGLT2阻害薬配合剤

テネリグリプチン臭化水素酸塩水和物・カナグリフロジン水和物

［商品名］カナリア（田辺三菱）

剤形：規格

テネリグリプチン20mg・カナグリフロジン100mg

効　能

2型糖尿病（テネリグリプチンおよびカナグリフロジンの併用による治療が適切と判断される場合に限る）。

用　法
1日1回1錠を朝食前または後。

禁　忌
過敏症、重症ケトーシス、糖尿病性昏睡・前昏睡、1型糖尿病、重症感染症、手術前後、重篤な外傷。

併　用
糖尿病用薬・血糖降下薬（低血糖）、血糖降下作用減弱薬（高血糖）、クラスⅠA抗不整脈薬・クラスⅢ抗不整脈薬（QT延長）、利尿薬（併作用増強）など。

副作用
重大：低血糖、脱水、ケトアシドーシス、腎盂腎炎、外陰部および会陰部の壊死性筋膜炎、敗血症、腸閉塞、肝機能障害、間質性肺炎、類天疱瘡、急性膵炎。　その他：口渇、便秘、頻尿、多尿、湿疹、外陰部腟カンジダ症、血中ケトン↑など。

作　用
テネリグリプチンはGLP-1の分解に働くDPP-4を阻害することで、GLP-1のインスリン分泌促進作用を介して血糖を低下させる。カナグリフロジンはSGLT2を阻害し尿中へのグルコース排泄を促進することで血糖を低下させる。

ナースのための知識
①1型糖尿病には投与をしない。②急性膵炎症状（激しい腹痛・嘔吐）が現れた場合にはすみやかに受診するよう指導する。　③多尿・頻尿による体液量減少があるので、適度な水分補給を行うよう指導し、観察を十分に行う。　④尿路感染および性器感染の症状および対処法について十分説明する。

糖尿病神経障害治療薬

エパルレスタット

［商品名］キネダック（小野）

剤形：規格
50mg

効　能
糖尿病性末梢神経障害に伴うしびれ感・疼痛、振動覚異常、心拍変動異常の改善。

用　法
1回50mgを1日3回毎食前。

副作用
重大：血小板減少、劇症肝炎、肝機能障害、黄疸、肝不全。　その他：発疹、そう痒症、腹痛、嘔気、食欲不振、BUN・クレアチニン↑、貧血、倦怠感など。

作　用
アルドース還元酵素を阻害し、神経内ソルビトールの蓄積を抑制し、末梢神経障害における自覚症状や神経機能異常を改善する。

ナースのための知識
①食事療法・運動療法・血糖降下薬やインスリン治療を行った上で使用する。　②12週間服用して効果が現れない場合、他の治療に切り替える。　③尿が黄褐色または赤色に着色することがある。

糖尿病治療薬（インスリン製剤）

●ケアのポイント

- 2型糖尿病においては、急を要する場合以外は、食事療法・運動療法を十分に行った上での適用であることを確認する。
- 低血糖症状に関する注意について、患者および家族に十分説明する（p.266 Check①）。
- インスリンの用量が不足した場合、高血糖を起こすことがある。症状が現れた場合には適切な処置を行う。

ハイリスク薬 インスリン製剤 ここに注意！

- 低血糖症状の出現（他の糖尿病薬との併用や高齢者、服用量や服用時間の誤り、食事摂取をしなかった場合）等に注意し、ブドウ糖携帯を指導する（p.266 Check①）。
- 低血糖および低血糖症状出現時の対処法について指導する（p.266 Check①）。
- インスリン注射の注意、空打ちの意義、投与部位について指導する➡Check、表8-1。
- インスリン製剤の保管方法について指導する➡Check。
- 注射針の取扱い方法・廃棄方法について指導する。
- シックデイ（Sick Day）の対処法について指導する（p.267 Check②）。

Check インスリン製剤使用時と保管時のポイントをおさえる

【使用時の注意点】

- **インスリン混注時**：インスリンには種々の単位数の製剤があるが、すべてのインスリン製剤は「1単位＝0.01mL」（例：3mLプレフィルド製剤＝300単位，10mLバイアル製剤＝1,000単位）に統一されている。バイアルから注射器で吸い上げるときは、必ずインスリン専用シリンジを使用する。
- **空打ち**：きちんとインスリンが出ているかを、注射するごとに空打ちを行って確認する。流路が閉塞していないことや注入器が壊れていないことの確認、注射針の空気を除去するために必ず行う必要がある。
- **投与部位**：上腕部、大腿部、腹部、腰部等に皮下注射する。同じ所に注射し続けると皮膚の硬結などが生じる恐れがあるため、同一部位内で投与する場合は、2～3cm（指2本分程度を目安）ずつ場所をずらして注射する。

【保管時の注意点】

- 凍結を避け、2～8℃で遮光保管する。使用開始後、冷蔵庫に保管できない場合には、遮光して室温（1～30℃）で保管する。直射日光や高温に注意する。
- 凍結すると使用できなくなるので、飛行機に乗る際は必ず手荷物に入れる（貨物室は氷点下になる恐れがある）。
- 使用開始後4週間を超えたものは使用しない。

表8-1 ペン型インスリン自己注射の患者指導例

投与前	①手洗いをする ②懸濁タイプは、均一になるまでゆっくりと10回以上振る（初回時は十分にローリング後に10回以上振る） ③キャップをとり、アルコール綿でゴム栓を消毒し、新しい注射針を垂直に刺して装着する ④ダイアル表示を「2」にセットし、上部をはじいて空気を上に集めてから空打ち（➡Check）参照し、針先から少なくとも1滴出ることを確認する ⑤投与したい単位に、ダイアルの数字を合わせる ⑥注射する部位をアルコール綿で消毒する
投与時	⑦注射部位（腹部と大腿部が一般的。注射部位は順に指2本ずつずらす）のまわりの皮膚を親指と人差し指でしっかりとつまみ、皮下に垂直に針をすばやく刺し、注入ボタンをゆっくりと最後まで完全に押す ⑧注入ボタンを押したまま、指示された秒数（通常5～10秒）を数える ⑨注入ボタンを押したまま、まっすぐ針を抜く。ダイアル表示が「0」に戻っていることを確認する
投与後	⑩注射した部位をアルコール綿で軽く押さえる。注射した部位をもまない ⑪使用済みの注射針に外針ケースを再びかぶせ、外針ケースごと針を外し、危険のないように廃棄する

●主な糖尿病治療薬（インスリン製剤）一覧

※太字は該当ページに詳細を掲載

分類	作用時間	一般名	商品名	ページ
超速効型	約15分で効果発現し、3～5時間持続	インスリン グルリジン	アピドラ	—
		インスリン アスパルト	**ノボラピット**	p.289
		インスリン リスプロ	ヒューマログ	—
速効型	約30分で効果発現し、約6～8時間持続	インスリン ヒト	ノボリンR、ヒューマリンR	—
混合型（超速効型・持効型配合）	10分で効果発現し、24時間持続	インスリン デグルデク・インスリン アスパルト	ライゾデグ	—
混合型（超速効型・中間型配合）	15分未満で効果発現し、18～24時間持続	インスリン リスプロ	ヒューマログミックス25、ヒューマログミックス50	—
	10～20分で効果発現し、24時間持続	インスリン アスパルト	ノボラピッド30ミックス、ノボラピッド50ミックス、ノボラピッド70ミックス	—

分類	作用時間	一般名	商品名	ページ
混合型（速効型・中間型配合）	約30分で効果発現し、24時間持続	インスリン ヒト	ノボリン30R、ヒューマリン3/7、イノレット30R	—
中間型	約1.5時間で効果発現し、18～24時間持続	インスリン ヒト	ノボリンN、ヒューマリンN	—
	30分～1時間で効果発現し、18～24時間持続	インスリン リスプロ	ヒューマログN	—
持効型	約1時間で効果発現し、24時間持続	インスリン デテミル	レベミル	—
	約1時間で効果発現し、ほぼ一定の濃度で24時間持続	インスリン グラルギン	**ランタス、ランタスXR**	p.290
	定常状態で42時間以上効果が持続	インスリン デグルデク	トレシーバ	—

インスリン製剤（超速効型）

インスリン アスパルト

（遺伝子組換え）

［商品名］ノボラピッド（ノボ）

剤形：規格

100単位/mL（10mL）　［フレックスタッチ］300単位（3mL）　［フレックスペン］300単位（3mL）　［イノレット］300単位（3mL）　［ペンフィル］300単位（3mL）

効　能

インスリン療法が適応となる糖尿病。

用　法

初期は1回2～20単位を毎食直前に皮下注、持続型インスリンと併用。維持量は持続型インスリンを含め、1日4～100単位、は静注・持続静注・筋注も可。

禁　忌

過敏症、低血糖症状。

併　用

糖尿病用薬・MAO阻害薬・三環系抗うつ薬・サルチル酸誘導体・抗腫瘍薬・β遮断薬・ワルファリン・サルファ剤（低血糖症状）、サイアザイド系利尿薬・副腎皮質ステロイド・副腎皮質刺激ホルモン・アドレナリン・グルカゴン・甲状腺ホルモン・経口避妊薬・ニコチン酸・濃グリセリン・イソニアジド・ダナゾール・フェニトイン（高血糖症状）、タンパク同化ステロイド・ソマトスタチンアナログ（低・高血糖症状）など。

副作用

重大：低血糖、アナフィラキシーショック、血管神経性浮腫。　その他：倦怠感、多汗、めまい、振戦、アレルギー、発疹、注射部位反応など。

作　用

製剤中では弱く結合した六量体を形成、皮下注射後は六量体から急速に解離してすみやかに血中に移行し、短時間で血糖降下作用を発現する。

ナースのための知識

1本のフレックスタッチ・フレックスペン・イノレット・ペンフィルを複数の患者に使用しない。

インスリン製剤（持効型）

インスリン グラルギン

（遺伝子組換え）

［商品名］ランタス、ランタスXR
（サノフィ）

剤形：規格

100単位/mL（10mL） ［カート］300単位（3mL） ［ソロスター］300単位（3mL） ［ソロスターXR］450単位（1.5mL）

効 能

インスリン療法が適応となる糖尿病。

用 法

初期は1日1回4～20単位を皮下注（朝食前または就寝前）、ときに他のインスリン製剤を併用。維持量は他のインスリン製剤投与量を含め1日4～80単位。

禁 忌

過敏症、他のインスリングラルギン薬過敏症、低血糖症状。

併 用

糖尿病用薬・MAO阻害薬・三環系抗うつ薬・サルチル酸誘導体・抗腫瘍薬・ワルファリン・サルファ剤（低血糖症状）、サイアザイド系利尿薬・副腎皮質ステロイド・副腎皮質刺激ホルモン・アドレナリン・グルカゴン・甲状腺ホルモン・経口避妊薬・ニコチン酸・濃グリセリン・イソニアジド・ダナゾール・フェニトイン（高血糖症状）、タンパク同化ステロイド・β遮断薬・リチウム・クロニジン（低・高血糖症状）など。

副作用

重大：低血糖、ショック、アナフィラキシー。 その他：AST・ALT↑、糖尿病網膜症の顕在化または増悪、蕁麻疹、そう痒感、浮腫など。

作 用

末梢におけるグルコースの取り込みを促進し、肝におけるグルコース産生を阻害して、血糖値を降下させる。24時間にわたりほぼ一定の濃度で明らかなピークを示さない血中濃度推移を示す。

ナースのための知識

①他のインスリン製剤から変更する場合は、低用量から開始するなど慎重に行い、しばらくの間は血糖モニタリングを行う。 ②インスリン皮下投与用注射筒内で、他のインスリン製剤と混合しない。

痛風治療薬

ケアのポイント

- 痛風発作にはコルヒチンが特効薬である。
- 尿酸排泄促進薬や尿酸生成抑制薬の投与前に痛風発作が認められた場合には、症状が治まるまで投与を開始しない。投与中に痛風発作が発現した場合には、用量を変更することなく投与を継続し、コルヒチンやインドメタシン等を併用する。
- 摂水量を多くする。

本書で取り上げた痛風治療薬一覧

分類	一般名	商品名	ページ
痛風発作寛解薬	コルヒチン	コルヒチン	p.291
尿酸排泄促進薬	ベンズブロマロン	ユリノーム	p.292
尿酸生成抑制薬	アロプリノール	ザイロリック	p.292
	フェブキソスタット	フェブリク	p.293

痛風発作寛解薬

コルヒチン

妊婦

［商品名］コルヒチン（高田）

剤形：規格

錠0.5mg

効　能

❶痛風発作の緩解および予防。　❷家族性地中海熱。

用　法

❶1日3〜4mgを6〜8回に分割。発病予防には1日0.5〜1mg、発作予感時には1回0.5mg。　❷1日0.5mgを1〜2回に分割（1日1.5mgまで）。小児は1日0.01〜0.02mg/kgを1〜2回に分割（1日0.03mg/kg、成人の最大量を超えない）。

禁　忌

過敏症、妊婦（家族性地中海熱を除く）。［併用禁忌］肝・腎障害がありCYP3A4を強く阻害する薬剤[1]またはP糖タンパクを阻害する薬剤[2]。

併　用

クラリスロマイシン[1]・イトラコナゾール[1]・グレープフルーツジュース[1]・シクロスポリン[2]（作用増強）。

副作用

重大：再生不良性貧血、顆粒球減少、白血球減少、血小板減少、横紋筋融解症、ミオパチー、末梢神経障害。　その他：全身のそう痒、発疹、発熱、下痢、悪心・嘔吐、血尿など。

作　用

白血球、好中球の作用を阻止し、特に好中球の走化性因子（LTB_4、IL-8）に対する反応性を著明に低下させることにより痛風の発作を抑制する。

ナースのための知識

①疼痛発作の発現後できるだけ早く投与開始し、緩解するまで3〜4時間ごとに投与するが、1日量は1.8mgまでにする。　②発作3〜4時間前に先行する予兆を感知したらできるだけ早く服用する。

尿酸排泄促進薬

ベンズブロマロン

妊婦

［商品名］ユリノーム（鳥居）

剤形：規格

25mg、50mg

効能

❶痛風における高尿酸血症の改善。 ❷高尿酸血症を伴う高血圧症における高尿酸血症の改善。

用法

❶1日1回25〜50mg。維持量は1回50mgを1日1〜3回。 ❷1回50mgを1日1〜3回。

警告

(1) 重篤な肝障害が報告されているので、投与開始後少なくとも6か月間は必ず、定期的に肝機能検査を行う。 (2) 患者に肝障害が発生する可能性を説明し、食欲不振、悪心・嘔吐、全身倦怠感、腹痛、下痢、発熱、尿濃染、眼球結膜黄染などが現れた場合には、服用を中止し、ただちに受診するよう注意を行う。

禁忌

過敏症、肝障害、腎結石、高度の腎機能障害、妊婦。

併用

抗凝血薬・ワルファリン（併作用増強）、ピラジナミド・アスピリン（効果減弱）。

副作用

重大：重篤な肝障害。 その他：胃部不快感、胃腸障害、そう痒感、発疹、下痢など。

作用

尿細管における尿酸の再吸収を特異的に抑制し、尿酸の尿中への排泄を促進することにより高尿酸血症を改善する。

ナースのための知識

水分の摂取による尿量の増加および尿のアルカリ化を図る。この場合に、酸・塩基平衡に注意する。

尿酸生成抑制薬

アロプリノール

［商品名］ザイロリック（GSK）

剤形：規格

50mg、100mg

効能

高尿酸血症の是正（痛風、高尿酸血症に伴う高血圧症）。

用法

1日200〜300mgを2〜3回に分割（食後）。

禁忌

過敏症

併用

メルカプトプリン・アザチオプリン・シクロホスファミド（骨髄抑制）、ビダラビン（神経障害発現）、フェニトイン・テオフィリン（血中濃度上昇）、ペントスタチン・カプトプリル・ヒドロクロロチアジド・アンピシリン（過敏反応）など。

副作用

重大：中毒性表皮壊死融解症、皮膚粘膜眼症候群、剥脱性皮膚炎などの重篤な皮膚障害、過敏性血管炎、薬剤性過敏症症候群、ショック、アナフィラキシー、再生不良性貧血、汎血球減少、無顆粒球症、血小板減少、劇症肝炎などの重篤な肝機能障害、黄疸、腎不全、腎不全の増悪、間質性腎炎を含む腎障害、間質性肺炎、横紋筋融解症。 その他：発疹、食欲不振、下痢、全身倦怠感、脱毛など。

作用

キサンチンオキシダーゼを阻害することで尿酸の生合成を抑制し、血中尿酸値および尿中尿酸値を低下させる。

ナースのための知識

①発熱・発疹などが現れた場合はただちに投与を中止する。　②投与初期に痛風発作の一時的増強をみることがあるので、初期1週間は1日100mgが望ましい。

尿酸生成抑制薬

フェブキソスタット

［商品名］フェブリク（帝人ファーマ）

剤形：規格

錠10mg、20mg、40mg

効　能

❶痛風、高尿酸血症。　❷がん化学療法に伴う高尿酸血症。

用　法

❶1日1回10mgより開始。維持量は1日1回40mg（1日60mgまで）。　❷1日1回60mg。

禁　忌

過敏症。　［併用禁忌］メルカプトプリン・アザチオプリン（骨髄抑制）。

併　用

ビダラビン（幻覚、振戦、神経障害）、ジダノシン（併血中濃度上昇）。

副作用

重大：肝機能障害、過敏症。　その他：関節痛、CK↑、白血球数減少、手足のしびれ感、浮動性めまい、心電図異常、下痢、腹部不快感など。

作　用

尿酸生成をつかさどるキサンチンオキシダーゼの酸化型、還元型をいずれも阻害することにより、尿酸生成を抑制する。

ナースのための知識

甲状腺関連の所見で異常が認められた場合には、甲状腺機能関連の検査を実施する。

中毒治療薬

●ケアのポイント

●中毒の原因によって対処法は異なる（**表8-2**参照）ため、症状や患者・家族への問診等によって原因物質を特定することが重要である。

表8-2　主な解毒薬・拮抗薬の作用機序

作用機序	中毒物質	解毒薬・拮抗薬※
薬理学的拮抗	オピオイド（急性）	ナロキソン塩酸塩、酒石酸レバロルファン
	カルバメート	アトロピン硫酸塩
	ベンゾジアゼピン系	フルマゼニル（アネキサート）
	メトトレキサート	ホリナートカルシウム（ロイコボリン）
	有機リン剤	アトロピン硫酸塩、プラリドキシムヨウ化メチル（PAM［パム］）
代謝促進	青酸化合物	亜硝酸アミル、亜硝酸ナトリウム、チオ硫酸ナトリウム
毒性代謝物の生成阻害	アセトアミノフェン	アセチルシステイン
沈殿形成	フッ化水素・シュウ酸	グルコン酸カルシウム
キレート・配位	一酸化炭素	酸素
	水銀・ヒ素・鉛	ジメルカプロール（バル）
	鉄	デフェロキサミンメシル酸塩（デスフェラール）、デフェラシロクス（エクジェイド）
	銅・鉛・水銀	ペニシラミン（メタルカプターゼ）
	鉛	エデト酸カルシウムナトリウム水和物（ブライアン）

※（）内は主な商品名。

●本書で取り上げた中毒治療薬一覧

分類	一般名	商品名	ページ
腎不全治療薬	球形吸着炭	クレメジン	p.295
麻薬拮抗薬	ナロキソン塩酸塩	ナロキソン塩酸塩	p.211（呼吸障害治療薬）
有機リン剤中毒解毒薬	プラリドキシムヨウ化物	パム	p.295
ベンゾジアゼピン受容体拮抗薬	フルマゼニル	アネキセート	p.211（呼吸障害治療薬）

腎不全治療薬

球形吸着炭

［商品名］クレメジン（田辺三菱）

剤形：規格

500mg　200mg　2g

効　能

慢性腎不全（進行性）における尿毒症症状の改善および透析導入の遅延。

用　法

1日6gを3回に分割。

禁　忌

消化管通過障害。

副作用

便秘、食欲不振、悪心・嘔吐、腹部膨満感などの消化器症状など。

作　用

尿毒症毒素を消化管内で吸着し、便とともに排泄されることにより、尿毒症症状の改善や透析導入を遅らせる効果をもたらす。

ナースのための知識

①吸着剤であることを考慮し、他剤との同時服用は避ける。　②投与開始6か月を目標に継続の適否を検討する。特に長期投与の際には、全身状態などに注意する。

有機リン剤中毒解毒薬

プラリドキシムヨウ化物

［商品名］パム（大日本住友）

剤形：規格

500mg（20mL）

効　能

有機リン剤の中毒。

用　法

1回1gを徐々に静注。

併　用

アトロピン（薬効発現遅延）。

副作用

嘔気、胸内苦悶、不整脈、軽度不快感、口内苦味間、下顎疲労感、ヨード過剰症状など。

作　用

コリンエステラーゼの酵素活性を回復させ、中毒症状を緩解する。

ナースのための知識

血糖測定値に影響し、実際の血糖値よりも高値を示すことがある。血糖測定用試薬および測定器の血糖測定値に対する影響について、事前に製造販売業者から情報を入手する。

9 内分泌系作用薬

〔骨粗鬆症治療薬、その他の内分泌系作用薬〕

骨粗鬆症治療薬

●ケアのポイント

- 骨粗鬆症の予防や治療には、適度な日光浴、食事などからの十分なカルシウム・ビタミンD・ビタミンKの摂取、適度な運動が重要であることを指導する。
- ビスホスホネート製剤投与中の患者には、下記の点に注意する。
  - ・開始前に、口腔内の管理状態を確認し、必要に応じて、適切な歯科検査を受け、侵襲的な歯科処置をできる限り済ませておくよう指導する。投与中に侵襲的な歯科処置が必要になった場合には休薬を検討する。
  - ・投与中は、口腔内を清潔に保つこと、定期的な歯科検査を受けるよう指導する。
  - ・外耳炎、耳漏、耳痛等の症状が続く場合には、耳鼻咽喉科を受診するよう指導する。
  - ・長期使用患者で大腿部や鼠径部等において痛みが認められた場合には、X線検査等を行い、適切な処置を行う。
- ビスホスホネート製剤を服用する患者には、下記を十分に説明する。
  - ・水のみで服用する（カルシウム、マグネシウム等の含量が特に高いミネラルウォーター［硬水］などは避ける）。硬水や水以外の飲み物、食物および他の薬剤と一緒に服用すると、吸収を抑制する恐れがある。
  - ・起床してすぐに、コップ1杯（約180mL）の水とともに服用する。
  - ・噛んだりまたは口中で溶かしたりしない。
  - ・服用後は少なくとも30分（イバンドロン酸は60分）経ってからその日の最初の食事をとり、食事を終えるまでは横にならない。
  - ・就寝時または起床前に服用しない。
- 活性型ビタミンD_3製剤投与患者は、定期的に血清カルシウム値を測定し、正常値を超えないよう投与量を調整する。高Ca血症を起こした場合は休薬し、正常域に達したら減量して再開する。

●本書で取り上げた骨粗鬆症治療薬一覧

分類	一般名	商品名	ページ
ビスホスホネート製剤	アレンドロン酸ナトリウム	フォサマック、ボナロン	p.297
	イバンドロン酸ナトリウム水和物	ボンビバ	p.298
	ゾレドロン酸水和物	リクラスト	p.298
		ゾメタ*	p.471（抗悪性腫瘍薬）
	ミノドロン酸水和物	ボノテオ、リカルボン	p.299
	リセドロン酸ナトリウム	アクトネル、ベネット	p.299
カルシトニン製剤	エルカトニン	エルシトニン	p.300
活性型ビタミンD_3製剤	アルファカルシドール	アルファロール、ワンアルファ	p.300
	エルデカルシトール	エディロール	p.301
その他	デノスマブ	プラリア	p.301
		ランマーク*	p.472（抗悪性腫瘍薬）
	ラロキシフェン塩酸塩	エビスタ	p.301

＊抗悪性腫瘍薬であり、骨粗鬆症には適応外使用。

ビスホスホネート製剤

アレンドロン酸ナトリウム

［商品名］フォサマック（MSD）、ボナロン（帝人ファーマ）

剤形：規格

［共通］錠5mg、35mg ［ボナロン］ゼリー35mg 注［バッグ］900μg（100mL）

効能

骨粗鬆症。

用法

錠［5mg］1日1回5mg。錠［35mg］・ゼリー1週間1回35mg。 いずれも朝起床時に水約180mLとともに経口投与。服用後30分は横にならず、飲食（水を除く）ならびに他の薬剤の内服も避ける。 注4週1回900μgを30分以上かけて点滴。

禁忌

［共通］過敏症、ビスホスホネート系薬過敏症、低Ca血症。 ［内服］食道狭窄・アカラシア（食道弛緩不能症）、30分以上上体を起こしていることや立っていることのできない患者。

併用

Ca補給薬・制酸薬・Mg製剤（吸収低下）など。

副作用

重大：［共通］肝機能障害、黄疸、低Ca血症、中毒性表皮壊死融解症、皮膚粘膜眼症候群、顎骨壊死・顎骨骨髄炎、外耳道骨壊死、大腿骨転子下・近位大腿骨骨幹部の非定型骨折。 ［内服］食道・口腔内障害、胃・十二指腸潰瘍。 その他：［共通］嘔気、胃痛・心窩部痛など。

作用

破骨細胞に取り込まれた後、その活性を抑制することで骨が壊される過程（骨吸収）を減少させる。

ナースのための知識

沈殿を生じることがあるので、Ca、Mgを含む溶液とは混合しない。

ビスホスホネート製剤

イバンドロン酸ナトリウム水和物 妊婦

［商品名］ボンビバ（中外）

剤形：規格

100mg ［シリンジ］1mg（1mL）

効 能

骨粗鬆症。

用 法

1か月に1回100mg、起床時に十分量（約180mL）の水で経口投与。服用後少なくとも60分は横にならず、水を除いた飲食および他の薬剤の経口摂取を避ける。 1か月に1回1mgを静注。

禁 忌

［共通］過敏症、ビスホスホネート系薬過敏症、低Ca血症、妊婦。 ［のみ］食道狭窄・アカラシアなど食道通過障害、服用時に立位・座位を60分以上保てない。

併 用

水以外の飲料・食物（特に牛乳・乳製品などの高Ca含有飲食物）・多価陽イオン（Ca、Mg、Fe、アルミニウムなど）含有薬（吸収阻害）。

副作用

重大：［共通］アナフィラキシーショック、アナフィラキシー反応、顎骨壊死・顎骨骨髄炎、外耳道骨壊死、大腿骨転子下および近位大腿骨骨幹部の非定型骨折、低Ca血症。 上部消化管障害。その他：［共通］下痢、頭痛、背部痛、関節痛、倦怠感、インフルエンザ様症状など。

作 用

骨基質のハイドロキシアパタイトに高い親和性をもち、投与後骨に分布する。破骨細胞に取り込まれた後ファルネシルピロリン酸合成酵素を阻害し、破骨細胞の機能を抑制することで骨吸収抑制作用を示す。

ビスホスホネート製剤

ゾレドロン酸水和物※ 妊婦

［商品名］リクラスト（旭化成ファーマ）

剤形：規格

［ボトル］5mg（100mL）

効 能

骨粗鬆症。

用 法

1年に1回5mgを15分以上かけて点滴静注。

警 告

急性腎不全を起こすことがあるため、以下の点に注意。 (1) 各投与前には、腎機能、脱水状態、併用薬について、問診・検査を行うなど患者の状態を十分に確認し、本剤投与の適否を判断する。 (2) 投与時には、点滴時間が短いと急性腎不全の発現リスクが高くなることから、必ず15分間以上かけて点滴静脈内投与する。(3) 急性腎不全の発現は主に投与後早期に認められているため、腎機能検査を行うなど、患者の状態を十分に観察する。

禁 忌

過敏症、ビスホスホネート系薬過敏症、重度の腎障害、脱水状態、低Ca血症、妊婦。

併 用

カルシトニン製剤・アミノグリコシド系抗菌薬・シナカルセト（血清Ca↓）、利尿薬（脱水）、腎毒性のある薬剤（急性腎不全）。

副作用

重大：急性腎不全、間質性腎炎、ファンコニー症候群、低Ca血症、顎骨壊死・顎骨骨髄炎、外耳道骨壊死、大腿骨転子下・近位大腿骨骨幹部の非定型骨折、アナフィラキシー。 その他：頭痛、関節痛、発熱、倦怠感、インフルエンザ様疾患など。

(作 用)
主に破骨細胞の機能喪失とアポトーシスの誘導により骨吸収抑制作用を示す。

ナースのための知識
腎機能障害の副作用があるため、投与前・投与後早期は十分な水分補給を促し、投与後1～2週を目安に腎機能検査を行う。

※同成分で抗悪性腫瘍薬（ゾメタ→p.471）あり。

ビスホスホネート製剤
ミノドロン酸水和物 妊婦

［商品名］**ボノテオ**（アステラス）、**リカルボン**（小野）

(剤形：規格)
錠1mg、50mg

(効 能)
骨粗鬆症。

(用 法)
起床時に水またはぬるま湯約180mLとともに服用。服用後は少なくとも30分は横にならず、飲食（水を除く）ならびに他の薬剤摂取を避ける。錠［1mg］1日1回1mg、錠［50mg］50mgを4週に1回。

(禁 忌)
過敏症、ビスホスホネート系薬過敏症、食道狭窄またはアカラシアなどの食道通過障害、服用時に立位または座位を30分以上保てない、低Ca血症、妊婦。

(併 用)
水以外の飲料・食物・多価陽イオン（Ca、Fe、Mg、アルミニウムなど）含有薬（吸収阻害）。

(副作用)
重大：上部消化管障害、顎骨壊死・顎骨骨髄炎、外耳道骨壊死、大腿骨転子下および近位大腿骨骨幹部の非定型骨折、肝機能障害、黄疸。 その他：胃・腹部不快感、腹痛、胃炎、血中Ca減少、アルカリホスファターゼ減少、発疹、逆流性食道炎など。

(作 用)
破骨細胞内でファルネシルピロリン酸合成酵素を阻害し、破骨細胞の骨吸収機能を抑制することにより、骨代謝回転を低下させる。

ビスホスホネート製剤
リセドロン酸ナトリウム 妊婦

［商品名］**アクトネル**（エーザイ）、**ベネット**（武田）

(剤形：規格)
錠2.5mg、17.5mg、75mg

(効 能)
［共通］❶骨粗鬆症。 ［17.5mg］❷骨ページェット病。

(用 法)
起床時に十分量（約180mL）の水とともに服用。服用後30分は横にならず、水以外の飲食ならびに他の薬剤の経口摂取も避ける。❶錠［2.5mg］1日1回2.5mg、錠［17.5mg］週1回17.5mg、錠［75mg］月1回75mg。 ❷1日1回17.5mg、8週間連日投与。

(禁 忌)
過敏症、食道狭窄またはアカラシアなどの食道通過遅延障害、ビスフォスフォネート系薬過敏症、低Ca血症、服用時に立位あるいは坐位を30分以上保てない、妊婦、高度な腎障害。

(併 用)
水以外の飲料・食物（特に牛乳・乳製品などの高Ca含有飲食物）・多価陽イオン（Ca、Mg、Fe、アルミニウムなど）含有薬（吸収阻害）。

(副作用)
重大：上部消化管障害、肝機能障害、黄疸、顎骨壊死・顎骨骨髄炎、外耳道骨壊

死、大腿骨転子下および近位大腿骨骨幹部の非定型骨折。　その他：胃不快感、便秘、上腹部痛、頭痛、筋・骨格痛、尿潜血陽性など。

作　用

破骨細胞の機能阻害作用を示し、骨吸収を抑制して骨代謝回転を抑制する。

ナースのための知識

長期にわたって漫然と投与しない。

カルシトニン製剤

エルカトニン

[40単位] 妊婦

[商品名] エルシトニン（旭化成ファーマ）

剤形：規格

10単位（1mL）、20単位（1mL）、40単位（1mL）　[ディスポ] 20単位（1mL）

効　能

[40単位以外] ❶骨粗鬆症における疼痛。[40単位] ❷高Ca血症。　❸骨ページェット病。

用　法

❶1回10エルカトニン単位を週2回、または1回20エルカトニン単位を週1回筋注。❷1回40エルカトニン単位を1日2回筋注または点滴静注。　❸1日1回40エルカトニン単位を筋注。

禁　忌

[共通] 過敏症、[40単位] 妊娠末期。

併　用

ビスホスホン酸塩系骨吸収抑制薬（低Ca血症）。

副作用

重大：ショック、アナフィラキシー、テタニー、喘息発作、肝機能障害、黄疸。その他：発疹、蕁麻疹、顔面潮紅、熱感、悪心、嘔吐、めまい、ふらつき、疼痛、浮腫、そう痒感など。

作　用

ホルマリン誘発性痛覚過敏・卵巣摘出により惹起された痛覚過敏に対して鎮痛作用を示す。骨吸収の抑制によって血清Caを低下させる。

活性型ビタミンD_3製剤

アルファカルシドール

[商品名] アルファロール（中外）、ワンアルファ（帝人ファーマ）

剤形：規格

[アルファロール] 0.25μg、0.5μg、1μg、3μg　1μg/g　0.5μg/mL
[ワンアルファ] 0.25μg、0.5μg、1.0μg

効　能

❶骨粗鬆症。ビタミンD代謝異常（❷慢性腎不全、❸副甲状腺機能低下症、❹ビタミンD抵抗性クル病・骨軟化症、[のみ] ❺未熟児）に伴う低Ca血症、テタニー、骨痛、骨病変などの改善。

用　法

❶❷1日1回0.5～1.0μg。　❸❹1日1回1.0～4.0μg。小児の骨粗鬆症では、1日1回0.01～0.03μg/kg、その他の疾患では1日1回0.05～0.1μg/kg。　❺未熟児は1日1回0.008～0.1μg/kg。

併　用

Mg含有製剤（高Mg血症）、ジギタリス（不整脈）、Ca製剤・ビタミンD・テリパラチド（高Ca血症）。

副作用

重大：急性腎不全、肝機能障害、黄疸。その他：食欲不振、悪心・嘔吐、頭痛、不眠、イライラ感、軽度の血圧上昇、発疹など。

作　用

骨吸収作用と骨再構成作用、小腸でのCa吸収促進作用や骨塩溶出作用などがある。

ナースのための知識

小児には少量から開始し、漸増投与する。

活性型ビタミンD_3製剤

エルデカルシトール

妊婦 授乳婦

[商品名] エディロール（中外）

剤形：規格

0.5μg、0.75μg

効 能

骨粗鬆症。

用 法

1日1回0.75μg（症状により1日1回0.5μgに減量）。

禁 忌

妊婦、授乳婦。

併 用

ジゴキシン（不整脈）、Ca製剤・アルファカルシドール・カルシトリオール・テリパラチド（高Ca血症）、酸化Mg（高Mg血症）など。

副作用

重大：高Ca血症、急性腎不全、尿路結石。　その他：尿中・血中Ca増加、下痢、腹痛など。

作 用

破骨細胞の形成抑制、小腸でのCa吸収促進、血清Ca濃度増加により骨密度・骨強度を改善する。

その他の骨粗鬆症治療薬

デノスマブ※（遺伝子組換え）

妊婦

[商品名] プラリア（第一三共）

剤形：規格

［シリンジ］60mg/1mL

効 能

❶骨粗鬆症。　❷関節リウマチに伴う骨びらんの進行抑制。

用 法

❶1回60mgを6か月に1回皮下注。　❷1回60mgを6か月に1回皮下注、進行が認められる場合は3か月に1回。

禁 忌

過敏症、低Ca血症の患者、妊婦。

副作用

重大：低Ca血症、顎骨壊死・顎骨骨髄炎、アナフィラキシー、大腿骨転子下および近位大腿骨骨幹部の非定型骨折、治療中止後の多発性椎体骨折、重篤な皮膚感染症。　その他：低リン酸血症、貧血、悪心、関節痛など。

作 用

骨吸収を司る破骨細胞の形成、機能および生存を調節するタンパク質のRANKLに結合して、骨破壊を抑制する。

ナースのための知識

①投与開始前に侵襲的な歯科処置をできる限り済ませ、投与中には定期的に歯科検査を受ける。　②大腿部や鼠径部において前駆痛がある場合はX線検査などを行い、適切な処置を行う。　③注射針カバーに天然ゴム（ラテックス）を含有しているので問診を行う。

※同成分で抗悪性腫瘍薬（ランマーク→p.472）あり。

その他の骨粗鬆症治療薬

ラロキシフェン塩酸塩

妊婦 授乳婦

[商品名] エビスタ（イーライリリー）

剤形：規格

60mg

効 能

閉経後骨粗鬆症。

用 法

1日1回60mg。

禁 忌

過敏症、深部静脈血栓症・肺塞栓症・網膜静脈血栓症などの静脈血栓塞栓症（既往歴含む）、長期不動状態、抗リン脂質抗体症候群、妊婦、授乳婦。

併　用
コレスチラミン・アンピシリン（血中濃度低下）、ワルファリン（プロトロンビン時間減少）。

副作用
重大：静脈血栓塞栓症、肝機能障害。
その他：ヘモグロビン減少、ヘマトクリット減少、腹部膨満、嘔気、皮膚炎、そう痒症、乳房緊満、下肢痙攣、感覚減退、末梢性浮腫、ほてり、多汗など。

作　用
エストロゲン受容体に結合後、骨代謝回転に関与するサイトカインを介して、エストロゲンと同様な骨吸収抑制作用を示す。

ナースのための知識

①長期不動状態（術後回復期、長期安静期など）に入る3日前には本剤の服用を中止し、完全に歩行可能になるまでは投与を再開しない。　②下肢の疼痛、浮腫、突然の呼吸困難、息切れ、胸痛、急性視力障害などの症状が現れた場合は、ただちに医師へ相談するようあらかじめ説明する。　③CaやビタミンDの摂取量が十分でない場合、補給する。

その他の内分泌系作用薬

●本書で取り上げたその他の内分泌系作用薬一覧

<table>
<tr><th colspan="2">分類</th><th>一般名</th><th>商品名</th><th>ページ</th></tr>
<tr><td colspan="2">視床下部ホルモン</td><td>プロチレリン酒石酸塩水和物</td><td>ヒルトニン</td><td>p.304</td></tr>
<tr><td colspan="2" rowspan="2">女性ホルモン製剤</td><td>エストラジオール</td><td>エストラーナ、ディビゲル</td><td>p.304</td></tr>
<tr><td>エストリオール</td><td>エストリール、ホーリン、ホーリンV</td><td>p.305</td></tr>
<tr><td colspan="2" rowspan="4">子宮用薬</td><td>オキシトシン</td><td>アトニン-O</td><td>p.305</td></tr>
<tr><td>メチルエルゴメトリンマレイン酸塩</td><td>メチルエルゴメトリン</td><td>p.306</td></tr>
<tr><td>リトドリン塩酸塩</td><td>ウテメリン</td><td>p.307</td></tr>
<tr><td>硫酸マグネシウム水和物・ブドウ糖</td><td>マグセント、マグネゾール</td><td>p.307</td></tr>
<tr><td colspan="2">グルカゴン</td><td>グルカゴン</td><td>グルカゴンGノボ</td><td>p.308</td></tr>
<tr><td rowspan="4">甲状腺疾患治療薬</td><td rowspan="2">抗甲状腺薬</td><td>チアマゾール</td><td>メルカゾール</td><td>p.309</td></tr>
<tr><td>プロピルチオウラシル</td><td>プロパジール</td><td>p.309</td></tr>
<tr><td rowspan="2">甲状腺ホルモン薬</td><td>リオチロニンナトリウム</td><td>チロナミン</td><td>p.310</td></tr>
<tr><td>レボチロキシンナトリウム</td><td>チラーヂンS</td><td>p.310</td></tr>
</table>

視床下部ホルモン

プロチレリン酒石酸塩水和物

［商品名］ヒルトニン（武田テバ薬品）

剤形：規格

0.5mg（1mL）、1mg（1mL）、2mg（1mL）

効　能

［共通］❶頭部外傷およびくも膜下出血（意識障害固定期間3週以内）に伴う昏睡・半昏睡を除く遷延性意識障害。 ❷脊髄小脳変性症における運動失調の改善。［0.5mgのみ］❸下垂体甲状腺刺激ホルモン（TSH）分泌機能検査。

用　法

❶1日1回10日間静注・点滴で、頭部外傷は1回0.5〜2mg、くも膜下出血は1回2mg。❷1日1回0.5〜2mg筋注・静注、重症例は2mg。2〜3週間連日注射後、2〜3週間休薬。 ❸1回0.5mgを静注・皮下注。

副作用

重大：ショック、痙攣、下垂体卒中、血小板減少。 その他：脈拍数の変動、熱感、顔面潮紅感、悪心、心窩部不快感、尿意など。

作　用

大脳辺縁系、視床下部などへ作用して意識障害の意識レベル、意欲、情動面を改善する作用を示す。

ナースのための知識

［共通］①静脈内投与にあたっては生理食塩液、ブドウ糖注射液（TSH検査は除く）または注射用水5〜10mLに希釈してできるだけゆっくり投与する。 ［0.5mg］②連用により、TRHに対するTSH分泌反応が低下するので、定められた投与期間を標準として投与する。

女性ホルモン製剤

エストラジオール

妊婦　授乳婦

［商品名］エストラーナ（久光）、ディビゲル（持田）

剤形：規格

［エストラーナ］［テープ］0.09mg、0.18mg、0.36mg、0.72mg ［ディビゲル］ゲル 1mg

効　能

［共通］❶更年期障害および卵巣欠落症状に伴う血管運動神経症状（ホットフラッシュ、発汗）。 ❷泌尿生殖器の萎縮症状。 ❸閉経後骨粗鬆症。 ❹性腺機能低下症、性腺摘出または原発性卵巣不全による低エストロゲン症。

用　法

❶❷❸ 0.72mgを下腹部か臀部に貼付、2日ごとに貼り替え。 ❹成人は0.72mgを下腹部か臀部に貼付、2日ごとに貼り替え。小児は0.09mgから開始。下腹部、臀部のいずれかに貼付し、2日ごとに貼り替え、その後0.18mg、0.36mg、0.72mgへ段階的に増量。 ゲル 1日1回1mgを大腿部もしくは下腹部に約400㎠の範囲に塗布。

禁　忌

［共通］過敏症、エストロゲン依存性悪性腫瘍およびその疑い、未治療の子宮内膜増殖症、乳癌既往歴、血栓性静脈炎・肺塞栓症と既往歴、動脈性血栓塞栓疾患と既往歴、妊婦、授乳婦、重篤な肝障害、診断の確定していない異常性器出血。 ゲル ポルフィリン症の急性発作の既往。

併　用

リファンピシン・抗てんかん薬・セイヨウオトギリソウ・ステロイド（血中濃度低下）、プロテアーゼ阻害薬（血中濃度変化）、HIV逆転写酵素阻害剤。

副作用
重大：アナフィラキシー、静脈血栓塞栓症、血栓性静脈炎。　その他：一次刺激性の接触皮膚炎、性器分泌物、子宮出血、不正出血、帯下、乳房緊満感など。

作　用
経皮的にエストラジオールを直接全身循環系に到達させ血中濃度を上昇させる。

ナースのための知識
［共通］①定期的に血圧、乳房検診、婦人科検診を行う。　②胸部、背中、ベルト部位には貼らない。また、ハサミなどで切って使用しない。　ゲル③毎日塗布部位を変えて塗布し、胸部、顔、外陰部および粘膜には塗布しない。

女性ホルモン製剤

エストリオール　妊婦

［商品名］エストリール（持田）、ホーリン、ホーリンV（あすか）

剤形：規格
［エストリール］0.1mg、0.5mg、1mg　腟用0.5mg　［ホーリン］1mg　腟用［V］1mg

効　能
・腟用❶腟炎（老人、小児および非特異性）、子宮頸管炎、子宮腟部びらん。　❷更年期障害。　［0.5mg、1mg］❸老人性骨粗鬆症。

用　法
❶❷1回0.1～1.0mgを1日1～2回。　❸1回1.0mgを1日2回。　腟用1日1回0.5～1.0mgを腟内挿入。

禁　忌
［共通］エストロゲン依存性悪性腫瘍およびその疑い、妊婦。　乳癌既往歴、未治療の子宮内膜増殖症、血栓性静脈炎・肺塞栓症または既往歴、動脈性血栓塞栓疾患または既往歴、重篤な肝障害、診断の確定していない異常性器出血。　腟用過敏症。

併　用
血糖降下薬（血糖降下作用減弱）。

副作用
重大：［共通］血栓症。　腟用ショック、アナフィラキシー。　その他：［共通］発疹、乳房痛など。　不正出血、悪心など。

作　用
エストロゲン作用により、腟の自浄作用の低下の回復などの効果を示す。

ナースのための知識
①定期的に乳房健診、婦人科健診を行う。　②生理的月経の発現に障害を及ぼすような投与はしない。

子宮用薬

オキシトシン

［商品名］アトニン-O（あすか）

剤形：規格
1単位（1mL）、5単位（1mL）

効　能
子宮収縮の誘発、促進ならびに子宮出血の治療目的で、❶分娩誘発、微弱陣痛、❷弛緩出血、胎盤娩出前後、子宮復古不全、流産、人工妊娠中絶、❸帝王切開術（胎児の娩出後）。

用　法
❶5～10単位を5％ブドウ糖注射液（500mL）などに混和し、1～2ミリ単位/分から点滴を開始（20ミリ単位/分を超えない）。　❷5～10単位を点滴、緩徐に静注または筋注。　❸5～10単位を点滴、緩徐に筋注または子宮筋注。

警　告
分娩誘発・微弱陣通においては、過強陣痛や強直性子宮収縮により、胎児機能不全、子宮破裂、頸管裂傷、羊水塞栓などが起こることがあり、使用に当たっては添付文書を熟読。　(1) 母体および胎児の状態を十分に観察。 (2) 分娩監視装置を用いて胎児の心音、子宮収縮の状態を十分に監視。 (3) 少量でも過強陣痛になることがあるので、ごく少量から点滴開始し、精密持続点滴装置を用いて投与。 (4) プロスタグランジン製剤との同時併用は行わない。 (5) 患者に説明し、同意を得てから本剤を使用。

禁　忌

過敏症、分娩誘発・微弱陣痛への使用において、骨盤狭窄・児頭骨盤不均衡、横位、前置胎盤、常位胎盤早期剥離、重度胎児機能不全、過強陣痛、切迫子宮破裂、プラステロン硫酸投与中または投与後経過時間不十分、吸湿性頸管拡張材挿入中・メトロイリンテル挿入後1時間未満、ジノプロストン製剤投与終了後1時間未満。 ［併用禁忌］プロスタグランジン(過強陣痛)。

併　用

シクロホスファミド (作用増強)。

副作用

重大：ショック、アナフィラキシー、過強陣痛、子宮破裂、頸管裂傷、羊水塞栓症、微弱陣痛、弛緩出血、胎児機能不全。
その他：過敏症状、新生児黄疸、不整脈など。

作　用

子宮筋に作用して子宮の律動的な収縮を起こさせる。

ナースのための知識

①点滴初期に過強陣痛が起こることがあるので注意する。 ②速度を上げる場合は、1度に1～2ミリ単位/分の範囲で30分以上経過を観察しつつ徐々に行う。

子宮用薬

メチルエルゴメトリンマレイン酸塩 妊婦

［商品名］メチルエルゴメトリン (あすか)

剤形：規格

錠0.125mg　注0.2mg (1mL)

効　能

子宮収縮の促進ならびに子宮出血の予防および治療で次の場合に使用：［共通］胎盤娩出後、子宮復古不全、流産、人工妊娠中絶。注 胎盤娩出前、弛緩出血、帝王切開術。

用　法

錠 1回0.125～0.25mgを1日2～4回。
注 1回0.1～0.2mgを静注・皮下・筋注。

禁　忌

過敏症、妊婦、児頭娩出前、麦角アルカロイド過敏症、重篤な虚血性心疾患と既往歴、敗血症。 ［併用禁忌］HIVプロテアーゼ阻害薬・レテルモビル・エファビレンツ・アゾール系抗真菌薬・コビシスタット含有薬 (血管攣縮)、スマトリプタン・ゾルミトリプタン・エレトリプタン・リザトリプタン・ナラトリプタン・エルゴタミン (血圧上昇、血管攣縮)。

併　用

ブロモクリプチン (血圧上昇)、マクロライド系抗菌薬・シメチジン・リスチン・グレープフルーツジュース (血管痙縮)、ネビラピン・リファンピシン (効果減弱)。

副作用

重大：［共通］アナフィラキシー、心筋梗塞、狭心症、冠動脈攣縮、房室ブロック。 注 ショック。 その他：発疹、動悸、頻脈、頭痛、めまい、悪心、嘔吐、筋痙攣、胎盤嵌頓、多汗など。

作　用

子宮平滑筋に選択的に作用して子宮を収縮させ、子宮血管を圧迫して止血効果を発現する。

ナースのための知識

①静脈内注射は血圧などに注意しながら徐々に行う。 ②筋肉内投与はやむを得ない場合にのみ、必要最小限に行う。

子宮用薬

リトドリン塩酸塩

妊婦

［商品名］ウテメリン（キッセイ）

剤形：規格

5mg 50mg（5mL）

効 能

切迫流・早産。 緊急に治療を必要とする切迫流・早産。

用 法

1回5mgを1日3回食後。 50mgを希釈し、50μg/分で点滴開始。有効用量は50～150μg/分（200μg/分まで）。

禁 忌

過敏症、強度の子宮出血、子癇、前期破水例のうち子宮内感染合併症例、常位胎盤早期剥離、子宮内胎児死亡、その他妊娠の継続が危険、重篤な甲状腺機能亢進症・高血圧症・心疾患・糖尿病・肺高血圧症、妊娠16週未満。

併 用

［共通］β刺激薬（作用増強）、β遮断薬（作用減弱）。 副腎皮質ホルモン（肺水腫）。

副作用

重大：［共通］横紋筋融解症、汎血球減少、血清K値低下、高血糖、糖尿病性ケトアシドーシス。 新生児腸閉塞。 肺水腫、心不全、無顆粒球症、白血球減少、血小板減少、ショック、不整脈、肝機能障害、黄疸、中毒性表皮壊死融解症、皮膚粘膜眼症候群、胸水、腸閉塞、胎児および新生児における心不全、新生児心室中隔壁の肥大、新生児低血糖。
その他：［共通］動悸、頻脈、貧血、高アミラーゼ血症を伴う唾液腺腫脹、発疹、胎児不整脈、新生児頻脈など。

作 用

β受容体を選択的に刺激することにより、子宮収縮を抑制する。

ナースのための知識

［共通］①投与中に過度の心拍数増加（頻脈）が現れた場合には、減量するなど適切な処置を行う。 ②電解質溶液の使用は肺水腫防止のため避ける。 ③セフメノキシム、フロセミド、セフォチアム、セファロチンとは配合変化を起こすので、混注しない。

子宮用薬

硫酸マグネシウム水和物・ブドウ糖

［商品名］マグセント、マグネゾール（あすか）

剤形：規格

［マグセント］［シリンジ］40mL：硫酸マグネシウム水和物4g・ブドウ糖4g 100mL：硫酸マグネシウム水和物10g・ブドウ糖10g ［マグネゾール］ 20mL：硫酸マグネシウム水和物2g・ブドウ糖2g

効 能

［共通］①重症妊娠高血圧症候群における子癇の発症抑制および治療。 ［マグセント］②切迫早産における子宮収縮抑制。

用 法

①②初回量は40mLを20分以上かけ静注後、10mL/時より持続静注。症状に応じて5mL/時ずつ増量（20mL/時まで）。初回投与以外は持続注入ポンプ使用。②抑制後は症状を観察しながら漸次減量、再発がみられないことを確認した場合、中止。

警 告

(1) Mg中毒（血圧低下、中枢神経抑制、心機能抑制、呼吸麻痺など）が惹起されることがあるため、慎重な観察（膝蓋腱反射、呼吸数の変動の確認あるいは血中Mg濃度の測定など）を行う。 (2) 出産にあたって新生児に対する気管内挿管を含む必要十分な蘇生を実施できる体制など、新生児および母体を含めた適切な周産期管理が可能な体制を確保する。

禁 忌

重症筋無力症、心ブロックの既往歴、低張性脱水症。

併 用

スルファミン（スルフヘモグロビン血症）、競合性・脱分極性筋弛緩薬（作用時間延長）、リトドリン（CK上昇など）、Ca拮抗薬・アミノグリコシド系抗菌薬（神経筋遮断作用増強）、Ca塩（作用減弱）、バルビツレート・催眠薬・麻酔薬（呼吸抑制作用増強）。

副作用

重大：[共通] Mg中毒。 [マグセント] 心（肺）停止、呼吸停止、呼吸不全、横紋筋融解症、肺水腫、イレウス。 その他：[マグセント] 熱感、倦怠感など。[マグネゾール] 悪心、嘔吐、電解質異常、筋緊張低下など。

作 用

血中のMg^{2+}が増加してCa^{2+}との平衡が破れて、中枢神経系の抑制と骨格筋弛緩を起こす。

ナースのための知識

①投与は48時間を原則とし、漫然とした投与は行わない。 ②血中Mg濃度をモニターしながら、副作用に注意して使用する。

グルカゴン

グルカゴン（遺伝子組換え）

[商品名] グルカゴンGノボ（EAファーマ）

剤形：規格

1mg

効 能

❶消化管のX線および内視鏡検査の前処置。 ❷低血糖時の救急処置。 ❸成長ホルモン分泌機能検査。 ❹肝型糖原病検査。 ❺胃の内視鏡的治療の前処置。

用 法

❶1mgを1mLの注射用水に溶解、0.5～1mgを筋注または静注。 ❷1mgを1mLの注射用水に溶解、筋注または静注。 ❸1mgを1mLの注射用水に溶解、0.03mg/kgを空腹時に皮下注（1mgまで）。 ❹1mgを生理食塩液20mLに溶解、3分かけ静注。小児は1mgを1mLの注射用水に溶解、0.03mg/kgを筋注（1mgまで）。 ❺1mgを1mLの注射用水に溶解、筋注または静注。また、消化管運動が再開し、治療に困難をきたす場合は1mg追加。判定基準については添付文書参照。

禁 忌

過敏症、褐色細胞腫およびその疑い。

併 用

β遮断薬（低血糖）、インスリン（併血糖降下作用減弱）、ワルファリン（併抗凝血作用増強）。

副作用

重大：ショック、アナフィラキシーショック、低血糖症状。 その他：白血球増多、嘔気、白血球分画の変動、嘔吐など。

作 用

消化管の平滑筋に対する直接作用によって、消化管運動抑制作用を示すと考えられている。主に肝臓のグリコーゲン分泌促進によって血糖値を上昇させる。

ナースのための知識

🚗 ①低血糖時の救急処置として処方する際は、患者およびその家族に注射法について十分指導する。　②低血糖時の救急処置時、投与後10分以内に症状が改善しない場合は、ただちに、ブドウ糖などの静脈内投与など適切な処置を行う。　③消化管のX線および内視鏡検査の前処置に使用した場合、投与直後、検査終了後にも血圧低下が現れるため、観察を十分に行い、適切な処置を行う。

甲状腺疾患治療薬（抗甲状腺薬）

チアマゾール

［商品名］メルカゾール（あすか）

剤形：規格

5mg　10mg（1mL）

効　能

甲状腺機能亢進症。

用　法

初期量：1日30mgを3〜4回に分割（重症時は1日40〜60mg）。小児は5歳以上〜10歳未満では1日10〜20mg、10歳以上〜15歳未満では1日20〜30mgを2〜4回に分割。妊婦は1日15〜30mgを3〜4回に分割し、2週間ごとに検査。　維持量：1日5〜10mgを1〜2回に分割。　救急時に1回30〜60mgを皮下注・筋注・静注。

警　告

(1) 重篤な無顆粒球症が投与開始後2か月以内に発現し、死亡例もある。2か月間は原則として2週に1回、それ以降も定期的に白血球分画を含めた血液検査を実施し、異常の場合には、ただちに投与を中止し、適切な処置を行う。投与を再開する場合も同様に注意する。　(2) 無顆粒球症などの副作用が発現する可能性や検査が必要であることを説明し、咽頭痛、発熱などが現れた場合には、すみやかに主治医に連絡する。定期的な血液検査のため通院するよう指導する。

禁　忌

過敏症

併　用

ワルファリン（抗血液凝固作用減弱）、ジギタリス（併血中濃度上昇）。

副作用

重大：汎血球減少、再生不良性貧血、無顆粒球症、白血球減少、低プロトロンビン血症、第Ⅶ因子欠乏症、血小板減少、血小板減少性紫斑病、肝機能障害、黄疸、多発性関節炎、SLE様症状、インスリン自己免疫症候群、間質性肺炎、抗好中球細胞質抗体（ANCA）関連血管炎症候群、横紋筋融解症。　その他：脱毛、色素沈着、悪心・嘔吐、頭痛、めまいなど。

作　用

甲状腺のペルオキシダーゼを阻害することで、ヨウ素のサイログロブリンへの結合を阻止し、甲状腺ホルモンの生成を阻害する。

ナースのための知識

定期的な血液検査において、白血球数が正常域であったとしても、減少傾向にある場合にはただちに投与を中止し、適切な処置を行う。

甲状腺疾患治療薬（抗甲状腺薬）

プロピルチオウラシル

［商品名］プロパジール（あすか）

剤形：規格

50mg

効　能

甲状腺機能亢進症。

用　法

初期：1日300mgを3〜4回に分割。重症では1日400〜600mg。症状消失後：1〜4週間ごとに漸減し、維持量は1日50〜100mgを1〜2回に分割。　［小児］初期：5歳以上〜10歳未満で1日100〜200mg、

10歳以上～15歳未満では1日200～300mgを2～4回に分割。症状消失後：1～4週間ごとに漸減し、維持は1日50～100mgを1～2回に分割。［妊婦］初期：1日150～300mgを3～4回に分割。症状消失後：1～4週間ごとに漸減し、維持量は1日50～100mgを1～2回に分割し、2週間ごとに検査。

禁忌

過敏症、本剤使用後肝機能悪化。

併用

ワルファリン（抗血液凝固作用減弱）、ジゴキシン（併血中濃度上昇）。

副作用

重大：無顆粒球症、白血球減少、再生不良性貧血、低プロトロンビン血症、第Ⅶ因子欠乏症、血小板減少、血小板減少性紫斑病、劇症肝炎、黄疸、SLE様症状、間質性肺炎、抗好中球細胞質抗体（ANCA）関連血管炎症候群、アナフィラキシー、薬剤性過敏症症候群。　その他：脱毛、悪心・嘔吐、頭痛、発疹、CK↑、味覚異常など。

作用

甲状腺のペルオキシダーゼを阻害することで、ヨウ素のサイログロブリンへの結合を阻止し、甲状腺ホルモンの生成を阻害する。

ナースのための知識

妊婦には正常妊娠時の甲状腺機能検査値を低下しないよう、2週間ごとに検査し、必要最低限量を投与する。

甲状腺疾患治療薬（甲状腺ホルモン薬）

リオチロニンナトリウム

［商品名］チロナミン（武田）

剤形：規格

錠5μg、25μg

効能

粘液水腫、クレチン症、甲状腺機能低下症（原発性および下垂体性）、慢性甲状腺炎、甲状腺腫。

用法

初回は1日5～25μg、1～2週間間隔で漸増。維持量は1日25～75μg。

禁忌

新鮮な心筋梗塞。

併用

ワルファリン・交感神経刺激薬（併作用増強）、強心配糖体薬（併血中濃度変動）、血糖降下薬（血糖値変動）、コレスチラミン・コレスチミド・鉄剤・アルミニウム含有制酸薬・炭酸Ca・炭酸ランタン・セベラマー（吸収遅延）、フェニトイン（血中濃度低下）。

副作用

重大：ショック、狭心症、うっ血性心不全、肝機能障害、黄疸、副腎クリーゼ。その他：発疹、心悸亢進、振戦、不眠、頭痛、めまい、食欲不振など。

作用

甲状腺ホルモンの働きを補助する。

ナースのための知識

他の甲状腺ホルモン薬より効果の発現が早く、持続が短いので、その点を考慮して投与する。

甲状腺疾患治療薬（甲状腺ホルモン薬）

レボチロキシンナトリウム

［商品名］チラーヂンS（あすか）

剤形：規格

錠12.5μg、25μg、50μg、75μg、100μg

散0.01%

効能

錠粘液水腫、クレチン病、甲状腺機能低下症（原発性および下垂体性）、甲状腺腫。　散乳幼児甲状腺機能低下症。

用法

錠1日1回25～100μgより開始し、維持量は1日1回100～400μg。　散乳幼児は

1日1回10μg/kg。未熟児は1回5μg/kgより開始し、8日目から1日1回10μg/kg。

禁忌

新鮮な心筋梗塞。

併用

ワルファリン・交感神経刺激薬（併作用増強）、強心配糖体薬（併血中濃度変動）、血糖降下薬（血糖値変動）、コレスチラミン・コレスチミド・鉄剤・アルミニウム含有制酸薬・炭酸Ca・炭酸ランタン・セベラマー（吸収遅延・減少）、フェニトイン（血中濃度低下）。

副作用

重大：狭心症、肝機能障害、黄疸、副腎クリーゼ、晩期循環不全。　その他：過敏症状、心悸亢進、頻拍増加、不整脈、頭痛、めまい、不眠、振戦、嘔吐、下痢、食欲不振、筋肉痛、倦怠感など。　錠月経障害。

作用

生体内の甲状腺ホルモンを補充することで、全身に多彩な生理作用を発揮する。

ナースのための知識

①甲状腺機能低下症および粘液水腫には少量から投与を開始し、観察を十分に行い漸次増量して維持量とする。　②ジゴキシンなど強心配糖体薬と併用する場合は、強心配糖体薬の血中濃度をモニターするなど慎重に投与する。

腎・泌尿生殖器・痔疾患治療薬

〔腎疾患・透析用薬、泌尿生殖器・痔疾患治療薬〕

腎疾患・透析用薬

●ケアのポイント

- ●高リン血症治療薬は血中リンの排泄を促進する薬剤ではないので、食事療法等によるリン摂取制限を考慮する。
- ●高リン血症治療薬を投与する際には、定期的に血中リンおよびカルシウム濃度を測定する。
- ●高リン血症治療薬を投与し、2週間で効果が認められない場合には、他の適切な治療法に切り替える。
- ●高カリウム血症改善薬の投与により、腸管穿孔等が現れることがあるので、激しい腹痛や下痢等が認められた場合には投与を中止し、適切な処置を行う。

●本書で取り上げた腎疾患・透析用薬一覧

分類	一般名	商品名	ページ
高リン血症治療薬	炭酸ランタン水和物	ホスレノール	p.313
	沈降炭酸カルシウム	カルタン	p.313
高カリウム血症改善薬	ポリスチレンスルホン酸カルシウム	カリメート	p.314
	ポリスチレンスルホン酸ナトリウム	ケイキサレート	p.314
腎性貧血治療薬	エポエチン アルファ	エスポー	p.350（造血薬）
	エポエチン ベータ	エポジン	p.351（造血薬）
	エポエチン ベータ ペゴル	ミルセラ	p.352（造血薬）
	ダルベポエチン アルファ	ネスプ	p.352（造血薬）
そう痒症改善薬	ナルフラフィン塩酸塩	レミッチ	p.315
ろ過型人工腎臓用補液	—	サブラッド	p.315

高リン血症治療薬

炭酸ランタン水和物

[商品名] ホスレノール(バイエル)

剤形：規格

「OD：口腔内崩壊錠」250mg、500mg [チュアブル] 250mg、500mg 250mg/包、500mg/包

効能

慢性腎臓病患者における高リン血症の改善。

用法

[共通] 1日750mgを3回に分割し食直後から開始し、以後適宜増減(1日2,250mgまで)。

禁忌

過敏症

併用

テトラサイクリン系抗菌薬・ニューキノロン系抗菌薬(吸収低下・効果減弱)、甲状腺ホルモン(吸収低下)。

副作用

重大：腸管穿孔、イレウス、消化管出血、消化管潰瘍。 その他：悪心・嘔吐、便秘など。

作用

消化管内でリン酸と結合し、腸管からリン吸収を抑制することで、血中リン濃度を低下させる。

ナースのための知識

①[チュアブル] は口中で十分噛み砕き、唾液または少量の水で飲み込む。 ②開始時、用量変更時には1週間後を目安に血清リン濃度を確認する。 ③増量幅は1日750mgまでとし、1週間以上の間隔をあける。

高リン血症治療薬

沈降炭酸カルシウム

[商品名] カルタン(ファイザー、扶桑)

剤形：規格

250mg、500mg [OD：口腔内崩壊錠] 250mg、500mg 83%

効能

保存期および透析中の慢性腎不全患者における高リン血症の改善。

用法

1日3.0gを3回食直後に分割。

禁忌

過敏症、甲状腺機能低下症。

併用

テトラサイクリン系抗菌薬・ニューキノロン系抗菌薬(効果減弱)、ポリスチレンスルホン酸Na・Ca(併吸収・排泄に影響)、大量の牛乳(ミルク・アルカリ症候群)、活性型ビタミンD(高Ca血症)。

副作用

アルカローシスなどの電解質異常、腎結石、尿路結石、便秘、下痢、そう痒症など。

作用

消化管内で食物由来のリン酸イオンと結合して難溶性のリン酸Caを形成し、腸管からのリン吸収抑制により、血中リン濃度を低減させる。

ナースのための知識

長期投与では血中リン、Ca濃度に加え、血中Mg濃度を測定しながら慎重に投与する。

高カリウム血症改善薬

ポリスチレンスルホン酸カルシウム

［商品名］カリメート（興和）

剤形：規格

散 100%　DS 92.59%　液 20%

効　能

急性および慢性腎不全に伴う高K血症。

用　法

［内服］散 1日15～30g、DS 1日16.2～32.4gを2～3回に分割、その1回量を水30～50mLに懸濁し投与。液 1日75～150gを2～3回に分割。［注腸］散 1回30gを水または2%メチルセルロース溶液または5%ブドウ溶液100mLに懸濁し注腸。

禁　忌

腸閉塞。

併　用

ジギタリス（ジギタリス中毒）、アルミニウム・Mg・Ca含有制酸薬・緩下薬（効果減弱、全身性アルカローシス）、甲状腺ホルモン薬（併 効果減弱）。

副作用

重大：腸管穿孔、腸閉塞、大腸潰瘍。 その他：便秘、悪心、嘔気、食欲不振、胃部不快感、低K血症など。

作　用

経口投与あるいは注腸後、消化・吸収されることなく、Caイオンと腸管内のKイオンが交換され、腸管内のKが体外へ除去される。

ナースのための知識

①排便状況を確認させ、便秘に引き続き腹痛、腹部膨満感、嘔吐などの症状が現れた場合には、医師などに相談するように指導する。　②規則的に血清K値および血清Ca値を測定する。

高カリウム血症改善薬

ポリスチレンスルホン酸ナトリウム

［商品名］ケイキサレート（鳥居）

剤形：規格

散 5g　DS 76%

効　能

急性および慢性腎不全による高K血症。

用　法

［内服］散 1日30gを2～3回に分割。DS 1日39.24g（ポリスチレンスルホン酸ナトリウムとして30g）を2～3回に分割。いずれも1回量を水50～150mLに懸濁。［注腸］・散 1回30gを水または2%メチルセルロース溶液100mLに懸濁し注腸。

併　用

ジギタリス製剤（ジギタリス中毒）、アルミニウム・Mg・Ca含有の制酸薬・緩下薬（作用減弱、全身性アルカローシス）、甲状腺ホルモン製剤（併 作用減弱）。

副作用

重大：心不全誘発、腸穿孔、腸潰瘍、腸壊死。 その他：浮腫、血圧上昇、低Ca血症、低K血症、下痢、悪心、嘔吐、便秘、胃部不快感、食欲不振、腹痛、眩暈、倦怠感など。

作　用

腸管内でイオン交換作用によりNaイオンとKイオンを交換し、Kイオンを体外へ排出させる。

ナースのための知識

①注腸投与時の懸濁の際にはソルビトール懸濁液は使用しない。　②消化管への蓄積を避けるため、経口投与時は便秘を起こさせないように注意する。便秘の際は浣腸など適切な方法で排便させる。

そう痒症改善薬

ナルフラフィン塩酸塩

[商品名] レミッチ（鳥居）

剤形：規格

「OD：口腔内崩壊錠」2.5μg　2.5μg

効　能

透析患者・慢性肝疾患患者におけるそう痒症の改善（既存治療で効果不十分な場合に限る）。

用　法

1日1回2.5μgを夕食後または就寝前（1日1回5μgまで）。

禁　忌

過敏症

併　用

アゾール系抗真菌薬・グレープフルーツジュース（血漿中濃度上昇）、睡眠薬・抗不安薬・抗うつ薬・抗精神病薬・抗てんかん薬（中枢性副作用増強）、オピオイド系薬（作用増強または拮抗）など。

副作用

重大：肝機能障害、黄疸。　その他：不眠、便秘、頻尿・夜間頻尿、プロラクチン上昇など。

作　用

オピオイド受容体の活性化を介して止痒作用を示す。

ナースのための知識

プロラクチン値上昇などの内分泌機能異常が現れることがあるので、適宜検査を実施する。

ろ過型人工腎臓用補液

[商品名] **サブラッド**（扶桑）

剤形：規格

[キット] 1,010mL、2,020mL：A液（小室）、B液（大室）、空室の3室からなる。

効　能

透析型人工腎臓では治療の持続または管理の困難な慢性腎不全例に対するろ過型またはろ過透析型人工腎臓使用時ならびに治療時間の短縮を目的とするろ過透析型人工腎臓使用時の補充液として用いる。

用　法

使用時A液およびB液を混和し、ろ過型またはろ過透析型人工腎臓使用時の体液量を保持する目的で点滴（投与速度は30～80mL/分）。1回のろ過型人工腎臓治療では15～20Lを4～7時間で、透析型人工腎臓と併用の場合には5～10Lを3～5時間で投与。

副作用

低血圧、ショック、悪心・嘔吐、頭痛、痙攣、胸内苦悶など。

作　用

透析器の透析膜を介し、拡散・ろ過現象を利用して、血中の老廃物を除去、電解質・酸塩基平衡異常、水分過剰状態を是正、血糖を維持する人工腎臓による血液透析療法に用いられる。

ナースのための知識

①循環血液量の急激な減少による血圧低下または溢水による血圧上昇などを起こす恐れがあるので、ろ過量と補充量のバランスに十分注意する。　②投与に際しては体温程度に温める。　③B液（大室）両端の上下中央部分を両手でつかみ、両側から絞り込んで隔壁を開通させ、2～3回上下に混合して使用する。

泌尿生殖器・痔疾患治療薬

●ケアのポイント

- 頻尿治療薬を適用する際には、十分な問診により臨床症状を確認するとともに、尿路感染症等の類似の症状を呈する疾患を考慮し、尿検査等により除外診断を実施する。
- 下部尿路閉塞疾患（前立腺肥大等）を合併している患者は、その治療を優先させる。
- 投与開始後は、排尿の状態について把握し、効果を確認する。
- 排尿障害治療薬は原因療法ではなく、対症療法であることに留意する。
- 排尿障害治療薬により起立性低血圧が現れることがあるので、体位変換による血圧変化に注意する。

●本書で取り上げた泌尿生殖器・痔疾患治療薬一覧

分類	一般名	商品名	ページ
頻尿・過活動膀胱治療薬	イミダフェナシン	ウリトス、ステーブラ	p.317
	オキシブチニン塩酸塩	ポラキス、ネオキシ	p.317
	クレンブテロール塩酸塩	スピロペント	p.196（β刺激薬）
	コハク酸ソリフェナシン	ベシケア	p.318
	フラボキサート塩酸塩	ブラダロン	p.318
	プロピベリン塩酸塩	バップフォー	p.318
	ミラベグロン	ベタニス	p.319
前立腺肥大に伴う排尿障害改善薬	ウラピジル	エブランチル	p.158（降圧薬）
	シロドシン	ユリーフ	p.320
	タダラフィル	ザルティア	p.320
	タムスロシン塩酸塩	ハルナールD	p.321
	ナフトピジル	フリバス	p.321
	プラゾシン塩酸塩	ミニプレス	p.321
前立腺肥大症治療薬	クロルマジノン酢酸エステル	プロスタール、プロスタールL	p.322
	デュタステリド	アボルブ	p.322
勃起不全治療薬	シルデナフィルクエン酸塩	バイアグラ、バイアグラOD	p.323
尿路結石治療薬	クエン酸カリウム・クエン酸ナトリウム水和物	ウラリット、ウラリット-U	p.323
痔疾患治療薬	大腸菌死菌・ヒドロコルチゾン	強力ポステリザン、ポステリザンF	p.324

頻尿・過活動膀胱治療薬

イミダフェナシン

[商品名] ウリトス (杏林)、
ステーブラ (小野)

剤形：規格

0.1mg [OD：口腔内崩壊錠] 0.1mg

効 能

過活動膀胱における尿意切迫感、頻尿および切迫性尿失禁。

用 法

1回0.1mg、1日2回朝夕食後 (1回0.2mg、1日0.4mgまで)。

禁 忌

過敏症、尿閉、幽門・十二指腸または腸管の閉塞、麻痺性イレウス、消化管運動・緊張の低下、閉塞隅角緑内障、重症筋無力症、重篤な心疾患。

併 用

CYP3A4阻害薬 (AUC上昇)、抗コリン薬・抗ヒスタミン薬・三環系抗うつ薬・フェノチアジン系薬・MAO阻害薬 (抗コリン作用増強)。

副作用

重大：急性緑内障、尿閉、肝機能障害。
その他：便秘、口渇・口内乾燥、眠気、羞明、霧視など。

作 用

ムスカリン性アセチルコリン受容体に対する拮抗作用により膀胱平滑筋収縮抑制作用を示す。

ナースのための知識

前立腺肥大症などの下部尿路閉塞疾患には、残尿量測定などの検査を行う。

頻尿・過活動膀胱治療薬

オキシブチニン塩酸塩

授乳婦

[商品名] ポラキス (サノフィ)、
ネオキシ (久光)

剤形：規格

[ポラキス] 1mg、2mg、3mg [ネオキシ] [テープ] 73.5mg

効 能

[ポラキス] 神経因性膀胱・不安定膀胱 (無抑制収縮を伴う過緊張性膀胱状態) における頻尿、尿意切迫感、尿失禁。 [ネオキシ] 過活動膀胱における尿意切迫感、頻尿および切迫性尿失禁。

用 法

[ポラキス] 1回2〜3mgを1日3回。 [ネオキシ] 1日1回1枚を下腹部、腰部、または大腿部のいずれかに貼付。24時間ごとに貼り替え。

禁 忌

[共通] 過敏症、麻痺性イレウス、重症筋無力症、重篤な心疾患、閉塞隅角緑内障、授乳婦。 [ポラキス] 明らかな下部尿路閉塞症状である排尿困難・尿閉、衰弱・高齢者の腸アトニー。 [ネオキシ] 尿閉、幽門・十二指腸・腸管閉塞、胃・腸アトニー。

併 用

[共通] 抗コリン薬・三環系抗うつ薬・フェノチアジン系薬・MAO阻害薬 (抗コリン作用増強)。 [ネオキシ] CYP3A4阻害薬 (血中濃度上昇)。

副作用

重大：血小板減少、麻痺性イレウス、尿閉。 その他：口渇、めまい、排尿困難、AST・ALT↑、倦怠感など。

作 用

主に膀胱のムスカリン受容体を遮断することにより排尿筋過活動の改善効果を示す。

ナースのための知識

［共通］①皮膚刺激を避けるため、貼付箇所は毎回変更する。　②廃棄する際は接着面を内側にして折りたたみ、小児の手・目の届かない場所に安全に廃棄する。

頻尿・過活動膀胱治療薬

コハク酸ソリフェナシン

［商品名］ベシケア（アステラス）

剤形：規格

2.5mg、5mg　［OD：口腔内崩壊錠］2.5mg、5mg

効　能

過活動膀胱における尿意切迫感、頻尿および切迫性尿失禁。

用　法

1日1回5mg（1日10mgまで）。

禁　忌

過敏症、尿閉、閉塞隅角緑内障、幽門部・十二指腸・腸管閉塞、麻痺性イレウス、胃・腸アトニー、重症筋無力症、重篤な心疾患、重度肝機能障害。

併　用

抗コリン薬・三環系抗うつ薬・フェノチアジン系薬・MAO阻害薬・アゾール系抗真菌薬（口内乾燥、便秘、排尿困難）、リファンピシン・フェニトイン・カルバマゼピン（作用減弱）。

副作用

重大：ショック、アナフィラキシー、肝機能障害、尿閉、QT延長、心室頻拍、房室ブロック、洞不全症候群、高度徐脈、麻痺性イレウス、幻覚・せん妄、急性緑内障発作。　その他：口内乾燥、便秘、霧視など。

作　用

膀胱平滑筋でムスカリンM_3受容体拮抗作用を示し、膀胱の過緊張状態を抑制し、過活動膀胱における尿意切迫感、頻尿および切迫性尿失禁を改善する。

ナースのための知識

①中等度の肝機能障害患者・重度の腎機能障害患者への投与は1日1回2.5mgから開始し、慎重に投与する（1日1回5mgまで）。　②十分問診し類似疾患の除外診断を実施する。

頻尿・過活動膀胱治療薬

フラボキサート塩酸塩

［商品名］ブラダロン（日本新薬）

剤形：規格

200mg　20%

効　能

神経性頻尿・慢性前立腺炎・慢性膀胱炎に伴う頻尿、残尿感。

用　法

1回200mgを1日3回。

禁　忌

幽門・十二指腸および腸管閉塞、下部尿路の高度通過障害。

副作用

重大：ショック、アナフィラキシー、肝機能障害、黄疸。　その他：胃部不快感、食欲不振、発疹、そう痒感、下腹部膨満感、顔面熱感、眠気、眼圧亢進など。

作　用

膀胱容量の増大、尿意発現の遅延、排尿回数の減少をもたらす。

頻尿・過活動膀胱治療薬

プロピベリン塩酸塩

［商品名］バップフォー（大鵬）

剤形：規格

10mg、20mg　2%

効　能

神経因性膀胱、神経性頻尿、不安定膀

胱、膀胱刺激状態（慢性膀胱炎、慢性前立腺炎）における頻尿、尿失禁。過活動膀胱における尿意切迫感、頻尿および切迫性尿失禁。

用　法

1日1回20mgを食後（効果不十分時は20mgを1日2回まで増量可）。

禁　忌

幽門・十二指腸または腸管閉塞、胃アトニー・腸アトニー、尿閉、閉塞隅角緑内障、重症筋無力症、重篤な心疾患。

併　用

抗コリン薬・三環系抗うつ薬・フェノチアジン系薬・MAO阻害薬（抗コリン作用増強）。

副作用

重大：急性緑内障発作、尿閉、麻痺性イレウス、幻覚・せん妄、腎機能障害、横紋筋融解症、血小板減少、皮膚粘膜眼症候群、QT延長、心室性頻拍、肝機能障害、黄疸。　その他：口渇、便秘、腹痛、嘔気・嘔吐、排尿困難、めまい、頭痛、そう痒など。

作　用

平滑筋直接作用および抗コリン作用を有し、主として平滑筋直接作用により排尿運動抑制作用を示す。

ナースのための知識

高齢者では10mg/日から投与開始するなど慎重に投与する。

頻尿・過活動膀胱治療薬

ミラベグロン

妊婦　授乳婦

［商品名］ベタニス（アステラス）

剤形：規格

25mg、50mg

効　能

過活動膀胱における尿意切迫感、頻尿および切迫性尿失禁。

用　法

1日1回50mgを食後。

警　告

生殖可能な年齢への投与はできる限り避ける。

禁　忌

過敏症、重篤な心疾患、妊婦、授乳婦、重度の肝機能障害。［併用禁忌］フレカイニド・プロパフェノン（QT延長、心室性不整脈）。

併　用

カテコールアミン（頻脈、心室細動発現）、イトラコナゾール・リトナビル・アタザナビル・インジナビル・サキナビル・クラリスロマイシン・テリスロマイシン（心拍数増加）、リファンピシン・フェニトイン・カルバマゼピン（作用減弱）、デキストロメトルファン・フェノチアジン系精神病薬・ドネペジル・三環系抗うつ薬・メトプロロール（併作用増強）、ピモジド（QT延長、心室性不整脈）、ジゴキシン（併血中濃度上昇）など。

副作用

重大：尿閉、高血圧。　その他：白血球数減少、便秘、口内乾燥、AST・ALT・γ-GTP・Al-P・CK↑、尿中タンパク陽性など。

作　用

膀胱平滑筋のβ_3アドレナリン受容体を刺激し、膀胱を弛緩させることで蓄尿機能を亢進し、過活動膀胱における尿意切迫感、頻尿および切迫性尿失禁を改善する。

ナースのための知識

①心血管系障害を有する患者に対しては、投与を開始する前に心電図検査を実施する。②投与開始前および投与中は定期的に血圧測定を行う。　③割ったり、砕いたり、すりつぶしたりしないで、そのまま噛まずに服用するよう指導する。

前立腺肥大に伴う排尿障害改善薬

シロドシン

［商品名］ユリーフ（キッセイ）

剤形：規格

錠2mg、4mg　錠［OD：口腔内崩壊錠］2mg、4mg

効　能

前立腺肥大症に伴う排尿障害。

用　法

1回4mgを1日2回朝夕食後。

禁　忌

過敏症

併　用

降圧薬（起立性低血圧）、アゾール系抗真菌薬（血中濃度上昇）、シルデナフィル・バルデナフィル等（症候性低血圧）。

副作用

重大：失神・意識喪失、肝機能障害、黄疸。　その他：射精障害、口渇、下痢、軟便、立ちくらみ、鼻閉など。

作　用

α_{1A}受容体を遮断することにより、下部尿路組織平滑筋の緊張を緩和し、尿道内圧の上昇を抑制し、前立腺肥大症に伴う排尿障害を改善する。

ナースのための知識

射精障害に関する説明を十分に行い、患者の理解を得た上で使用する。

前立腺肥大に伴う排尿障害改善薬

タダラフィル

［商品名］ザルティア（日本新薬）

剤形：規格

錠2.5mg、5mg

効　能

前立腺肥大症に伴う排尿障害。

用　法

1日1回5mg。

警　告

(1) 硝酸薬・NO供与薬との併用により降圧作用が増強し、過度に血圧を下降させることがあるので、本剤投与前に、これらの薬剤が投与されていないことを十分確認し、投与中・投与後もこれらの薬剤が投与されないよう十分注意する。
(2) 死亡例を含む心筋梗塞などの重篤な心血管系などの有害事象が報告されているので、本剤投与前に、心血管系障害の有無などを十分確認する。

禁　忌

過敏症、心血管系障害（不安定狭心症、NYHA分類Ⅲ度以上の心不全、コントロール不良の不整脈・低血圧・高血圧、最近3か月以内の心筋梗塞、最近6か月以内の脳梗塞・脳出血）、重度の腎障害、重度の肝障害。［併用禁忌］硝酸薬・NO供与薬（降圧作用増強）、sGC刺激薬（血圧低下）。

併　用

CYP3A4阻害薬・HIVプロテアーゼ阻害薬（血中濃度上昇）、CYP3A4誘導薬（血中濃度低下）、α遮断薬・降圧薬・カルペリチド（降圧作用増強）。

副作用

重大：過敏症。　その他：消化不良、頭痛など。

作　用

PDE5を阻害することにより、前立腺および膀胱平滑筋、ならびに下部尿路血管の平滑筋内cGMP濃度を上昇させる。血管拡張作用を介した血流増加により、前立腺肥大症に伴う排尿障害の症状緩和に寄与する。

ナースのための知識

前立腺肥大に伴う排尿障害改善薬

タムスロシン塩酸塩

［商品名］ハルナールD（アステラス）

剤形：規格

［D：口腔内崩壊錠］0.1mg、0.2mg

効　能

前立腺肥大症に伴う排尿障害。

用　法

1日1回0.2mgを食後。

禁　忌

過敏症

併　用

降圧薬（起立性低血圧）、シルデナフィル・バルデナフィル（症候性低血圧）。

副作用

重大：失神・意識喪失、肝機能障害、黄疸。　その他：めまい、ふらふら感、胃不快感など。

作　用

尿道および前立腺部のα_1受容体を遮断することにより、尿道内圧曲線の前立腺部圧を低下させ、前立腺肥大症に伴う排尿障害を改善する。

ナースのための知識

寝たままの状態では、水なしで服用させない。

前立腺肥大に伴う排尿障害改善薬

ナフトピジル

［商品名］フリバス（旭化成ファーマ）

剤形：規格

25mg、50mg、75mg　［OD：口腔内崩壊錠］25mg、50mg、75mg

効　能

前立腺肥大症に伴う排尿障害。

用　法

1日1回25mgより開始。効果不十分では1～2週間の間隔をおいて50～75mgに漸増し、1日1回食後（1日75mgまで）。

禁　忌

過敏症

併　用

利尿薬・降圧薬（相 降圧作用増強）、PDE5阻害薬（症候性低血圧）。

副作用

重大：肝機能障害、黄疸、失神、意識喪失。　その他：めまい・ふらつき、立ちくらみ、低血圧、胃部不快感など。

作　用

α_1受容体遮断作用に基づき前立腺部および尿道に分布する交感神経の緊張を緩和し、尿道内圧を低下させ、前立腺肥大症に伴う排尿障害を改善する。

ナースのための知識

前立腺肥大に伴う排尿障害改善薬

プラゾシン塩酸塩

［商品名］ミニプレス（ファイザー）

剤形：規格

0.5mg、1mg

効　能

❶本態性高血圧症、腎性高血圧症。　❷前立腺肥大症に伴う排尿障害。

用　法

開始時は1日1～1.5mgを2～3回に分割。1日1.5～6mgまで漸増。

禁　忌

過敏症

併　用

利尿薬・降圧薬（相 作用増強）、PDE5阻害薬（症候性低血圧）。

副作用

重大：失神・意識喪失、狭心症。　その他：めまい、頭痛・頭重、動悸・心悸亢進、頻脈、眠気、眩暈、食欲不振、下痢、発疹、鼻閉、かすみ目、浮腫、胸痛など。

作用
α受容体を遮断することにより末梢血管を拡張させ、血管抵抗を減少させる。

ナースのための知識
投与初期や用量増量時に、急激な血圧低下による失神・意識喪失を起こすことがある。投与後短時間の間に、めまいや脱力感などの前駆症状がみられたら、仰臥位をとらせるなど適切に対処する。

前立腺肥大症治療薬

クロルマジノン酢酸エステル

[商品名] プロスタール、プロスタールL（あすか）

剤形：規格
25mg　［L：徐放］50mg

効能
［共通］❶前立腺肥大症。　❷前立腺癌（転移症例に対しては、他療法による治療困難な場合に使用）。

用法
❶1回25mgを1日2回食後。［L］1日1回50mgを食後。　❷1回50mgを1日2回食後。

禁忌
重篤な肝障害・肝疾患。

副作用
重大：うっ血性心不全、血栓症、劇症肝炎、肝機能障害、黄疸、糖尿病、糖尿病の悪化、高血糖。　その他：インポテンス、性欲低下、そう痒、肝機能異常、体重増加、貧血、女性型乳房、微熱など。

作用
アンチアンドロゲン作用（直接的抗前立腺作用）により、前立腺の肥大抑制・萎縮、アンドロゲン依存性腫瘍の増殖抑制に働く。

ナースのための知識
投与開始後3か月は少なくとも1か月に1回、その後も定期的に肝機能検査を行う。

前立腺肥大症治療薬

デュタステリド

妊婦　授乳婦

[商品名] アボルブ（GSK）

剤形：規格
0.5mg

効能
前立腺肥大症。

用法
1日1回0.5mg。

禁忌
過敏症、5α還元酵素阻害薬過敏症、女性、小児、重度の肝機能障害。

併用
リトナビル（血中濃度上昇）。

副作用
重大：肝機能障害、黄疸。　その他：リビドー減退、勃起不全、乳房障害など。

作用
テストステロンをジヒドロテストステロンへ変換する1型および2型5α還元酵素を阻害し、前立腺肥大を抑制する。

ナースのための知識
①経皮吸収されるため、女性や小児はカプセルから漏れた薬剤に触れない。　②内容物が口腔咽頭粘膜を刺激するので、カプセルは噛んだり開けたりせずに服用させる。　③効果を評価するには6か月間の治療が必要である。

勃起不全治療薬

シルデナフィルクエン酸塩

[商品名] バイアグラ、バイアグラOD（ファイザー）

剤形：規格

25mg、50mg ［OD：口腔内崩壊フィルム］25mg、50mg

効 能

勃起不全（満足な性行為を行うに十分な勃起とその維持ができない患者）。

用 法

1日1回25～50mgを性行為の約1時間前。

警 告

(1) 硝酸薬・NO供与薬との併用により降圧作用が増強し、過度に血圧を下降させることがあるので、本剤投与前に、これらの薬剤が投与されていないことを十分確認し、投与中・投与後もこれらの薬剤が投与されないよう十分注意する。(2) 死亡例を含む心筋梗塞などの重篤な心血管系などの有害事象が報告されているので、本剤投与前に、心血管系障害の有無などを十分確認する。

禁 忌

過敏症、心血管系障害など性行為が不適当、重度の肝機能障害、低血圧（血圧＜90/50mmHg）・管理されていない高血圧（安静時収縮期血圧＞170mmHg・安静時拡張期血圧＞100mmHg）、最近6か月以内の脳梗塞・脳出血・心筋梗塞、網膜色素変性症。 ［併用禁忌］硝酸薬・NO供与薬（降圧作用増強）、アミオダロン経口薬（QT延長）、sGC刺激薬（血圧低下）。

併 用

チトクロームP450 3A4阻害薬（血中濃度上昇）、チトクロームP450 3A4誘導薬（血中濃度低下）、降圧薬・α遮断薬・カルペリチド（降圧作用増強）。

副作用

血管拡張（ほてり、潮紅）、頭痛、胸痛、動悸、眩暈、傾眠、AST↑、悪心、胃腸障害、鼻炎、関節痛、筋肉痛、発疹、眼充血、結膜炎、CK↑、疼痛など。

作 用

ヒト陰茎海綿体においてcGMP分解酵素であるPDE5の活性を選択的に阻害することで、血流量を増加させる。

ナースのための知識

①性行為は心臓へのリスクを伴うため、心血管系の状態に注意する。 ②勃起が4時間以上持続する場合、ただちに医師の診断を受けるよう指導する。

尿路結石治療薬

クエン酸カリウム・クエン酸ナトリウム水和物

[商品名] ウラリット、ウラリット-U（日本ケミファ）

剤形：規格

クエン酸K231.5mg・クエン酸Na水和物195.0mg ［U］1g中：クエン酸K463mg・クエン酸Na水和物390mg

効 能

❶痛風ならびに高尿酸血症における酸性尿の改善。 ❷アシドーシスの改善。

用 法

❶1回1g（2錠）を1日3回。尿検査でpH6.2～6.8の範囲になるよう調整。 ❷1日6g（12錠）を3～4回に分割。

禁 忌

［併用禁忌］ヘキサミン（併効果減弱）。

併 用

水酸化アルミニウムゲル（アルミニウム吸収促進）。

副作用

重大：高K血症。 その他：AST・ALT↑、胃不快感、下痢など。

作 用

代謝産物の重炭酸塩（HCO_3^-）が酸を中和することにより症状を改善。

ナースのための知識

①血清電解質の変化に注意する。 ②長期間投与する場合には、血中のK値、腎機能を定期的に検査する。 ③リン酸Ca結石防止のため過度の尿アルカリ化は避ける。

痔疾患治療薬

大腸菌死菌・ヒドロコルチゾン

［商品名］**強力ポステリザン、ポステリザンF**（マルホ）

剤形：規格

［強力］大腸菌死菌浮遊液0.163mL・ヒドロコルチゾン2.5mg ［F］1個（1.5g）大腸菌死菌浮遊液0.245mL・ヒドロコルチゾン3.75mg

効 能

痔核・裂肛の症状（出血、疼痛、腫脹、そう痒感）の緩解、肛門部手術創。肛門周囲の湿疹・皮膚炎、軽度な直腸炎の症状の緩解。

用 法

1日1〜3回適量を患部に塗布・注入。1回1個を1日1〜3回肛門内挿入。

禁 忌

過敏症、局所に結核性・化膿性感染症、ウイルス性疾患、真菌症。

副作用

重大：緑内障、後嚢白内障。 その他：そう痒感、便意など。

作 用

肉芽形成促進作用および抗炎症作用、局所感染防御作用を示す。

ナースのための知識

［共通］①全身投与の場合と同様な症状が現れることがあるので、長期連用は避ける。②肛門内挿入時はノズル部分のみ挿入し、容器全体を入れないように指導する。

ビタミン製剤・滋養強壮薬

〔ビタミン製剤、輸液・栄養製剤〕

ビタミン製剤

●ケアのポイント

- 効果がないのに1か月以上にわたって漫然と投与しない。
- 水溶性ビタミンは過剰に摂取しても尿に排泄されるが、脂溶性ビタミンは貯蔵されやすく過剰症となることがあるので留意する。
- 注射用ビタミンは光分解しやすいので、開封後はただちに使用するとともに、輸液に混合した場合には遮光カバー（橙黄褐色ポリエチレン製カバー等）で輸液瓶や輸液バッグを被覆する。

●主なビタミン製剤一覧

※太字は該当ページに詳細を掲載

分類		一般名	商品名	ページ
脂溶性	ビタミンA	レチノールパルミチン酸エステル	チョコラA	—
		エトレチナート	チガソン	—
水溶性	ビタミンB_1	プロスルチアミン	アリナミン	—
		フルスルチアミン	アリナミンF	—
		コカルボキシラーゼ	コカルボキシラーゼ	—
		オクトチアミン	ノイビタ	—
		チアミン塩化物塩酸塩	メタボリン	—
	ビタミンB_1誘導体	チアミンジスルフィド	ジアノイナミン	—
		セトチアミン塩酸塩水和物	ジセタミン	—
		チアミンジスルフィド	バイオゲン	—
		ビスベンチアミン	ベストン	—
		ベンフォチアミン	ベンフォチアミン	—

分類		一般名	商品名	ページ
水溶性	ビタミンB_2	リボフラビン	強力ビスラーゼ	—
		リボフラビン酪酸エステル	ハイボン	—
		リボフラビンリン酸エステルナトリウム	ビスラーゼ	—
		フラビンアデニンジヌクレオチドナトリウム	フラビタン、ワカデニン	—
	ニコチン酸	ニコチン酸	ナイクリン	—
		ニコチン酸アミド	ニコチン酸アミド	—
	パントテン酸（ビタミンB_5）	パンテノール	**パントール**	p.327
		パンテチン	パントシン	—
		パントテン酸カルシウム	パントテン酸カルシウム	—
	複合パントテン酸	パントテン酸カルシウム・ビタミンB_2・B_6・ニコチン酸アミド配合	デルパント	—
	ビタミンB_6	ピリドキサールリン酸エステル水和物	アデロキザール、**ピドキサール**	p.327
		ピリドキシン塩酸塩	アデロキシン	—
	葉酸（ビタミンB_9）	葉酸	**フォリアミン**	p.328
	ビタミンB_{12}	コバマミド	ハイコバール	—
		シアノコバラミン	ビタミンB_{12}	—
		ヒドロキソコバラミン酢酸塩	フレスミンS	—
		メコバラミン	**メチコバール**	p.328
	ビタミンB群	ビタミンB_2・B_6混合剤	ビフロキシン	—
			ライボミンS	—
		ビタミンB_1・B_6・B_{12}複合剤	ダイビタミックス	—
			トリドセラン	—
			ビタメジン	p.329
		ビタミンB_1・B_2・B_6・B_{12}複合剤	ノイロビタン	—
			ビタノイリン	—
	ビタミンC	アスコルビン酸	ハイシー、ビタシミン	—
		アスコルビン酸・L-システイン	クリストファン	—
		アスコルビン酸・パントテン酸カルシウム	シナール	—
	ビタミンB・C混合剤	チアミン・アスコルビン酸	サブビタン、プレビタS	—
		チアミン・ニコチン酸アミド	シーパラ	—

分類		一般名	商品名	ページ
脂溶性	ビタミンE	トコフェロール酢酸エステル	ユベラ	—
		トコフェロールニコチン酸エステル	**ユベラN**	p.264（脂質異常症治療薬）
	ビタミンK_1	フィトナジオン	カチーフN、ケーワン	—
	ビタミンK_2	メナテトレノン	**グラケー**	p.329
			ケイツー、ケイツーN	p.330
水溶性	ビタミンH	ビオチン	ビオチン	—
	カルニチン	レボカルニチン	エルカルチンFF	—
—	総合ビタミン剤	（11種類のビタミン配合）	調剤用パンビタン	—
—	高カロリー輸液用総合ビタミン剤	（脂溶性4種、水溶性9種のビタミン配合）	ビタジェクト注キット（A液・B液）	—
			マルタミン注	—
			オーツカMV注（1号・2号）	—

パントテン酸（ビタミンB_5）

パンテノール

［商品名］パントール（トーアエイヨー）

剤形：規格

100mg（1mL）、250mg（1mL）、500mg（2mL）

効　能

パントテン酸欠乏症の予防・治療。パントテン酸の需要が増大し、食事からの摂取が不十分な際の補給（消耗性疾患、甲状腺機能亢進症、妊産婦、授乳婦など）。パントテン酸の欠乏または代謝障害が関与すると推定される場合（ストレプトマイシンおよびカナマイシンによる副作用の予防・治療、接触皮膚炎、急・慢性湿疹、術後腸管麻痺）。

用　法

1回20～100mgを1日1～2回、術後腸管麻痺には1回50～500mgを1日1～3回を皮下注・筋注・静注（1日6回まで）。

禁　忌

血友病。

副作用

腹痛、下痢など。

作　用

アセチルコリンの生成を促し、腸管の緊張増大や神経伝達の改善などにより腸管蠕動を促進する。

ナースのための知識

副交感神経興奮薬（ネオスチグミンなど）使用後は12時間、また、サクシニルコリン投与後は1時間の間隔をおいて投与する。

ビタミンB_6

ピリドキサールリン酸エステル水和物

［商品名］ピドキサール（太陽ファルマ）

剤形：規格

10mg、20mg、30mg　10mg、30mg

効能
口角炎、口唇炎、舌炎、口内炎、急・慢性湿疹、脂漏性湿疹、接触皮膚炎、アトピー皮膚炎、尋常性ざ瘡、末梢神経炎、放射線障害（宿酔）のうちビタミンB_6の欠乏または代謝障害が関与すると推定される場合。ビタミンB_6の需要が増大し、食事からの摂取が不十分な際の補給（消耗性疾患、妊産婦、授乳婦など）。ビタミンB_6依存症（ビタミンB_6反応性貧血など）。ビタミンB_6欠乏症の予防および治療。

用法
[錠剤]1日10～60mgを1～3回に分割。[注射]1日5～60mgを1～2回に分割、皮下注・筋注・静注。

併用
レボドパ（併作用減弱）。

副作用
重大：横紋筋融解症。　その他：[共通]発疹、腹部膨満、嘔吐、下痢、肝機能異常など。　[錠剤]悪心、食欲不振など。[注射]注射部位の発赤、疼痛、皮下硬結など。

作用
エネルギー代謝に必要なビタミンで、補酵素として数多くの酵素に関与している。

ナースのための知識
①依存症に大量を用いる必要のある場合は観察を十分に行いながら投与する。　②新生児、乳幼児への投与は少量から徐々に増量し、症状に適合した投与量に到達させる。

葉酸（ビタミンB_9）

葉酸

［商品名］フォリアミン（日本製薬）

剤形：規格
[錠剤]5mg　[散剤]100mg/g　[注射]15mg（1mL）

効能
葉酸欠乏症の予防および治療。葉酸の需要が増大し、食事からの摂取が不十分な際の補給（消耗性疾患、妊産婦、授乳婦など）。吸収不全症候群（スプルーなど）。悪性貧血の補助療法。栄養性貧血・妊娠性貧血・小児貧血・抗痙攣薬・抗マラリア薬投与に起因する貧血に葉酸の欠乏または代謝障害が関与すると推定される場合。アルコール中毒および肝疾患に関連する大赤血球性貧血。再生不良性貧血。顆粒球減少症。

用法
［内服］1日5～20mg、2～3回に分割。小児は1日5～10mgを2～3回に分割。　[注射]1日1回15mgを皮下注・筋注。

副作用
紅斑、そう痒感、全身倦怠、食欲不振、悪心、浮腫、体重減少など。

作用
赤血球の正常な形成に関与し、大赤血球性貧血に対して網状赤血球ならびに赤血球成熟をもたらす。

ナースのための知識
①悪性貧血に投与する場合はビタミンB_{12}製剤と併用する。　②筋肉内注射はやむを得ない場合にのみ必要最小限に行う。

ビタミンB_{12}

メコバラミン

［商品名］メチコバール（エーザイ）

剤形：規格
[錠剤]250μg、500μg　[細粒]0.1%　[注射]500μg（1mL）

効能
［共通］❶末梢神経障害。　[注射]❷ビタミンB_{12}欠乏による巨赤芽球性貧血。

用法
❶［内服］1日1,500μgを3回に分割。[注射]1日1回500μgを週3回、筋注・静注。

❷1日1回500μgを週3回、筋注・静注。約2か月投与後、維持療法として1〜3か月に1回500μg。

副作用

重大：アナフィラキシー様反応。その他：[共通] 発疹など。[内服] 食欲不振、悪心・嘔吐、下痢など。頭痛、発熱感など。

作用

生体内補酵素型ビタミンB_{12}の1種で、ホモシステインからメチオニンを合成するメチオニン合成酵素の補酵素として働き、神経伝達物質の減少を回復する。

ビタミンB群

ビタミンB_1・B_6・B_{12}複合剤

[商品名] ビタメジン（第一三共）

剤形：規格

[B25] ビタミン$B_1$25mg・$B_6$25mg・B_{12}250μg、[B50] $B_1$50mg・$B_6$50mg・B_{12}500μg　1g中：$B_1$100mg・$B_6$100mg・B_{12}1mg　$B_1$100mg・$B_6$100mg・B_{12}1mg

効能

ビタミン類の需要が増大し、食事からの摂取が不十分な際の補給（消耗性疾患、妊産婦、授乳婦など）。ビタミン類の欠乏または代謝障害が関与すると推定される場合（神経痛、筋肉痛・関節痛、末梢神経炎・末梢神経麻痺）。

用法

[B25] 1日3〜4カプセル、[B50] 1日1〜2カプセル。　1日0.75〜1.0g。　1日1バイアルをブドウ糖注射液、生理食塩液または注射用水20mLに溶解し、静注・点滴。静脈内に注射する場合には3分以上時間をかけて極めて緩徐に投与する。

禁忌

過敏症

併用

レボドパ（併作用減弱）。

副作用

重大：ショック、アナフィラキシー様症状。　その他：[共通] 発疹、そう痒感、悪心・嘔吐など。

作用

成分の各ビタミンは神経の代謝に関係し、神経機能を円滑化する。

ナースのための知識

静注する場合は3分以上かけてきわめて緩徐に投与する。

ビタミンK_2

メナテトレノン

[商品名] グラケー（エーザイ）

剤形：規格

15mg

効能

骨粗鬆症における骨量・疼痛の改善。

用法

1日45mgを3回に分割（食後）。

禁忌

[併用禁忌] ワルファリン（併作用減弱）。

副作用

胃部不快感、腹痛、下痢、口内炎、食欲不振、発疹、そう痒、頭痛、AST・ALT・γ-GTP↑、BUN↑、浮腫など。

作用

骨芽細胞に直接作用し、骨基質タンパク質であるオステオカルシン生成と骨形成を促進することにより骨代謝回転を高める。同時に骨吸収を抑制し、骨粗鬆症の骨代謝の不均衡を改善し、骨量の維持作用を示す。

ナースのための知識

①発疹、発赤、そう痒などが現れた場合には投与を中止する。　②空腹時投与で吸収が低下するので、必ず食後に服用させる。

ビタミンK_2

メナテトレノン

［商品名］ケイツー、ケイツーN
（エーザイ）

剤形：規格

錠 5mg　シ0.2%　注［N］10mg（2mL）

効　能

錠・注❶新生児低プロトロンビン血症。❷分娩時出血。❸クマリン系殺鼠剤中毒時に起こる低プロトロンビン血症。錠❹抗生物質投与中に起こる低プロトロンビン血症。注❺クマリン系抗凝血薬投与中に起こる低プロトロンビン。❻胆道閉塞・胆汁分泌不全による低プロトロンビン血症。シ❼新生児出血症および新生児低プロトロンビン血症の治療。❽新生児・乳児ビタミンK欠乏性出血症の予防。

用　法

錠❶❷妊婦に分娩1週間前より1日20mgを連日投与。❸1日40mgを2回に分割（朝・夕食後）。❹1日20mgを2回に分割（朝・夕食後）。シ❼1日1回2mg（1mL）（6mgまで増量可）。❽出生後、哺乳確立後1回2mg、その後2回目は生後1週間または産科退院時のいずれか早い時期、3回目は生後1か月にそれぞれ1回2mg。注❶生後ただちに1回1～2mgを静注、症状に応じて2～3回反復。❷❺❻1日1回10～20mgを静注。❸1回20mgを静注（1日40mgまで）。

禁　忌

注 過敏症

併　用

ワルファリン（併作用減弱）。

副作用

錠・注発疹など。錠胃部不快感、悪心・嘔吐、下痢など。

作　用

ビタミンK_2は正常プロトロンビンなどの肝合成を促進し、生体の止血機構を賦活して生理的に止血作用を発現する。

ナースのための知識

錠①投与はできるだけ短期にとどめる。シ②新生児または乳児では、誤嚥や外傷を防ぐためスティック包装から哺乳瓶やスプーンなどに移して服用させる。注③他の薬剤との配合により可溶化力が低下し配合変化を起こすことがある。

輸液・栄養製剤

ケアのポイント

- 輸液調製はクリーンベンチ内で無菌的に行う。
- 輸液を投与する際は、患者の皮膚や器具の消毒等、感染に対する配慮をする。
- 血管痛が現れた場合には、注射部位の変更を考慮する。
- 高カロリー輸液療法を施行する際は、必ず必要量（1日3mg以上）のビタミンB_1を併用する（重篤なアシドーシスが発現することがある）。
- 隔壁のある製剤は、使用直前に必ず隔壁を開通させる。
- 容器の目盛りは目安として使用する。
- 輸液を開封後はすみやかに使用し、残液は使用しない。
- 点滴の投与速度については、**表11-1**を参照のこと。

ハイリスク薬 注射用カリウム製剤 ここに注意！

- 投与量および投与方法（希釈濃度、投与速度等）を確認する➡Check。
- 高齢者への投与量を確認する。
- 体外循環回路の高圧条件下では使用不可。
- 電解質バランス等の検査値を確認する。
- 腎機能を確認する。

Check 注射用カリウム製剤は規定濃度・速度に十分注意

- 投与速度や希釈濃度によっては心停止を引き起こすことがある。
- できるだけ、安全設計であるプレフィルドシリンジタイプの製剤を使用する。
- カリウムイオン濃度として40mEq/L（20mEq/500mL）以下に希釈する。
- 投与速度は、カリウムイオンとして20mEq/時を超えないようにゆっくり静脈内に投与する。
- 投与量はカリウムイオンとして1日100mEqを超えないようにする。

表11-1　点滴の滴下数早見表

1時間あたりの輸液量（mL/時）	成人用輸液セット（20滴/分）		小児用輸液セット（60滴/分）	
	15秒間滴下数	1分間滴下数	15秒間滴下数	1分間滴下数
20	推奨しない		5	20
40	3	13	10	40
60	5	20	15	60
80	7	27	20	80
100	8	33	25	100
120	10	40	30	120
150	13	50	38	150

●主な輸液・栄養製剤一覧

※太字は該当ページに詳細を掲載

種類	一般名	商品名	ページ
塩化ナトリウム製剤	塩化ナトリウム	塩化Na補正液、塩化ナトリウム注10%	―
カリウム製剤	塩化カリウム	塩化カリウム、**K.C.L.**、KCL補正液	p.334
	塩化カリウム（徐放錠）	スローケー	―
	L-アスパラギン酸カリウム	**アスパラカリウム**	p.335
	グルコン酸カリウム	グルコンサンK	―
カリウム・マグネシウム製剤	L-アスパラギン酸カリウム・マグネシウム	アスパラ	―
マグネシウム製剤	硫酸マグネシウム	硫酸Mg補正液	―
カルシウム製剤	L-アスパラギン酸カルシウム水和物	**アスパラ-CA**	p.335
	グルコン酸カルシウム水和物	**カルチコール**	p.336
	乳酸カルシウム水和物	**乳酸カルシウム**	p.336
リン製剤	リン酸二カリウム、リン酸ナトリウム	リン酸2カリウム注20mEq、リン酸Na補正液 0.5mmol/mL	―
酸性化剤（クロール製剤）	塩化アンモニウム	塩化アンモニウム補正液5mEq/mL	―
アシドーシス補正用製剤	乳酸ナトリウム	乳酸Na補正液1mEq/mL	―
	炭酸水素ナトリウム	メイロン	―
ブドウ糖（グルコース）製剤	グルコース	大塚糖液、大塚糖液5%TN、ブドウ糖注	―
キシリトール製剤	キシリトール	キシリトール、キリット、クリニット	―
マルトース製剤	マルトース水和物	マルトス	―
果糖（フルクトース）製剤	フルクトース	フルクトン	―

種類		一般名	商品名	ページ
アミノ酸輸液製剤	10%アミノ酸製剤	—	アミゼットB、アミニック、アミパレン、ハイ・プレアミン、**モリアミンS**、モリプロンF	p.337
	ソルビトール5%加10%アミノ酸製剤	—	ハイ・プレアミンS	—
	小児用アミノ酸製剤	—	プレアミン-P	—
	12%アミノ酸製剤	—	プロテアミン12	—
アミノ酸経口製剤		—	ESポリタミン	—
腎不全用アミノ酸輸液製剤		—	キドミン、**ネオアミユー**	p.337
肝不全用アミノ酸輸液製剤		—	**アミノレバン**、モリヘパミン	p.338
脂肪乳剤		—	イントラリポス	—
末梢静脈栄養用輸液製剤	ブドウ糖加アミノ酸輸液製剤	—	**プラスアミノ**、ツインパル	p.338
	ビタミンB_1・糖・電解質加アミノ酸輸液製剤	—	パレセーフ、ビーフリード	—
	水溶性ビタミン・糖・電解質加アミノ酸輸液製剤	—	**パレプラス**	p.338
中心静脈栄養用基本液	基本液	—	トリパレン、**ハイカリック**、ハイカリックNC	p.339
	腎不全用	—	ハイカリックRF	—
	小児用	—	リハビックス-K	—
中心静脈栄養用キット製剤	糖・電解質・アミノ酸配合	—	**ピーエヌツイン**	p.340
	総合ビタミン・糖・電解質・アミノ酸配合	—	ネオパレン、**フルカリック**	p.340
	総合ビタミン・糖・電解質・アミノ酸・微量元素配合	—	**エルネオパNF**、ワンパル	p.341
	糖・電解質・アミノ酸・脂肪配合	—	ミキシッド	—
微量元素製剤		—	**エレメンミック**、ボルビサール、ミネラリン	p.342
内服用複合電解質		—	ソリタ-T配合顆粒 2号、3号	—

種類		一般名	商品名	ページ
経腸栄養剤	成分栄養	—	エレンタール、エレンタールP	—
	消化態	—	ツインラインNF	—
	半消化態	—	エネーボ、エンシュア・リキッド、**エンシュア・H**、ラコールNF	p.342
	半消化態・半固形	—	ラコールNF半固形	—
腎不全用経口アミノ酸製剤		—	アミユー	—
肝不全用経腸栄養剤	成分栄養	—	ヘパンED	—
	半消化態	—	アミノレバンEN	—
肝不全用経口アミノ酸製剤		—	**リーバクト**	p.343
血漿増量薬		—	低分子デキストラン糖、**低分子デキストランL**、サヴィオゾール、サリンヘス、ヘスパンダー、ボルベン	p.343
脳脊髄手術用洗浄灌流液		—	アートセレブ	—
心筋保護薬		—	ミオテクター冠血管注	—

カリウム製剤

塩化カリウム

［商品名］K.C.L（丸石）

剤形：規格

［エリキシル］10w/v%　15%（20mL）

効　能

［共通］❶K補給（降圧利尿薬・副腎皮質ホルモン・強心配糖体・インスリン・ある種の抗生物質などの連用時、低K血症型周期性四肢麻痺、重症嘔吐・下痢・K摂取不足および手術後）。❷低クロール性アルカローシス。　❸電解質補液の電解質補正。

用　法

❶❷1日20〜100mLを数回に分割し、多量の水とともに経口投与。　1回5〜20mL（Kとして10〜40mEq）を注射用蒸留水、5%ブドウ糖注射液、生理食塩液または他の適当な希釈剤で希釈して使用。希釈液の濃度は0.3w/v%（40mEq/L）以下として、1分間8mLを超えない速度で静脈内注射。1日の投与量は50mL（100mEq）を超えない。年齢、症状により適宜増減する。　❸体内の水分、電解質の不足に応じて電解質補液に添加して点滴静脈内注射（20mEq/時を超えない）。

禁　忌

［共通］過敏症、重篤な腎機能障害、副腎機能障害（アジソン病）、高K血症、高K血症周期性四肢麻痺、消化管通過障害。［併用禁忌］［共通］エプレレノン（高K血症）、ジスルフィラム・シアナミド・カルモフール・プロカルバジン（アルコール反応）。

併　用

［共通］抗アルドステロン薬・K保持性利尿薬・ACE阻害薬・ARB・β遮断薬・

NSAIDs・シクロスポリン・ヘパリン・ジゴキシン・ドロスピレノン・エチニルエストラジオール（高K血症）、筋弛緩薬（併作用減弱）。［内用液］アリスキレン（高K血症）、N-メチルテトラゾールチオメチル基を有するセフェム系抗菌薬・メトロニダゾール（アルコール反応）。

副作用

重大：［共通］心臓伝導障害。 消化管閉塞・潰瘍・穿孔。 その他： 悪心・嘔吐、腹部不快感、下痢など。 投与部位の血管痛など。

作 用

主として体内で細胞浸透圧の維持に役立ち、筋肉活動や神経活動、タンパク質の生合成・分解、酵素の働きなどに不可欠なカリウムイオン（K^+）を補給する。

ナースのための知識

ハイリスク薬としての注意事項を必ず確認する（→p.331）。 ①そのまま投与すると胃腸障害を起こす恐れがあるので、多量の水（10～20倍量の水）で薄めて使用する。 ②塩化カリウム製剤を希釈せず急速静注による事故が報告されている。1アンプル（20mL）は希釈剤で1L以上となるよう希釈し、点滴静脈内注射のみに使用する。

カリウム製剤

L-アスパラギン酸カリウム

［商品名］アスパラカリウム（ニプロES）

剤形：規格

300mg 50% 10mEq（10mL）

効 能

K補給（降圧利尿薬、副腎皮質ホルモン、強心配糖体、インスリン、ある種の抗生物質などの連用時、低K血症型周期性四肢麻痺、心疾患時の低K状態、重症嘔吐、下痢、K摂取不足および手術後）。

用 法

・ 1日0.9～2.7gを3回に分割、1回3gまで。 1回1.71～5.14g（10～30mEq）を40mEq/L以下に希釈後、8mL/分を超えない速度で点滴。1日17.1g（100mEq）まで。

禁 忌

［共通］過敏症、重篤な腎機能障害、副腎機能障害（アジソン病）、高K血症、高K血性周期性四肢麻痺、［内服］消化管通過障害。［併用禁忌］エプレレノン（作用増強）。

併 用

［共通］K保持性利尿薬・ACE阻害薬・ARB・NSAIDs・β遮断剤・シクロスポリン・ヘパリン・ジゴキシン（高K血症）。［内服］抗コリン作動薬（消化管粘膜刺激）。

副作用

重大：心臓伝導障害。 その他：・ 胃腸障害、食欲不振、心窩部重圧感、耳鳴など。 血管痛、悪寒など。

作 用

細胞膜電位の形成、酸－塩基平衡の調節、浸透圧維持などに関与し、神経の興奮や組織の細胞内代謝に重要な役割をもつKを補給する。

ナースのための知識

ハイリスク薬としての注意事項を必ず確認する（→p.331）。［共通］①血中または尿中のK値、腎機能、心電図などを定期的に検査する。 ②急速静注すると不整脈、心停止を起こすので点滴のみに使用する。 ③40mEq/L以下に希釈し、よく振盪混和してから投与する。

カルシウム製剤

L-アスパラギン酸カルシウム水和物

［商品名］アスパラ-CA（ニプロES）

剤形：規格

200mg

効 能

低Ca血症に起因するテタニー、テタニー関連症状の改善、代謝性骨疾患（骨粗鬆症、骨軟化症）におけるCa補給、発育期におけるCa補給、妊娠・授乳時におけるCa補給。

用 法

1日1.2g（6錠）を2～3回に分割。

禁 忌

高Ca血症、腎結石、重篤な腎不全。

併 用

ジギタリス製剤（ジギタリス中毒）、テトラサイクリン系抗菌薬・ニューキノロン系抗菌薬（併吸収阻害）。

副作用

腹部膨満感、胸やけ、軟便、頭痛、心窩部不快感、発疹など。

作 用

歯および骨形成のほか、神経活動、血液凝固、筋収縮など生理作用に重要な役割をもつCaを補給する。

ナースのための知識

血中または尿中のCa値などを定期的に検査する。

カルシウム製剤

グルコン酸カルシウム水和物

［商品名］カルチコール（日医工）

剤形：規格

散 1g　注 8.5%（5mL、10mL）

効 能

低Ca血症に起因するテタニー・テタニー関連症状の改善。小児脂肪便におけるCa補給。

用 法

散 1日1～5gを3回に分割。　注 1日1回0.4～2.0g（Caとして1.83～9.17mEq）を0.68～1.36mEq/分で静注（小児脂肪便は経口投与不能時に限る）。

禁 忌

［共通］高Ca血症、腎結石、重篤な腎不全。［併用禁忌］散 エストラムスチン（併効果減弱）。注 メチルジゴキシン・ジゴキシン・ジギトキシン（併作用増強）。

併 用

［共通］非脱分極性筋弛緩薬（筋弛緩作用減弱）。　散 テトラサイクリン系抗菌薬・ニューキノロン系抗菌薬・ビスホスホネート系薬（併作用減弱）。

副作用

重大：高Ca血症、結石症。　その他：食欲不振、悪心・嘔吐、便秘、胃痛、倦怠感など。

作 用

テタニーなどの神経系疾患ではCaを補給することにより、筋細胞の神経筋興奮性の閾値を上昇させ、刺激に対する興奮をやわらげる。

ナースのための知識

定期的に血中または尿中Caを検査する。

カルシウム製剤

乳酸カルシウム水和物

［商品名］乳酸カルシウム（各社）

剤形：規格

散 1g

効 能

低Ca血症に起因するテタニーの改善。妊婦・産婦の骨軟化症におけるCa補給。発育期におけるCa補給。

用 法

1回1gを1日2～5回。

禁 忌

高Ca血症、腎結石、重篤な腎不全。

併 用

ジギタリス（不整脈、ショック）、テトラサイクリン系抗菌薬・ニューキノロン系抗菌薬（抗菌作用減弱）。

副作用

高Ca血症、結石症、便秘など。

作　用

血清Ca値が低下した際に、Ca値を上昇させ、鎮静、痙攣軽減の作用を示す。

ナースのための知識

定期的に血中または尿中Caを検査する。また、高Ca血症が現れた場合には投与を中止する。

10％アミノ酸輸液製剤

［商品名］**モリアミンS**

（エイワイファーマ）

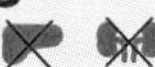

剤形：規格

［バッグ］8.4％（200mL）

効　能

低タンパク血症・低栄養状態・手術前後のアミノ酸補給。

用　法

1回20～500mLを緩徐（200mL/80～100分）に静注または点滴静注。糖類輸液剤との同時投与が望ましい。

禁　忌

肝性昏睡またはその恐れ、重篤な腎障害・高窒素血症、アミノ酸代謝異常。

副作用

発疹、悪心・嘔吐、胸部不快感、心悸亢進、アシドーシス、悪寒、熱感、頭痛、血管痛など。

作　用

アミノ酸を補給し、血清タンパクの上昇やA/G比の改善、窒素平衡の正常化作用を示す。

ナースのための知識

①結晶が析出した際は50～60℃に温めて溶解後、体温付近まで放冷して使用する。②NaとClを含むため、大量投与時や電解質液の併用時には、電解質バランスに注意する。

腎不全用アミノ酸輸液製剤

［商品名］**ネオアミユー**

（エイワイファーマ）

剤形：規格

［バッグ］200mL

効　能

低タンパク血症・低栄養状態・手術前後で急性・慢性腎不全時のアミノ酸補給。

用　法

慢性腎不全：1日1回200mLを緩徐（200mL/120～180分）に点滴静注。透析施行時には透析終了90～60分前より透析回路の静脈側に注入。高カロリー輸液法の場合は1日400mLを中心静脈内に持続点滴注入。投与窒素1.6gあたり500kal以上の非蛋白熱量投与。　急性腎不全：1日400mLを高カロリー輸液法により中心静脈内に持続点滴注入。

禁　忌

肝性昏睡またはその恐れ、高アンモニア血症、先天性アミノ酸代謝異常症。

副作用

悪心・嘔吐、食欲不振、肝障害、血中クレアチニン・BUN↑、代謝性アシドーシス、高アンモニア血症、重炭酸塩減少など。

作　用

急性・慢性腎不全患者へのアミノ酸補給によって栄養状態を改善する。

ナースのための知識

①結晶が析出した際は50～60℃に温めて溶解後、体温付近まで放冷して使用する。②Naと酢酸を含むため、大量投与時や電解質液の併用時には、電解質バランスに注意する。　③慢性腎不全非透析患者では、投与前の食事タンパク量から200mLあたり食事タンパク量として5～10gを減じる。

肝不全用アミノ酸輸液製剤

[商品名] アミノレバン
(大塚製薬工場)

剤形：規格
［バッグ］200mL、500mL

効　能
慢性肝障害時における脳症の改善。

用　法
1回500～1,000mLを点滴静注（500mL/180～300分）。経中心静脈輸液法では、500～1,000mLを糖質輸液等に混和し、24時間かけて持続注入。

禁　忌
重篤な腎障害、アミノ酸代謝異常症。

副作用
重大：低血糖、高アンモニア血症。　その他：悪心・嘔吐、血管痛、頭痛、大量・急速投与時のアシドーシスなど。

作　用
慢性肝障害患者へのアミノ酸補給により、血漿中および脳内のフィッシャー比を是正し、肝性脳症を改善する。

ナースのための知識
①結晶が析出した際は常温（15～25℃）付近で振とう溶解して使用する。　②NaとClを含むため、大量投与時や電解質液の併用時には、電解質バランスに注意する。

ブドウ糖加アミノ酸輸液製剤

[商品名] プラスアミノ
(大塚製薬工場)

剤形：規格
［バッグ］200mL、500mL

効　能
低タンパク血症・低栄養状態・手術前後のアミノ酸補給。

用　法
1回500～1,000mLを点滴静注（500mL/90～120分）。

禁　忌
肝性昏睡またはその恐れ、重篤な腎障害・高窒素血症、アミノ酸代謝異常症。

副作用
悪心・嘔吐、胸部不快感、動悸、AST・ALT↑、血管痛、大量・急速投与時のアシドーシスなど。

作　用
末梢静脈からブドウ糖とアミノ酸を同時に投与し、栄養状態を改善する。

ナースのための知識
①浸透圧比が約3と高いため、静脈炎に注意する。　②NaとClを含むため、大量投与時や電解質液の併用時には、電解質バランスに注意する。

水溶性ビタミン・糖・電解質加アミノ酸輸液製剤

[商品名] パレプラス
(エイワイファーマ)

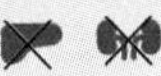

剤形：規格
［バッグ］500mL、1,000mL

効　能
経口摂取不十分で軽度の低タンパク血症又は軽度の低栄養状態にある場合および手術前後におけるアミノ酸、電解質、水溶性ビタミンおよび水分の補給。

用　法
1回500mLを末梢静脈内に点滴静注(500mL/120分、1日2,500mLまで)。

禁　忌
過敏症、配合成分に過敏症、血友病、肝性昏睡またはその恐れ、重篤な腎障害・高窒素血症、アミノ酸代謝異常、高度のアシドーシス、高K血症、乏尿、アジソン病、高P血症、副甲状腺機能低下症、高Mg血症、甲状腺機能低下症、高Ca血症、うっ血性心不全、閉塞性尿路疾患による尿量減少。

併　用

レボドパ（併作用減弱）。

副作用

重大：ショック、アナフィラキシー。その他：肝機能異常、血中ビリルビン増加、血管痛、注入部位腫脹など。

作　用

末梢静脈より代謝の補酵素として働く水溶性ビタミンを補充可能であり、アミノ酸との同時補給によって栄養状態を改善する。

ナースのための知識

①点滴バッグの大室部分を手で押して隔壁を開通させ、よく転倒混和してから使用する。　②ビタミンの光分解を防ぐため、遮光カバーなどを用いる。　③患者の尿量は1日500mLまたは1時間あたり20mL以上あることが望ましい。

中心静脈栄養用基本液

[商品名] **ハイカリック**※（テルモ）

剤形：規格

［バッグ］開始液：［1号］480kcal、維持液：［2号］700kcal、［3号］1,000kcal（700mL共通）。

効　能

消化管栄養が不能または不十分な場合、あるいは休止する場合の経中心静脈輸液療法による栄養補給。

用　法

［1号］本剤700mLに対して10％または12％アミノ酸注射液を200～300mLの割合で加えてよく混合し、開始液とする。1日1,800～2,000mLを24時間かけて中心静脈内に持続点滴注入。　［2号、3号］本剤700mLに対して10％または12％アミノ酸注射液を300～400mLの割合で加えてよく混合し、維持液とする。1日2,000～2,200mLを24時間かけて中心静脈内に持続点滴注入。

警　告

ビタミンB_1を併用せずに高カロリー輸液療法を施行すると重篤なアシドーシスが発現することがあるので、必ず併用する。ビタミンB_1欠乏症と思われる重篤なアシドーシスが発現した場合には、ただちに100～400mgのビタミンB_1製剤を急速静脈内投与する。高カロリー輸液療法を施行中の患者では、基礎疾患および合併症に起因するアシドーシスが発現することがあるので、症状が現れた場合には高カロリー輸液療法を中断し、アルカリ化剤の投与等の処置を行う。

禁　忌

乳酸血症、高K血症、乏尿、アジソン病、高窒素血症、高P血症、副甲状腺機能低下症、高Mg血症、甲状腺機能低下症、高Ca血症、肝性昏睡またはその恐れ、重篤な腎障害、アミノ酸代謝異常、遺伝性果糖不耐症。

併　用

強心配糖体（ジギタリス中毒）

副作用

重大：アシドーシス、高血糖。　その他：肝機能異常、高K血症、尿糖、血清Na異常、高窒素血症、脱毛など。

作　用

中心静脈栄養療法の基本液として、ブドウ糖や電解質を補給する。

ナースのための知識

①必ず1日3mg以上のビタミンB_1を併用する。　②投与を中止する場合には、ブドウ糖濃度の低い製剤を使用するなど、ブドウ糖濃度を徐々に下げる。

※他にNa、Clを有するハイカリックNC、腎不全用のハイカリックRFがある。

中心静脈栄養用キット製剤（糖・電解質・アミノ酸配合）

［商品名］**ピーエヌツイン**（エイワイファーマ）

剤形：規格

［バッグ］開始・維持液：［1号］560kcal（Ⅰ層800mL＋Ⅱ層200mL）、維持液：［2号］840kcal（Ⅰ層800mL＋Ⅱ層300mL）、［3号］1,160kcal（Ⅰ層800mL＋Ⅱ層400mL）。

効　能

経口、経腸管栄養補給が不能または不十分で、経中心静脈栄養に頼らざるを得ない場合の水分、電解質、アミノ酸、カロリー補給。

用　法

［1号］耐糖能が不明の場合や耐糖能が低下している場合の開始液、あるいは侵襲時等で耐糖能が低下しており、ブドウ糖を制限する必要がある場合の維持液として用いる。1日2,000mLを24時間かけて中心静脈内に持続点滴注入。［2号］維持液として1日2,200mLを24時間かけて中心静脈内に持続点滴注入。［3号］維持液として1日2,400mLを24時間かけて中心静脈内に持続点滴注入。

警　告

ビタミンB_1を併用せずに高カロリー輸液療法を施行すると重篤なアシドーシスが発現することがあるので、必ず併用する。ビタミンB_1欠乏症と思われる重篤なアシドーシスが発現した場合には、ただちに100～400mgのビタミンB_1製剤を急速静脈内投与する。高カロリー輸液療法を施行中の患者では、基礎疾患および合併症に起因するアシドーシスが発現することがあるので、症状が現れた場合には高カロリー輸液療法を中断し、アルカリ化剤の投与等の処置を行う。

禁　忌

高Na血症、高Cl血症、高K血症、乏尿、アジソン病、高窒素血症、高P血症、副甲状腺機能低下症、高Mg血症、甲状腺機能低下症、高Ca血症、肝性昏睡またはその恐れ、重篤な腎障害、アミノ酸代謝異常。

併　用

強心配糖体（ジギタリス中毒）

副作用

重大：アシドーシス、高血糖。　その他：AST・ALT↑、高K血症など。

作　用

中心静脈栄養療法において、ブドウ糖や電解質、アミノ酸を補給する。

ナースのための知識

①点滴バッグのⅠ層部分を手で押して隔壁を開通させ、よく転倒混和してから使用する。　②必ず1日3mg以上のビタミンB_1を併用する。

中心静脈栄養用キット製剤（総合ビタミン・糖・電解質・アミノ酸配合）

［商品名］**フルカリック**（テルモ）

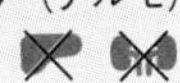

剤形：規格

［バッグ］開始・維持液：［1号］560kcal（903mL）、840kcal（1,354.5mL）、維持液：［2号］820kcal（1,003mL）、1,230kcal（1504.5mL）［3号］1,160kcal（1,103mL）。

効　能

経口、経腸管栄養補給が不能又は不十分で、経中心静脈栄養に頼らざるを得ない場合の水分、電解質、カロリー、アミノ酸およびビタミンの補給。

用　法

［1号］耐糖能が不明の場合や耐糖能が低下している場合の開始液、あるいは侵襲時等で耐糖能が低下しており、ブドウ糖を制限する必要がある場合の維持液とし

て用いる。1日1,806mLを24時間かけて持続点滴注入。［2号］維持液として1日2,006mLを24時間かけて中心静脈内に持続点滴注入。［3号］維持液として1日2,206mLを24時間かけて中心静脈内に持続点滴注入。

警告

ビタミンB_1欠乏症と思われる重篤なアシドーシスが発現した場合には、ただちに100〜400mgのビタミンB_1製剤を急速静脈内投与する。高カロリー輸液療法を施行中の患者では、基礎疾患および合併症に起因するアシドーシスが発現することがあるので、症状が現れた場合には高カロリー輸液療法を中断し、アルカリ化剤の投与等の処置を行う。

禁忌

過敏症、配合成分に過敏症、血友病、乳酸血症、高Na血症、高Cl血症、高K血症、乏尿、アジソン病、高窒素血症、高P血症、副甲状腺機能低下症、高Mg血症、甲状腺機能低下症、高Ca血症、肝性昏睡またはその恐れ、重篤な腎障害、アミノ酸代謝異常。

併用

強心配糖体（ジギタリス中毒）、レボドパ・ワルファリン（併作用減弱）。

副作用

重大：アシドーシス、ショック、アナフィラキシー、高血糖。 その他：高K血症、高Na血症、尿糖、肝機能異常など。

作用

中心静脈栄養療法において、ブドウ糖や電解質、アミノ酸およびビタミンを補給する。

ナースのための知識

①点滴バッグの大室部分を両側から絞るようにして隔壁を開通させ、よく転倒混和してから使用する。②ビタミンの光分解を防ぐため、遮光カバーなどを用いる。③患者の尿量は1日500mLまたは1時間あたり20mL以上あることが望ましい。

中心静脈栄養用キット製剤（総合ビタミン・糖・電解質・アミノ酸・微量元素配合）

［商品名］**エルネオパNF**
（大塚製薬工場）

剤形：規格

［バッグ］開始・維持液：［1号］560kcal（1,000mL）、840kcal（1,500mL）、1,120kcal（2,000mL）、維持液：［2号］820kcal（1,000mL）、1,230kcal（1,500mL）、1,640kcal（2,000mL）

効能

経口・経腸管栄養補給が不能または不十分で、経中心静脈栄養に頼らざるを得ない場合の水分、電解質、カロリー、アミノ酸、ビタミン、亜鉛、鉄、銅、マンガンおよびヨウ素の補給。

用法

［1号］耐糖能が不明の場合や耐糖能が低下している場合の開始液、あるいは侵襲時等で耐糖能が低下しており、ブドウ糖を制限する必要がある場合の維持液として用いる。1日2,000mLを24時間かけて持続点滴注入。［2号］維持液として1日2,000mLを24時間かけて中心静脈内に持続点滴注入。

警告

ビタミンB_1欠乏症と思われる重篤なアシドーシスが発現した場合には、ただちに100〜400mgのビタミンB_1製剤を急速静脈内投与する。高カロリー輸液療法を施行中の患者では、基礎疾患および合併症に起因するアシドーシスが発現することがあるので、症状が現れた場合には高カロリー輸液療法を中断し、アルカリ化剤の投与等の処置を行う。

禁忌

過敏症、配合成分に過敏症、電解質代謝異常（高Na血症、高Cl血症、高K血症、高P血症、高Mg血症、高Ca血症）、重篤な肝障害（肝性昏睡またはその恐れ）、

胆道閉塞、重篤な腎障害、アミノ酸代謝異常、血友病。

併　用

レボドパ・ワルファリン（併作用減弱）、強心配糖体（併作用増強）。

副作用

重大：アシドーシス、ショック、アナフィラキシー、高血糖。　その他：血糖上昇、肝機能異常、発疹、そう痒感、高K血症、食欲不振、嘔吐、悪心、BUN↑、血中Mn↑、頭痛など。

作　用

中心静脈栄養療法において、ブドウ糖や電解質、アミノ酸、ビタミン、微量元素を補給する。

ナースのための知識

①点滴バッグの下室を両手で押して隔壁を開通させ、上室と下室を交互に押してよく4室を混合してから使用する。　②ビタミンの光分解を防ぐため、遮光カバーなどを用いる。　③患者の尿量は1日500mLまたは1時間あたり20mL以上あることが望ましい。

微量元素製剤

[商品名] **エレメンミック**

（エイワイファーマ）

剤形：規格

2mL　［プレフィルドシリンジ］2mL

効　能

経口、経腸管栄養補給が不能または不十分で高カロリー静脈栄養に頼らざるを得ない場合の亜鉛、鉄、銅、マンガンおよびヨウ素の補給。

用　法

1日2mLを高カロリー静脈栄養輸液に添加し、点滴静注。

禁　忌

過敏症、配合成分に過敏症、胆道閉塞。

副作用

発疹、肝機能異常、血中Mn↑など。

作　用

高カロリー静脈栄養施行時の微量元素欠乏に基づく貧血症状やアルカリフォスファターゼ活性の低下などを防ぐ。

ナースのための知識

直接静脈内に投与せず、必ず高カロリー静脈栄養輸液に添加して使用する。

経腸栄養剤（半消化態）

[商品名] **エンシュア・H**

（アボット）　妊婦

剤形：規格

［缶］250kcal（250mL）

効　能

一般に、手術後患者の栄養保持に用いることができるが、特に長期にわたり、経口的食事摂取が困難な場合の経管栄養補給に使用する。

用　法

1日1,000～1,500mLを経管または経口投与。経管投与では50～100mL/時で持続的、または1日数回に分けて投与(400mL/時まで)。経口投与では1日1回または数回に分けて投与。

禁　忌

過敏症、牛乳タンパクアレルギー、急性腎炎、ネフローゼ、腎不全末期、悪心、嘔吐、下痢、合併の心不全、妊娠3か月以内または妊娠を希望する婦人（ビタミンA 5,000IU/日以上となる投与量）。

副作用

重大：ショック、アナフィラキシー。
その他：下痢、胃部不快感、腹部膨満感、悪心、嘔吐、BUN↑、血中K↑など。

作　用

食事摂取困難患者のタンパク質、糖類、脂質、水分を補給する。

ナースのための知識
①ビタミン、電解質、微量元素を必要に応じて補給する。 ②下痢などの副作用が発現した場合は、濃度を0.5kcal/mL程度に下げ、症状の改善を待つ。

肝不全用経口アミノ酸製剤

［商品名］
リーバクト（EAファーマ）

剤形：規格
散・ゼリー L-イソロイシン952mg・L-ロイシン1,904mg・L-バリン1,144mg

効　能
低アルブミン血症（食事摂取量が十分にもかかわらず低アルブミン血症を呈する非代償性肝硬変の低アルブミン血症の改善）。

用　法
散 1回1包（4.15g）、または ゼリー 1個（20g）を1日3回食後。

禁　忌
先天性分岐鎖アミノ酸代謝異常（メープルシロップ尿症）。

副作用
腹部膨満感、下痢、便秘、腹部不快感、AST・ALT・T-Bil・BUN・Cr↑、血中アンモニア値上昇、発疹、倦怠感など。

作　用
タンパク合成に利用される分岐鎖アミノ酸として吸収される。分岐鎖アミノ酸の一部はエネルギー源としても利用される。

ナースのための知識
①本剤だけで必要アミノ酸のすべてを満たすことはできない。 ②2か月以上投与しても低アルブミン血症の改善が認められない場合は、他の治療に切り替える。

血漿増量薬

［商品名］ **低分子デキストランL**
（大塚製薬工場）

剤形：規格
注［バッグ］25g/250mL、50g/500mL

効　能
❶代用血漿として急性出血の治療、特に急性大量出血の際の初期治療として有効。外傷、熱傷、出血などに基づく外科的ショックの予防および治療。手術時における輸血量の節減。 ❷体外循環灌流液として用い、灌流を容易にして手術中の併発症の危険を減少する。

用　法
❶1回500mLを緩徐に静注。 ❷20～30mL/kgを注入。

禁　忌
うっ血性心不全、高乳酸血症。

併　用
カナマイシン・ゲンタマイシン（腎毒性増強）。

副作用
重大：過敏症、ショック、急性腎不全。
その他：出血傾向、嘔吐・悪心、じん麻疹、脳浮腫など。

作　用
赤血球凝集を抑制し、血液粘稠度を低下させ、末梢血管血流を改善させる。

ナースのための知識
①長期連用を避け、5日以内とする。 ②沈殿が生じるので、リン酸塩または炭酸塩を含む製剤と配合しない。

12 血液作用薬

〔血液製剤、造血薬、止血薬、抗血栓薬〕

血液製剤

ケアのポイント

- 製造の際にウイルス不活化・除去の工程を入れているが、血液を原料としていることに由来する感染症伝播のリスクを完全に排除することができないことを患者に説明する。
- 特定生物由来製品や血液製剤代替医薬品を使用した場合は、その名称（販売名）、製造番号、使用年月日、患者の氏名・住所等を記録し、少なくとも20年間保存する。
- 使用後の残液は使用しない。
- 混濁しているものは使用しない。
- 種類に応じた方法で保管管理する（**表12-1**参照）。

表12-1　輸血用血液製剤（特定生物由来製品）の保管管理

種類	主な用途	保存温度	有効期間
全血*	一般の輸血適応	2～6℃	採血後21日間
赤血球*	貧血	2～6℃	製造後48時間～4日間等製剤により異なる。ラベルで確認
血漿	凝固因子の補充	−20℃	採血後1年間（融解後ただちに使用する。やむを得ない場合は、2～6℃で保存し、融解後24時間以内に使用する。融解したものは再凍結しない）
血小板	血小板減少症	20～24℃で浸透しながら保存	採血後4日間。照射洗浄血小板は製造後48時間

＊輸血1～2週間後に、発熱、紅斑、下痢、肝機能障害、顆粒球減少症等を伴う移植片対宿主病（GVHD）による死亡例がまれに報告されている。GVHD発症の危険性が高いと判断される患者に輸血する場合は、あらかじめ製剤に15～50Gyの放射線を照射しておく。

●主な血液製剤一覧 ※太字は該当ページに詳細を掲載

分類		一般名	商品名	ページ
人免疫グロブリン製剤		乾燥スルホ化人免疫グロブリン	**献血ベニロン-I**	p.345
		ポリエチレングリコール処理人免疫グロブリン	**献血ヴェノグロブリンIH**	p.346
アルブミン		加熱人血漿たん白	**献血アルブミネート**	p.347
血液凝固因子製剤	第Ⅶ因子	エプタコグ アルファ	ノボセブンHI	—
	第Ⅷ因子	オクトコグ ベータ	**コバールトリイ**	p.347
	第Ⅸ因子	ノナコグ ベータ ペゴル	レフィキシア	—
	第XIII因子	乾燥濃縮人血液凝固第XIII因子	フィブロガミンP	—
アンチトロンビン		乾燥濃縮人アンチトロンビンⅢ	**アンスロビンP**	p.347

人免疫グロブリン製剤

乾燥スルホ化人免疫グロブリン 特定生物由来

［商品名］**献血ベニロン-I**（帝人ファーマ）

剤形：規格

500mg、1,000mg、2,500mg、5,000mg

効 能

❶低または無ガンマグロブリン血症。❷重症感染症における抗生物質との併用。❸特発性血小板減少性紫斑病（他剤が無効で著明な出血傾向があり、外科的処置または出産など一時的止血管理を必要とする場合）。 ❹川崎病の急性期（重症であり、冠動脈障害の発生の危険がある場合）。 ❺ギラン・バレー症候群（急性増悪期で歩行困難な重症例）。 ❻好酸球性多発血管炎性肉芽腫症における神経障害の改善（ステロイド薬が効果不十分な場合に限る）。 ❼慢性炎症性脱髄性多発根神経炎（多巣性運動ニューロパチーを含む）の筋力低下の改善。

用 法

❶1回200〜600mg（4〜12mL）/kgを3〜4週間隔。 ❷1回2,500〜5,000mg（50〜100mL）、小児は1回50〜150mg（1〜3mL）/kg。 ❸1日200〜400mg（4〜8mL）/kg、5日間。 ❹1日200mg（4mL）/kg、5日間または2,000mg（40mL）/kgを1回点滴。 ❺❻❼1日400mg（8mL）/kg、5日間。 ❶〜❺は点滴または静注、❻❼は点滴。

禁 忌

ショックの既往歴。

併 用

麻疹・おたふくかぜ・風疹・水痘などの非経口用生ワクチン（ワクチン効果減弱）。

副作用

重大：ショック、アナフィラキシー、肝機能障害、黄疸、無菌性髄膜炎、急性腎障害、血小板減少、肺水腫、血栓塞栓症、心不全。 その他：発疹、頭痛、悪心など。

作 用

種々の細菌、毒素、ウイルスなどに対する抗体活性（10,000人以上の健康成人血漿を原料としているため）、食細胞の貪食能・殺菌能の増強効果、溶菌活性能、血小板減少抑制作用などを有する。

ナースのための知識

①小児に使用する場合には投与速度に注意するとともに、経過を十分に観察する。②シリコンオイル塗布のシリンジで採取した溶解液は投与前に薬液中に浮遊物がないか目視で確認する。

人免疫グロブリン製剤

ポリエチレングリコール処理人免疫グロブリン※

特定生物由来

［商品名］献血ヴェノグロブリンIH（日血機）

剤形：規格

［5%］0.5g（10mL）、1g（20mL）、2.5g（50mL）、5g（100mL）、10g（200mL）
［10%］0.5g（5mL）、2.5g（25mL）、5g（50mL）、10g（100mL）、20g（200mL）

効 能

［共通］❶低・無ガンマグロブリン血症。❷重症感染症における抗生物質との併用。❸特発性血小板減少性紫斑病（他剤が無効で、著明な出血傾向があり、外科的処置または出産など一時的止血管理を必要とする場合）。❹川崎病の急性期（重症であり、冠動脈障害の発生の危険がある場合）。❺多発性筋炎・皮膚筋炎における筋力低下の改善（ステロイドが効果不十分な場合に限る）。❻慢性炎症性脱髄性多発根神経炎（多巣性運動ニューロパチーを含む）の筋力低下の改善。❼慢性炎症性脱髄性多発根神経炎（多巣性運動ニューロパチーを含む）の運動機能低下の進行抑制（筋力低下の改善が認められた場合）。❽全身型重症筋無力症（ステロイドまたはステロイド以外の免疫抑制薬が十分に奏効しない場合に限る）。❾天疱瘡（ステロイドの効果不十分な場合）。❿水疱性類天疱瘡（ステロイド剤の効果不十分な場合）。⓫ギラン・バレー症候群（急性増悪期で歩行困難な重症例）。［5%10g製剤を除く］⓬血清IgG2値の低下を伴う、肺炎球菌またはインフルエンザ菌を起炎菌とする急性中耳炎、急性気管支炎または肺炎の発症抑制（ワクチン接種による予防および他の適切な治療を行っても十分な効果が得られず、発症を繰り返す場合に限る）。

用 法

❶1回200～600mg/kgを3～4週間隔点滴・静注。❷1回2,500～5,000mg点滴・静注。小児は1回100～150mg/kg点滴・静注。❸1日200～400mg/kg点滴・静注、5日間まで。❹1日400mg/kg、5日間点滴・静注または2,000mg/kgを1回点滴。❽❾⓫1日400mg/kgを5日間点滴。❻❿1日400mg/kgを5日間点滴・静注。❼1回1,000mg/kgを1日、または1回500mg/kgを2日間連続のいずれかを、3週間隔で点滴静注。⓬初回300mg/kg、2回目以降200mg/kg、投与間隔は4週間。

禁 忌

［共通］ショック。［5%］遺伝性果糖不耐症。

併 用

非経口用生ワクチン（効果減弱）。

副作用

重大：ショック、アナフィラキシー、肝機能障害、黄疸、無菌性髄膜炎、急性腎障害、血小板減少、肺水腫、血栓塞栓症、心不全。その他：発疹、振戦、痙攣、四肢冷感、顔色不良、悪心・嘔吐など。

作 用

抗体活性や補体共存下の殺菌作用、血小板減少効果などを示す。

ナースのための知識

①急速に注射すると血圧降下を起こす可能性がある。②他剤との混合注射を避ける。③シリコンオイル塗布のシリンジで採取すると浮遊物が発生する可能性があるため、できるだけ空気層をつくらないように吸引する。

※他に乾燥ポリエチレングリコール処理人免疫グ

ロブリンの献血グロベニン-I（日本製薬）あり。

アルブミン

加熱人血漿たん白

特定生物由来

［商品名］献血アルブミネート（日本製薬）

剤形：規格

4.4%（4.4g/100mL、11g/250mL）

効　能

アルブミンの喪失（熱傷、ネフローゼ症候群など）およびアルブミン合成低下（肝硬変症など）による低アルブミン血症。出血性ショック。

用　法

1回250～500mL（人血清アルブミンとして11～22g）を5～8mL/分以下で緩徐に静注または点滴。

禁　忌

ショックの既往歴、人工心肺使用。

副作用

重大：ショック、アナフィラキシー。
その他：血圧降下、顔面紅潮、蕁麻疹、嘔気、頭痛など。

作　用

人血漿中のアルブミン濃度とほぼ同等の濃度であり、プレショックまたはショックに際し循環血漿量を調整・維持する。

血液凝固因子製剤（第Ⅷ因子）

オクトコグ ベータ

（遺伝子組換え）

［商品名］コバールトリイ（バイエル）

剤形：規格

250IU、500IU、1,000IU、2,000IU、3,000IU

効　能

血液凝固第Ⅷ因子欠乏患者における出血傾向の抑制。

用　法

本剤を添付の溶解液全量で溶解し、緩徐に静脈内注射する。なお、1分間に5mLを超える注射速度は避ける。通常、1回体重1kgあたり10～30IUを投与するが、患者の状態に応じて適宜増減する。定期的に投与する場合、通常、体重1kgあたり20～40IUを週2回または週3回投与し、12歳以下の小児に対しては、体重1kgあたり25～50IUを週2回、週3回または隔日投与する。

副作用

重大：ショック、アナフィラキシー。
その他：そう痒、潮紅、注射部位疼痛など。

作　用

血液凝固第Ⅷ因子欠乏患者に対し、血漿中の血液凝固第Ⅷ因子を補うことにより、出血傾向を改善する。

ナースのための知識

①血液凝固第Ⅷ因子に対するインヒビターが発生する恐れがあるため、回収率・検査など注意深く対応し、適切な処置を取る。②医療機関で適切な指導を受け、医師が妥当性を判断した患者またはその家族に対して、在宅自己注射療法が適用される。　③本凍結を避け2～8℃で保存するが、患者が在宅自己注射のために家庭で保管する場合においては、室温（30℃以下）で保存することもできる。

アンチトロンビン

乾燥濃縮人アンチトロンビンⅢ

特定生物由来

［商品名］アンスロビンP（CSLベーリング）

剤形：規格

500IU、1,500IU

効　能

❶先天性アンチトロンビンⅢ欠乏に基づく血栓形成傾向。　❷アンチトロンビン

Ⅲ低下を伴う汎発性血管内凝固症候群(DIC)。

用 法

❶❷添付の注射用水で溶解し、緩徐に静注もしくは点滴静注。 ❶1日1,000～3,000IU（または20～60IU/kg）を投与。❷アンチトロンビンⅢが正常の70%以下に低下した場合、ヘパリンの持続点滴静注のもとに1日1,500IU（または30IU/kg）を投与。産科的、外科的DICなどで緊急処置として使用する場合は1日1回40～60IU/kg。

禁 忌

ショックの既往歴。

併 用

トロンボモデュリンアルファなど（相作用増強）。

副作用

重大：ショック、アナフィラキシー。

その他：発疹、蕁麻疹、AST・ALT↑、嘔気・嘔吐、悪寒、発熱、頭痛、胸部不快感、好酸球増多など。

作 用

アンチトロンビンⅢ（ATⅢ）がヘパリンにより活性化され、トロンビンをはじめ血液凝固因子Ⅸa～Ⅻaおよびカリクレインを阻害することによって、血液凝固を抑制する。

ナースのための知識

①出血検査など出血管理を十分行いつつ使用する。 ②効能❷でヘパリンの投与は1時間あたり500単位を超えない。 ③シリコンオイル塗布のシリンジで採取した溶解液は投与前に薬液中に浮遊物がないか目視で確認する。

造血薬

ケアのポイント

- 使用に際しては、アレルギー既往歴、薬物過敏症等について十分な問診を行う。
- ショック等に対する救急処置のとれる準備をしておく。
- 他剤との混注を行わない。
- エリスロポエチンの投与開始時あるいは休薬後の初回投与時は、少量を静脈内あるいは皮内に注入し、異常反応が発現しないことを確認してから全量を投与する。
- エリスロポエチンを投与する際は、腎性貧血であることを確認し、他の貧血症には投与しない。投与対象は、ヘモグロビン（Hb）濃度で10g/dL（ヘマトクリット値で30%）未満とする。
- エリスロポエチン投与中は、血圧、Hb濃度、ヘマトクリット値等の推移に十分注意し、必要以上の造血にならないようにする。
- 鉄剤を内服すると便が黒くなるが、心配ないことを説明する。
- 鉄剤の内服により歯が一時的に着色（茶褐色）した場合には、重曹等で歯磨きをするよう指導する。

本書で取り上げた造血薬一覧

分類	一般名	商品名	ページ
G-CSF製剤	フィルグラスチム	グラン	p.350
造血因子薬（エリスロポエチン）	エポエチン アルファ	エスポー	p.350
	エポエチン ベータ	エポジン	p.351
	エポエチン ベータ ペゴル	ミルセラ	p.352
	ダルベポエチン アルファ	ネスプ	p.352
鉄剤	含糖酸化鉄	フェジン	p.353
	乾燥硫酸鉄	フェロ・グラデュメット	p.353
	クエン酸第一鉄ナトリウム	フェロミア	p.353
	溶性ピロリン酸第二鉄	インクレミン	p.354

【G-CSF】granulocyte colony stimulating factor：顆粒球コロニー形成刺激因子

G-CSF製剤

フィルグラスチム（遺伝子組換え）

［商品名］グラン（協和キリン）

剤形：規格

75μg（0.3mL）、150μg（0.6mL）、［M］300μg（0.7mL）［シリンジ］75μg（0.3mL）、150μg（0.6mL）、［M］300μg（0.7mL）

効　能

❶造血幹細胞の末梢血中への動員。❷造血幹細胞移植時の好中球数の増加促進。❸癌化学療法による好中球減少。❹HIV感染症の治療に支障をきたす好中球減少症。❺骨髄異形成症候群に伴う好中球減少症。❻再生不良性貧血に伴う好中球減少症。❼先天性・特発性好中球減少症。

用　法

❶単独投与：1日量400μg/m²を1～2回に分割し皮下注、5日間連日または末梢血幹細胞採取終了時まで。癌化学療法後：化学療法剤投与終了翌日または好中球数最低値後、1日量400μg/m²を1～2回に分割、末梢血幹細胞採取終了時まで連日皮下注。❷移植施行翌日ないし5日後から1日1回300μg/m²を点滴。❸急性白血病で癌化学療法剤投与終了翌日以降で1日1回200μg/m²を静注・点滴（出血傾向なしで100μg/m²皮下注）。悪性リンパ腫、小細胞肺癌、胚細胞腫瘍などで、癌化学療法剤投与終了翌日以降で1日1回50μg/m²を皮下注（皮下注困難は100μg/m²を静注・点滴）。❹1日1回200μg/m²を点滴、2週間を目安。❺1日1回100μg/m²を点滴。❻1日1回400μg/m²を点滴。❼1日1回50μg/m²を皮下注。小児など詳しくは添付文書参照。

禁　忌

過敏症、他の顆粒球コロニー形成刺激因子製剤過敏症、骨髄中の芽球が十分減少していない骨髄性白血病および末梢血液中に骨髄芽球の認められる骨髄性白血病。

副作用

重大：ショック、アナフィラキシー、間質性肺炎、急性呼吸窮迫症候群、芽球の増加、脾破裂、毛細血管漏出症候群、大型血管炎（大動脈、総頸動脈、鎖骨下動脈等の炎症）。　その他：骨痛、腰痛、ALP・LDH↑、発熱、発疹など。

作　用

好中球前駆細胞に対して分化・増殖を促進させ、成熟好中球に対して機能を亢進させる。

ナースのための知識

①定期的に血液検査を行い、必要以上の好中球（白血球）が増加しないよう十分注意する。②骨痛、腰痛などが起こるため、非麻薬性鎮痛薬を投与するなどの適切な処置を行う。

造血因子薬（エリスロポエチン）

エポエチン アルファ（遺伝子組換え）

［商品名］エスポー（協和キリン）

剤形：規格

750IU（0.5mL）［シリンジ］750IU（0.5mL）、1,500IU（2mL）、3,000IU（2mL）［皮下用シリンジ］6,000IU、9,000IU、12,000IU、24,000IU（0.5mL共通）

効　能

・［シリンジ］❶透析施行中の腎性貧血。❷未熟児貧血。［皮下用シリンジ］❸腎性貧血。❹貯血量が800mL以上で1週間以上の貯血期間を予定する手術施行の自己血貯血。

用　法

❶初期は1回3,000IUを週3回緩徐に静注。維持量は1回1,500IUを週2～3回または1回3,000IUを週2回静注（維持最高量は1

回3,000IU、週3回静注まで)。 ❷1回200IU/kgを週2回皮下注。 ❸初期は1回6,000IUを週1回皮下注。維持量は1回6,000〜12,000IUを2週に1回皮下注。小児は1回100IU/kgを週1回皮下注。 ❹ヘモグロビン濃度が13g/dL未満には初回採血1週間前から、ヘモグロビン濃度が13〜14g/dLには初回採血後より1回24,000IUを最終採血まで週1回皮下注。初回採血は予定貯血量が800mLでは手術2週間前、1,200mLでは手術3週間前が目安。

禁忌

過敏症、他のエリスロポエチン・ダルベポエチンアルファ過敏症。

副作用

重大:ショック、アナフィラキシー、高血圧性脳症、脳出血、心筋梗塞、肺梗塞、脳梗塞、赤芽球癆、肝機能障害、黄疸。

その他:血圧上昇、そう痒感、発疹、肝機能値異常、嘔気・嘔吐、頭痛、発熱、全身倦怠、白血球増多、BUN・血清K↑など。

作用

赤血球前駆細胞に直接作用し、造血効果を発揮する。

造血因子薬(エリスロポエチン)

エポエチン ベータ

(遺伝子組換え)

[商品名] エポジン(中外)

剤形:規格

[シリンジ] 750IU、1,500IU、3,000IU、6,000IU (0.5mL共通) [皮下注シリンジ] 9,000IU、12,000IU、24,000IU (0.5mL共通)

効能

❶透析施行中の腎性貧血。 ❷CAPD施行中の腎性貧血。 ❸透析導入前の腎性貧血。 ❹未熟児貧血。 ❺自己血貯血(貯血量が800mL以上で1週間以上の貯血期間を予定する場合)。

用法

IU ＼ 効能	①	②	③	④	⑤
750	静	—	静	皮	—
1,500	静	静皮	静皮	皮	静
3,000	静	静皮	静皮	皮	静
6,000	—	皮	静皮	—	静
9,000	—	皮	皮	—	—
12,000	—	皮	皮	—	—
24,000	—	—	—	—	皮

静:静脈内投与 皮:皮下投与

静脈内投与:❶❷初期は1回3,000IUを週3回緩徐に静注。維持量は、1回1,500IUを週2〜3回あるいは1回3,000IUを週2回(1回3,000IU週3回まで)。 ❸初期は、1回6,000IUを週1回。維持量は、1週あたり6,000IU以下で調整。 ❺ヘモグロビン濃度(Hb) 13〜14g/dL以下に1回6,000IUを隔日週3回。予定貯血量が800mLの場合術前2週間、1,200mLの場合術前3週間が目安。 皮下投与:❷❸初期は1回6,000IUを週1回、維持量は1回6,000〜12,000IUを2週に1回。小児の初期は1回50〜100IU/kgを週1回、維持量は1回100〜200IU/kgを2週に1回。 ❹1回200IU/kgを週2回。 ❺Hb13g/dL未満は初回採血1週間前より、Hb13〜14g/dLの患者には初回採血後より、1回24,000IUを最終採血まで週1回。初回採血は予定貯血量が800mLでは術前2週間、1,200mLでは術前3週間が目安。

禁忌

過敏症、他のエリスロポエチン・ダルベポエチンアルファ過敏症。

副作用

重大:ショック、アナフィラキシー、高血圧性脳症、脳出血、心筋梗塞、肺梗塞、脳梗塞、肝機能障害、黄疸、赤芽球癆。

その他:血圧上昇、頭痛・頭重感、関節痛など。

作用

骨髄中の赤芽球系前駆細胞に働き、赤血球への分化と増殖を促す。

造血因子薬（エリスロポエチン）

エポエチン ベータ ペゴル

（遺伝子組換え）

［商品名］ミルセラ（中外）

剤形：規格

［シリンジ］12.5μg、25μg、50μg、75μg、100μg、150μg、200μg、250μg（0.3mL共通）

効能

腎性貧血。

用法

血液透析：初回は1回50μgを2週に1回静注。エリスロポエチンやエポエチンベータからの切換えでは、1回100μgまたは150μgを4週に1回静注。維持量は1回25～250μgを4週に1回静注（いずれも1回250μgまで）。　腹膜透析・保存期慢性腎臓病：初回は1回25μgを2週に1回皮下注・静注。エリスロポエチンやエポエチンベータからの切換えでは、1回100μgまたは150μgを4週に1回皮下注・静注。維持量は1回25～250μgを4週に1回皮下注・静注（いずれも1回250μgまで）。

禁忌

過敏症、他のエリスロポエチン・ダルベポエチンアルファ過敏症。

副作用

重大：脳出血、心筋梗塞、高血圧性脳症、ショック、アナフィラキシー、赤芽球癆。

その他：血圧上昇、好酸球数増加、シャント閉鎖・狭窄など。

作用

骨髄中の赤芽球系造血前駆細胞に作用して赤血球増加作用を示す。

造血因子薬（エリスロポエチン）

ダルベポエチン アルファ

（遺伝子組換え）

［商品名］ネスプ（協和キリン）

剤形：規格

［シリンジ］5μg、10μg、15μg、20μg、30μg、40μg、60μg、120μg、180μg（0.5mL共通）

効能

❶腎性貧血。　❷骨髄異形成症候群に伴う貧血。

用法

❶血液透析：初回は週1回20μgを静注。小児は週1回0.33μg/kg（20μgまで）を静注。製剤切替時は週1回15～60μgを静注。維持量は週1回15～60μgを静注、貧血改善の維持後は2週に1回30～120μgを静注。小児は週1回5～60μgを静注、貧血改善の維持後は2週に1回10～120μgを静注。いずれの場合も1回180μgまで。腹膜透析および保存期慢性腎臓病：初回は2週に1回30μgを皮下注・静注。小児は2週に1回0.5μg/kg（30μgまで）を皮下注・静注。製剤切替時は2週に1回30～120μgを皮下注・静注。小児は2週に1回10～60μgを皮下注・静注。維持量は2週に1回30～120μgを皮下注・静注、貧血改善の維持後は4週に1回60～180μgを皮下注・静注。小児は2週に1回5～120μgを皮下注・静注、貧血改善の維持後は4週に1回10～180μgを皮下注・静注。いずれの場合も1回180μgまで。　❷週1回240μgを皮下注。

禁忌

過敏症、エリスロポエチン過敏症。

副作用

重大：脳梗塞、脳出血、肝機能障害、黄疸、高血圧性脳症、ショック、アナフィラキシー、赤芽球癆、心筋梗塞、肺梗塞。

その他：血圧上昇、倦怠感、頭痛など。

作 用

赤芽球系前駆細胞に直接作用し、造血効果を発揮する。

鉄剤

含糖酸化鉄 

［商品名］フェジン（日医工）

剤形：規格

40mg（2mL）

効 能

鉄欠乏性貧血。

用 法

必要鉄（Fe）量を算出して、1日40～120mg（2～6mL）を2分以上かけて徐々に静注。

禁 忌

過敏症、鉄欠乏状態にない人、重篤な肝障害。

副作用

重大：ショック、骨軟化症。　その他：頭痛、悪心、発熱など。

作 用

赤血球内へモグロビン鉄として利用され、投与後10～14日で赤血球内Feは最高となる。

ナースのための知識

①経口鉄剤の投与が困難または不適当な場合に限り使用する。　②注射に際しては局所刺激を起こすことがあり、このような場合には、温湿布を施し（急性炎症症状が強い場合には冷湿布により急性症状がおさまった後）、マッサージをして吸収を促進させる。　③尿中に黒色の顆粒を認めることがある。

鉄剤

乾燥硫酸鉄

［商品名］フェロ・グラデュメット（マイランEPD）

剤形：規格

［徐放］105mg

効 能

鉄欠乏性貧血。

用 法

1日105～210mg（1～2錠）を1～2回に分割、空腹時または副作用が強い場合には食直後。

禁 忌

鉄欠乏状態にない人。

併 用

甲状腺ホルモン薬・セフジニル・ニューキノロン系抗菌薬・テトラサイクリン系抗菌薬（相作用減弱）、制酸薬・タンニン酸含有食品（吸収阻害）。

副作用

悪心・嘔吐、腹痛、食欲不振、胃部不快感、下痢、便秘など。

作 用

吸収された鉄は骨髄やその他の臓器へ運ばれ、ヘモグロビンの成分として利用される。

ナースのための知識

①十分量の水とともに噛まずに服用させ、ただちに飲み下すよう注意させる。　②鉄放出後のプラスチック格子はそのまま糞便中に排泄される。

鉄剤

クエン酸第一鉄ナトリウム

［商品名］フェロミア（エーザイ）

剤形：規格

50mg　8.3%

効　能

鉄欠乏性貧血。

用　法

1日100〜200mg（錠2〜4錠、顆1.2〜2.4g）を1〜2回に分割し食後。

禁　忌

鉄欠乏状態にない人。

併　用

セフジニル・キノロン系抗菌薬・甲状腺ホルモン薬（併吸収阻害）、テトラサイクリン系抗菌薬（相吸収阻害）、制酸薬・タンニン酸を含有する食品（鉄吸収阻害）。

副作用

悪心・嘔吐、上腹部不快感、胃・腹痛、発疹、AST・ALT↑など。

作　用

吸収された鉄は血漿トランスフェリンと結合し、骨髄にて赤芽球にとりこまれ、ヘモグロビン合成に利用される。

ナースのための知識

潜血反応で偽陽性となることがある。

鉄剤

溶性ピロリン酸第二鉄

［商品名］後インクレミン（アルフレッサ）

剤形：規格

シ5%

効　能

鉄欠乏性貧血。

用　法

1歳未満：2〜4mL、1〜5歳：3〜10mL、6〜15歳：10〜15mLを3〜4回に分割。

禁　忌

鉄欠乏状態にない人。

併　用

テトラサイクリン・ミノサイクリン（相効果減弱）、セフジニル・ニューキノロン系抗菌薬・甲状腺ホルモン薬（併効果減弱）、制酸薬・タンニン酸含有食品（効果減弱）。

副作用

悪心、嘔吐、食欲不振、腹痛、下痢、便秘、胃部不快感、光線過敏症、発疹、蕁麻疹、そう痒など。

作　用

吸収された鉄は血漿トランスフェリンと結合し、体内を循環する。トランスフェリンに結合した鉄は骨髄にて赤芽球にとりこまれ、ヘモグロビン合成に利用される。

ナースのための知識

低出生体重児、新生児または乳児に投与する場合、はじめ少量から開始して徐々に通常1日量まで増量する。

止血薬

●本書で取り上げた止血薬一覧

一般名	商品名	ページ
カルバゾクロムスルホン酸ナトリウム水和物	アドナ	p.355
トラネキサム酸	トランサミン	p.355
トロンビン	トロンビン	p.356

止血薬

カルバゾクロムスルホン酸ナトリウム水和物

[商品名] アドナ（ニプロES）

剤形：規格

10mg、30mg　10%　10mg（2mL）　[静脈用] 25mg（5mL）、50mg（10mL）、100mg（20mL）

効　能

毛細血管抵抗性の減弱および透過性の亢進によると考えられる出血傾向（紫斑病など）。毛細血管抵抗性の減弱による皮膚あるいは粘膜および内膜からの出血、眼底出血・腎出血・子宮出血。毛細血管抵抗性の減弱による手術中・術後の異常出血。

用　法

[内服] 1日30〜90mgを3回に分割。　[10mg] 1回10mgを皮下注または筋注。　[25mg、50mg、100mg] 1日25〜100mgを静注または点滴。

副作用

重大：ショック、アナフィラキシー。
その他：[内服] 食欲不振、胃部不快感。　[共通] 発疹など。　[10mg] 注射部位の硬結・疼痛など。

作　用

細血管に作用して血管透過性亢進を抑制し、出血時間を短縮して止血作用を示す。

ナースのための知識

だいだい黄色がかった着色尿が現れることがある。

止血薬

トラネキサム酸

[商品名] トランサミン（第一三共）

剤形：規格

250mg、500mg　250mg　50%　シ5%　5%（250mg/5mL）、10%（250mg/2.5mL、1g/10mL）

効　能

❶全身性線溶亢進が関与すると考えられる出血傾向（白血病、再生不良性貧血、紫斑病など、および手術中・術後の異常出血）。　❷局所線溶亢進が関与すると考えられる異常出血（肺出血、鼻出血、性器出血、腎出血、前立腺手術中・術後の異常出血）。　❸湿疹およびその類症、蕁麻疹、薬疹・中毒疹における紅斑・腫脹・そう痒など。　❹扁桃炎、咽喉頭炎における咽頭痛・発赤・充血・腫脹など。❺口内炎における口内痛および口内粘膜アフタ。

用　法

・・1日750〜2,000mgを3〜4回に分割。　シ1日量を3〜4回に分割。

1歳未満は1日75〜200mg、2〜3歳は1日150〜350mg、4〜6歳は1日250〜650mg、7〜14歳は1日400〜1,000mg、15歳以上は1日750〜2,000mg。 注1日250〜500mgを1〜2回に分割し静注・筋注。術中・術後などには必要に応じ1回500〜1,000mgを静注、または500〜2,500mgを点滴。

禁忌

注 過敏症。 ［併用禁忌］［共通］トロンビン（血栓形成傾向）。

併用

ヘモコアグラーゼ（血栓）、バトロキソビン（血栓・塞栓症）、凝固因子薬（凝固亢進）。

副作用

重大：［共通］痙攣。 注ショック。
その他：［共通］食欲不振、悪心、嘔吐、下痢、眠気など。 注そう痒症、頭痛など。

作用

プラスミンの働きを阻止し、抗出血・抗アレルギー・抗炎症効果を示す。

止血薬

トロンビン

［商品名］トロンビン（持田）

剤形：規格

［経口用］5千単位/包、1万単位/包
［ソフトボトル］5千単位（5mL）、1万単位（10mL）

効能

❶上部消化管出血。 ❷通常の結紮によって止血困難な小血管、毛細血管および実質臓器からの出血（外傷に伴う出血、手術中の出血、骨性出血、膀胱出血、抜歯後の出血、鼻出血、上部消化管からの出血など）。

用法

❶適当な緩衝剤で溶解または希釈した液（200〜400単位/mL）を経口投与。 ❷そのまま噴霧もしくは灌注するか、または撒布。上部消化管出血の場合には、緩衝剤に溶かした溶液（トロンビンとして200〜400単位/mL）を経口投与。

警告

静脈内に誤って注入すると、血液を凝固させ致死的な結果をまねく恐れがある。また、アナフィラキシーを起こす恐れがあるので、静脈内はもちろん、皮下・筋肉内にも注射しない。

禁忌

過敏症、牛血液を原料とする製剤過敏症。
［併用禁忌］ヘモコアグラーゼ・トラネキサム酸・アプロチニン（血栓形成傾向）。

副作用

重大：ショック、凝固異常、異常出血。
その他：発疹、発赤、発熱、嘔気、嘔吐、頭痛など。

作用

血中のフィブリノゲンに作用してフィブリンを生成し、出血局所の血液を急速に凝血して、止血作用を示す。

ナースのための知識

①酸により酵素活性が低下するので、上部消化管出血に用いる場合には、事前に牛乳または緩衝液などにより胃酸を中和させる。 ②アジ化ナトリウムなどの防腐剤を含有しているリン酸緩衝液は使用しない。

抗血栓薬

●ケアのポイント

- 抗血小板薬・経口用血液凝固阻止薬の投与中に手術や侵襲的処置を行う場合、一定期間投与を中止する（中止期間の目安については、薬剤一覧を参照のこと）。手術後に投与を再開する場合には、患者の臨床症状に問題がなく出血がないことを確認してから再開する。
- 鼻出血、皮下出血、歯肉出血、血尿、喀血、吐血および血便等、異常な出血の徴候が認められた場合には、すぐに連絡するよう指導する。
- 血液凝固阻止薬を飲み忘れた場合には、できるだけ早く1回量を服用するとともに次の服用まで一定時間（エドキサバン、リバーロキサバンは12時間、ダビガトランは6時間）以上あけさせる。服用し忘れた場合でも決して2回量を服用しないよう指導する。
- 血栓溶解薬の投与により脳出血の危険性が高まるため、患者の状態の観察を十分に行う。

ハイリスク薬 抗血小板薬・経口用血液凝固阻止薬 ここに注意！

- 服用患者のアドヒアランスを確認する。
- 服薬管理を徹底する（検査・手術前・抜歯時の服薬休止、検査・手術後抜歯後の服薬再開の確認：薬剤一覧参照）
- 併用薬や食事（納豆など）、一般用医薬品や健康食品との相互作用を指導する。
- 服用中は出血傾向となるので、過量投与の徴候（あざ、歯茎からの出血等）を確認し、その対策をとる。
- 日常生活（閉経前の女性に対する生理中の生活指導など）での注意点を指導する。
- 血液検査が行われているかの確認と、検査データの確認を行う。

●本書で取り上げた抗血栓薬一覧

分類		一般名	商品名	手術前投与中止時期の目安	ページ
抗血小板薬		アスピリン	バイアスピリン	7～10日前	p.359
		アスピリン・ダイアルミネート	バファリン配合錠A81	7～10日前	p.359
		イコサペント酸エチル	エパデール、エパデールS	7～10日前	p.262（脂質異常症治療薬）
		クロピドグレル硫酸塩	プラビックス	14日前	p.360
		サルポグレラート塩酸塩	アンプラーグ	1～2日前	p.360
		シロスタゾール	プレタール	3日前	p.361
		チクロピジン塩酸塩	パナルジン	10～14日前	p.361
血液凝固阻止薬	経口用	エドキサバントシル酸塩水和物	リクシアナ	24時間前	p.362
		ダビガトランエテキシラートメタンスルホン酸塩	プラザキサ	24時間前（大手術は2日前）	p.363
		リバーロキサバン	イグザレルト	24時間前	p.363
		ワルファリンカリウム	ワーファリン	3～5日前（必ずINRを測定）	p.364
	注射用	アルガトロバン水和物	スロンノンHI、ノバスタンHI	—	p.365
		トロンボモデュリン アルファ	リコモジュリン	—	p.366
		ヘパリンナトリウム	ヘパリンNa、ヘパリンNaロック、ヘパリンナトリウム	—	p.366
血栓溶解薬		アルテプラーゼ	アクチバシン、グルトパ	—	p.367
		ウロキナーゼ	ウロナーゼ	—	p.368
		モンテプラーゼ	クリアクター	—	p.368

抗血小板薬

アスピリン 妊婦

[商品名] 後 バイアスピリン (バイエル)

剤形：規格

[腸溶錠] 100mg

効　能

❶狭心症（慢性安定狭心症、不安定狭心症)、心筋梗塞、虚血性脳血管障害（一過性脳虚血発作、脳梗塞）における血栓・塞栓形成の抑制。　❷冠動脈バイパス術あるいは経皮経管冠動脈形成術施行後における血栓・塞栓形成の抑制。　❸川崎病。

用　法

❶❷1日1回100mg、1回300mgまで。　❸急性期有熱期間は1日30〜50mg/kgを3回に分割、解熱後の回復期から慢性期は1日1回3〜5mg/kg。

禁　忌

過敏症、サリチル酸系製剤に過敏症、消化性潰瘍、出血傾向、アスピリン喘息または既往歴、出産予定12週以内の妊婦、低出生体重児、新生児または乳児。

併　用

ワルファリン（出血時間延長)、血液凝固阻止薬・抗血小板薬・血栓溶解薬（出血傾向増強)、メトトレキサート（骨髄抑制)、尿酸排泄促進薬（併作用減弱)、NSAIDs（出血、腎機能低下)、アルコール（消化管出血）など。

副作用

重大：ショック、アナフィラキシー、出血、中毒性表皮壊死融解症、皮膚粘膜眼症候群、剥脱性皮膚炎、再生不良性貧血、血小板減少、白血球減少、喘息発作、肝機能障害、黄疸、消化性潰瘍、小腸・大腸潰瘍。　その他：胃腸障害、蕁麻疹、めまい、過呼吸など。

作　用

シクロオキシゲナーゼ1（COX-1）を阻害することにより、トロンボキサンA_2（TXA_2）の合成を阻害し、血小板凝集抑制作用を示す。

ナースのための知識

①急性心筋梗塞・脳梗塞急性期の初期治療に抗血小板作用の発現を急ぐ場合は、本剤をすりつぶしたり、噛み砕いて服用する（それ以外は噛まずに服用)。　②15歳未満の水痘、インフルエンザ患者に投与しない。　③脳梗塞患者への投与中は十分な血圧コントロールを行う。

抗血小板薬

アスピリン・ダイアルミネート※ 妊婦

[商品名] 後 バファリン配合錠A81（エーザイ)

剤形：規格

[A81] アスピリン81mg・ダイアルミネート33mg

効　能

❶狭心症（慢性安定狭心症、不安定狭心症)、心筋梗塞、虚血性脳血管障害（一過性脳虚血発作、脳梗塞）における血栓・塞栓形成の抑制。　❷冠動脈バイパス術あるいは経皮経冠動脈形成術施行後における血栓・塞栓形成の抑制。　❸川崎病。

用　法

❶❷1日1回1錠（1回4錠まで)。　❸急性有熱期は1日30〜50mg/kgを3回に分割、解熱後の回復期から慢性期は1日1回3〜5mg/kgを1回投与)。

禁　忌

過敏症、サリチル酸系製剤に過敏症、消化性潰瘍、出血傾向、アスピリン喘息または既往歴、出産予定12週以内の妊婦、低出生体重児・新生児または乳児。

併　用

ワルファリン（出血時間延長)、血液凝固阻止薬・抗血小板薬・血栓溶解薬（出血傾向増強)、メトトレキサート(骨髄抑制)、尿酸排泄促進薬(併作用減弱)、糖尿病薬(併作用増強)、NSAIDs(出血、腎機能低下)、アルコール(消化管出血)など。

副作用

重大:ショック、アナフィラキシー、出血、中毒性表皮壊死融解症、皮膚粘膜眼症候群、剥脱性皮膚炎、再生不良性貧血、血小板減少、白血球減少、喘息発作、肝機能障害、黄疸、消化性潰瘍、小腸・大腸潰瘍。 その他:胃腸障害、蕁麻疹、めまい、過呼吸など。

作 用

低用量アスピリンは、シクロオキシゲナーゼ1(COX-1)を阻害することによりトロンボキサンA_2(TXA_2)の合成を阻害し、血小板凝集を抑制する。

ナースのための知識

①15歳未満の水痘、インフルエンザ患者に投与しない。 ②脳梗塞患者への投与中は十分な血圧コントロールをする。

※同成分の高用量製剤として、鎮痛薬(バファリン配合錠A330→p.100)あり。

抗血小板薬

クロピドグレル硫酸塩

[商品名] プラビックス(サノフィ)

剤形:規格

(錠)25mg、75mg

効 能

❶虚血性脳血管障害(心原性脳塞栓症を除く)後の再発抑制。 ❷経皮的冠動脈形成術(PCI)が適用される虚血性心疾患(急性冠症候群、安定狭心症、陳旧性心筋梗塞)。 ❸末梢動脈疾患における血栓・塞栓形成の抑制。

用 法

❶1日1回50~75mg(出血傾向は1日1回50mgから)。 ❷1日1回300mgから開始、維持量1日1回75mg(アスピリン1日81~100mgと併用)。 ❸1日1回75mg。

禁 忌

過敏症、出血(血友病、頭蓋内出血、消化管出血、尿路出血、喀血、硝子体出血など)。 [併用禁忌] セレキシパグ(併代謝抑制)。

併 用

NSAIDs(消化管出血)、ワルファリン・アスピリン・SSRI(出血助長)、オメプラゾール(作用減弱)など。

副作用

重大:出血、胃・十二指腸潰瘍、肝機能障害、黄疸、血栓性血小板減少紫斑病、間質性肺炎、好酸球性肺炎、血小板減少、無顆粒球症、再生不良性貧血を含む汎血球減少症、中毒性表皮壊死融解症、皮膚粘膜眼症候群、多形滲出性紅斑、急性汎発性発疹性膿疱症、薬剤性過敏症症候群、後天性血友病、横紋筋融解症。 その他:皮下出血、鼻出血、胃腸炎、口内炎、頭痛、浮腫など。

作 用

活性代謝物が不可逆的に血小板のADP受容体に作用し、ADPの結合を阻害することにより、血小板の活性化に基づく血小板凝集を抑制する。

ナースのための知識

①空腹時の投与は避けることが望ましい。 ②投与開始後2か月間は、2週間に1回程度の血液検査などを実施する。

抗血小板薬

サルポグレラート塩酸塩

妊婦

[商品名] アンプラーグ(田辺三菱)

剤形:規格

(錠)50mg、100mg (細粒)10%

効 能

慢性動脈閉塞症に伴う潰瘍、疼痛および

冷感などの虚血性諸症状の改善。

用　法

1回100mgを1日3回食後。

禁　忌

出血、妊婦。

併　用

ワルファリン・アスピリン・チクロピジン・シロスタゾールなど（出血傾向）。

副作用

重大：脳出血、消化管出血、血小板減少、肝機能障害、黄疸、無顆粒球症。　その他：嘔気、胸やけ、腹痛、心悸亢進、貧血など。

作　用

血小板および血管平滑筋における5-HT_2（セロトニン）受容体に対する特異的な拮抗作用を示す。その結果、抗血小板作用および血管収縮抑制作用を示す。

ナースのための知識

開封後、すみやかに服用し、苦味が残らないようただちに飲み下すよう指導する。

抗血小板薬

シロスタゾール　妊婦

［商品名］プレタール（大塚）

剤形：規格

［OD：口腔内崩壊錠］50mg、100mg

20%

効　能

慢性動脈閉塞症に基づく潰瘍、疼痛および冷感などの虚血性諸症状の改善。脳梗塞（心原性脳塞栓症を除く）発症後の再発抑制。

用　法

1回100mgを1日2回。

警　告

脈拍数が増加し、狭心症が発現することがあるので、狭心症の症状（胸痛など）に対する問診を注意深く行う。

禁　忌

過敏症、出血、うっ血性心不全、妊婦。

併　用

ワルファリン・アスピリン・血栓溶解薬・アルプロスタジル（出血助長）、マクロライド系抗菌薬・アゾール系抗真菌薬・グレープフルーツジュース・オメプラゾール（作用増強）など。

副作用

重大：うっ血性心不全、心筋梗塞、狭心症、心室頻拍、出血（脳出血などの頭蓋内出血、肺出血、消化管出血、鼻出血、眼底出血など）、胃・十二指腸潰瘍、汎血球減少、無顆粒球症、血小板減少、間質性肺炎、肝機能障害、黄疸、急性腎不全。　その他：頭痛、動悸、頻脈、めまい、ほてり、不眠、発疹など。

作　用

血小板および血管平滑筋のホスホジエステラーゼ（PDE）3活性を選択的に阻害することで、抗血小板作用および血管拡張作用を示す。

ナースのための知識

①脳梗塞患者への投与にあたっては、症状が安定してから開始し、十分な血圧のコントロールを行う。　②口腔粘膜から吸収されることはないため、唾液または水で飲み込ませる。

抗血小板薬

チクロピジン塩酸塩

［商品名］パナルジン（サノフィ）

剤形：規格

100mg　10%

効　能

❶血管手術および血液体外循環に伴う血栓・塞栓の治療ならびに血流障害の改善。❷慢性動脈閉塞症に伴う潰瘍、疼痛および冷感などの阻血性諸症状の改善。　❸虚血性脳血管障害（一過性脳虚血発作

〈TIA〉、脳梗塞）に伴う血栓・塞栓の治療。　❹くも膜下出血術後の脳血管攣縮に伴う血流障害の改善。

用　法

❶1日200～300mgを2～3回に分割。　❷1日300～600mgを2～3回に分割。　❸1日200～300mgを2～3回に分割または1日1回200mg。　❹1日300mgを3回に分割。

警　告

血栓性血小板減少性紫斑病（TTP）、無顆粒球症、重篤な肝障害などの重大な副作用が主に投与開始後2か月以内に発現し、死亡例も報告されている。投与開始後2か月間は、原則として1回2週間分を処方し、原則として2週に1回、その後も投与中は定期的に血球算定（白血球分画を含む）、肝機能検査を行うとともに、患者状態から、副作用の発現が認められた場合には、ただちに投与を中止し、適切な処置を行う。副作用の可能性について説明しておくとともに、投与開始後2か月間は2週に1回来院し、副作用を示唆する症状が現れた場合には、ただちに医師などに連絡し、指示に従うよう指導する。

禁　忌

過敏症、出血、重篤な肝障害、白血球減少症、チクロピジンによる白血球減少症の既往歴。

併　用

バルビツール酸誘導体・テオフィリン（作用増強）、フェニトイン（血中濃度上昇）、ワルファリン・アスピリン（出血傾向）、シクロスポリン（血中濃度低下）など。

副作用

重大：TTP、無顆粒球症、重篤な肝障害、再生不良性貧血、汎血球減少症、赤芽球癆、血小板減少症、出血、中毒性表皮壊死融解症、皮膚粘膜眼症候群、多形滲出性紅斑、紅皮症、消化性潰瘍、急性腎障害、間質性肺炎、SLE様症状。　その他：発疹、皮下出血、食欲不振など。

作　用

血小板のアデニレートシクラーゼ活性を増強して血小板内cAMP産生を高め血小板凝集能・放出能を抑制する。

経口用血液凝固阻止薬

エドキサバントシル酸塩水和物

［商品名］リクシアナ（第一三共）

剤形：規格

15mg、30mg、60mg　［OD：口腔内崩壊錠］15mg、30mg、60mg

効　能

❶非弁膜症性心房細動患者における虚血性脳卒中および全身性塞栓症の発症抑制。　❷静脈血栓塞栓症（深部静脈血栓症および肺血栓塞栓症）の治療および再発抑制。　❸膝関節全置換術、股関節全置換術、股関節骨折手術施行患者における静脈血栓塞栓症の発症抑制。

用　法

❶❷体重60kg以下：1日1回30mg、体重60kg超：1日1回60mg（腎機能、併用薬に応じて30mgに減量）。　❸1日1回30mg。

警　告

(1) 本剤の投与により出血が発現し、重篤な出血の場合には、死亡に至る恐れがある。出血の危険性を考慮し、本剤投与の適否を慎重に判断する投与中は、血液凝固に関する検査値のみならず、出血や貧血などの徴候を十分に観察する。これらの徴候が認められた場合には、ただちに適切な処置を行う。　(2) 脊椎・硬膜外麻酔あるいは腰椎穿刺などとの併用により、穿刺部位に血腫が生じ、神経の圧迫による麻痺が現れる恐れがある。併用する場合には神経障害の徴候および症状について十分注意し、異常が認められた場合にはただちに適切な処置を行う。

禁　忌

［共通］過敏症、出血、急性細菌性心内膜炎。　効能❶❷で腎不全、凝血異常を伴う肝疾患。　効能❸で高度の腎機能障害。

(併　用)
抗凝固薬・抗血小板凝集薬・血栓溶解薬(相作用増強)、P糖タンパク阻害薬(血中濃度上昇)。

(副作用)
重大：出血、肝機能障害、黄疸、間質性肺疾患。　その他：貧血、鼻出血、血尿、皮下出血、挫傷、創傷出血、肝機能異常など。

(作　用)
活性化血液凝固第X因子(FXa)を競合的かつ選択的に阻害し、抗凝固作用を示す。

経口用血液凝固阻止薬

ダビガトランエテキシラートメタンスルホン酸塩

[商品名] プラザキサ
(日本ベーリンガー)

(剤形：規格)
75mg、110mg

(効　能)
非弁膜症性心房細動患者における虚血性脳卒中および全身性塞栓症の発症抑制。

(用　法)
1回150mgを1日2回。必要に応じて1回110mgを1日2回へ減量。

(警　告)
消化管出血などの死亡例が認められているので、投与の適否を慎重に判断する。抗凝固作用を中和する薬剤はないため、投与中は、血液凝固に関する検査をし、出血や貧血などの徴候が認められた場合には、ただちに適切な処置を行う。

(禁　忌)
過敏症、**透析患者を含む高度の腎障害、出血症状・出血性素因・止血障害、6か月以内の出血性脳卒中を含む出血リスクのある器質的病変、脊椎・硬膜外カテーテルを留置および抜去後1時間以内。**

[併用禁忌] **イトラコナゾール(出血の危険性増大)。**

(併　用)
アスピリン・ジピリダモール・ワルファリン・未分画ヘパリン・血栓溶解薬・NSAIDs(出血)、ベラパミル・アミオダロン・キニジン・クラリスロマイシン(抗凝固作用増強)、リファンピシン・カルバマゼピン・セイヨウオトギリソウ(抗凝固作用減弱)など。

(副作用)
重大：出血(消化管出血、頭蓋内出血など)、間質性肺炎、アナフィラキシー、急性肝不全、肝機能障害、黄疸。　その他：皮下出血、消化不良、下痢、上腹部痛、鼻出血など。

(作　用)
血液凝固に関係するフィブリノゲンをフィブリンに変換するトロンビンの触媒反応を阻害する。

ナースのための知識
①他の血液凝固阻止薬(注射薬)へ切り替える際には、12時間の間隔をあける。
②患者の判断で服用を中止することのないよう十分な服薬指導をする。

経口用血液凝固阻止薬

リバーロキサバン

妊婦

[商品名] イグザレルト(バイエル)

(剤形：規格)
10mg、15mg　10mg、15mg

(効　能)
❶非弁膜症性心房細動における虚血性脳卒中および全身性塞栓症の発症抑制。
❷深部静脈血栓症および肺血栓塞栓症の治療および再発抑制。

(用　法)
❶1日1回15mgを食後。腎機能の程度に応じて1日1回10mgに減量。　❷初期3週

間は1回15mgを1日2回食後。その後は1日1回15mg。

警 告

(1) 重篤な出血により、死亡に至る恐れがある。出血リスクを正確に評価できる指標は確立されておらず、また抗凝固作用を中和する薬剤はないため、血液凝固に関する検査値のみならず、出血や貧血などの徴候を十分に観察し、徴候が認められた場合には、ただちに適切な処置を行う。効能❷の初期3週間は、特に出血の危険性が高まる可能性を考慮し、腎障害、高齢、低体重、抗血小板薬の併用では治療上の有益性が危険性を上回ると判断された場合のみ投与する。 (2) 効能❷に対し、硬膜外カテーテル留置中、もしくは脊椎・硬膜外麻酔または腰椎穿刺後日の浅い場合は、投与を控える。

禁 忌

過敏症、出血、凝固障害を伴う肝疾患、中等度以上の肝障害、妊婦、急性細菌性心内膜炎、効能❶で腎不全（クレアチニンクリアランス15mL/分未満)、効能❷で重度の腎障害（クレアチニンクリアランス30mL/分未満)。 ［併用禁忌］HIVプロテアーゼ阻害薬・オムビタスビル・パリタプレビル・リトナビル・スタリビルド・イトラコナゾール・ボリコナゾール・ミコナゾール・ケトコナゾール（出血)。

併 用

抗凝固薬・血小板凝集抑制薬・抗血小板薬・NSAIDs・血栓溶解薬・SSRI・SNRI（出血)、フルコナゾール・クラリスロマイシンなど（血中濃度上昇)、リファンピシン・フェニトイン・セイヨウオトギリソウ等（血中濃度低下)。

副作用

重大：出血、肝機能障害・黄疸、間質性肺疾患、血小板減少。 その他：結膜出血、歯肉出血、血腫、鼻出血、喀血、貧血、血尿、斑状出血、挫傷など。

作 用

選択的かつ直接的に第Xa因子を阻害することで、トロンビン産生および血栓形成が抑制される。

ナースのための知識

①他の抗凝固薬から切り替える場合については添付文書参照。 ②効能❷の初期3週間内に服用を忘れた場合はただちに服用し、同日の1日量が30mgとなるように（2回分を服用してもよい)、翌日からは毎日2回の服用を行うよう指導する。

経口用血液凝固阻止薬

ワルファリンカリウム

妊婦

［商品名］ワーファリン（エーザイ）

剤形：規格

錠 0.5mg、1mg、5mg　顆粒 0.2%

効 能

血栓塞栓症（静脈血栓症、心筋梗塞症、肺塞栓症、脳塞栓症、緩徐に進行する脳血栓症など）の治療および予防。

用 法

初回を1日1回1～5mg。数日間かけて血液凝固能検査を行い、維持量を調節。小児の維持量は、12か月未満0.16mg/kg/日、1歳以上15歳未満は0.04～0.10mg/kg/日。

警 告

カペシタビンとの併用により、作用が増強し死亡例が報告されているので、併用する場合には血液凝固能検査を定期的に行い、必要に応じ適切な処置を行う。

禁 忌

過敏症、出血、出血の可能性、重篤な肝・腎障害、中枢神経系手術または外傷後日の浅い場合、妊婦。 ［併用禁忌］骨粗鬆症治療用ビタミンK_2（効果減弱)、イグラチモド・ミコナゾール［ゲル・注射・錠］(作用増強)。

併 用

フェノバルビタール・カルバマゼピン・プリミドン・コレスチラミン・納豆・ク

ロレラ・青汁・セイヨウオトギリソウ（作用減弱）、抱水クロラール・トリクロホス・エトトイン・バルプロ酸・セレコキシブ・解熱鎮痛消炎薬・不整脈用薬（作用増強）、フェニトイン・アルコール（作用減弱・増強）など、詳しくは添付文書参照。

副作用

重大：出血、皮膚壊死、肝機能障害、黄疸。　その他：発疹、そう痒症、紅斑、蕁麻疹、皮膚炎、発熱、悪心・嘔吐、下痢、脱毛、抗甲状腺作用など。

作　用

ビタミンK作用に拮抗し、肝臓におけるビタミンK依存性血液凝固因子の生合成を抑制して抗凝血効果および抗血栓効果を発揮する。

ナースのための知識

①血液凝固能検査などに基づき投与量を決定する。　②患者に指示通り服用させ、定期的に血液凝固能検査を行う。　③他剤との併用により作用増強・減弱が進展あるいは持続しないように十分注意し、適切な治療域へ用量調節する。　④血栓が生じるため、急に投与を中止しない。

注射用血液凝固阻止薬

アルガトロバン水和物

［商品名］スロンノンHI（第一三共）、ノバスタンHI（田辺三菱）

剤形：規格

10mg/2mL

効　能

❶発症後48時間以内の脳血栓症急性期の運動麻痺、日常生活動作の改善。　❷慢性動脈閉塞症（バージャー病・閉塞性動脈硬化症）における四肢潰瘍、安静時疼痛、冷感の改善。　❸血液体外循環時の灌流血液の凝固防止（先天性アンチトロンビンⅢ欠乏・アンチトロンビンⅢ低下・ヘパリン起因性血小板減少症Ⅱ型）。　❹ヘパリン起因性血小板減少症（HIT）Ⅱ型（発症リスクのある場合を含む）における経皮的冠インターベンション施行時の血液の凝固防止。　❺HITⅡ型における血栓症の発症抑制。

用　法

❶最初の2日間は1日60mgを輸液で希釈し、24時間かけて持続点滴。その後の5日間は1回10mgを1日2回（朝夕）、3時間かけて点滴。　❷1回10mgを1日2回、2～3時間かけて点滴。　❸体外循環開始時に10mgを回路内に投与し、開始後は25mg/時より開始し、5～40mg/時を目安。　❹0.1mg/kgを3～5分かけて静注、術後4時間まで6μg/kg/分を目安に持続投与。継続が必要な場合は、0.7μg/kg/分に減量。　❺0.7μg/kg/分より点滴を開始し、持続投与。

警　告

脳血栓症急性期において出血性脳梗塞が発現。臨床症状・CTによる観察を十分に行い、出血を認めた場合ただちに投与を中止し、適切な処置を行う。

禁　忌

過敏症、出血、脳塞栓や脳塞栓の恐れ、重篤な意識障害を伴う大塞栓。

併　用

ワルファリンなど抗凝固薬・血小板凝集抑制薬・血栓溶解薬・バトロキソビン（出血傾向増強）。

副作用

重大：出血性脳梗塞、脳出血、消化管出血、ショック・アナフィラキシーショック、劇症肝炎、肝機能障害、黄疸。　その他：下痢、出血、血尿、貧血、頭痛、皮疹など。

作　用

トロンビンに選択的に作用して、フィブリン生成・血小板凝集・血管収縮を阻害する。

ナースのための知識

①血液凝固能検査などの出血管理を十分に行う。　②出血リスク・増悪を考慮して慎重に投与する。　③外来透析患者では穿刺部の止血を確認してから帰宅させる。

注射用血液凝固阻止薬

トロンボモデュリンアルファ（遺伝子組換え）　妊婦

［商品名］リコモジュリン（旭化成ファーマ）

剤形：規格

12,800U

効　能

汎発性血管内血液凝固症（DIC）。

用　法

1日1回380U/kgを約30分かけて点滴。1バイアルあたり2mLの生理食塩液または5%ブドウ糖液に溶解し、患者の体重に合わせて必要量をとり、同一の液で100mLに希釈する。重篤な腎機能障害がある場合は130U/kgに減量。

禁　忌

過敏症、頭蓋内出血、肺出血、消化管出血、妊婦。

併　用

抗凝固薬（作用増強）、血栓溶解薬・血小板凝集抑制薬・デフィブロチドナトリウム（出血）。

副作用

重大：出血。　その他：発疹、皮下出血、鼻出血、貧血など。

作　用

トロンビンの生成阻害作用に基づいた抗凝固作用により、DICの発症を抑制する。

ナースのための知識

①出血症状の観察・凝血学的検査を十分に行い、出血症状の発現・増悪がみられた場合には中止する。　②ゴム栓またはその一部がバイアル内に脱落することがあるので、プラスチック針（両頭針）は使用しない。

注射用血液凝固阻止薬

ヘパリンナトリウム

［商品名］ヘパリンNa（持田）、ヘパリンNaロック（各社）、ヘパリンナトリウム（各社）

剤形：規格

［ヘパリンNa］5千単位（5mL）、1万単位（10mL）［ヘパリンNaロック］［キット］10単位（5mL）、10単位（10mL）、100単位（5mL）、100単位（10mL）［ヘパリンナトリウム］5千単位（5mL）、1万単位（10mL）、5万単位（50mL）、10万単位（100mL）

効　能

❶汎発性血管内血液凝固症候群の治療、血液透析・人工心肺その他の体外循環装置使用時の血液凝固の防止、血管カテーテル挿入時の血液凝固の防止、輸血および血液検査の際の血液凝固の防止、血栓塞栓症（静脈血栓症、心筋梗塞症、肺塞栓症、脳塞栓症、四肢動脈血栓塞栓症、手術中・術後の血栓塞栓症など）の治療および予防。　［キット］❷静脈内留置ルート内の血液凝固の防止。

用　法

❶点滴：1万～3万単位を1,000mLで希釈し、最初1分間30滴前後の速度で点滴。間歇静注：1回5千～1万単位を4～8時間ごとに静注。　皮下注・筋注：1回5千単位を4時間ごとに皮下注・筋注。　体外循環時（血液透析・人工心肺）における使用法、輸血および血液検査の際の血液凝固防止法など詳しい用法については添

付文書参照。 ❷ルート内を充填するのに十分な量を注入する。10単位/mL製剤は通常6時間、100単位/mL製剤は12時間までを標準とし、最長24時間までのルート内の血液凝固防止（ヘパリンロック）に用いる。

併 用

抗凝血薬・血栓溶解薬・アスピリン・ジピリダモール（出血傾向増強）、テトラサイクリン系抗菌薬・強心配糖体・ニトログリセリン（作用減弱）、スガマデクスナトリウム（抗凝固作用増強）。

副作用

重大：ショック、アナフィラキシー、出血、血小板減少、HITなどに伴う血小板減少・血栓症。 その他：そう痒感、悪寒、発熱、鼻炎、脱毛、AST・ALT↑、骨粗鬆症など。

作 用

アンチトロンビンⅢ（ATⅢ）がヘパリンにより活性化され、トロンビンをはじめ血液凝固因子Ⅸa～Ⅻaおよびカリクレインを阻害することによって、血液凝固を抑制する。

ナースのための知識

①投与後の全血凝固時間（Lee-White法）または全血活性化部分トロンボプラスチン時間（WBAPTT）が正常値の2～3倍になるように年齢・症状に応じて適宜用量を調節する。 ②急に投与を中止した場合、血栓を生じる恐れがあるので徐々に減量する。 ③抗凝血作用を急速に中和する必要のある場合にはプロタミン硫酸塩を投与する。

血栓溶解薬

アルテプラーゼ（遺伝子組換え）

［商品名］アクチバシン（協和キリン）、グルトパ（田辺三菱）

剤形：規格

600万IU（溶解液10mL）、1,200万IU（溶解液20mL）、2,400万IU（溶解液40mL）

効 能

❶虚血性脳血管障害急性期に伴う機能障害の改善（発症後4.5時間以内）。 ❷急性心筋梗塞における冠動脈血栓の溶解（発症後6時間以内）。

用 法

❶34.8万IU/kg（0.6mg/kg）を静注。3,480万IU（60mg）まで。 ❷29万～43.5万IU/kg（0.5mg/kg～0.75mg/kg）を静注。❶❷とも総量の10%は急速投与（1～2分間）し、残りを1時間で投与。

警 告

専門医。 (1) 脳出血による死亡例が認められているため、適応患者の選択を慎重に行い、頭蓋内等の出血性有害事象の発現に注意し経過観察する。 (2) 虚血性脳血管障害急性期患者への使用は重篤な頭蓋内出血を起こす危険性が高い。体制の整った施設・設備の整った施設で、十分な経験をもつ医師のもとで使用する。 (3) 胸痛・背部痛を伴う、胸部X線にて縦隔の拡大所見があるなど、胸部大動脈解離あるいは胸部大動脈瘤を合併している可能性のある患者には適応を十分検討する。

禁 忌

［共通］過敏症、出血、出血の恐れ、重篤な肝障害、急性膵炎。 効能❶でくも膜下出血疑い、脳出血の恐れ、抗凝固薬など投与中でPT-INR1.7超え・aPTT延長、投与前血糖値50mg/dL未満、発症時痙攣発作。 効能❷で重篤な高血圧症。［併用禁忌］デフィブロチドナトリウム。

併 用

ヘパリン・ワルファリン・アスピリン・オザグレルナトリウム・ウロキナーゼ（出血傾向助長）、アプロチニン（作用減弱）など。

副作用

重大：脳出血、消化管出血、肺出血、後腹膜出血、出血性脳梗塞、脳梗塞、ショック、アナフィラキシー、心破裂、心タンポナーデ、血管浮腫、心室細動・心室頻拍などの重篤な不整脈。　その他：皮下出血、歯肉出血、血尿など。

作　用

フィブリン親和性が高く、血栓に特異的に吸着し血栓上でプラスミノーゲンをプラスミンに転化させ、これがフィブリンを分解し、血栓を溶解する。

ナースのための知識

①添付の溶解液で溶解し、必要に応じて生理食塩液にて希釈する（他の補液では白濁することがある）。　②75歳以上の高齢者の脳出血に注意する。　③出血の有無の確認、早期発見に留意する。

血栓溶解薬

ウロキナーゼ

［商品名］ウロナーゼ（持田）

剤形：規格

6万単位、12万単位

効　能

［6万単位］❶脳血栓症（発症後5日以内で、CT撮影において出血の認められないもの）の治療。　❷末梢動・静脈閉塞症（発症後10日以内）の治療。　［12万単位］❸急性心筋梗塞における冠動脈血栓の溶解（発症後6時間以内）。

用　法

［6万単位］1バイアル（6万単位）を10mLの生理食塩液に溶解して使用。❶1日1回6万単位を約7日間静注。　❷初期1日量6万～24万単位、以後は漸減し約7日間静注。　❸［12万単位］1バイアルを20mLの生理食塩液またはブドウ糖注射液に溶解（6千単位/mL）し、48万～96万単位を2万4000単位/4mL/分で冠状動脈内に注入。

警　告

［6万単位］重篤な出血性脳梗塞の発現が報告されている。出血性脳梗塞を起こしやすい脳塞栓の患者に投与することのないよう、脳血栓の患者であることを十分確認する。

禁　忌

［共通］頭蓋内あるいは脊髄の手術・障害（2か月以内）。　効能❶❷で止血処置困難、動脈瘤、重篤な意識障害、脳塞栓・疑い。　効能❸で出血中、頭蓋内腫瘍、動静脈奇形、動脈瘤、出血性素因、重篤な高血圧症。　［併用禁忌］デフィブロチドナトリウム（抗血栓作用増強）

併　用

血液凝固阻止薬・血小板凝集抑制薬・血栓溶解薬（相出血傾向増大）、アプロチニン製剤（作用減弱）。

副作用

重大：［共通］脳出血・消化管出血などの重篤な出血、ショック。　［6万単位］出血性脳梗塞。　［12万単位］心破裂、重篤な不整脈（心室細動、心室頻拍など）。　その他：［共通］発疹、血尿、歯肉出血、悪心、嘔吐など。

作　用

プラスミノーゲンに作用して生成されたプラスミンが、フィブリンを分解することで血栓および塞栓を溶解する。

ナースのための知識

賦形剤としてゼラチンを含むため、過敏症の既往がないか確認する。

血栓溶解薬

モンテプラーゼ（遺伝子組換え）

［商品名］クリアクター（エーザイ）

剤形：規格

40万IU、80万IU

効　能

❶急性心筋梗塞における冠動脈血栓の溶解（発症後6時間以内）。　❷不安定な血行動態を伴う急性肺塞栓症における肺動脈血栓の溶解。

用　法
❶2万7,500IU/kgを静注。　❷1万3,750〜2万7,500IU/kgを静注。❶❷とも8万IU/mLとなるように生理食塩液で溶解し、約10mL/分（80万IU/分）の速度で投与。

警　告
本剤の投与により脳出血が発現し、死亡が認められている。投与に際しては適用患者の選択および急性肺塞栓症患者に投与する場合には投与量の選択を慎重に行うこと。また、投与中および投与後の患者の出血の有無を十分確認するとともに、血液凝固能などの血液検査・臨床症状の観察を頻回に行う。

禁　忌
出血、頭蓋内あるいは脊髄の手術・障害（2か月以内）、頭蓋内腫瘍、動静脈奇形、動脈瘤、出血性素因、重篤な高血圧。

併　用
血栓溶解薬・血液凝固阻止薬・血小板凝集抑制薬（相作用増強）。

副作用
重大：重篤な出血、心破裂、心室中隔穿孔、心タンポナーデ、心室細動、心室頻拍、ショック。　その他：不整脈、穿刺部出血、歯肉出血、血尿、心嚢液貯留、ALT・Al-P・AST・LDH↑、BUN・クレアチニン↑、尿タンパクなど。

作　用
フィブリンに対して親和性を有し、そのプラスミノーゲン活性化能はフィブリンにより増強される。このため、本薬は血栓部位でプラスミノーゲンをプラスミンに活性化させることによりフィブリンを分解し、血栓を溶解する。

ナースのための知識
①脳出血などの重篤な出血を起こすことがあるので、本剤投与後6時間以内はヘパリンの投与をできる限り控える。　②急性肺塞栓症患者に投与する場合、ヘパリンの併用により出血リスクが高まるため、APTTは正常値の2倍前後になるように注意して調整する。また、本剤投与後に再発が起こることがあるので十分に注意する。

13 病原微生物に対する薬剤

〔抗菌薬、抗真菌薬、抗ウイルス薬、予防接種用薬、消毒薬〕

抗菌薬

●ケアのポイント

- ショック、アナフィラキシー様症状の発生を確実に予知できる方法がないので、注射用抗菌薬を投与する際は、必ず適切な措置を実施する➡Check。
- 抗菌薬の特性に応じた用法・用量であるか確認する（ペニシリン系、セフェム系、カルバペネム系等は投与回数を増やしたほうが効果的で、アミノグリコシド系、ニューキノロン系等は1回の投与量を増やしたほうが効果的である）。
- 抗MRSA薬、アミノグリコシド系は、正しい採血ポイントで採血して薬物血中濃度を測定して用量を調節する（**表13-1**参照）。

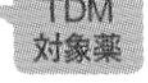

- 耐性菌の発現等を防ぐため、感受性を確認し、治療上必要な最小限の期間の投与にとどめる。
- 通常、投与開始後3日を目安としてさらに継続投与が必要か判定し、投与中止またはより適切な他剤に切り替えるべきか検討する。
- 配合変化を起こしやすいので、他剤と混合する際には、必ず添付文書で確認をする。
- キット製剤は、使用時に点滴バッグの溶解液部分を手で押して隔壁を開通させ、さらに溶解液部分を繰り返し押して薬剤を完全に溶解し使用する。

Check 注射用抗菌薬を投与する際に必ず行う措置

- 事前に既往歴について十分な問診を行う。抗菌薬等によるアレルギー歴を必ず確認する。
- 投与に際しては、必ずショック等に対する救急処置のとれる準備をしておく。
- 投与開始から投与終了後まで、患者を安静の状態に保たせ、十分な観察を行う。特に、投与開始直後は注意深く観察する。

表13-1　TDM対象の抗菌薬の採血ポイントおよび目標値

系統	一般名	商品名	推奨採血ポイント	臨床的・細菌学的効果をめざす目標値	有害事象を防ぐ目標値
抗MRSA薬	アルベカシン硫酸塩	ハベカシン	投与2日目の投与前30分以内（トラフ値）と点滴開始1時間後（ピーク値）に採血	《ピーク値》15～20μg/mL	《トラフ値》1～2μg/mL未満
	テイコプラニン	タゴシッド	3日間投与後、4日目の投与直前に採血	《トラフ値》15～30μg/mL	《トラフ値》40～60μg/mL未満
	バンコマイシン塩酸塩	塩酸バンコマイシン	投与開始3日目の投与直前に採血	《トラフ値》10～20μg/mL	《トラフ値》20μg/mL未満
アミノグリコシド系抗菌薬	アミカシン硫酸塩	アミカシン硫酸塩	投与2日目の投与前30分以内（トラフ値）と点滴開始1時間後（ピーク値）に採血	《ピーク値》41～49μg/mL（重症では50～60μg/mL）	《トラフ値》4μg/mL未満（1日1回投与）
	ゲンタマイシン硫酸塩	ゲンタシン		《ピーク値》8～10μg/mL（重症では15～20μg/mL）	《トラフ値》1μg/mL未満（1日1回投与）
	トブラマイシン	トブラシン			

●本書で取り上げた抗菌薬一覧

分類	一般名	商品名	投与経路	略号	ページ
ペニシリン系抗菌薬	アモキシシリン水和物	サワシリン、パセトシン、アモリン	経口	AMPC	p.374
	ピペラシリンナトリウム	ペントシリン	注射	PIPC	p.374
	ベンジルペニシリンカリウム	注射用ペニシリンGカリウム	注射	PCG	p.375

分類		一般名	商品名	投与経路	略号	ページ
セフェム系抗菌薬	第三世代（経口用）	セフカペンピボキシル塩酸塩水和物	フロモックス	経口	CFPN-PI	p.375
		セフジトレンピボキシル	メイアクトMS	経口	CDTR-PI	p.376
		セフジニル	セフゾン	経口	CFDN	p.376
	第一世代（注射用）	セファゾリンナトリウム水和物	セファメジンα	注射	CEZ	p.377
	第二世代（注射用）	セフメタゾールナトリウム	セフメタゾン	注射	CMZ	p.378
		フロモキセフナトリウム	フルマリン	注射	FMOX	p.378
	第三世代（注射用）	セフタジジム水和物	モダシン	注射	CAZ	p.379
		セフトリアキソンナトリウム水和物	ロセフィン	注射	CTRX	p.379
	第四世代（注射用）	セフェピム塩酸塩水和物	マキシピーム	注射	CFPM	p.380
カルバペネム系抗菌薬		ドリペネム水和物	フィニバックス	注射	DRPM	p.380
		メロペネム水和物	メロペン	注射	MEPM	p.381
抗MRSA薬		アルベカシン硫酸塩	ハベカシン	注射	ABK	p.382
		ダプトマイシン	キュビシン	注射	DAP	p.382
		テイコプラニン	タゴシッド	注射	TEIC	p.383
		バンコマイシン塩酸塩	塩酸バンコマイシン、バンコマイシン	経口・注射	VCM	p.383
		リネゾリド	ザイボックス	経口・注射	LZD	p.384
アミノグリコシド系抗菌薬		アミカシン硫酸塩	アミカシン硫酸塩、アミカマイシン	注射	AMK	p.385
		ゲンタマイシン硫酸塩	ゲンタシン、ゲンタマイシン*	注射・外用	GM	p.385
マクロライド系抗菌薬		アジスロマイシン水和物	ジスロマック、ジスロマックSR	経口・注射	AZM	p.386
		エリスロマイシン	エリスロシン、エリスロシンW	経口・注射	EM	p.386
		クラリスロマイシン	クラリス、クラリシッド	経口	CAM	p.387
リンコマイシン系抗菌薬		クリンダマイシン塩酸塩	ダラシン	経口	CLDM	p.388
		クリンダマイシンリン酸エステル	ダラシンS	注射	CLDM	p.388
			ダラシンT	外用	CLDM	p.388

分類	一般名	商品名	投与経路	略号	ページ
テトラサイクリン系抗菌薬	ミノサイクリン塩酸塩	ミノマイシン	経口・注射	MINO	p.389
ホスホマイシン系抗菌薬	ホスホマイシンカルシウム水和物	ホスミシン	経口	FOM	p.390
	ホスホマイシンナトリウム	ホスミシンS	注射	FOM	p.390
ニューキノロン系抗菌薬	トスフロキサシントシル酸塩水和物	オゼックス、トスキサシン、トスフロ*	経口	TFLX	p.390
	メシル酸ガレノキサシン水和物	ジェニナック	経口	GRNX	p.391
	レボフロキサシン	クラビット、レボフロキサシン	経口・注射	LVFX	p.392
抗結核薬	イソニアジド	イスコチン	経口・注射	INH	p.393
	エタンブトール塩酸塩	エサンブトール	経口	EB	p.393
	リファンピシン	リファジン	経口	RFP	p.394

＊眼科用薬（p.474）。

●主な配合剤

分類	一般名	商品名	投与経路	配合比	ページ
βラクタマーゼ阻害薬配合剤	アモキシシリン水和物・クラブラン酸カリウム	オーグメンチン	経口	2：1	p.395
		クラバモックス	経口	14：1	p.395
	スルバクタムナトリウム・セフォペラゾンナトリウム	スルペラゾン	注射	1：1	p.395
	タゾバクタム・ピペラシリン	ゾシン	注射	1：8	p.396
ST合剤	スルファメトキサゾール・トリメトプリム	バクタ、バクトラミン	経口・注射	5：1	p.396

抗菌薬

ペニシリン系抗菌薬（経口用）

アモキシシリン水和物
(AMPC)

［商品名］サワシリン（LTLファーマ）、パセトシン（アスペン）、後アモリン（武田テバ薬品）

剤形：規格

［共通］125mg、250mg　10%
［サワシリン］・［パセトシン］250mg

効能

［共通］❶表在性皮膚感染症、深在性皮膚感染症、リンパ管・リンパ節炎、慢性膿皮症、外傷・熱傷および手術創などの二次感染、びらん・潰瘍の二次感染、乳腺炎、骨髄炎、咽頭・喉頭炎、扁桃炎、急性気管支炎、肺炎、慢性呼吸器病変の二次感染、膀胱炎、腎盂腎炎、前立腺炎（急性症、慢性症）、精巣上体炎（副睾丸炎）、淋菌感染症、梅毒、子宮内感染、子宮付属器炎、子宮旁結合織炎、涙嚢炎、麦粒腫、中耳炎、歯周組織炎、歯冠周囲炎、顎炎、猩紅熱。　❷胃潰瘍・十二指腸潰瘍の内視鏡的治療後胃におけるヘリコバクター・ピロリ感染症。　［以外］❸胃MALTリンパ腫・特発性血小板減少性紫斑病・早期胃癌の内視鏡的治療後胃におけるヘリコバクター・ピロリ感染症、ヘリコバクター・ピロリ感染胃炎。

用法

❶1回250mgを1日3～4回に分割、小児は1日20～40mg/kgを3～4回に分割（1日90mg/kgまで）。　❷❸1回750mgをクラリスロマイシンおよびプロトンポンプインヒビターと併用で1日2回7日間。除菌が不成功の場合、クラリスロマイシンをメトロニダゾール250mgに変更して3剤を1日2回7日間。

禁忌

過敏症、伝染性単核症。

併用

ワルファリン（併作用増強）、経口避妊薬（避妊効果減弱）、プロベネシド（血中濃度増加）。

副作用

重大：ショック、アナフィラキシー、中毒性表皮壊死融解症、皮膚粘膜眼症候群、多形紅斑、急性汎発性発疹性膿疱症、紅皮症、重篤な腎障害、顆粒球減少、血小板減少、血便を伴う重篤な大腸炎、肝機能障害、黄疸、間質性肺炎、好酸球性肺炎、無菌性髄膜炎。　その他：発疹、口内炎、軟便、下痢、味覚異常など。

作用

細菌の細胞壁の合成を阻害し、殺菌的作用を示す。

ナースのための知識

高齢者、全身状態の悪い患者では、ビタミンK欠乏による出血傾向に注意する。

ペニシリン系抗菌薬

ピペラシリンナトリウム
(PIPC)

［商品名］ペントシリン（富士フイルム富山化学）

剤形：規格

1g、2g　［バッグ］1g（100mL）、2g（100mL）

効能

敗血症、急性気管支炎、肺炎、肺膿瘍、膿胸、慢性呼吸器病変の二次感染、膀胱炎、腎盂腎炎、胆嚢炎、胆管炎、バルトリン腺炎、子宮内感染、子宮付属器炎、子宮旁結合織炎、化膿性髄膜炎。

用法

1日2～4gを2～4回に分割静注（1回4gを1日4回静注まで、は筋注も可）。小児は、1日50～125mg/kgを2～4回に分割静注（1日300mg/kgを3回に分割静注、1回4gまで）。

禁　忌
過敏症、伝染性単核症。
併　用
メトトレキサート（併毒性増強）、ワルファリン（出血傾向）。
副作用
重大：ショック、アナフィラキシー、中毒性表皮壊死融解症、皮膚粘膜眼症候群、急性汎発性発疹性膿疱症、急性腎障害・間質性腎炎などの重篤な腎障害、汎血球減少症、無顆粒球症、血小板減少、溶血性貧血、偽膜性大腸炎などの血便を伴う重篤な大腸炎、発熱・咳嗽・呼吸困難・胸部X線異常・好酸球増多などを伴う間質性肺炎・PIE症候群、横紋筋融解症、肝機能障害、黄疸。　その他：発疹、発熱、下痢など。
作　用
細菌の細胞壁合成を阻害し、殺菌作用を有する。

ペニシリン系抗菌薬

ベンジルペニシリンカリウム (PCG)

［商品名］注射用ペニシリンGカリウム（Meiji Seika）

剤形：規格
20万単位、100万単位
効　能
❶敗血症、表在性皮膚感染症、深在性皮膚感染症、リンパ管・リンパ節炎、乳腺炎、咽頭・喉頭炎、扁桃炎、急性気管支炎、肺炎、肺膿瘍、膿胸、慢性呼吸器病変の二次感染、淋菌感染症、中耳炎、副鼻腔炎、猩紅熱、炭疽、ジフテリア（抗毒素併用）、鼠咬症、破傷風（抗毒素併用）、ガス壊疽（抗毒素併用）、放線菌症、回帰熱、ワイル病。　❷化膿性髄膜炎。❸感染性心内膜炎。　❹梅毒。
用　法
❶1回30～60万単位を1日2～4回筋注。❷1回400万単位を1日6回点滴。　❸1回400万単位を1日6回点滴（1回500万単位、1日3,000万単位まで）。　❹1回300～400万単位を1日6回点滴。
禁　忌
過敏症
副作用
重大：ショック、溶血性貧血、無顆粒球症、急性腎障害などの重篤な腎障害、痙攣、偽膜性大腸炎などの血便を伴う重篤な大腸炎、中毒性表皮壊死融解症、皮膚粘膜眼症候群、出血性膀胱炎。　その他：発熱、発疹、蕁麻疹、貧血、AST↑、血管痛など。
作　用
細菌細胞壁のペプチドグリカン合成を阻害し、生育中の菌に対して殺菌的に作用する。

セフェム系抗菌薬（経口用）

セフカペンピボキシル塩酸塩 (CFPN-PI)

［商品名］フロモックス（塩野義）

剤形：規格
75mg、100mg　［小児用］100mg
効　能
［共通］表在性皮膚感染症、深在性皮膚感染症、リンパ管・リンパ節炎、慢性膿皮症。咽頭・喉頭炎、扁桃炎（扁桃周囲炎、扁桃周囲膿瘍を含む）、急性気管支炎、肺炎。膀胱炎、腎盂腎炎。中耳炎、副鼻腔炎。　外傷・熱傷および手術創などの二次感染、乳腺炎、肛門周囲膿瘍。慢性呼吸器病変の二次感染。尿道炎、子宮頸管炎。胆嚢炎、胆管炎。バルトリン腺炎、子宮内感染、子宮付属器炎。涙嚢炎、麦粒腫、瞼板腺炎。外耳炎、歯周組織炎、歯冠周囲炎、顎炎。　猩紅熱。
用　法
1回100mgを1日3回食後。効果不十分では1回150mgを1日3回食後（成人で嚥下困難などの場合は、 使用可)。 小児は1回3mg/kgを1日3回食後。

禁 忌

過敏症

副作用

重大：ショック、アナフィラキシー、急性腎障害、無顆粒球症、血小板減少、溶血性貧血、偽膜性大腸炎、出血性大腸炎、中毒性表皮壊死融解症、皮膚粘膜眼症候群、紅皮症、間質性肺炎、好酸球性肺炎、劇症肝炎、肝機能障害、黄疸、横紋筋融解症。 低カルニチン血症に伴う低血糖。 その他：発疹、好酸球増多、AST・ALT・LDH・BUN・CK↑、下痢など。

作 用

細菌の細胞壁合成を阻害することにより抗菌作用を発揮し、その作用は殺菌的である。

ナースのための知識

乳幼児においては、低カルニチン血症に伴う低血糖が現れることがあるので、投与の際はカルニチンの低下に注意する。

セフェム系抗菌薬（経口用）

セフジトレンピボキシル (CDTR-PI)

［商品名］メイアクトMS（Meiji Seika）

剤形：規格

100mg ［小児用］10%

効 能

［共通］表在性皮膚感染症、深在性皮膚感染症、リンパ管・リンパ節炎、慢性膿皮症、外傷・熱傷および手術創などの二次感染、乳腺炎、肛門周囲膿瘍、咽頭・喉頭炎、扁桃炎（扁桃周囲炎、扁桃周囲膿瘍を含む)、急性気管支炎、肺炎、肺膿瘍、慢性呼吸器病変の二次感染、膀胱炎、腎盂腎炎、胆嚢炎、胆管炎、バルトリン腺炎、子宮内感染、子宮付属器炎、眼瞼膿瘍、涙嚢炎、麦粒腫、瞼板腺炎、中耳炎、副鼻腔炎、歯周組織炎、歯冠周囲炎、顎炎。 猩紅熱、百日咳。

用 法

1回100mgを1日3回食後（1回200mgまで、成人で嚥下困難などの場合は、 使用可)。 小児は1回3mg/kgを1日3回食後（肺炎・中耳炎・副鼻腔炎は1回6mg/kgまで)。

禁 忌

過敏症

副作用

重大：ショック、アナフィラキシー、偽膜性大腸炎などの血便を伴う重篤な大腸炎、中毒性表皮壊死融解症、皮膚粘膜眼症候群、間質性肺炎、PIE症候群、肝機能障害、急性腎障害などの重篤な腎障害、無顆粒球症、溶血性貧血。 低カルニチン血症に伴う低血糖。 その他：発疹、好酸球増多、下痢、軟便など。

作 用

ペニシリン結合タンパク（PBP）に高い親和性を示し、細胞壁合成を阻害することにより殺菌的に作用する。

ナースのための知識

①特に乳児は低カルニチン血症に伴う低血糖が現れることがあるので、投与に際してはカルニチンの低下に注意する。 ②3歳未満で1回6mg/kgを1日3回投与した場合、下痢・軟便の発現頻度が高いので、症状が認められた場合は適切な処置を行う。

セフェム系抗菌薬（経口用）

セフジニル (CFDN)

［商品名］セフゾン（LTLファーマ）

剤形：規格

50mg、100mg ［小児用］10%

効 能

［共通］表在性皮膚感染症、深在性皮膚感染症、リンパ管・リンパ節炎、慢性膿

皮症、咽頭・喉頭炎、扁桃炎、急性気管支炎、肺炎、膀胱炎、腎盂腎炎、中耳炎、副鼻腔炎。 外傷・熱傷および手術創などの二次感染、乳腺炎、肛門周囲膿瘍、尿道炎、バルトリン腺炎、子宮内感染、子宮付属器炎、麦粒腫、瞼板腺炎、外耳炎、歯周組織炎、歯冠周囲炎、顎炎。 猩紅熱。

用法

1回100mgを1日3回。 小児は1日9～18mg/kgを3回に分割。

禁忌

過敏症

併用

鉄剤（吸収阻害）、ワルファリン（併作用増強）、制酸薬（効果減弱）。

副作用

重大：ショック、アナフィラキシー、皮膚障害、血液障害、大腸炎、間質性肺炎、PIE症候群、腎障害、劇症肝炎、肝機能障害、黄疸。 その他：発疹、好酸球増多、下痢など。

作用

ペニシリン結合タンパク（PBP）に高い親和性を示し、細菌細胞壁の合成を阻害し、殺菌的に作用する。

ナースのための知識

［共通］①鉄剤との併用は避けることが望ましいが、やむを得ず併用する場合には、3時間以上間隔をあける。 ②尿が赤色調を呈することがある。 ③粉ミルク、経腸栄養剤など鉄添加製品との併用により、便が赤色調を呈することがある。

セフェム系抗菌薬（第一世代）

セファゾリンナトリウム水和物（CEZ）

［商品名］セファメジンα（LTLファーマ）

剤形：規格

0.25g、0.5g、1g、2g ［筋注用］0.25g、0.5g（溶解用リドカイン注射液2mL付） ［キット］1g（100mL）、2g（100mL）

効能

敗血症、感染性心内膜炎、表在性皮膚感染症、深在性皮膚感染症、リンパ管・リンパ節炎、慢性膿皮症、外傷・熱傷および手術創などの二次感染、びらん・潰瘍の二次感染、乳腺炎、骨髄炎、関節炎、咽頭・喉頭炎、扁桃炎、急性気管支炎、肺炎、肺膿瘍、膿胸、慢性呼吸器病変の二次感染、膀胱炎、腎盂腎炎、腹膜炎、胆嚢炎、胆管炎、バルトリン腺炎、子宮内感染、子宮付属器炎、子宮旁結合織炎、眼内炎（全眼球炎を含む）、中耳炎、副鼻腔炎、化膿性唾液腺炎。

用法

1日1g、小児は20～40mg/kgを2回に分割し静注・筋注・点滴、特に重篤時は1日1.5～3g（1日5gまで）、小児は50mg/kgを3回に分割（100mg/kgまで）。

禁忌

［共通］過敏症。 ［筋注用］アニリド系局所麻酔薬過敏症。

併用

ワルファリン（併作用増強）、利尿薬（腎障害増強）。

副作用

重大：ショック、アナフィラキシー、血液障害、肝障害、腎障害、大腸炎、皮膚障害、間質性肺炎、PIE症候群、痙攣。 その他：発疹、蕁麻疹、悪心・嘔吐、顆粒球減少、好酸球増多、BUN↑など。

作用

ペニシリン結合タンパク（PBP）に強い結合親和性を有して、細菌細胞壁の合成を阻害し、殺菌的に作用する。

ナースのための知識

高度の腎障害のある場合、腎障害の程度に応じて投与量を減量し、投与の間隔をあけて使用する。

セフェム系抗菌薬（第二世代）

セフメタゾールナトリウム
(CMZ)

［商品名］セフメタゾン（アルフレッサ）

剤形：規格

0.25g、0.5g、1g、2g ［筋注用］0.5g（溶解用リドカイン注射液2mL付） ［キット］1g（100mL）

効能

敗血症、急性気管支炎、肺炎、肺膿瘍、膿胸、慢性呼吸器病変の二次感染、膀胱炎、腎盂腎炎、腹膜炎、胆嚢炎、胆管炎、バルトリン腺炎、子宮内感染、子宮付属器炎、子宮旁結合織炎、顎骨周辺の蜂巣炎、顎炎。

用法

1日1～2gを2回に分割し静注・点滴（重症では1日4gまで）。小児は1日25～100mg/kgを2～4回に分割し静注・点滴（重症では1日150mg/kgまで）。 ［筋注用］リドカイン注射液に溶解（0.5g/2mL）し、1日1～2gを2回に分割し筋注。

禁忌

［共通］過敏症。 ［筋注用］アニリド系局所麻酔薬過敏症。

併用

アルコール（ジスルフィラム様作用：顔面潮紅、心悸亢進、めまいなど）、利尿薬（腎障害増強）。

副作用

重大：ショック、アナフィラキシー、中毒性表皮壊死融解症、皮膚粘膜眼症候群、急性腎障害、肝炎、肝機能障害、黄疸、無顆粒球症、溶血性貧血、血小板減少、偽膜性大腸炎、間質性肺炎、PIE症候群。

その他：発疹、悪心・嘔吐、好酸球増多など。

作用

増殖期の細菌細胞壁合成を強く阻害することにより殺菌的に作用する。グラム陽性菌、グラム陰性菌および嫌気性菌に強い抗菌力を示す。

ナースのための知識

①投与期間中および投与後少なくとも1週間は飲酒を避けさせる。 ②筋注時疼痛を緩和するためにリドカイン液に溶解したときには、静注には絶対に使用しない。

セフェム系抗菌薬（第二世代）

フロモキセフナトリウム
(FMOX)

［商品名］フルマリン（塩野義）

剤形：規格

0.5g、1g ［キット］1g（100mL）

効能

敗血症、感染性心内膜炎、外傷・熱傷および手術創などの二次感染、咽頭・喉頭炎、扁桃炎、急性気管支炎、慢性呼吸器病変の二次感染、膀胱炎、腎盂腎炎、前立腺炎（急性症、慢性症）、尿道炎、腹膜炎、腹腔内膿瘍、胆嚢炎、胆管炎、バルトリン腺炎、子宮内感染、子宮付属器炎、子宮旁結合織炎、中耳炎、副鼻腔炎。

用法

1日1～2gを2回に分割して静注・点滴（1日4gまで、2～4回に分割）。 小児は1日60～80mg/kgを3～4回に分割して静注・点滴。 未熟児・新生児は1回20mg/kgを生後3日までは1日2～3回。4日以降は1日3～4回静注・点滴（未熟児・新生児・小児は1日150mg/kgまで、3～4回に分割。

禁忌

過敏症

併用

利尿薬（腎障害の発現、悪化）。

副作用

重大：ショック、アナフィラキシー、急性腎障害、汎血球減少、無顆粒球症、血小板減少、溶血性貧血、偽膜性大腸炎、

中毒性表皮壊死融解症、皮膚粘膜眼症候群、間質性肺炎、PIE症候群、肝機能障害、黄疸。　その他：発疹、貧血、好酸球増多、下痢など。

作　用

細菌の細胞壁合成を阻害することによる抗菌作用を示す。

ナースのための知識

定期的に肝機能、腎機能、血液などの検査を行う。

セフェム系抗菌薬（第三世代）

セフタジジム水和物（CAZ）

［商品名］モダシン（GSK）

剤形：規格

0.5g、1g

効　能

敗血症、感染性心内膜炎、外傷・熱傷および手術創などの二次感染、咽頭・喉頭炎、扁桃炎（扁桃周囲炎、扁桃周囲膿瘍を含む）、急性気管支炎、肺炎、肺膿瘍、膿胸、慢性呼吸器病変の二次感染、膀胱炎、腎盂腎炎、前立腺炎（急・慢性症）、腹膜炎、胆嚢炎、胆管炎、肝膿瘍、バルトリン腺炎、子宮内感染、子宮付属器炎、子宮旁結合織炎、化膿性髄膜炎、中耳炎、副鼻腔炎。

用　法

1日1～2gを2回に分割し緩徐に静注・点滴（1日4gまで、2～4回に分割）。小児は、1日40～100m/kgを2～4回に分割し静注・点滴（1日150mg/kgまで、2～4回に分割）。未熟児・新生児は、生後0～3日齢には1回20mg/kgを1日2～3回、生後4日齢以降には1回20mg/kgを1日3～4回に分割し静注・点滴（1日150mg/kgまで、2～4回に分割）。

禁　忌

過敏症

併　用

利尿薬（腎障害増強）、経口避妊薬（併避妊効果減弱）。

副作用

重大：ショック、アナフィラキシー、急性腎障害などの重篤な腎障害、汎血球減少、無顆粒球症、溶血性貧血、血小板減少、偽膜性大腸炎などの血便を伴う重篤な大腸炎、中毒性表皮壊死融解症、皮膚粘膜眼症候群、間質性肺炎、PIE症候群、肝炎、肝機能障害、黄疸、精神神経症状。その他：発疹、好酸球増多など。

作　用

ペニシリン結合タンパク（PBP）に対し高い親和性を示し、細菌の細胞壁合成を阻害し、殺菌作用を示す。

ナースのための知識

溶解補助剤の炭酸ナトリウムにより、溶解時に炭酸ガスが発生して陽圧になるので、少量の溶解液で溶解後、希釈し投与する。

セフェム系抗菌薬（第三世代）

セフトリアキソンナトリウム水和物（CTRX）

［商品名］ロセフィン（太陽ファルマ）

剤形：規格

0.5g、1g　［バッグ］1g（100mL）

効　能

敗血症、咽頭·喉頭炎、扁桃炎、急性気管支炎、肺炎、肺膿瘍、膿胸、慢性呼吸器病変の二次感染、膀胱炎、腎盂腎炎、精巣上体炎（副睾丸炎）、尿道炎、子宮頸管炎、骨盤内炎症性疾患、直腸炎、腹膜炎、腹腔内膿瘍、胆嚢炎、胆管炎、バルトリン腺炎、子宮内感染、子宮付属器炎、子宮旁結合織炎、化膿性髄膜炎、角膜炎（角膜潰瘍を含む）、中耳炎、副鼻腔炎、顎骨周辺の蜂巣炎、顎炎。

用　法

1日1～2gを1～2回に分割し緩徐に静注・

抗菌薬

難治性または重症感染症には点滴（1日4gまで、2回に分割）。　淋菌感染症：咽頭・喉頭炎、尿道炎・子宮頸管炎、直腸炎は1gを単回静注・点滴。精巣上体炎・骨盤内炎症性疾患は1日1回1gを静注・点滴。　小児は、1日20～60mg/kgを1～2回に分割し静注・点滴（1日120mg/kgまで、2回に分割）。　未熟児・新生児は、生後0～3日齢には1日1回20mg/kg、生後4日齢以降は1回20mg/kgを1日2回静注・点滴（1回40mg/kgを1日2回まで、生後2週間以内は1日50mg/kgまで）。

禁　忌

過敏症、高ビリルビン血症の未熟児・新生児。

併　用

利尿薬（腎障害増強）。

副作用

重大：ショック、アナフィラキシー、汎血球減少、無顆粒球症、白血球減少、血小板減少、溶血性貧血、劇症肝炎、肝機能障害、黄疸、急性腎障害、間質性腎炎、偽膜性大腸炎、中毒性表皮壊死融解症、皮膚粘膜眼症候群、急性汎発性発疹性膿疱症、間質性肺炎、肺好酸球増多症（PIE症候群）、胆石、胆嚢内沈殿物、腎・尿路結石、精神神経症状。　その他：発疹、蕁麻疹、発熱、好酸球増多、嘔気、下痢、軟便、口内炎、カンジダ症、ビタミンK欠乏症、ビタミンB群欠乏症など。

作　用

細菌細胞壁ペプチドグリカン架橋形成を阻害して殺菌的に作用する。

セフェム系抗菌薬（第四世代）

セフェピム塩酸塩水和物 (CFPM)

［商品名］マキシピーム（ブリストル）

剤形：規格

0.5g、1g

効　能

①敗血症、深在性皮膚感染症、外傷・熱傷および手術創などの二次感染、肛門周囲膿瘍、扁桃炎（扁桃周囲膿瘍を含む）、肺炎、肺膿瘍、慢性呼吸器病変の二次感染、複雑性膀胱炎、腎盂腎炎、前立腺炎（急性症、慢性症）、腹膜炎、腹腔内膿瘍、胆嚢炎、胆管炎、子宮内感染、子宮旁結合織炎、中耳炎、副鼻腔炎。　②発熱性好中球減少症。

用　法

①1日1～2gを2回に分割し静注・点滴（1日4gまで）。　②1日4gを2回に分割し静注・点滴。原則14日以内。

禁　忌

過敏症

併　用

利尿薬（腎障害増強）。

副作用

重大：ショック、アナフィラキシー、偽膜性大腸炎、急性腎不全、汎血球減少、無顆粒球症、血小板減少、間質性肺炎、PIE症候群、皮膚粘膜眼症候群、中毒性表皮壊死融解症、肝機能障害、黄疸、精神神経症状。　その他：好酸球増多、発疹、貧血など。

作　用

細菌の細胞壁合成阻害により、強い殺菌作用を示す。緑膿菌にも抗菌力を示す。

ナースのための知識

発熱性好中球減少症に用いる場合は、投与前に血液培養を実施する。

カルバペネム系抗菌薬

ドリペネム水和物

［商品名］フィニバックス（塩野義）

剤形：規格

0.25g、0.5g　［キット］0.25g（100mL）

効　能
敗血症、感染性心内膜炎、深在性皮膚感染症、リンパ管・リンパ節炎、外傷・熱傷および手術創などの二次感染、骨髄炎、関節炎、咽頭・喉頭炎、扁桃炎（扁桃周囲炎、扁桃周囲膿瘍を含む）、肺炎、肺膿瘍、膿胸、慢性呼吸器病変の二次感染、複雑性膀胱炎、腎盂腎炎、前立腺炎（急性症、慢性症）、精巣上体炎（副睾丸炎）、腹膜炎、腹腔内膿瘍、胆嚢炎、胆管炎、肝膿瘍、子宮内感染、子宮付属器炎、子宮旁結合織炎、化膿性髄膜炎、眼窩感染、角膜炎（角膜潰瘍を含む）、眼内炎（全眼球炎を含む）、中耳炎、顎骨周辺の蜂巣炎、顎炎。

用　法
1回0.25gを1日2～3回、30分以上かけて点滴静注（1回1gまで、1日3gまで）。重症・難治性感染症には1回40mg/kgまで増量可（1回1gまで）。

禁　忌
過敏症。　［併用禁忌］バルプロ酸ナトリウム（てんかん発作）。

副作用
重大：ショック、アナフィラキシー、偽膜性大腸炎、肝機能障害、黄疸、急性腎障害、汎血球減少症、無顆粒球症、白血球減少、血小板減少、中毒性表皮壊死融解症、皮膚粘膜眼症候群、間質性肺炎、痙攣、意識障害。　その他：発疹、顆粒球減少、血小板増多、好酸球増多、下痢、血清K↑など。

作　用
ペニシリン結合タンパク（PBP）に結合し、細菌の細胞壁合成阻害により殺菌的な抗菌作用を発揮する。好気性のグラム陽性菌、グラム陰性菌および嫌気性菌に対して、幅広い抗菌スペクトルを有し、特に緑膿菌に対しては既存のカルバペネム系抗菌薬に比べ強い抗菌力を有する。

カルバペネム系抗菌薬

メロペネム（MEPM）

［商品名］メロペン（大日本住友）

剤形：規格
0.25g、0.5g　［キット］0.5g（100mL）

効　能
❶敗血症、深在性皮膚感染症、リンパ管・リンパ節炎、外傷・熱傷および手術創などの二次感染、肛門周囲膿瘍、骨髄炎、関節炎、扁桃炎（扁桃周囲膿瘍を含む）、肺炎、肺膿瘍、膿胸、慢性呼吸器病変の二次感染、複雑性膀胱炎、腎盂腎炎、腹膜炎、胆嚢炎、胆管炎、肝膿瘍、子宮内感染、子宮付属器炎、子宮旁結合織炎、眼内炎（全眼球炎を含む）、中耳炎、副鼻腔炎、顎骨周辺の蜂巣炎、顎炎。　❷化膿性髄膜炎。　❸発熱性好中球減少症。

用　法
❶1日0.5～1gを2～3回に分割し点滴（1回1g、1日3gまで）。小児は1日30～60mg/kgを3回に分割し点滴（1日120mg/kg、1日3gまで）。　❷1日6gを3回に分割し点滴。小児は1日120mg/kgを3回に分割し点滴（1日6gまで）。　❸1日3gを3回に分割し点滴。小児は1日120mg/kgを3回に分割し点滴（1日3gまで）。

禁　忌
過敏症。　［併用禁忌］バルプロ酸（てんかん発作）。

副作用
重大：ショック、アナフィラキシー、急性腎障害などの重篤な腎障害、劇症肝炎、肝機能障害、黄疸、偽膜性大腸炎などの血便を伴う重篤な大腸炎、間質性肺炎、PIE症候群、痙攣・意識障害、中毒性表皮壊死融解症、皮膚粘膜眼症候群、汎血球減少、無顆粒球症、溶血性貧血、白血球減少、血小板減少、血栓性静脈炎。
その他：発疹、好酸球増多、血清K↑、BUN・クレアチニン↑、下痢など。

(作　用)
ペニシリン結合タンパク（PBP）に高い親和性を示し、細菌の細胞壁合成（細胞壁ペプチドグリカンの架橋形成）を阻害する。

ナースのための知識
①投与後3～5日目までは発疹などの副作用の発現には特に注意する。　②1週間以上の使用に際しては、必ず肝機能検査を実施する。

抗MRSA薬

アルベカシン硫酸塩（ABK）

［商品名］ハベカシン（Meiji Seika）

(剤形：規格)
25mg（0.5mL）、75mg（1.5mL）、100mg（2mL）、200mg（4mL）

(効　能)
MRSAによる敗血症、肺炎。

(用　法)
1日1回150～200mgを30分～2時間かけて点滴、必要に応じて2回に分割可。静注困難な場合は筋注可。小児は1日1回4～6mg/kgを30分かけて点滴。必要に応じて2回に分割可。

(禁　忌)
過敏症、アミノグリコシド系抗菌薬・バシトラシン過敏症。

(併　用)
デキストラン・シクロスポリン（腎障害）、ループ利尿薬・バンコマイシン・シスプラチン（腎・聴器障害）、麻酔薬・筋弛緩薬（呼吸抑制）など。

(副作用)
重大：ショック、痙攣、第8脳神経障害（眩暈、耳鳴、耳閉感、難聴等）、急性腎不全等の重篤な腎障害、汎血球減少。　その他：発疹、ALT・AST↑、貧血、白血球減少、下痢など。

(作　用)
細菌のタンパク合成を阻害することにより殺菌的な抗菌作用を示す。

ナースのための知識
①投与期間は原則14日以内。　②血中濃度測定が望ましい。

抗MRSA薬

ダプトマイシン（DAP）

［商品名］キュビシン（MSD）

(剤形：規格)
350mg（10mL）

(効　能)
MRSAのみに適応：❶敗血症、感染性心内膜炎、❷深在性皮膚感染症、外傷・熱傷および手術創などの二次感染、びらん・潰瘍の二次感染。

(用　法)
❶1日1回6mg/kgを24時間ごとに30分かけて点滴・緩徐に静注。　❷1日1回4mg/kgを24時間ごとに30分かけて点滴・緩徐に静注。

(禁　忌)
過敏症

(併　用)
HMG-CoA還元酵素阻害薬（CK↑）。

(副作用)
重大：ショック・アナフィラキシー、急性汎発性発疹性膿疱症、横紋筋融解症、好酸球性肺炎、末梢性ニューロパチー、腎不全、偽膜性大腸炎。　その他：AST・ALT・CK↑、湿疹、発熱、下痢、血小板数減少など。

(作　用)
菌の細胞膜と結合して膜電位を消失させ、DNA、RNAおよびタンパク質の合成阻害により細菌が死滅する。

ナースのための知識
投与中はCK値を週1回以上モニタリングする。

抗MRSA薬

テイコプラニン（TEIC）

［商品名］タゴシッド（サノフィ）

剤形：規格

200mg（3mL）

効 能

MRSAのみに適応：敗血症、深在性皮膚感染症、慢性膿皮症、外傷・熱傷および手術創などの二次感染、肺炎、膿胸、慢性呼吸器病変の二次感染。

用 法

初日400mgまたは800mgを2回に分割、以後1日1回200mgまたは400mgを30分以上かけ点滴。敗血症は初日800mgを2回に分割、以後1日400mgを30分以上かけ点滴。乳児・幼児または小児は10mg/kgを12時間間隔で3回、以後6～10mg/kg（敗血症などの重症感染症では10mg/kg）を24時間ごと、30分以上かけて点滴。新生児（低出生体重児を含む）は初回のみ16mg/kg、以後8mg/kgを24時間ごとに30分以上かけて点滴。

禁 忌

過敏症

併 用

ループ利尿薬・アミノグリコシド系抗菌薬・ペプチド系抗菌薬・アムホテリシンB・シクロスポリン・シスプラチン（腎障害、聴覚障害）。

副作用

重大：ショック、アナフィラキシー、第8脳神経障害、中毒性表皮壊死融解症、皮膚粘膜眼症候群、紅皮症、無顆粒球症、白血球減少、血小板減少、急性腎不全、肝機能障害、黄疸。　その他：発熱、発疹、レッドマン症候群、好酸球増多など。

作 用

細菌の細胞壁合成を阻害し、細菌の増殖を阻害する殺菌的作用を示す。

ナースのための知識

①血中濃度測定が望ましい。　②使用にあたっては30分以上かけて点滴し、急速なワンショット静注では使用しない。

抗MRSA薬

バンコマイシン塩酸塩（VCM）

［商品名］塩酸バンコマイシン（塩野義）、バンコマイシン（各社）

剤形：規格

［塩酸バンコマイシン］ 0.5g　 0.5g
［バンコマイシン］ 眼軟膏 1%（5g）

効 能

❶感染性腸炎（偽膜性大腸炎を含む）。　❷骨髄移植時の消化管内殺菌。 敗血症、感染性心内膜炎、外傷・熱傷および手術創などの二次感染、骨髄炎、関節炎、肺炎、肺膿瘍、膿胸、腹膜炎、化膿性髄膜炎。発熱性好中球減少症（MRSA・MRCNS感染疑い）。　眼軟膏 既存治療で効果不十分な結膜炎・眼瞼炎・瞼板腺炎・涙嚢炎。

用 法

用時溶解し服用。❶1回0.125～0.5gを1日4回。　❷1回0.5gを1日4～6回。非吸収性の抗菌薬および抗真菌薬と併用。 1日2gを1回0.5gで6時間ごとまたは1回1gで12時間ごとに分割。それぞれ60分以上かけて点滴。高齢者は1回0.5gで12時間ごとまたは1回1gで24時間ごと。小児・乳児は1日40mg/kgを2～4回に分割、新生児は1回10～15mg/kg。生後1週までの新生児は12時間ごと、生後1か月までの新生児は8時間ごと、それぞれ60分以上かけて点滴。　眼軟膏 適量を1日4回塗布（14日間以内を目安）。

警 告

耐性菌の発現を防ぐため、「用法・用量に関連する使用上の注意」の項を熟読の上、適正使用に努める。

禁　忌

、眼軟膏 ショックの既往歴。
過敏症

併　用

コレスチラミン（効果減少）。
全身麻酔薬（アナフィラキシー反応など）、腎毒性・聴器毒性を有する薬剤（腎障害、聴覚障害）。

副作用

重大：［共通］ショック。 ・眼軟膏 アナフィラキシー。 急性腎障害、間質性腎炎、汎血球減少、無顆粒球症、血小板減少、中毒性表皮壊死融解症、皮膚粘膜眼症候群、剥脱性皮膚炎、薬剤性過敏症症候群、第8脳神経障害、偽膜性大腸炎、肝機能障害、黄疸。 眼軟膏 角膜障害。 その他： ・ 下痢、悪心、嘔吐、BUN↑など。 眼軟膏 眼瞼浮腫、結膜充血など。

作　用

細菌の細胞壁合成阻害によるものであり、その抗菌作用は殺菌的である。

ナースのための知識

①骨髄移植時の消化管内殺菌を目的とする場合、口腔内殺菌のために薬剤溶液で十分含嗽した後飲用する。 ②血中濃度測定が望ましい。

抗MRSA薬

リネゾリド（LZD）

［商品名］**ザイボックス**（ファイザー）

剤形：規格

600mg ［バッグ］600mg（300mL）

効　能

①メチシリン耐性黄色ブドウ球菌（MRSA）：敗血症、深在性皮膚感染症、慢性膿皮症、外傷・熱傷および手術創などの二次感染、肺炎。 ②バンコマイシン耐性エンテロコッカス・フェシウム：各種感染症。

用　法

成人と12歳以上の小児は、1日1,200mgを2回に分割、12時間ごとに内服または30分～2時間かけて点滴。12歳未満の小児は、1回10mg/kgを8時間ごとに内服または30分～2時間かけて点滴（1回600mgまで）。

警　告

耐性菌の発現を防ぐため、「用法・用量に関連する使用上の注意」を熟読の上、適正使用に努める。

禁　忌

過敏症

併　用

MAO阻害薬（血圧上昇）、アドレナリン作動薬・チーズ・ビール・赤ワインなどチラミン含有飲食物（血圧上昇、動悸）、セロトニン作動薬（セロトニン症候群）、リファンピシン（Cmax・AUC低下）。

副作用

重大：可逆的な貧血・白血球減少症・汎血球減少症・血小板減少症などの骨髄抑制、代謝性アシドーシス、視神経症、ショック、アナフィラキシー、間質性肺炎、腎不全、低Na血症、偽膜性大腸炎、肝機能障害。 その他：下痢、発疹、好酸球増加症、浮動性めまい、呼吸困難、悪心・嘔吐など。

作　用

細菌リボソームと結合し、翻訳過程の70S開始複合体の形成を妨げ、細菌のタンパク合成を阻害する。

ナースのための知識

①投与は28日を超えないことが望ましい。 ②血液検査を定期的（週1回を目処）に実施する。

アミノグリコシド系抗菌薬

アミカシン硫酸塩（AMK）

[商品名] アミカシン硫酸塩（日医工）、後アミカマイシン（Meiji Seika）

剤形：規格

100mg（1mL）、200mg（2mL）
100mg、200mg

効　能

敗血症、外傷・熱傷および手術創などの二次感染、肺炎、肺膿瘍、慢性呼吸器病変の二次感染、膀胱炎、腎盂腎炎、腹膜炎。

用　法

1回100〜200mgを1日1〜2回筋注または1日2回点滴、小児は1日4〜8mg/kgとし1日1〜2回筋注または1日2回点滴、新生児（未熟児を含む）は1回6mg/kgを1日2回点滴。点滴には100〜500mLの補液中に100〜200mgを溶解、30分〜1時間かけて投与。

禁　忌

過敏症、アミノグリコシド系抗菌薬・バシトラシン過敏症。

併　用

デキストラン・シクロスポリン・アムホテリシンB（腎障害）、ループ利尿薬・バンコマイシン・シスプラチン（腎障害・聴器障害）、麻酔薬・筋弛緩薬（呼吸抑制）など。

副作用

重大：ショック、第8脳神経障害、急性腎不全。　その他：発疹、AST・ALT↑、注射部位の疼痛、電解質異常、ビタミンK欠乏症、ビタミンB群欠乏症状など。

作　用

細菌のタンパク合成を阻害することにより細胞分裂の増殖を阻止し、殺菌的に作用。

ナースのための知識

血中濃度測定が望ましい。

アミノグリコシド系抗菌薬

ゲンタマイシン硫酸塩（GM）

[商品名] ゲンタシン（高田）、後ゲンタマイシン（日本点眼）

剤形：規格

[ゲンタシン] 10mg（1mL）、40mg（1mL）、60mg（1.5mL）　0.1%　0.1%　[ゲンタマイシン] 点眼0.3%

効　能

敗血症、外傷・熱傷および手術創などの二次感染、肺炎、膀胱炎、腎盂腎炎、腹膜炎、中耳炎。　・表在性皮膚感染症、慢性膿皮症、びらん・潰瘍の二次感染。　点眼眼瞼炎、涙嚢炎、麦粒腫、結膜炎、角膜炎。

用　法

1日3mg/kgを3回に分割、筋注または点滴（1日5mg/kgまでを3〜4回に分割）。小児は1回2.0〜2.5mg/kgを1日2〜3回筋注または30分〜2時間かけて点滴。
・1日1〜数回患部に塗布、またはガーゼなどで貼付。　点眼1回1〜2滴、1日3〜4回点眼。

禁　忌

過敏症、アミノグリコシド系抗菌薬、バシトラシン過敏症。

併　用

デキストラン・ヒドロキシエチルデンプン・ループ利尿薬・バンコマイシン・シクロスポリン（腎障害）、麻酔薬・筋弛緩薬（呼吸抑制）など。

副作用

重大：ショック、急性腎障害、第8脳神経障害。　その他：肝機能障害、腎機能障害、浮腫、好酸球増多など。
・腎障害、難聴など。　点眼ア

レルギー性結膜炎、眼の刺激感など。

作用

細菌のタンパク合成を阻害することにより抗菌作用を示し、その作用は殺菌的である。

ナースのための知識

①眩暈、耳鳴、難聴などの第8脳神経障害が現れることがあるので慎重に投与する。②血中濃度測定が望ましい。 ・ ・点眼 ③感作されたことを示す徴候が現れた場合には使用を中止する。

マクロライド系抗菌薬

アジスロマイシン水和物 (AZM)

[商品名] ジスロマック、ジスロマックSR（ファイザー）

剤形：規格

250mg、600mg　[小児用] 100mg　[小児用] 10%　DS [SR：成人用] 2,000mg　500mg

効能

[250mg]・DS ❶深在性皮膚感染症、リンパ管・リンパ節炎、咽頭・喉頭炎、扁桃炎（扁桃周囲炎、扁桃周囲膿瘍を含む）、急性気管支炎、肺炎、肺膿瘍、慢性呼吸器病変の二次感染、副鼻腔炎、歯周組織炎、歯冠周囲炎、顎炎。 ❷尿道炎、子宮頸管炎。 [250mg] ❸骨盤内炎症性疾患。 [600mg] ❹後天性免疫不全症候群に伴う播種性マイコバクテリウム・アビウムコンプレックス（MAC）症の発症抑制および治療。 ・ ❺咽頭・喉頭炎、扁桃炎（扁桃周囲炎、扁桃周囲膿瘍を含む）、急性気管支炎、肺炎、肺膿瘍、中耳炎。 ❻肺炎、骨盤内炎症性疾患。

用法

[250mg] ❶1日1回500mgを3日間。 ❷1回1,000mg。 ❸アジスロマイシン注射薬治療後、1日1回250mg。 [600mg] ❹発症抑制：週1回1,200mg。治療：1日1回600mg。 ・ ❺小児には1日1回10mg/kg、3日間。 DS ❶❷空腹時に1回2,000mg。 ❻1日1回500mg、2時間かけて点滴。

禁忌

過敏症

併用

制酸薬（血中濃度低下）、ワルファリン（併作用増強）、シクロスポリン（併血中濃度上昇）、ジゴキシン（ジゴキシン中毒）など。

副作用

重大：ショック、アナフィラキシー、中毒性表皮壊死融解症、皮膚粘膜眼症候群、急性汎発性発疹性膿疱症、薬剤性過敏症症候群、肝炎、肝機能障害、黄疸、肝不全、急性腎障害、偽膜性大腸炎、出血性大腸炎、間質性肺炎、好酸球性肺炎、QT延長、心室性頻脈、白血球減少、顆粒球減少、血小板減少、横紋筋融解症。 その他：好酸球数増加、下痢、腹痛、悪心など。

作用

細菌の70Sリボソームの50Sサブユニットと結合し、タンパク合成を阻害する。

ナースのための知識

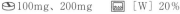

・DS [共通] ①発疹に加え、粘膜のびらんや水ぶくれなどが現れた場合には服用を中止し、ただちに医師へ連絡する。 ②組織内半減期が長いため投与終了後も副作用に注意する。

マクロライド系抗菌薬

エリスロマイシン (EM)

[商品名] エリスロシン、エリスロシンW（マイランEPD）

剤形：規格

100mg、200mg　 [W] 20%

DS 10%、[W] 20%　注 500mg

効　能

[共通] 肺炎、ジフテリア。　[内服] 表在性皮膚感染症、深在性皮膚感染症、リンパ管・リンパ節炎、乳腺炎、骨髄炎、扁桃炎、肺膿瘍、膿胸、腎盂腎炎、尿道炎、淋菌感染症、梅毒、子宮内感染、中耳炎、猩紅熱、百日咳。　錠 歯冠周囲炎、軟性下疳、破傷風。　顆 ・ DS 咽頭・喉頭炎、急性気管支炎、慢性呼吸器病変の二次感染。　[錠を除く] 外傷・熱傷および手術創などの二次感染。

用　法

[内服] 1日800～1,200mgを4～6回に分割、小児は1日25～50mg/kgを4～6回に分割（成人量が上限）。　注 1日600～1,500mgを2～3回に分割、1回2時間以上かけて点滴。

禁　忌

過敏症。　[併用禁忌] **エルゴタミン・無水カフェイン・イソプロピルアンチピリン・ジヒドロエルゴタミンメシル（四肢の虚血など）、ピモジド（不整脈など）、アスナプレビル（肝臓に関連した副作用の発現、重症化）。**

併　用

ジソピラミド・テオフィリン（不整脈）、シクロスポリン（腎障害）、ワルファリン（出血傾向）、イリノテカン（骨髄機能抑制）、ビンブラスチン（好中球減少）、バルプロ酸（傾眠）、フェロジピン（降圧作用増強）、カルバマゼピン（めまい）、コルヒチン（下痢、腹痛）など。

副作用

重大：[共通] 偽膜性大腸炎などの血便を伴う重篤な大腸炎、心室頻拍、QT延長、ショック、アナフィラキシー、中毒性表皮壊死融解症、皮膚粘膜眼症候群、急性腎不全、肝機能障害、黄疸。　注 心室細動。　その他：[共通] 発疹、食欲不振、悪心・嘔吐など。

作　用

細菌のタンパク合成を阻害し、静菌的ないし殺菌的に作用する。

ナースのための知識

1バイアル（500mg）に注射用水10mLを加えて5%溶液を調製し、さらに希釈する際に注射用水は使用せず、ブドウ糖注射液、生理食塩液などを使用する。

マクロライド系抗菌薬

クラリスロマイシン（CAM）

[商品名] クラリス（大正）、クラリシッド（マイランEPD）

剤形：規格

錠 200mg　錠 [小児用] 50mg　DS [小児用] 10%

効　能

[共通] ❶一般感染症（表在性・深在性皮膚感染症、リンパ管・リンパ節炎、慢性膿皮症、外傷・熱傷および手術創などの二次感染、咽頭・喉頭炎、扁桃炎、急性気管支炎、肺炎、肺膿瘍、慢性呼吸器病変の二次感染、感染性腸炎、中耳炎、副鼻腔炎）。　錠 [200mg] ❷MAC症を含む非結核性抗酸菌症。　❸胃潰瘍・十二指腸潰瘍、胃MALTリンパ腫、特発性血小板減少性紫斑病、早期胃癌に対する内視鏡的治療後胃におけるヘリコバクター・ピロリ感染症、ヘリコバクター・ピロリ感染胃炎。　❹一般感染症（肛門周囲膿瘍・尿道炎、子宮頸管炎、歯周組織炎、歯冠周囲炎、顎炎）。　錠 [50mg]・DS ❺一般感染症（猩紅熱・百日咳）。❻エイズに伴う播種性MAC症。

用　法

❶❹錠 [200mg] 1日400mgを2回に分割。　❷1日800mgを2回に分割。　❸1回200mgをアモキシシリン750mgとプロトンポンプインヒビターを同時に併用、1日2回、7日間（1日800mgまで）。　❶❺錠 [50mg]・DS 1日10～15mg/kgを

2～3回に分割（1日400mgまで）。レジオネラ肺炎に対しては1日15mg/kgを2～3回に分割。 ❻1日15mg/kgを2回に分割。

禁　忌

過敏症、コルヒチン投与中の肝・腎障害。［併用禁忌］ピモジド（QT延長・心室性不整脈）、エルゴタミン含有薬（血管攣縮）、タダラフィル・スボレキサント・イブルチニブ（併作用増強）、ロミタピド・チカグレロル（併血中濃度上昇）、アスナプレビル（肝臓に関連した副作用の発現、重症化）、イバブランジン（徐脈）、ベネトクラクス（容量漸増期に腫瘍崩壊症候群の発現増強）。

併　用

ジゴキシン（嘔吐、不整脈）、スルホニル尿素系血糖降下薬（低血糖）、アトルバスタチン・シンバスタチン（横紋筋融解症）、コルヒチン（コルヒチン中毒）、カルバマゼピン・ベンゾジアゼピン系薬・ワルファリン（併作用増強）、リファブチン・リファンピシン（作用減弱）など。

副作用

重大：ショック、アナフィラキシー、QT延長、心室頻拍、心室細動、劇症肝炎、肝機能障害、黄疸、肝不全、血小板減少、汎血球減少、溶血性貧血、白血球減少、無顆粒球症、中毒性表皮壊死融解症、皮膚粘膜眼症候群、多形紅斑、PIE症候群・間質性肺炎、偽膜性大腸炎、出血性大腸炎、横紋筋融解症、痙攣、急性腎障害、尿細管間質性腎炎、IgA血管炎、薬剤性過敏症症候群。　その他：発疹、腹痛、下痢、悪心・嘔吐など。

作　用

細菌の70Sリボソームの50Sサブユニットと結合、タンパク合成を阻害することで抗菌作用を示す。

ナースのための知識

MAC症およびエイズに伴う播種性MAC症の治療に用いる場合、国内外の最新のガイドラインなどを参考に併用療法を行う。

リンコマイシン系抗菌薬

クリンダマイシン（CLDM）
――塩酸塩[1]、――リン酸エステル[2]

［商品名］ダラシン、ダラシンS（ファイザー）、ダラシンT（佐藤製薬）

剤形：規格

[1]75mg、150mg　[2]［S］300mg（2mL）、600mg（4mL）　[2]［T：ローション］1%　ゲル［T］1%

効　能

・咽頭・喉頭炎、扁桃炎、急性気管支炎、肺炎、慢性呼吸器病変の二次感染、中耳炎、副鼻腔炎、顎骨周辺の蜂巣炎、顎炎。　表在性・深在性皮膚感染症、慢性膿皮症、涙嚢炎、麦粒腫、外耳炎、猩紅熱。　敗血症。　・ゲルざ瘡（化膿性炎症を伴うもの）。

用　法

1回150mgを6時間ごと、重症では1回300mgを8時間ごと。小児は1日15mg/kgを3～4回に分割、重症では1日20mg/kgを3～4回に分割。　1日600～1,200mgを2～4回に分割し点滴・筋注、重症では1日2,400mgまで増量、2～4回に分割し点滴。小児は1日15～25mg/kgを3～4回に分割し点滴、重症では1日40mg/kgまで増量、3～4回に分割し点滴。　・ゲル1日2回洗顔後に塗布。

禁　忌

過敏症。　［併用禁忌］・エリスロマイシン（効果不発現）。

併　用

末梢性筋弛緩薬（筋弛緩作用増強）。

副作用

重大：［共通］偽膜性大腸炎などの血便を伴う重篤な大腸炎。　・ショック、アナフィラキシー、中毒性表皮壊死融解症、皮膚粘膜眼症候群、急性汎発性発疹性膿疱症、剥脱性皮膚炎、薬剤性過敏症症候群、無顆粒球症。 注射 間質性肺炎・PIE症候群、心停止、汎血球減少・血小板減少、肝機能障害・黄疸、急性腎障害。 その他：[共通] そう痒など。

作用

細菌のリボソームの50Sサブユニットに作用し、タンパク合成を阻害し抗菌作用を示す。注射 嫌気性菌、マイコプラズマ属にも抗菌作用を示す。

ナースのための知識

カプセル・注射 投与中または投与後2〜3週間までに腹痛、頻回な下痢が現れた場合には、ただちに医師に通知するよう注意する。

テトラサイクリン系抗菌薬

ミノサイクリン塩酸塩

(MINO)

[商品名] ミノマイシン（ファイザー）

剤形：規格

錠 50mg　カプセル 50mg、100mg　顆粒 2%
注射 100mg

効能

[内服] 表在性皮膚感染症、深在性皮膚感染症、リンパ管・リンパ節炎、慢性膿皮症、骨髄炎、咽頭・喉頭炎、扁桃炎、急性気管支炎、肺炎、慢性呼吸器病変の二次感染、涙嚢炎、麦粒腫、中耳炎、副鼻腔炎、化膿性唾液腺炎、歯周組織炎、炭疽、つつが虫病、オウム病。 顆粒 感染性口内炎、猩紅熱。 錠・カプセル 外傷・熱傷および手術創などの二次感染、乳腺炎、扁桃周囲炎、膀胱炎、肺膿瘍、腎盂腎炎、前立腺炎（急性症、慢性症）、精巣上体炎（副睾丸炎）、尿道炎、淋菌感染症、梅毒、腹膜炎、感染性腸炎、外陰炎、細菌性腟炎、子宮内感染、外耳炎、歯冠周囲炎、上顎洞炎、顎炎。 注射 敗血症、深在性皮膚感染症、慢性膿皮症、扁桃炎、急性気管支炎、肺炎、慢性呼吸器病変の二次感染、膀胱炎、腎盂腎炎、腹膜炎、炭疽、つつが虫病、オウム病。

用法

[内服] 初回100〜200mg、以後12あるいは24時間ごとに100mg。 顆粒 小児は1日2〜4mg/kg、1〜2回に分割（他剤が使用できないか、無効時のみ適用）。 注射 初回100〜200mg、以後12あるいは24時間ごとに100mg点滴。

禁忌

テトラサイクリン系薬剤過敏症。

併用

[共通] ワルファリン（血漿プロトロンビン活性を抑制）、スルホニル尿素系血糖降下薬（血糖降下作用増強）、メトトレキサート（併 作用増強）、ポルフィマーナトリウム（光線過敏症）、ジゴキシン（ジゴキシン中毒）、経口避妊薬（効果減弱、不正性器出血発現増大）、外用薬を除くビタミンA・レチノイド（頭蓋内圧上昇）。 [内服] Ca・Mg・アルミニウム・ランタン・Fe剤（効果減弱）。

副作用

重大：ショック、アナフィラキシー、全身性紅斑性狼瘡様症状の増悪、結節性多発動脈炎、顕微鏡的多発血管炎、自己免疫性肝炎、中毒性表皮壊死融解症、皮膚粘膜眼症候群、多形紅斑、剥脱性皮膚炎、薬剤性過敏症症候群、血液障害、重篤な肝機能障害、急性腎障害、間質性腎炎、呼吸困難、間質性肺炎、PIE症候群、膵炎、痙攣、意識障害などの精神神経障害、出血性腸炎、偽膜性大腸炎。 その他：[共通] 発疹、めまい感、頭痛、腹痛、悪心、胃腸障害、倦怠感など。 注射 血管痛など。

作用

アミノアシルt-RNAがm-RNA・リボゾーム複合物と結合するのを妨げ、タンパク合成を阻止させることにより抗菌作用を発揮する。

抗菌薬

ナースのための知識

[共通] ①8歳未満の小児に投与した場合、歯牙の着色・エナメル質形成不全、また、一過性の骨発育不全を起こすことがある。 ②尿が黄褐～茶褐色、緑、青に変色したという報告がある。 [内服] ③食道に停留し、崩壊すると食道潰瘍を起こすことがあるので、多めの水で服用させ、特に就寝直前の服用などには注意する。

ホスホマイシン系抗菌薬

ホスホマイシン (FOM)
――カルシウム水和物[1]、
――ナトリウム[2]

[商品名] ホスミシン、ホスミシンS (Meiji Seika)

剤形：規格

[ホスミシン] [1]250mg、500mg DS[1] 200mg、400mg [ホスミシンS] [2] 0.5g、1g、2g [バッグ] [2]1g (100mL)、2g (100mL) 点耳[2]3% (300mg/溶解液10mL)

効能

[点耳を除く] 膀胱炎、腎盂腎炎。 [内服] 深在性皮膚感染症、感染性腸炎、涙嚢炎、麦粒腫、瞼板腺炎、中耳炎、副鼻腔炎。 [注射] 敗血症、急性気管支炎、肺炎、肺膿瘍、膿胸、慢性呼吸器病変の二次感染、腹膜炎、バルトリン腺炎、子宮内感染、子宮付属器炎、子宮傍結合織炎。 点耳 外耳炎、中耳炎。

用法

[内服] 1日2～3gを3～4回に分割。小児は1日40～120mg/kgを3～4回に分割 (DSは小児のみ)。 [注射] 1日2～4g、小児は1日100～200mg/kgを2回に分割し、1～2時間かけて点滴。あるいは2～4回に分け5分以上かけて緩徐に静注。 点耳 30mg/mL液とし、10滴を1日2回点耳 (1日4回まで)、点耳後約10分間の耳浴を行う。

禁忌

[錠を除く] 過敏症。 [バッグ] 低張性脱水症。

副作用

重大：[点耳を除く] 偽膜性大腸炎などの血便を伴う重篤な大腸炎。 [注射] ショック、アナフィラキシー、汎血球減少、無顆粒球症、血小板減少、肝機能障害、黄疸、痙攣。 その他：[点耳を除く] 下痢、軟便、発疹、AST・ALT↑、嘔吐、嘔気、蕁麻疹、好酸球増多、頭痛、口内炎など。 点耳 めまい感、頭痛など。

作用

菌体内に取り込まれ、細胞壁の生合成を初期段階で阻害することにより抗菌作用を示す。

ナースのための知識

注射薬はナトリウム塩を含むことから、Na摂取制限を要する患者は注意する。

ニューキノロン系抗菌薬

トスフロキサシントシル酸塩水和物 (TFLX) 妊婦

[商品名] オゼックス (富士フイルム富山化学)、トスキサシン (マイランEPD)、トスフロ (日東メディック)

剤形：規格

[トスキサシン] 75mg、150mg [オゼックス] 75mg、150mg [小児用] 15%、60mg 点眼0.3% (5mL) [トスフロ] 点眼0.3% (5mL)

効能

[小児用を除く] 表在性皮膚感染症、深在性皮膚感染症、リンパ管・リンパ節炎、慢性膿皮症、ざ瘡 (化膿性炎症を伴うもの)、外傷・熱傷および手術創などの二次感染、乳腺炎、肛門周囲膿瘍、骨髄炎、関節炎、咽頭・喉頭炎、扁桃炎 (扁

桃周囲膿瘍を含む)、急性気管支炎、肺炎、慢性呼吸器病変の二次感染、膀胱炎、腎盂腎炎、前立腺炎（急性症、慢性症)、精巣上体炎（副睾丸炎)、尿道炎、胆嚢炎、胆管炎、感染性腸炎、腸チフス、パラチフス、コレラ、バルトリン腺炎、子宮内感染、子宮付属器炎、涙嚢炎、麦粒腫、瞼板腺炎、外耳炎、中耳炎、副鼻腔炎、化膿性唾液腺炎、歯周組織炎、歯冠周囲炎、顎炎、炭疽。［小児用］肺炎、コレラ、中耳炎、炭疽。 点眼 眼瞼炎、涙嚢炎、麦粒腫、結膜炎、瞼板腺炎、角膜炎（角膜潰瘍を含む)、眼科周術期の無菌化療法。

用 法

錠 ［小児用を除く］1日300～450mgを2～3回に分割。骨髄炎・関節炎では1日450mgを3回に分割。腸チフス・パラチフスでは1日600mgを4回に分割して14日間。［小児用］1回6mg/kgを1日2回（1回180mg、1日360mgまで)。 点眼 1回1滴、1日3回。

禁 忌

［共通］過敏症。［点眼を除く］妊婦（炭疽・コレラに限り治療上の有益性を考慮して投与)。 点眼 キノロン系抗菌薬過敏症。

併 用

［点眼を除く］テオフィリン・アミノフィリン（テオフィリン中毒)、フェニル酢酸系・プロピオン酸系NSAIDs（痙攣)、アルミニウム・Mg含有制酸剤・鉄剤・Ca含有薬（効果減弱)、副腎皮質ホルモン（腱障害のリスク増)。

副作用

重大：［共通］ショック、アナフィラキシー。［点眼を除く］中毒性表皮壊死融解症、皮膚粘膜眼症候群、痙攣、意識障害（意識喪失など)、急性腎障害、間質性腎炎、腎性尿崩症、肝機能障害、黄疸、無顆粒球症、血小板減少、偽膜性大腸炎などの血便を伴う重篤な大腸炎、間質性肺炎、好酸球性肺炎、横紋筋融解症、低血糖、大動脈瘤、大動脈解離、末梢神経障害、腱障害、精神症状。その他：［点眼を除く］下痢、嘔吐、発熱など。 点眼 角膜障害など。

作 用

細菌のDNA複製に働く酵素（DNAジャイレースおよびトポイソメラーゼⅣ）を阻害し、殺菌的に作用する。

ナースのための知識

錠・細 ①関節障害が発現する恐れがあるので、問診を行うなど患者の状態を十分に観察する。 点眼 ②ソフトコンタクトレンズを白濁させる。

ニューキノロン系抗菌薬

メシル酸ガレノキサシン水和物（GRNX）

腎 肝 妊婦

［商品名］ジェニナック（アステラス）

剤形：規格

錠 200mg

効 能

咽頭・喉頭炎、扁桃炎（扁桃周囲炎、扁桃周囲膿瘍を含む)、急性気管支炎、肺炎、慢性呼吸器病変の二次感染、中耳炎、副鼻腔炎。

用 法

1日1回400mg。

禁 忌

過敏症、キノロン系抗菌薬過敏症、妊婦、小児。

併 用

アルミニウム・Mg・Ca・Fe・Zn含有薬（効果減弱)、ニトログリセリン・硝酸イソソルビド（血圧低下)、クラスIA抗不整脈薬・クラスⅢ抗不整脈薬（QT延長、心室性不整脈)、フェニル酢酸系・プロピオン酸系NSAIDs（痙攣)、テオフィリン・アミノフィリン（併 AUC上昇)、ワルファリン（出血、PT時間延長)、降圧薬・利尿薬（降圧作用増強)、血糖降下薬（血糖降下作用増強）など。

副作用

重大：ショック、アナフィラキシー、皮膚粘膜眼症候群、徐脈、洞停止、房室ブロック、QT延長、心室頻拍、心室細動、劇症肝炎、肝機能障害、低血糖、偽膜性大腸炎、無顆粒球症、血小板減少、横紋筋融解症、幻覚・せん妄などの精神症状、痙攣、間質性肺炎、好酸球性肺炎、重症筋無力症の悪化、急性腎障害、大動脈瘤、大動脈解離。　その他：発疹、光線過敏症、頭痛、血中K・CK↑、下痢、軟便、便秘、好酸球数増加、白血球数減少など。

作用

細菌のDNA複製に働く酵素ジャイレースおよびトポイソメラーゼⅣを阻害し、殺菌的に作用する。

ナースのための知識

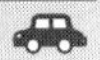

ニューキノロン系抗菌薬

レボフロキサシン（LVFX）

［点眼を除く］ 妊婦

［商品名］クラビット（第一三共、点眼参天）、後レボフロキサシン（各社）

剤形：規格

［クラビット］250mg、500mg 10%　500mg/20mL　［バッグ］500mg/100mL　点眼0.5%、1.5%　［レボフロキサシン］250mg　点眼0.5%、1.5%（5mL）

効能

［内服］表在性皮膚感染症、深在性皮膚感染症、リンパ管・リンパ節炎、慢性膿皮症、ざ瘡（化膿性炎症を伴うもの）、外傷・熱傷および手術創などの二次感染、乳腺炎、肛門周囲膿瘍、咽頭・喉頭炎、扁桃炎（扁桃周囲炎、扁桃周囲膿瘍を含む）、急性気管支炎、肺炎、慢性呼吸器病変の二次感染、膀胱炎、腎盂腎炎、前立腺炎（急性症、慢性症）、精巣上体炎（副睾丸炎）、尿道炎、子宮頸管炎、胆嚢炎、胆管炎、感染性腸炎、腸チフス、パラチフス、コレラ、バルトリン腺炎、子宮内感染、子宮付属器炎、涙嚢炎、麦粒腫、瞼板腺炎、外耳炎、中耳炎、副鼻腔炎、化膿性唾液腺炎、歯周組織炎、歯冠周囲炎、顎炎、炭疽、ブルセラ症、ペスト、野兎病、肺結核およびその他の結核症、Q熱。　［注射］外傷、熱傷および手術創などの二次感染、膀胱炎、腎盂腎炎、前立腺炎（急性症、慢性症）、精巣上体炎（副睾丸炎）、腹膜炎、胆嚢炎、胆管炎、子宮内感染、子宮付属器炎、肺炎、慢性呼吸器病変の二次感染、腸チフス、パラチフス、炭疽、ブルセラ症、ペスト、野兎病、Q熱。　点眼眼瞼炎、涙嚢炎、麦粒腫、結膜炎、瞼板腺炎、角膜潰瘍を含む角膜炎、眼科周術期の無菌化療法。

用法

［内服］1日1回500mg（原則肺結核およびその他の結核症は他の抗結核薬と併用）。腸チフス・パラチフス：1日1回500mgを14日間。　［注射］1日1回500mgを60分かけて点滴。　点眼1回1滴、1日3回点眼。

禁忌

［共通］過敏症、オフロキサシン過敏症。［点眼を除く］妊婦、小児（炭疽等の重篤な疾患に限り治療上の有益性を考慮して投与）。　点眼キノロン系抗菌薬過敏症。

併用

［点眼を除く］フェニル酢酸系・プロピオン酸系NSAIDs（痙攣）、ワルファリン（PT時間延長）、デラマニド（QT延長）、副腎皮質ホルモン薬（腱障害リスク増大）。　［内服］アルミニウム・Mg含有制酸薬・鉄剤（効果減弱）。

副作用

重大：［共通］ショック、アナフィラキシー。　［点眼を除く］中毒性表皮壊死融解症、皮膚粘膜眼症候群、痙攣、QT延長、心室頻拍、急性腎障害、間質性腎炎、劇症肝炎、肝機能障害、黄疸、汎血球減少症、無顆粒球症、溶血性貧血、血小板減少、間質性肺炎、好酸球性肺炎、偽膜性大腸炎などの血便を伴う重篤な大腸炎、横紋筋融解症、低血糖、アキレス腱炎・腱断裂などの腱障害、錯乱・せん妄・抑うつなどの精神症状、過敏性血管炎、重症筋無力症の悪化、大動脈瘤、大動脈解離、末梢神経障害。　その他：[点眼を除く] 発疹、不眠、めまい、頭痛、AST・ALT・LDH↑、白血球数減少、好酸球数増加、悪心、嘔吐、下痢、腹部不快感、腹痛など。　点眼 蕁麻疹、そう痒感、刺激感、びまん性表層角膜炎など。

作　用

細菌のDNA複製に働く酵素（DNAジャイレースおよびトポイソメラーゼⅣ）を阻害する。

ナースのための知識

[点眼を除く]　［内服］耐性菌の発現などを防ぐため、用量調節時を含め分割投与は避け、必ず1日量を1回で投与する。

抗結核薬

イソニアジド（INH）

［商品名］イスコチン（アルフレッサ）

剤形：規格

100mg　　100mg（2mL）

効　能

肺結核およびその他の結核症。

用　法

［内服］1日200～500mg（4～10mg/kg）を1～3回に分割、毎日または週2日投与（1日1gまで、13歳未満は20mg/kgまで）。　1日200～500mg（4～10mg/kg）（4～10mL）を筋注または静注。髄腔内・胸腔内注入または局所分注では1回50～200mg（1～4mL）。

禁　忌

重篤な肝障害。

併　用

リファンピシン（肝障害）、ワルファリン・降圧薬・三環系抗うつ薬（作用増強）、抗てんかん薬（併作用増強）、糖尿病用薬・インスリン（併血糖値変動）、ジスルフィラム（情緒障害）、サイクロセリン（めまい）、シクロスポリン・イトラコナゾール・レボドパ・水酸化アルミニウム含有の制酸薬（併作用減弱）、ペチジン塩酸塩（呼吸抑制）、マグロ（頭痛・嘔吐など）、チーズ（血圧上昇）など。

副作用

重大：重篤な肝障害（劇症肝炎など）、中毒性表皮壊死融解症　皮膚粘膜眼症候群、紅皮症、薬剤性過敏症症候群、全身性エリテマトーデス（SLE）様症状、間質性肺炎、腎不全、間質性腎炎、ネフローゼ症候群、無顆粒球症、血小板減少、痙攣、視神経炎、視神経萎縮、末梢神経炎。　その他：AST・ALT↑、出血傾向、頭痛、めまい、食欲不振、悪心など。

作　用

結核菌に対して抗菌作用を示す。

ナースのための知識

①他の抗結核薬との併用により、重篤な肝障害が現れることがあるので併用の場合は定期的に肝機能検査を行う。　②繰り返し筋肉内に注射する場合は、左右交互に注射するなど、同一部位を避けること。

抗結核薬

エタンブトール塩酸塩（EB）

［商品名］エサンブトール（サンド）

剤形：規格

125mg、250mg

効　能

❶肺結核およびその他の結核症。　❷マイコバクテリウム・アビウムコンプレッ

クス（MAC）症を含む非結核性抗酸菌症。

用　法

❶1日0.75g～1gを1～2回に分割。　❷1日1回0.5～0.75g（1日1gまで）。

禁　忌

過敏症

併　用

リファンピシン（視力障害）、他の抗結核薬（重篤な肝障害）。

副作用

重大：視力障害、重篤な肝障害、ショック、アナフィラキシー、間質性肺炎、好酸球性肺炎、中毒性表皮壊死融解症、皮膚粘膜眼症候群、紅皮症、血小板減少。その他：四肢のしびれ感、発熱、発疹、そう痒など。

作　用

結核菌の核酸合成経路を阻害し、細胞分裂を抑制する。

ナースのための知識

副作用として視力障害が現れることがある。早期発見・投与中止により回復するが、対処が遅れると重症化し非可逆的になることもある。定期的に眼の検査を行うとともに、異常を感じたらただちに主治医に申し出るように指導する。

抗結核薬

リファンピシン（RFP）

［商品名］リファジン（第一三共）

剤形：規格

150mg

効　能

❶肺結核およびその他の結核症。　❷マイコバクテリウム・アビウムコンプレックス（MAC）症を含む非結核性抗酸菌症。　❸ハンセン病。

用　法

❶1日1回450mgを毎日朝食前空腹時、感性併用剤がある場合は週2回可。　❷1日1回450mgを毎日朝食前空腹時（1日600mgまで）。　❸1回600mgを1か月に1～2回または1日1回450mgを毎日朝食前空腹時。他の抗ハンセン病薬と併用。

禁　忌

過敏症、胆道閉塞症、重篤な肝障害。［併用禁忌］抗ウイルス薬・HIV感染症治療薬・抗原虫薬・駆虫薬・ボリコナゾール・プラジカンテル・タダラフィル・テラプレビル・シメプレビル・ダクラタスビル・アスナプレビル・ベクラブビル（併作用減弱）、ペマフィブラート・バニプレビル（併血中濃度上昇）。

併　用

エタンブトール（視力障害）、抗結核薬（重篤な肝障害）、アセトアミノフェン（肝障害）、ワルファリン・経口糖尿病薬・ジギタリス・抗不整脈薬・Ca拮抗薬・アゾール系抗真菌薬・抗精神病薬（併作用減弱）など。

副作用

重大：劇症肝炎などの重篤な肝障害、ショック、アナフィラキシー、腎不全、間質性腎炎、ネフローゼ症候群、溶血性貧血、無顆粒球症、血小板減少、偽膜性大腸炎などの血便を伴う重篤な大腸炎、中毒性表皮壊死融解症、皮膚粘膜眼症候群、扁平苔癬型皮疹、天疱瘡様および類天疱瘡様皮疹、紅皮症、間質性肺炎。　その他：胃腸障害、黄疸、AST・ALT↑、発疹、尿タンパク、顆粒球減少、出血傾向、不眠、頭痛、めまい、全身倦怠感など。

作　用

細菌のRNA合成を阻害することにより抗菌作用を示す。

ナースのための知識

①他の抗結核薬と併用する場合は定期的に肝機能検査を行う。　②尿、便、唾液、痰、汗、涙液は橙赤色に着色する。また、ソフトコンタクトレンズが変色することがある。

βラクタマーゼ阻害薬配合

アモキシシリン水和物・クラブラン酸カリウム

［商品名］オーグメンチン、クラバモックス（GSK）

剤形：規格

［オーグメンチン（配合比2：1）］［125SS］アモキシシリン水和物125mg・クラブラン酸カリウム62.5mg、［250RS］アモキシシリン水和物250mg・クラブラン酸カリウム125mg ［クラバモックス（配合比14：1）］DS［小児用］1.01g中：アモキシシリン水和物600mg・クラブラン酸カリウム42.9mg

効 能

［共通］表在性皮膚感染症、深在性皮膚感染症、リンパ管・リンパ節炎、慢性膿皮症、咽頭・喉頭炎、扁桃炎、急性気管支炎、膀胱炎、腎盂腎炎、中耳炎。［オーグメンチン］慢性呼吸器病変の二次感染、淋菌感染症、子宮内感染、子宮付属器炎。［クラバモックス］副鼻腔炎。

用 法

1回250mgを1日3〜4回、6〜8時間ごと。
DS 小児は1日量90mg/kgを2回に分割、12時間ごとに食直前。

禁 忌

過敏症、伝染性単核症、本剤の成分による黄疸・肝機能障害の既往歴。

併 用

プロベネシド（排泄抑制）、ワルファリン（抗血栓作用増強）、経口避妊薬（避妊効果減弱）、ミコフェノール酸モフェチル（併効果減弱）。

副作用

重大：ショック、アナフィラキシー、中毒性表皮壊死融解症、皮膚粘膜眼症候群、多形紅斑、急性汎発性発疹性膿疱症、紅皮症、無顆粒球症、顆粒球減少、血小板減少、急性腎障害、偽膜性大腸炎、出血性大腸炎、肝障害、間質性肺炎・好酸球性肺炎、無菌性髄膜炎。その他：下痢、発疹、嘔吐など。

作 用

アモキシシリンは合成ペニシリンで、グラム陽性菌、陰性菌の細胞壁合成を阻害し殺菌的な抗菌力を示す。クラブラン酸はβ-ラクタマーゼを不可逆的に阻害し、アモキシシリンの加水分解を防ぐ。

ナースのための知識

DS ①フェニルケトン尿症への投与に際しては十分注意する。②懸濁液に調製後は、冷蔵庫（約4℃）に保存し、10日以内に使用する。

βラクタマーゼ阻害薬配合

スルバクタムナトリウム・セフォペラゾンナトリウム

(SBT/CPZ)

［商品名］スルペラゾン（ファイザー）

剤形：規格

［0.5g］SBT0.25g・CPZ0.25g、［1g］SBT0.5g・CPZ0.5g ［キット1g］SBT0.5g・CPZ0.5g（100mL）

効 能

敗血症、感染性心内膜炎、外傷・熱傷および手術創などの二次感染、咽頭・喉頭炎、扁桃炎、急性気管支炎、肺炎、肺膿瘍、膿胸、慢性呼吸器病変の二次感染、膀胱炎、腎盂腎炎、腹膜炎、腹腔内膿瘍、胆嚢炎、胆管炎、肝膿瘍、バルトリン腺炎、子宮内感染、子宮付属器炎、子宮旁結合織炎。

用 法

1日1〜2gを2回に分割し緩徐に静注または点滴（1日4gまで）。小児は1日40〜80mg/kgを2〜4回に分割し静注または点滴（1日160mg/kgまで）。

禁忌
過敏症

併用
利尿薬（腎障害増強）、アルコール（ジスルフィラム様作用）。

副作用
重大：ショック、アナフィラキシー、急性腎障害、偽膜性大腸炎、間質性肺炎、PIE症候群、中毒性表皮壊死融解症、皮膚粘膜眼症候群、血液障害、劇症肝炎、肝機能障害、黄疸。　その他：下痢、発疹、発熱、口内炎、カンジダ症など。

作用
CPZは細菌増殖期の細胞壁合成を阻害し、殺菌的に作用する。SBTはCPZが酵素により加水分解されることを防ぎ、耐性菌にも抗菌力を示す。

ナースのための知識
テステープ反応を除くベネディクト試薬、フェーリング試薬による尿糖検査では偽陽性を呈することがある。

βラクタマーゼ阻害薬配合

タゾバクタム・ピペラシリン（TAZ・PIPC）

［商品名］ゾシン（大鵬）

剤形：規格
［2.25］TAZ0.25g・PIPC2.0g、［4.5］TAZ0.5g・PIPC4.0g　［バッグ4.5］TAZ0.5g・PIPC4.0g（100mL）

効能
❶敗血症、肺炎、腹膜炎、腹腔内膿瘍、胆嚢炎、胆管炎。　❷深在性皮膚感染症、びらん・潰瘍の二次感染。　❸腎盂腎炎、複雑性膀胱炎。　❹発熱性好中球減少症。

用法
❶1回4.5gを1日3回点滴・静注（肺炎は1日4回まで）。小児は1回112.5mg/kgを1日3回点滴・静注（1回4.5gまで）。　❷1回4.5gを1日3回点滴・静注。　❸1回4.5gを1日2回点滴・静注（1日3回まで）。小児は1回112.5mg/kgを1日2回点滴・静注（1日3回まで、1回4.5gまで）。　❹1回4.5gを1日4回点滴・静注。小児は1回90mg/kgを1日4回点滴・静注（1回4.5gまで）。

禁忌
過敏症、ペニシリン系抗菌薬過敏症、伝染性単核球症。

併用
プロベネシド（排泄遅延）、メトトレキサート（併毒性増強）、ワルファリン（出血傾向）、バンコマイシン（腎障害）。

副作用
重大：ショック、アナフィラキシー、中毒性表皮壊死融解症、皮膚粘膜眼症候群、急性汎発性発疹性膿疱症、劇症肝炎、肝機能障害、黄疸、急性腎障害、間質性腎炎、汎血球減少症、無顆粒球症、血小板減少症、溶血性貧血、偽膜性大腸炎、間質性肺炎、PIE症候群、横紋筋融解症、薬剤性過敏症症候群。　その他：好酸球増多、下痢、軟便、発疹、発熱など。

作用
PIPCは細菌の細胞壁合成阻害により抗菌作用を示す。TAZがβ-ラクタマーゼを阻害することでPIPC耐性菌に対して抗菌力を示す。

ナースのための知識
頻回に血液検査、肝機能・腎機能検査などを行う。

ST合剤

スルファメトキサゾール・トリメトプリム

妊婦

［商品名］バクタ（塩野義）、バクトラミン（太陽ファルマ）

剤形：規格
［バクタ］・、［バクトラミン］

・・(5mL) いずれもスルファメトキサゾール400mg・トリメトプリム80mg

効 能

・❶肺炎、慢性呼吸器病変の二次感染。 ❷複雑性膀胱炎、腎盂腎炎。❸感染性腸炎、腸チフス、パラチフス。❹ニューモシスチス肺炎、ニューモシスチス肺炎の発症抑制。 ❺カリニ肺炎。

用 法

❶❷❸1日4錠(顆粒は4g)を2回に分割。❹治療:1日9〜12錠(9〜12g)を3〜4回に分割。小児はトリメトプリムとして1日15〜20mg/kgを3〜4回に分割。 発症抑制:1日1回1〜2錠(1〜2g)を連日または週3日。小児はトリメトプリムとして1日4〜8mg/kgを2回に分割し、連日または週3日。 ❺トリメトプリムとして1日15〜20mg/kgを3回に分割し1〜2時間かけて点滴。

警 告

血液障害、ショックなどの重篤な副作用が起こることがあるので、他剤が無効または使用できない場合にのみ投与を考慮する。

禁 忌

[共通] 過敏症、サルファ剤過敏症。妊婦、低出生体重児、新生児。 ・グルコース-6-リン酸脱水素酵素(G-6-PD)欠乏。

併 用

メトトレキサート(汎血球減少)、ジアフェニルスルホン(巨赤芽球性貧血)、ワルファリン(出血)、シクロスポリン(腎機能障害)、ジドブジン(顆粒球減少)、三環系抗うつ薬(併作用減弱)など。

副作用

重大:再生不良性貧血、溶血性貧血、巨赤芽球性貧血、メトヘモグロビン血症、汎血球減少、無顆粒球症、血小板減少症、血栓性血小板減少性紫斑病、溶血性尿毒症症候群、ショック、アナフィラキシー、中毒性表皮壊死融解症、皮膚粘膜眼症候群、薬剤性過敏症症候群、急性膵炎、偽膜性大腸炎などの血便を伴う重篤な大腸炎、重度の肝障害、急性腎障害、間質性腎炎、無菌性髄膜炎、末梢神経炎、間質性肺炎、PIE症候群、低血糖発作、高K血症、低Na血症、横紋筋融解症。 その他:発疹、そう痒感、頭痛、食欲不振、血尿、痙攣など。

作 用

スルファメトキサゾールは微生物体内での葉酸生合成を阻害し、トリメトプリムは葉酸の活性化を阻害して抗菌作用を示す。

ナースのための知識

①主な副作用について患者に説明し、血液障害、発疹などの皮膚の異常が認められた場合には、すみやかに主治医に連絡するよう指示する。 ②投与中は、副作用の早期発見のため、必要に応じ臨床検査を行う。

抗真菌薬

●ケアのポイント

【深在性抗真菌薬】

- 定期的に血液検査、肝・腎機能検査、血中電解質検査等を行い、患者の状態を十分観察し、異常が認められたら中止する等適切な処置を行う。
- 投与に際して、アレルギー既往歴、薬物過敏症等について十分な問診を行う。
- 相互作用を起こしやすいので、薬剤を併用する際には必ず添付文書で確認する。記載されていない薬剤との併用においても、患者の状態を十分観察し、慎重に投与する。
- ボリコナゾールは正しい採血ポイントで採血して薬物血中濃度を測定して用量を調節する（**表13-2**参照）。

【表在性抗真菌薬】

- 顔面に使用する場合には、眼に入らないように注意する。
- 著しいびらん面には使用しない。
- クリーム剤の基剤として使用されている油脂性成分は、コンドーム等の避妊用ラテックスゴム製品の品質を劣化・破損する可能性があるため、接触を避けさせる。
- 外用液は刺激を生じることがあるので、亀裂、びらん面には注意して使用する。

表13-2　TDM対象の抗真菌薬の採血ポイントおよび目標値

一般名	商品名	推奨採血ポイント	臨床的・細菌学的効果をめざす目標値	有害事象を防ぐ目標値
ボリコナゾール	ブイフェンド	投与開始5～7日目以降の投与直前に採血	《トラフ値》1～2μg/mL以上	《トラフ値》4～5μg/mL未満

●主な抗真菌薬一覧

※太字は該当ページに詳細を掲載

分類		一般名	商品名	ページ
深在性抗真菌薬				
アゾール系	イミダゾール系	ミコナゾール	**フロリードF**	p.399
	トリアゾール系	イトラコナゾール（ITCZ）	**イトリゾール、イトラコナゾール**	p.400
		フルコナゾール	**ジフルカン**	p.401
		ホスフルコナゾール	**プロジフ**	p.402
		ボリコナゾール	**ブイフェンド**	p.403
キャンディン系		カスポファンギン酢酸塩	**カンサイダス**	p.404
		ミカファンギンナトリウム	**ファンガード**	p.404

分類		一般名	商品名	ページ
ポリエンマクロライド系		アムホテリシンB（AMPH-B）	**ファンギゾン、アムビゾーム、ハリゾン**	p.405
その他		テルビナフィン塩酸塩	**ラミシール**	p.406
ニューモシスチス肺炎治療薬		アトバコン	**サムチレール**	p.406
		ペンタミジンイセチオン酸塩	**ベナンバックス**	p.407
表在性抗真菌薬				
白癬・カンジダ用	イミダゾール系	イソコナゾール硝酸塩	アデスタン	—
		オキシコナゾール硝酸塩	オキナゾール	—
		クロトリマゾール	エンペシド	—
		ケトコナゾール	ニゾラール	—
		スルコナゾール硝酸塩	エクセルダーム	—
		ネチコナゾール塩酸塩	アトラント	—
		ビホナゾール	マイコスポール	—
		ミコナゾール、ミコナゾール硝酸塩	**フロリード、フロリードD**	p.399
		ラノコナゾール	アスタット	—
		ルリコナゾール	ルリコン	—
	その他	アモロルフィン塩酸塩	ペキロン	—
		テルビナフィン塩酸塩	**ラミシール**	p.406
		ブテナフィン塩酸塩	メンタックス、ボレー	—
		リラナフタート	ゼフナート	—
爪白癬用	トリアゾール系	イトラコナゾール（ITCZ）	**イトリゾール**	p.400
		エフィナコナゾール	クレナフィン	—

イミダゾール系抗真菌薬

ミコナゾール[1]、ミコナゾール硝酸塩[2]

［内用ゲル・注］ 妊婦

［商品名］フロリード[1,2]、フロリードD[2,※]、フロリードF[1,※]（持田）

剤形：規格

［内用ゲル］[1]2%　膣用 [2]100mg　［D］[2]1%　注［F］[1]200mg（20mL）

効 能

［内用ゲル］❶口腔カンジダ症。❷食道カンジダ症。膣用 カンジダに起因する膣炎および外陰膣炎。　カンジダ症、白癬、癜風。　注 クリプトコックス、カンジダ、アスペルギルス、コクシジオイデスのうち本剤感性菌による真菌血症・肺真菌症・消化管真菌症・尿路真菌症・真菌髄膜炎。

用 法

［内用ゲル］❶1日200～400mgを4回（毎食後・就寝前）に分割。口腔内にまんべ

んなく塗布。病巣が広範囲の場合には、できるだけ長く含んだ後、嚥下。 ❷1日200〜400mgを4回（毎食後・就寝前）に分割。口腔内に含んだ後、少量ずつ嚥下。 腟用1日1回1個を腟深部に挿入。 1日2〜3回、患部に塗布。 希釈し、初回200mgより開始、以後1回200〜400mgを1日1〜3回、30〜60分以上かけて点滴。髄膜炎には1日1回5〜20mgを1〜7日ごとに髄腔内に注入。

禁忌

［共通］過敏症。 ［内用ゲル］ 妊婦。 ［併用禁忌］［内用ゲル］・ ワルファリン（出血、INR上昇）、ピモジド（心室性不整脈）、キニジン（QT延長）、トリアゾラム（併作用増強）、シンバスタチン（横紋筋融解症）、アゼルニジピン・ニソルジピン・ブロナンセリン・ロミタピド（併血中濃度上昇）、エルゴタミン・ジヒドロエルゴタミン（血管攣縮）、リバーロキサバン（抗凝固作用増強）、アスナプレビル（肝臓有害事象）。

併用

［内用ゲル］腟用・ ワルファリン（出血）。 ［内用ゲル］ 経口血糖降下薬（作用増強）、ドセタキセル（骨髄抑制）、タクロリムス・HIVプロテアーゼ阻害薬（血中濃度上昇）、リファンピシン（血中濃度低下）など。

副作用

重大： ショック・アナフィラキシー、肝機能障害、黄疸、急性腎障害、QT延長、心室性不整脈、汎血球減少、白血球減少、血小板減少。 その他：［内用ゲル］嘔吐・吐気、食欲不振など。 腟用そう痒、腟に灼熱感など。 そう痒感、発赤、紅斑など。 発疹、頭重感など。

作用

低濃度では膜系（細胞膜ならびに細胞壁）に作用して、細胞の膜透過性を変化させることにより抗菌作用を示し、高濃度では細胞の壊死性変化をもたらし、殺菌的に作用する。

ナースのための知識

［内用ゲル］①投与期間は原則として14日間とする。7日間で改善がみられない場合は投与中止。 ②吸着されるためポリ塩化ビニール製の輸液セットの使用は避ける。 ③ポリカーボネート製の輸液セットは、ひび割れることがあるので注意する。

※フロリードDは表在性抗真菌薬、フロリードFは生殖器官用薬。

トリアゾール系抗真菌薬

イトラコナゾール (ITCZ)

妊婦

［商品名］イトリゾール（ヤンセン）、
後イトラコナゾール（各社）

剤形：規格

［イトラコナゾール］ 50mg、100mg、200mg ［イトリゾール］ 50mg 1% 1%（20mL）

効能

［共通］❶内臓真菌症（深在性真菌症）：真菌血症、呼吸器真菌症、消化器真菌症、尿路真菌症、真菌髄膜炎。 ・ ❷深在性皮膚真菌症：スポロトリコーシス、クロモミコーシス。 ❸表在性皮膚真菌症：白癬（体部白癬、股部白癬、手白癬、足白癬、頭部白癬、ケルスス禿瘡、白癬性毛瘡）、カンジダ症（口腔カンジダ症、皮膚カンジダ症、爪カンジダ症、カンジダ性爪囲爪炎、カンジダ性毛瘡、慢性皮膚粘膜カンジダ症）、癜風、マラセチア毛包炎。 ❹爪白癬。 ❺口腔咽頭カンジダ症。 ❻好中球減少が予測される血液悪性腫瘍または造血幹細胞移植における深在性真菌症の予防。 ・ ❼食道カンジダ症。 ❽ブラストミセス症、ヒストプラスマ症。 ❾真菌感染が疑われる発熱性好中球減少症。

用法

・ ❶1日1回100〜200mg食直後。注射薬からの切り替えの場合、1回200mg

を1日2回食直後。 ❷1日1回100～200mg食直後（1日200mgまで）。 ❸1日1回50～100mg食直後。爪カンジダ症およびカンジダ性爪囲爪炎に対しては、1日1回100mg食直後（1日200mgまで）。 ❹1回200mgを1日2回食直後で1週間投与し、その後3週間休薬するサイクルを、3サイクル反復。 ❶❻❽1日1回200mg（20mL）を空腹時（1日400mgまで）。❺❼1日1回200mgを空腹時。 ❾注射薬からの切り替えとして1日1回200mgを空腹時（1日400mgまで）。 ❶❼❽❾2日間は1日400mgを2回に分割、1時間かけて点滴。3日目以降は1日1回200mgを点滴。

禁　忌

［共通］過敏症、肝・腎障害でコルヒチン投与中、重篤な肝疾患および既往歴、妊婦。 ［併用禁忌］ピモジド・キニジン・ベプリジル（QT延長）、トリアゾラム・アゼルニジピン・ニソルジピン・エプレレノン・シルデナフィル・タダラフィル・アスナプレビル・バニプレビル・イブルチニブ（併血中濃度上昇）、シンバスタチン（横紋筋融解症）、エルゴタミン・ジヒドロエルゴタミン・エルゴメトリン・メチルエルゴメトリン（血管攣縮）、ブロナンセリン・スボレキサント（併作用増強）、チカグレロル・リバーロキサバン（出血）、バルデナフィル・リオシグアト・アリスキレン（併AUC上昇）、［内服］ダビガトラン（併血中濃度上昇）。 クレアチニンクリアランスが30mL/分未満。

併　用

アトルバスタチン（横紋筋融解症）、ビンクリスチン・メチルプレドニゾロン（併副作用増強）、ジソピラミド・ジゴキシン（併血中濃度上昇）、クラリスロマイシン（血中濃度上昇）、ダルナビル・カルバマゼピン（相血中濃度変化）、ワルファリン（作用増強）、リファンピシン（血中濃度低下）、H_2遮断薬・プロトンポンプ阻害薬（血中濃度低下）など。

副作用

重大：ショック、アナフィラキシー、うっ血性心不全、肺水腫、肝障害、胆汁うっ滞、黄疸、中毒性表皮壊死融解症、皮膚粘膜眼症候群、急性汎発性発疹性膿疱症、剥脱性皮膚炎、多形紅斑、間質性肺炎。 その他：発疹、胃不快感、腹痛、嘔吐、浮腫など。

作　用

真菌の細胞膜成分であるエルゴステロールの生合成を阻害する。

ナースのための知識

経口薬は生物学的に同等ではないため、・からへの切り替えの際には血中濃度上昇による副作用発現に注意する。原則としてから・への切り替えはしない。

トリアゾール系抗真菌薬

フルコナゾール　妊婦

［商品名］ジフルカン（ファイザー）

剤形：規格

50mg、100mg　DS 350mg、1400mg　50mg（50mL）、100mg（50mL）、200mg（100mL）

効　能

［共通］❶カンジダ属およびクリプトコッカス属による真菌血症・呼吸器真菌症・消化管真菌症・尿路真菌症・真菌髄膜炎。❷造血幹細胞移植における深在性真菌症の予防。 ❸カンジダ属に起因する腟炎および外陰腟炎。

用　法

❶カンジダ症には1日1回50～100mgを経口・静注。小児は1日1回3mg/kgを経口・静注。 クリプトコッカス症には1日1回50～200mgを経口・静注（1日400mgまで）。小児は1日1回3～6mg/kgを経口・

静注（1日12mg/kgまで）。 ❷好中球減少が予想される数日前から1日1回400mgを経口・静注。小児は1日1回12mg/kgを経口・静注（1日400mgまで）。好中球が1,000/mm³を超えてから7日間。 ❶❷新生児は小児と同用量を生後14日以内は72時間ごと、生後15日以降は48時間ごと経口・静注。 ③1回150mg。

禁忌

過敏症、妊婦。 ［併用禁忌］トリアゾラム・アスナプレビル（併血中濃度上昇）、エルゴタミン・ジヒドロエルゴタミン（血管攣縮）、キニジン・ピモジド（QT延長、torsades de pointes）。

併用

ワルファリン・フェニトイン・セレコキシブ・ロサルタン・フルバスタチン・カルバマゼピン・ミタゾラム・Ca拮抗薬・エリスロマイシン・タクロリムス・フェンタニル・経口避妊薬・スルホニル尿素系血糖降下薬・ジアゼパム（併血中濃度上昇）、リファブチン・リトナビル（AUC上昇）、リファンピシン（血中濃度低下）、三酸化ヒ素（QT延長、心室頻拍）など。

副作用

重大：ショック、アナフィラキシー、中毒性表皮壊死融解症、皮膚粘膜眼症候群、薬剤性過敏症症候群、血液障害、急性腎不全、肝障害、意識障害、痙攣、高K血症、心室頻拍、QT延長、不整脈、間質性肺炎、偽膜性大腸炎。 その他：［共通］AST・ALT↑、発疹、頭痛、低K血症、好酸球増多、手指のこわばり、BUN↑など。 ［内服］悪心など。 注血管痛など。

作用

膜成分のエルゴステロール生合成を抑制することにより抗真菌作用を示し、真菌の酵母型発育相および菌糸型発育相のいずれに対しても発育抑制を示す。

ナースのための知識

静注速度は10mL/分を超えない。

トリアゾール系抗真菌薬

ホスフルコナゾール

腎 妊婦

［商品名］プロジフ（ファイザー）

剤形：規格

注100mg（1.25mL）、200mg（2.5mL）、400mg（5mL）

効能

カンジダ属およびクリプトコッカス属による真菌血症・呼吸器真菌症・真菌腹膜炎・消化管真菌症・尿路真菌症・真菌髄膜炎。

用法

カンジダ症：初日・2日目は1日1回100～200mg。維持量は1日1回50～100mgを静注。 クリプトコッカス症：初日・2日目は1日1回100～400mg静注。維持量は1日1回50～200mg。重症・難治性真菌感染症では初日・2日目は1日1回800mg。維持量は1日1回400mg。

禁忌

過敏症、フルコナゾール過敏症、妊婦。 ［併用禁忌］トリアゾラム（作用増強・時間延長）、エルゴタミン・ジヒドロエルゴタミン（血管攣縮）、キニジン・ピモジド（QT延長、torsades de pointes）、アスナプレビル（肝胆道系副作用）。

併用

ワルファリン・フェニトイン・セレコキシブ・ロサルタン・フルバスタチン・カルバマゼピン・ミタゾラム・Ca拮抗薬・タクロリムス・フェンタニル・経口避妊薬・スルホニル尿素系血糖降下薬（併血中濃度上昇）、リファブチン・リトナビル（併AUC上昇）、リファンピシン（相血中濃度低下）、三酸化ヒ素（QT延長、心室頻脈）など。

副作用

重大：ショック、アナフィラキシー、中毒性表皮壊死融解症、皮膚粘膜眼症候群、

薬剤性過敏症症候群、血液障害、急性腎不全、肝障害、意識障害、痙攣、高K血症、心室頻拍、QT延長、不整脈、間質性肺炎、偽膜性大腸炎。　その他：発疹、嘔気、嘔吐、下痢、AST・ALT↑、浮動性めまい、高血圧など。

作用

フルコナゾールのプロドラッグ。真菌細胞において、膜成分のエルゴステロール生合成を抑制することにより抗真菌作用を示す。

ナースのための知識

①他の薬剤および輸液との混合は避ける。
②投与時は10mL/分を超えない。

トリアゾール系抗真菌薬

ボリコナゾール　妊婦

［商品名］ブイフェンド（ファイザー）

剤形：規格

錠50mg、200mg　DS 2,800mg　注200mg

効能

❶重症または難治性真菌感染症：［共通］侵襲性アスペルギルス症、肺アスペルギローマ、慢性壊死性肺アスペルギルス症、カンジダ血症、カンジダ腹膜炎、気管支・肺カンジダ症、クリプトコックス髄膜炎、肺クリプトコックス症、フサリウム症、スケドスポリウム症。錠食道カンジダ症。　［共通］❷造血幹細胞移植患者における深在性真菌症の予防。

用法

［内服］体重40kg以上：初日1回300mgを1日2回食間、2日目以降は1回150mgまたは200mgを1日2回食間（1回300mgまで）。体重40kg未満：初日1回150mgを1日2回食間、2日目以降は1回100mgを1日2回食間（1回150mgまで）。　2歳以上12歳未満および12歳以上で体重50kg未満：ボリコナゾール注射後、1回9mg/kgを1日2回食間。効果不十分は1mg/kgずつ増量（1回350mg1日2回まで）、忍容性不十分は1mg/kgずつ減量（最大量350mgを用いた場合は50mgずつ減量）。　12歳以上で体重50kg以上：ボリコナゾール注射後、1回200mgを1日2回食間（1回300mgまで）。　注初日1回6mg/kgを1日2回、2日目以降は1回3mg/kgまたは1回4mg/kgを1日2回点滴。2歳以上12歳未満および12歳以上で体重50kg未満：初日1回9mg/kgを1日2回、2日目以降は1回8mg/kgを1日2回点滴。効果不十分は1mg/kgずつ増量、忍容性が不十分の場合には1mg/kgずつ減量。　12歳以上で体重50kg以上：初日1回6mg/kgを1日2回、2日目以降は1回4mg/kgを1日2回点滴。

警告

専門医。　（1）重篤な肝障害が現れることがあるので、観察を十分に行い、肝機能検査を定期的に行う。異常が認められた場合には投与を中止し、適切な処置を行う。　（2）羞明、霧視、視覚障害などの症状が現れ、投与中止後も症状が持続することがある。症状が回復するまでは、自動車の運転など危険を伴う機械の操作には従事させない。

禁忌

過敏症、妊婦。　［併用禁忌］リファンピシン・リトナビル（AUC減少）、リファブチン・エファビレンツ（Cmax、AUC変化）、カルバマゼピン・長時間作用型バルビツール酸誘導体（血中濃度減少）、ピモジド・キニジン（心室性不整脈）、麦角アルカロイド（麦角中毒）、トリアゾラム（併作用増強）。

併用

フェニトイン（相Cmax、AUC変化）、HIVプロテアーゼ阻害薬・ミタゾラム・トルブタミド（併血中濃度増加）、デラビルジン（血中濃度変化）、免疫抑制薬・オメプラゾール・メサドン・イブプロフェン・経口避妊薬（Cmax、AUC増加）、ワルファリン（プロトロンビン時間延長・INR上昇)、セイヨウオトギリソウ（AUC減少）など。

副作用

重大：ショック、アナフィラキシー、中毒性表皮壊死融解症、皮膚粘膜眼症候群、多形紅斑、肝障害、心電図QT延長、心室頻拍、心室細動、不整脈、完全房室ブロック、心不全、腎障害、呼吸窮迫症候群、ギラン・バレー症候群、血液障害、偽膜性大腸炎、痙攣、横紋筋融解症、間質性肺炎、低血糖、意識障害。　その他：差明、霧視、視覚障害、悪心、嘔吐、食欲不振、頭痛、不眠症、ALT・AST↑など。

作用

真菌細胞において、膜成分のエルゴステロール生合成を阻害することにより抗真菌作用を示す。

ナースのための知識

①小児は、注射薬から投与を開始する。　②投与中止後も羞明、霧視、視覚障害などの症状が持続することがあるので、あらかじめ説明し、必要に応じて眼科専門医を受診するよう指導する。　③光線過敏性反応が現れることがあるので、投与中は紫外線の照射を避ける。　④血中濃度測定が望ましい。投与開始5～7日目以降の投与直前に採血する。

キャンディン系抗真菌薬

カスポファンギン酢酸塩

［商品名］カンサイダス（MSD）

剤形：規格

50mg、70mg

効能

❶真菌感染が疑われる発熱性好中球減少症。　❷カンジダ属またはアスペルギルス属による食道カンジダ症、侵襲性カンジダ症、アスペルギルス症（侵襲性アスペルギルス症、慢性壊死性肺アスペルギルス症、肺アスペルギローマ）。

用法

［共通］投与時は約1時間かけて緩徐に点滴静注する。❶初日に1回70mg、2日目以降は1回50mgを1日1回。　❷食道カンジダ症：1日1回50mg。　侵襲性カンジダ症・アスペルギルス症：初日に1回70mg、2日目以降は1回50mgを1日1回。

禁忌

過敏症

併用

シクロスポリン・リファンピシン（血中濃度上昇)、タクロリムス（併血中濃度低下)、エファビレンツ・ネビラピン・デキサメタゾン・カルバマゼピン（血中濃度低下)。

副作用

重大：アナフィラキシー、肝機能障害、中毒性表皮壊死融解症、皮膚粘膜眼症候群。　その他：肝機能異常、ALT・AST・γ-GTP↑、眼そう痒症、悪心、腹部圧痛など。

作用

真菌細胞壁の主要構成成分である1,3-β-D-グルカンの生合成を阻害する。カンジダ属に対しては殺菌的に作用し、アスペルギルス属には菌糸の伸長抑制作用を示す。

ナースのための知識

調製時、ブドウ糖を含む希釈液は使用しない。

キャンディン系抗真菌薬

ミカファンギンナトリウム

［商品名］ファンガード（アステラス）

剤形：規格

25mg、50mg、75mg

効能

❶アスペルギルス属による真菌血症、呼吸器真菌症、消化管真菌症。　❷カンジダ属による真菌血症、呼吸器真菌症、消

化管真菌症。 ❸造血幹細胞移植患者におけるアスペルギルス症およびカンジダ症の予防。

(用 法)

❶1日1回50〜150mgを点滴（1日300mgまで）。小児は1日1回1〜3mg/kgを点滴（1日6mg/kgまで）。 ❷1日1回50mgを点滴（1日300mgまで）。小児は1日1回1mg/kgを点滴（1日6mg/kgまで）。 ❸1日1回50mgを点滴。小児は1日1回1mg/kgを点滴。

(禁 忌)

過敏症

(副作用)

重大：血液障害、ショック、アナフィラキシー、肝機能障害、黄疸、急性腎障害、中毒性表皮壊死融解症、皮膚粘膜眼症候群、多形紅斑。 その他：K値変動、好酸球増多、発疹、動悸、下痢、悪心、BUN↑、静脈炎、関節炎など。

(作 用)

真菌細胞壁の主要構成成分である1,3-β-Dグルカンの生合成を阻害しカンジダ属に対する作用は殺菌的であり、アスペルギルス属に対しては発芽抑制および菌糸の伸長抑制作用を示す。

ナースのための知識

溶解時、泡立ちやすく、泡が消えにくいので強く振り混ぜない。 ③光により徐々に分解するので直射日光を避けて使用する。また、調製後、点滴終了までに6時間を超える場合には点滴容器を遮光する。

ポリエンマクロライド系抗真菌薬

アムホテリシンB (AMPH-B)

［商品名］ファンギゾン（ブリストル）、アムビゾーム（大日本住友）、後ハリゾン（富士製薬）

(剤形：規格)

［ハリゾン］錠100mg シ100mg/mL

［ファンギゾン］シ100mg/mL 注50mg

［アムビゾーム］注［リポソーム製剤］50mg

(効 能)

［内服］❶消化管におけるカンジダ異常増殖。 ［ファンギゾン］注❷真菌による深在性感染症。 ［アムビゾーム］❸真菌血症、呼吸器真菌症、真菌髄膜炎、播種性真菌症。 ❹真菌感染が疑われる発熱性好中球減少症。 ❺リーシュマニア症。

(用 法)

❶錠1回100mgを1日2〜4回食後。 シ1回0.5〜1mLを1日2〜4回食後。 ❷静注：1日0.25mg/kgより開始し、1日0.5mg/kgを3〜6時間以上かけて点滴（1日1mg/kgまたは隔日1.5mg/kgまで）。気管内注入、胸膜内注入、髄腔内注入、膀胱内注入、皮内注、吸入は添付文書参照。 ❸1日1回2.5mg/kgを点滴（1日5mg/kgまで。ただしクリプトコッカス髄膜炎では1日6mg/kgまで）。 ❹1日1回2.5mg/kgを点滴。 ❺免疫能が正常：1〜5日目の連日、14日目、21日目に1日1回2.5mg/kgを点滴。免疫不全：1〜5日目の連日、10日目、17日目、24日目、31日目、38日目に1日1回4.0mg/kgを点滴。

(禁 忌)

［共通］過敏症。 ［併用禁忌］注白血球輸注液（急性肺機能障害）。

(併 用)

注シスプラチン・タクロリムス（腎障害発現）、副腎皮質ホルモン（低K血症）、ジゴキシン・抗不整脈薬（不整脈増強）、非脱分極性弛緩薬（麻痺増強）、フルシトシン（骨髄抑制作用増強）など。

(副作用)

重大：［アムビゾームを除く］皮膚粘膜眼症候群、中毒性表皮壊死融解症。 注心停止、心不全、不整脈、急性肝不全、腎障害、アナフィラキシー、無顆粒球症、低K血症、横紋筋融解症、中枢神経障害。 ［ファンギゾン］注肺水腫。

[アムビゾーム] ショック、投与時関連反応、腎不全、重篤な肝機能障害、白血球減少、血小板減少、重篤な感染症。 その他：[共通] 食欲不振、悪心・嘔吐、下痢、発疹など。

(作 用)

カンジダ、アスペルギルスなどの真菌の細胞膜成分と結合し、細胞質成分の漏出が生じて真菌を消滅させる。

ナースのための知識

①溶解法は必ず添付文書で確認する（生理食塩液では溶解しない）。 [ファンギゾン] ②初回は試験的に1mgを5%ブドウ糖注射液20mLに溶解し20～30分かけて投与し、30分ごとに体温、脈拍、呼吸、血圧を2～4時間観察する。 [アムビゾーム] ③点滴は1～2時間以上かける。

その他の抗真菌薬

テルビナフィン塩酸塩

[商品名] ラミシール（田辺三菱）

(剤形：規格)

125mg 1% 1% スプレー1%

(効 能)

深在性皮膚真菌症（白癬性肉芽腫、スポロトリコーシス、クロモミコーシス）。 表在性皮膚真菌症（白癬〈爪白癬、手・足白癬、生毛部白癬、頭部白癬、ケルスス禿瘡、白癬性毛瘡、生毛部急性深在性白癬、硬毛部急性深在性白癬〉、カンジダ症〈爪カンジダ症〉。 [外用薬] 白癬（足白癬、体部白癬、股部白癬）、皮膚カンジダ症（指間びらん症、間擦疹）、癜風。

(用 法)

1日1回125mgを食後。 [外用薬] 1日1回患部に塗布・噴霧。

(警 告)

重篤な副作用による死亡例があり、投与前および投与中に肝機能検査および血液検査を行い、投与中は随伴症状に注意する。投与開始にあたっては、添付文書を熟読する。

(禁 忌)

[共通] 過敏症。 重篤な肝障害、血液障害。

(併 用)

シメチジン・フルコナゾール・三環系抗うつ薬・マプロチリン・デキストロメトルファン（血中濃度上昇）、リファンピシン・シクロスポリン（血中濃度低下）、黄体・卵胞ホルモン混合薬（月経異常）。

(副作用)

重大：重篤な肝障害、汎血球減少、無顆粒球症、血小板減少、中毒性皮膚壊死融解症、皮膚粘膜眼症候群、急性全身性発疹性膿疱症、紅皮症、横紋筋融解症、ショック、アナフィラキシー、薬剤性過敏症症候群、亜急性皮膚エリテマトーデス。 その他：胃部不快感、悪心、AST・ALT・γ-GTP↑、白血球数減少、めまい。 [外用薬] そう痒症、紅斑、接触皮膚炎、発赤、刺激感など。

(作 用)

真菌細胞内の酵素を選択的に阻害し抗真菌作用を示す。皮膚糸状菌には低濃度で細胞膜構造を破壊して殺真菌作用を示す。

ナースのための知識

投与開始後2か月間は月1回の肝機能検査を行う。

ニューモシスチス肺炎治療薬

アトバコン

[商品名] サムチレール（GSK）

(剤形：規格)

15%

(効 能)

❶ニューモシスチス肺炎。 ❷ニューモシスチス肺炎の発症抑制。

用　法

❶1回5mL（750mg）を1日2回21日間食後。　❷1回10mL（1,500mg）を1日1回食後。

禁　忌

過敏症

併　用

リファンピシン・リファブチン・テトラサイクリン・メトクロプラミド・アセトアミノフェン・ベンゾジアゼピン系薬剤・オピオイド系鎮痛薬・セフェム系抗菌薬・止瀉薬・緩下薬（血中濃度低下）、ジドブジン（経口クリアランス低下）、インジナビル（併血中濃度低下）。

副作用

重大：皮膚粘膜眼症候群、多形紅斑、重度の肝機能障害、無顆粒球症、白血球減少。　その他：貧血、血管浮腫、気管支痙攣、咽頭絞扼感、頭痛、悪心・嘔吐、発熱など。

作　用

ミトコンドリア内膜タンパク質ユビキノンのチトクロームbへの結合を阻害し、ATPレベルを顕著に低下させることにより抗*P. jirovecii*活性を示す。

ナースのための知識

①絶食下では吸収量が低下するため、食後に投与する。　②下痢が認められている患者では、吸収が低下し効果が減弱する可能性があるため、代替治療を検討する。

ニューモシスチス肺炎治療薬

ペンタミジンイセチオン酸塩

［商品名］ベナンバックス（サノフィ）

剤形：規格

300mg

効　能

カリニ肺炎。

用　法

静注：1日1回4mg/kg。注射用水3～5mLに溶解後、ブドウ糖注射液または生理食塩液50～250mLに希釈し、1～2時間かけて点滴静注。　筋注：1日1回4mg/kg。注射用水3mLに溶解後、2箇所以上の部位に分けて筋注。　吸入：300～600mgを注射用水3～5mLに溶解後、吸入装置（5μm以下のエアロゾル粒子生成能力をもつもの）を用いて1日1回30分かけて吸入。

警　告

重篤な低血圧、低血糖および不整脈が現れることがある。症状発現時にはただちに投与を中止し、再投与しない。

禁　忌

過敏症、重症の換気障害患者への吸入投与。［併用禁忌］ザルシタビン（劇症膵炎）、ホスカルネット（低Ca血症）、アミオダロン注（torsades de pointes）。

副作用

重大：ショック、アナフィラキシー、皮膚粘膜眼症候群、錯乱・幻覚、急性腎障害、低血圧、QT延長、心室性不整脈、高度徐脈、低血糖、高血糖、糖尿病、膵炎。　その他：悪心・嘔吐、BUN↑、心室性頻脈、ST異常など。

作　用

ニューモシスチス・カリニのグルコース代謝およびタンパク質合成を抑制し、致死的作用を示す。

ナースのための知識

①突然重度の低血圧が起こりうるため、基礎血圧値をあらかじめ測定し、必ず横臥した状態で投与する。投与時ならびに治療期間中は一定間隔で血圧を測定する。　②治療期間中および治療後は血糖値を測定、監視する。　③吸入投与では、換気の良い部屋を使用し、取扱者は手袋・マスクなどの防護手段を講じる。

抗ウイルス薬

●ケアのポイント

- 症状発現後、可能な限りすみやかに投与開始する（抗インフルエンザウイルス薬は症状発現から48時間以内、抗ヘルペスウイルス薬は帯状疱疹に対し皮疹出現後5日以内に開始する）。
- 抗インフルエンザウイルス薬の服用の有無または種類にかかわらず、インフルエンザ罹患時には異常行動を発現した例が報告されている。転落等の万が一の事故を防止するため、患者・家族に対し、少なくとも発熱から2日間は小児・未成年者を一人にしない等の防止対策を講じるよう説明する。
- 抗HIV薬に際しては、患者または家族に、投与開始後の身体状況の変化をすべて担当医に報告すること、併用薬をすべて担当医に報告すること、長期投与による影響は現在まだ不明であること等を十分説明し、同意を得てから使用する。
- 抗HIV薬は、併用薬との相互作用を起こしやすいので、薬剤を併用する際には必ず添付文書で確認する。
- 抗C型肝炎ウイルス薬をB型肝炎ウイルス感染患者・既往者に投与すると、B型肝炎の再活性化が報告されているので、ウイルスマーカーのモニタリングを行う等、再活性化の徴候や症状の発現に注意する。

ハイリスク薬 抗HIV薬 ここに注意！

- 服用する回数や時間がライフスタイルと合致しているかを確認する。
- アドヒアランス低下による薬剤耐性HIV出現リスクに対する説明を行う。
- 併用薬や健康食品等との相互作用について指導する。
- 重大な副作用の発見のため、発熱、発疹等の初期症状について指導し、体調変化の有無について確認する（副作用モニタリング）。
- 服薬状況を確認する。
- 症状や検査値（可能である場合）等を確認し、治療経過と副作用のモニタリングを行う。

●本書で取り上げた抗ウイルス薬一覧

分類	一般名	商品名	ページ
抗インフルエンザウイルス薬	アマンタジン塩酸塩	シンメトレル	p.54（抗パーキンソン薬）
	オセルタミビルリン酸塩	タミフル	p.410
	ザナミビル水和物	リレンザ	p.410
	バロキサビル マルボキシル	ゾフルーザ	p.411
	ペラミビル水和物	ラピアクタ	p.411
	ラニナミビルオクタン酸エステル水和物	イナビル	p.412
抗ヘルペスウイルス薬	アシクロビル	ゾビラックス	p.412
	バラシクロビル塩酸塩	バルトレックス	p.413
	ビダラビン	アラセナ-A	p.414
	ファムシクロビル	ファムビル	p.414
抗サイトメガロウイルス薬	ガンシクロビル	デノシン	p.415
	バルガンシクロビル塩酸塩	バリキサ	p.416
抗RSウイルス薬	パリビズマブ	シナジス	p.417
抗HIV薬	エムトリシタビン・テノホビル ジソプロキシルフマル酸塩	ツルバダ	p.417
	ドルテグラビルナトリウム	テビケイ	p.418
	ドルテグラビルナトリウム・アバカビル硫酸塩・ラミブジン	トリーメク	p.418
抗Ｃ型肝炎ウイルス薬	ソホスブビル	ソバルディ	p.419
	リバビリン	コペガス、レベトール	p.419
	レジパスビル・ソホスブビル	ハーボニー	p.421
抗Ｂ型肝炎ウイルス薬	エンテカビル水和物	バラクルード	p.421
	テノホビル アラフェナミドフマル酸塩	ベムリディ	p.422
	ラミブジン（3TC）	ゼフィックス	p.422

抗インフルエンザウイルス薬

オセルタミビルリン酸塩

[商品名] タミフル（中外）

剤形：規格

カプセル 75mg　DS 3%

効能

A型またはB型インフルエンザウイルス感染症の治療およびその予防。

用法

治療：成人・37.5kg以上の小児に1回75mgを1日2回5日間。幼小児には1回2mg/kgを1日2回5日間、新生児・乳児には、3mg/kgを1日2回5日間（1回75mgまで）。　予防：1日1回75mgを成人には7〜10日間。体重37.5kg以上の小児には10日間。幼小児には1回2mg/kgを1日1回10日間（1回75mgまで）。

警告

(1) 使用にあたっては、必要性を慎重に検討する。　(2) 本剤の予防使用はワクチンによる予防に置き換わるものではない。

禁忌

過敏症

副作用

重大：ショック、アナフィラキシー、肺炎、劇症肝炎、肝機能障害、黄疸、皮膚粘膜眼症候群、中毒性表皮壊死融解症、急性腎障害、白血球減少、血小板減少、精神・神経症状、異常行動、出血性大腸炎、虚血性大腸炎。　その他：下痢、嘔吐、低体温など。

作用

プロドラッグである。活性体はインフルエンザウイルスのノイラミニダーゼを選択的に阻害し、感染細胞からの遊離を阻害し、ウイルスの増殖を抑制する。

ナースのための知識

①腎機能が低下している場合には、状態を観察しながら慎重に投与する。　②インフルエンザウイルス感染症患者に接触後2日以内に投与を開始する。

抗インフルエンザウイルス薬

ザナミビル水和物

[商品名] リレンザ（GSK）

剤形：規格

吸入 1ブリスター−5mg

効能

A型またはB型インフルエンザウイルス感染症の治療および予防。

用法

治療：1回10mg（2ブリスター）を1日2回、5日間。　予防：1回10mg（2ブリスター）を1日1回、10日間。

警告

(1) 治療に用いる場合は、必要性を慎重に検討する。　(2) 予防使用はワクチンによる予防に置き換わるものではない。

禁忌

過敏症

副作用

重大：ショック、アナフィラキシー、気管支攣縮、呼吸困難、中毒性表皮壊死融解症、皮膚粘膜眼症候群、多形紅斑、異常行動。　その他：発疹、下痢、悪心・嘔吐など。

作用

ウイルス表面にあるノイラミニダーゼ酵素を阻害することで感染細胞からウイルスが遊離するのを阻害し、感染の拡大を阻止する。

ナースのための知識

①予防時は感染症患者に接触後1.5日以内に投与を開始する。　②乳タンパクを含む乳糖水和物を使用しているため、乳製品に対する過敏症の既往歴に十分注意する。

抗インフルエンザウイルス薬

バロキサビル マルボキシル

［商品名］ゾフルーザ（塩野義）

剤形：規格

10mg、20mg　2%

効能

A型またはB型インフルエンザウイルス感染症。

用法

12歳以上には40mgを単回投与。体重80kg以上では80mgを単回投与。12歳未満には体重10〜20kg未満10mg、20〜40kg未満20mg、40kg以上には40mgを単回投与。

警告

使用にあたっては、必要性を慎重に検討する。

禁忌

過敏症

副作用

重大：ショック、アナフィラキシー、異常行動、出血。　その他：下痢、頭痛、ALT・AST↑など。

作用

A型およびB型インフルエンザウイルスのキャップ依存性エンドヌクレアーゼ活性を選択的に阻害し、ウイルス増殖抑制作用を発揮する。

抗インフルエンザウイルス薬

ペラミビル水和物

［商品名］ラピアクタ（塩野義）

剤形：規格

［バッグ］300mg（60mL）　150mg（15mL）

効能

A型またはB型インフルエンザウイルス感染症。

用法

300mg（小児の場合は10mg/kg）を15分以上かけて単回点滴静注、1日1回600mgまで、症状に応じて連日反復投与。

警告

(1) 使用にあたっては、必要性を慎重に検討する。　(2) 予防投与における有効性および安全性は確立していない。

禁忌

過敏症

副作用

重大：ショック、アナフィラキシー、白血球減少、好中球減少、劇症肝炎、肝機能障害、黄疸、急性腎障害、精神・神経症状、異常行動、肺炎、中毒性表皮壊死融解症、皮膚粘膜眼症候群、血小板減少、出血性大腸炎。　その他：下痢、悪心、嘔吐、タンパク尿、尿中β_2ミクログロブリン↑、NAG↑、リンパ球増加、血中ブドウ糖増加など。

作用

ノイラミニダーゼを阻害することによって感染細胞の表面から子孫ウイルスが遊離するステップを抑制し、ウイルスが別の細胞へ拡散することを防ぎ、結果的にウイルス増殖抑制作用を示す。

ナースのための知識

①投与直後から肝機能検査を行うなど状態を十分に観察する。 ②ショックが現れることがあるので、投与中は救急処置が可能な状態で十分に観察する。

抗インフルエンザウイルス薬

ラニナミビルオクタン酸エステル水和物

[商品名] イナビル(第一三共)

剤形:規格

吸入20mg、[懸濁用] 160mg

効能

[共通] A型またはB型インフルエンザウイルス感染症の治療。 吸入A型またはB型インフルエンザウイルス感染症の予防。

用法

吸入治療:40mg(10歳未満は20mg)を単回吸入。 予防:40mgを単回吸入、または1日1回20mgを2日間吸入。10歳未満は20mgを単回吸入。 [懸濁用] 治療:160mgを生理食塩液で懸濁し、ネブライザーで単回吸入。

警告

[共通] (1) 使用にあたっては、必要性を慎重に検討する。 吸入 (2) 本剤の予防使用はワクチンによる予防に置き換わるものではない。

禁忌

過敏症

副作用

重大:ショック、アナフィラキシー、気管支攣縮、呼吸困難、異常行動、皮膚粘膜眼症候群、中毒性表皮壊死融解症、多形紅斑。 その他:蕁麻疹、下痢、胃腸炎、悪心、嘔吐、腹痛、口内炎、めまい、頭痛、白血球数増加、ALT・AST・γ-GTP↑、CRP↑、尿中ブドウ糖陽性など。

作用

A型およびB型インフルエンザウイルスのノイラミニダーゼを選択的に阻害し、新しく形成されたウイルスの感染細胞からの遊離を阻害することにより、ウイルスの増殖を抑制する。

ナースのための知識

添付の使用説明書を渡し、空容器によるデモンストレーションも含め使用方法を指導する。

抗ヘルペスウイルス薬

アシクロビル

[内服・注射]

[商品名] ゾビラックス(GSK)

剤形:規格

200mg、400mg 40% 250mg 5% 眼軟膏3%(5g)

効能

・❶単純疱疹。 ❷造血幹細胞移植における単純ヘルペスウイルス感染症の発症抑制。 ❸帯状疱疹。 ❹小児の性器ヘルペスの再発抑制(体重40kg以上に限り投与)。 ❺小児の水痘。 ❻単純ヘルペスウイルスおよび水痘・帯状疱疹ウイルスに起因する感染症:免疫機能の低下した患者に発症した単純疱疹・水痘・帯状疱疹、脳炎・髄膜炎。 ❼新生児単純ヘルペスウイルス感染症。 眼軟膏単純ヘルペスウイルスに起因する角膜炎。 単純疱疹。

用法

・❶1回200mgを1日5回、小児は1回20mg/kgを1日4回(1回200mgまで)。 ❷1回200mgを1日5回(造血幹細胞移植施行7日前より施行後35日まで)、小児は1回20mg/kgを1日4回(1回200mgまで)。 ❸1回800mgを1日5回、小児は1回20mg/kgを1日4回(1回800mgまで)。 ❹小児は1回20mg/kgを1日4回(1回200

mgまで)。 ⑤1回20mg/kgを1日4回(1回800mgまで)。 ⑥1回5mg/kgを1日3回点滴（1回10mg/kgまで)、小児は1回5mg/kgを1日3回点滴（1回20mg/kgまで)。ともに8時間ごとに1時間以上かけて7日間点滴。 ⑦1回10mg/kgを1日3回点滴（1回20mg/kgまで)。8時間ごとに1時間以上かけて10日間点滴。 眼軟膏1日5回塗布。 1日数回塗布。

禁忌

過敏症、バラシクロビル過敏症。

併用

・・プロベネシド・シメチジン（腎排泄抑制)、ミコフェノール酸モフェチル（併排泄抑制)、テオフィリン(中毒)。

副作用

重大：・・アナフィラキシーショック、アナフィラキシー、汎血球減少、無顆粒球症、血小板減少、DIC、血小板減少性紫斑病、急性腎不全、精神神経症状、中毒性表皮壊死融解症、皮膚粘膜眼症候群、呼吸抑制、無呼吸、間質性肺炎、肝炎、肝機能障害、黄疸、急性膵炎。 その他：・・発熱、貧血、嘔吐、腹痛、胸痛、頭痛など。眼軟膏びまん性表在性角膜炎など。そう痒、刺激感など。

作用

ウイルス感染細胞内でリン酸化され、ウイルスDNA鎖の伸長を停止し、ウイルスDNAの複製を阻害する。

ナースのための知識

・・ ①血管外へ漏れないようにする。他剤との混注はできるだけ避ける。希釈液は冷却しない。眼軟膏②使用中はコンタクトレンズの着用を避けるよう指導する。

抗ヘルペスウイルス薬

バラシクロビル塩酸塩

［商品名］バルトレックス（GSK）

剤形：規格

500mg 50%

効能

❶単純疱疹。 ❷造血幹細胞移植における単純ヘルペスウイルス感染症（単純疱疹）の発症抑制。 ❸帯状疱疹。 ❹水痘。 ❺性器ヘルペスの再発抑制。

用法

❶❷成人・40kg以上の小児に1回500mgを1日2回。10kg未満の小児に1回25mg/kgを1日3回。 1回500mgを1日2回、10kg以上の小児に1回25mg/kgを1日2回（1回500mgまで)。❷は造血幹細胞移植7日前より施行後35日まで。 ❸❹成人・40kg以上の小児に1回1,000mgを1日3回。 1回1,000mgを1日3回、小児は1回25mg/kgを1日3回（1回1,000mgまで)。 ❺成人・40kg以上の小児に1日1回500mg、HIV感染症では1回500mgを1日2回。

禁忌

過敏症、アシクロビル過敏症。

併用

プロベネシド・シメチジン（腎排泄抑制)、ミコフェノール酸モフェチル（相AUC増加)、テオフィリン（中毒)。

副作用

重大：アナフィラキシーショック、アナフィラキシー、汎血球減少、無顆粒球症、血小板減少、DIC、血小板減少性紫斑病、急性腎不全、精神神経症状、中毒性表皮壊死融解症、皮膚粘膜眼症候群、呼吸抑制、無呼吸、間質性肺炎、肝炎、肝機能障害、黄疸、急性膵炎。 その他：肝機能検査値↑、頭痛、下痢、嘔気・嘔吐、腎障害など。

作 用
アシクロビルのプロドラッグである。すみやかにアシクロビルに変換され、ウイルスDNA鎖の伸長を停止させ、ウイルスDNAの複製を阻害する。

ナースのための知識
[共通] ①発病初期に近いほど効果が期待できるので、帯状疱疹では皮疹5日以内、水痘は2日以内に開始する。 ②アシクロビルの曝露量が増加した場合には、精神神経症状や腎機能障害が発現する危険性が高い。 ③苦みを防ぐため、コーティングを施しているので、錠剤をつぶすことなく服用させる。

抗ヘルペスウイルス薬

ビダラビン

[商品名] アラセナ-A（持田）

剤形：規格
300mg 3% 3%

効 能
❶単純ヘルペス脳炎。 ❷免疫抑制における帯状疱疹。 ・帯状疱疹、単純疱疹。

用 法
輸液で溶解し、500mLあたり2〜4時間かけて点滴。❶1日10〜15mg/kg、10日間点滴。 ❷1日5〜10mg/kg、5日間点滴。 ・1日1〜4回、塗布・貼布。

警 告
ペントスタチンとの併用により、腎不全、肝不全、神経毒性などの重篤な副作用が発現したとの報告があるので併用しない。

禁 忌
[共通] 過敏症。 [併用禁忌] ペントスタチン（腎・肝不全、神経毒性）。

併 用
キサンチンオキシダーゼ阻害薬（副作用増強）、エラペグアデマーゼ（遺伝子組換え）。

副作用
重大：精神神経障害、骨髄機能抑制、ショック、アナフィラキシー。 その他：嘔気・悪心、食欲不振、肝機能異常、発熱、倦怠感。 ・接触皮膚炎様症状、刺激感、そう痒感など。

作 用
ウイルスのDNA依存DNAポリメラーゼを強力に阻害することにより抗ウイルス作用が発現する。

ナースのための知識
①重篤な精神神経系の副作用が現れた場合にはただちに投与を中止する。 ②調製時、結晶の析出に十分注意する。

抗ヘルペスウイルス薬

ファムシクロビル

[商品名] ファムビル（旭化成ファーマ）

剤形：規格
250mg

効 能
❶単純疱疹。 ❷帯状疱疹。

用 法
❶1回250mgを1日3回、5日間。再発性には1回1,000mgを2回。 ❷1回500mgを1日3回、7日間。

禁 忌
過敏症

併 用
プロベネシド（排泄抑制）。

副作用
重大：精神神経症状、重篤な皮膚障害、急性腎障害、横紋筋融解症、ショック、アナフィラキシー。 その他：頭痛、傾眠、尿中タンパク陽性、BUN↑、白血球数増減、赤血球数減少、ASL・AST・LDF↑、下痢、悪心、嘔吐、発疹、CK↑、血中K↑など。

作　用
代謝物が、dGTPと競合的に拮抗することにより、ウイルスDNAポリメラーゼ阻害作用を示すとともに、ウイルスDNAポリメラーゼの基質としてウイルスDNAに取り込まれることにより、ウイルスDNA鎖伸長阻害作用を示す。

ナースのための知識
①改善の兆しがみられないか、悪化する場合は、すみやかに他の治療に切り替える。　②主薬の苦味を防ぐためにコーティングされているため、錠剤をつぶすことなく服用させる。

抗サイトメガロウイルス薬

ガンシクロビル

毒薬　妊婦

［商品名］デノシン（田辺三菱）

剤形：規格
500mg

効　能
後天性免疫不全症候群・臓器移植（造血幹細胞移植も含む）・悪性腫瘍におけるサイトメガロウイルス感染症。

用　法
1バイアルを注射用水10mLに溶解後、投与量を100mLの補液で希釈。初期は1回5mg/kgを1日2回、12時間ごとに1時間以上かけて点滴。後天性免疫不全症候群または免疫抑制薬投与中で、再発の可能性が高い場合は維持治療に移行し、1日6mg/kgを週5日または1日5mg/kgを週7日、1時間以上かけて点滴。

警　告
(1) 重篤な白血球減少、好中球減少、貧血、血小板減少、汎血球減少、再生不良性貧血および骨髄抑制が現れるので、頻回に血液学的検査を行うなど、患者の状態を十分に観察し、慎重に投与すること。　(2) 動物実験で一時的または不可逆的な精子形成機能障害を起こすことおよび妊孕性低下が報告されていること、またヒトで、精子形成機能障害を起こす恐れがあることを患者に説明し慎重に投与する。　(3) 動物実験で催奇形性、変異原性および発癌性のあることが報告されていることを患者に説明し慎重に投与する。

禁　忌
過敏症、バルガンシクロビルまたはアシクロビル、バラシクロビルなどに過敏症、好中球数500/mm³未満または血小板数25,000/mm³未満など、著しい骨髄抑制、妊婦。

併　用
ジドブジン・プロベネシド（作用増強）、ジダノシン（血中濃度上昇）、シクロスポリン（血清クレアニチン濃度上昇）など。

副作用
重大：骨髄抑制、汎血球減少、再生不良性貧血、白血球減少、好中球減少、貧血、血小板減少、血小板減少に伴う重篤な出血（消化管出血を含む）、腎不全、膵炎、深在性血栓性静脈炎、痙攣、精神病性障害、幻覚、錯乱、激越、昏睡　敗血症などの骨髄障害および免疫系障害に関連する感染症。　その他：腎機能障害、肝機能障害、貧血、悪心など。

作　用
サイトメガロウイルス感染細胞内において活性型になりウイルスDNA鎖の複製を阻害する。

ナースのための知識
①血球数、血小板数などの血液学的検査を行う。　②配合変化が起こりやすいので、他剤（希釈用補液は除く）との混注は避ける。　③結晶析出のため冷蔵庫保存は行わない。　④取扱い時にはゴム手袋、保護メガネを着用する。

抗サイトメガロウイルス薬

バルガンシクロビル塩酸塩

毒薬 妊婦

［商品名］バリキサ（田辺三菱）

剤形：規格

錠450mg DS5,000mg

効能

❶後天性免疫不全症候群、臓器移植（造血幹細胞移植も含む）、悪性腫瘍におけるサイトメガロウイルス感染症。 ❷臓器移植（造血幹細胞移植を除く）におけるサイトメガロウイルス感染症の発症抑制。

用法

❶初期：1回900mgを1日2回食後。 維持：1日1回900mgを食後。 ❷1日1回900mgを食後。 小児：「7×体表面積(m^2)×推定糸球体ろ過量(mL/min/1.73m^2)」より算出した量を900mgを超えない範囲で1日1回。

警告

(1) 重篤な白血球減少、好中球減少、貧血、血小板減少、汎血球減少、再生不良性貧血および骨髄抑制が現れるので、頻回に血液学的検査を行うなど、患者の状態を十分に観察し、慎重に投与する。 (2) 動物実験において、一時的または不可逆的な精子形成機能障害を起こすことおよび妊孕性低下が報告されていること、ヒトにおいて精子形成機能障害を起こす恐れがあることを患者に説明し慎重に投与する。 (3) 動物実験において、催奇形性、遺伝毒性および発がん性のあることが報告されているので、本剤も同様の作用があると考えられることを患者に説明し慎重に投与する。

禁忌

過敏症、バルガンシクロビル・ガンシクロビル・化学構造類似化合物過敏症、著しい骨髄抑制、妊婦。

併用

ジドブジン・骨髄抑制薬・腎機能障害薬（相作用増強）、ジダノシン（併血中濃度上昇）、イミペネム/シラスタチン（痙攣）、ザルシタビン・スルファメトキサゾール/トリメトプリム・プロベネシド（血中濃度上昇）、シクロスポリン（血清クレアチニン上昇）、ミコフェノール酸モフェチル（相血中濃度上昇）。

副作用

重大：白血球減少、骨髄抑制、汎血球減少、再生不良性貧血、好中球減少、貧血、血小板減少、血小板減少に伴う重篤な出血、腎不全、膵炎、深在性血栓性静脈炎、痙攣、精神病性障害、幻覚、錯乱、激越、昏睡、敗血症などの骨髄障害および免疫系障害に関連する感染症。 その他：発熱、浮腫、咳嗽、発疹、そう痒、下痢、悪心、嘔吐、上腹部痛、肝障害、黄疸、CK↑、副鼻腔炎、糖尿病など。

作用

代謝物がdGTPの取り込みを競合的に阻害し、ウイルスDNAの延長を停止または制限することによってDNA鎖の複製を阻害する。

ナースのための知識

①投与中は血球数、血小板数などの血液学的検査を行う。 ②妊娠の可能性のある女性は投与期間中、男性は投与期間中および投与後90日間は有効な避妊を行わせる。 ③催奇形性・発癌性の恐れがあるため、錠は割ったり粉砕はしない、DSは皮膚や粘膜に直接触れないようにし、触れた場合は石鹸と水で十分に洗浄する。

抗RSウイルス薬

パリビズマブ（遺伝子組換え）

［商品名］シナジス（アッヴィ）

剤形：規格

50mg（0.5mL）、100mg（1mL）

効　能

RSウイルス感染流行初期における以下❶～❻の新生児、乳児および幼児におけるRSウイルス感染による重篤な下気道疾患の発症抑制：❶在胎期間28週以下の早産で、12か月齢以下。　❷在胎期間29週～35週の早産で、6か月齢以下。　❸24か月齢以下で、過去6か月以内に気管支肺異形成症（BPD）の治療を受けた。❹24か月齢以下の血行動態に異常のある先天性心疾患（CHD）。　❺24か月齢以下で免疫不全を伴う。　❻24か月齢以下のダウン症候群。

用　法

15mg/kgを月1回筋注（RSウイルス流行期）。1mLを超える場合は分割投与。

禁　忌

過敏症

副作用

重大：ショック、アナフィラキシー、血小板減少。　その他：神経過敏、下痢、嘔吐、喘鳴、呼吸困難、白血球減少、発疹、発熱など。

作　用

RSウイルスが宿主細胞に接着・侵入する際に重要な役割を果たすFタンパク質に結合してウイルスの感染性を中和し、ウイルスの複製および増殖を抑制する。

ナースのための知識

①すでに発症したRSウイルス感染症に対する治療効果は確立されていない。　②大腿前外側部への投与が望ましい。臀部への投与は避ける。

抗HIV薬

エムトリシタビン・テノホビル ジソプロキシルフマル酸塩

［商品名］ツルバダ（ギリアド）

剤形：規格

エムトリシタビン200mg・テノホビルジソプロキシルフマル酸塩300mg

効　能

HIV-1感染症。

用　法

1日1回1錠。

警　告

B型慢性肝炎を合併している患者では、投与中止によりB型慢性肝炎が再燃する恐れがあるので、投与中断する場合には十分注意する。特に非代償性の場合、重症化する恐れがあるので注意する。

禁　忌

過敏症

併　用

ジダノシン（併有害事象増強）、アタザナビル（併作用減弱）、ロピナビル/リトナビル・ダルナビル/リトナビル・レジパスビル/ソホスブビル（有害事象増強）、アシクロビル・バラシクロビル・ガンシクロビル・バルガンシクロビル（相有害事象増強）。

副作用

重大：腎不全・重度の腎機能障害、膵炎、乳酸アシドーシス。　その他：頭痛、悪心、下痢、皮膚色素過剰、疲労、血中アミラーゼ・CK・TG・AST・ALT↑、好中球減少、血尿など。

作　用

HIV-1逆転写酵素の基質と競合する、およびウイルスDNAに取り込まれた後に、DNA鎖伸長を停止させることにより、HIV-1逆転写酵素の活性を阻害する。

ナースのための知識

乳汁移行が報告されている。また、授乳婦には乳児へのHIV感染を避けるため、母乳を与えないよう伝える。

抗HIV薬

ドルテグラビルナトリウム

[商品名] テビケイ (GSK)

剤形：規格

錠 50mg

効 能

HIV感染症。

用 法

1日1回50mg。インテグラーゼ阻害薬耐性をもつ場合は1日2回。

禁 忌

過敏症

併 用

ピルシカイニド・メトホルミン（併血中濃度上昇）、エトラビリン・エファビレンツ・ネビラピン・ホスアンプレナビル/リトナビル・カルバマゼピン・フェニトイン・フェノバルビタール・セイヨウオトギリソウ・リファンピシン・多価カチオン含有製剤・鉄剤・Ca含有製剤（血中濃度低下）。

副作用

重大：薬剤性過敏症症候群、肝機能障害、黄疸。　その他：頭痛、不眠症、めまい、異常な夢、悪心、下痢、嘔吐、疲労など。

作 用

レトロウイルスの複製に必要な酵素であるHIVインテグラーゼの活性部位と結合し、DNAへの組込みの際のHIV-DNA鎖のトランスファーを阻害することにより、HIVインテグラーゼを阻害する。

ナースのための知識

定期的に肝機能検査を行う。

抗HIV薬

ドルテグラビルナトリウム・アバカビル硫酸塩・ラミブジン

[商品名] トリーメク (GSK)

剤形：規格

錠 ドルテグラビルとして50mg・アバカビルとして600mg・ラミブジン300mg

効 能

HIV感染症。

用 法

1日1回1錠。

警 告

(1) 多臓器および全身に、皮疹、発熱、胃腸症状、疲労感、倦怠感、呼吸器症状などの過敏症が発現することがあり、まれに致死的であるため、観察に注意する。これらの症状が発現した際はただちに担当医に報告させ、ただちに投与中止とし、決して再投与しない。　(2) B型慢性肝炎を合併している患者では、投与中止によりB型慢性肝炎が再燃する恐れがあるので、十分注意する。特に非代償性の場合、重症化する恐れがあるので注意する。

禁 忌

過敏症、重度の肝障害。

併 用

ピルシカイニド・メトホルミン（併血中濃度上昇）、エトラビリン・エファビレンツ・ネビラピン・ホスアンプレナビル/リトナビル・カルバマゼピン・フェニトイン・フェノバルビタール・セイヨウオトギリソウ・リファンピシン・多価カチオン・鉄剤・Ca含有製剤・ソルビトール（血中濃度低下）、エタノール・スルファメトキサゾール-トリメトプリム合剤（血中濃度上昇）、メサドン（併血中濃度低下）、エムトリシタビン（作用減弱）。

副作用

重大：過敏症、薬剤性過敏症症候群、中毒性表皮壊死融解症、皮膚粘膜眼症候群、多形紅斑、重篤な血液障害、膵炎、乳酸アシドーシス、脂肪沈着による重度の肝腫大、横紋筋融解症、ニューロパチー、錯乱状態、痙攣、心不全、肝機能障害、黄疸。　その他：不眠症、頭痛、浮動性めまい、異常な夢、うつ病、傾眠、睡眠障害、悪心、下痢、嘔吐、そう痒症、脱毛症、疲労、無力症など。

作　用

ドルテグラビルはレトロウイルスの複製に必要な酵素であるHIVインテグラーゼの活性部位と結合し、活性を阻害する。アバカビル硫酸塩は代謝物が天然基質dGTPと競合し、ウイルスDNAに取り込まれることによって、HIV-1逆転写酵素（RT）の活性を阻害し、ウイルスのDNA複製を停止する。ラミブジンは代謝物がDNA鎖の伸長を停止することによりHIVの複製を阻害する。

ナースのための知識

副作用として生じうる過敏症は、初回よりも再投与時でより重篤化することがあるため、決して再投与はせず、また患者にも2度と服用しないよう指導する。

抗C型肝炎ウイルス薬

ソホスブビル

［商品名］ソバルディ（ギリアド）

剤形：規格

錠400mg

効　能

❶❷いずれかのC型慢性肝炎またはC型代償性肝硬変におけるウイルス血症の改善。　❶セログループ2（ジェノタイプ2）。　❷セログループ1（ジェノタイプ1）またはセログループ2（ジェノタイプ2）のいずれにも該当しない。

用　法

［共通］リバビリンと併用。　❶1日1回400mgを12週間。　❷1日1回400mgを24週間。

警　告

専門医

禁　忌

過敏症、重度の腎障害、透析が必要な腎不全。　［併用禁忌］カルバマゼピン、フェニトイン、リファンピシン、セイヨウオトギリソウ（作用減弱）。

併　用

リファブチン・フェノバルビタール（作用減弱）。

副作用

重大：貧血、高血圧、脳血管障害。　その他：頭痛、鼻咽頭炎、Hb減少、傾眠、めまい、悪心、便秘、高ビリルビン血症、そう痒症、発疹、筋肉痛、倦怠感など。

作　用

C型肝炎ウイルス（HCV）の複製に必須であるHCV非構造タンパク質5B（NS5B）RNA依存性RNAポリメラーゼを阻害する。

ナースのための知識

投与開始前にHbが12g/dL以上であることを確認する。

抗C型肝炎ウイルス薬

リバビリン　妊婦　授乳婦

［商品名］コペガス（中外）、レベトール（MSD）

剤形：規格

［コペガス］錠200mg　［レベトール］カプセル200mg

効　能

［コペガス］❶ペグインターフェロン アルファ-2a（遺伝子組換え）との併用によるC型慢性肝炎におけるウイルス血症の改善（セログループ1〈ジェノタイプ

Ⅰ またはⅡ〉〉でHCV-RNA量が高値、インターフェロン単独療法で無効または再燃)。 ❷ペグインターフェロン アルファ-2a（遺伝子組換え）との併用によるC型代償性肝硬変におけるウイルス血症の改善。 [レベトール] ❸ペグインターフェロン アルファ-2b（遺伝子組換え）またはインターフェロン ベータとの併用によるC型慢性肝炎におけるウイルス血症の改善（血中HCV RNA量が高値、インターフェロン製剤単独療法で無効または再燃)。 ❹ペグインターフェロン アルファ-2b（遺伝子組換え）との併用によるC型代償性肝硬変におけるウイルス血症の改善。 ❺ソホスブビル・ベルパタスビル配合剤との併用による、前治療歴を有するC型慢性肝炎又はC型代償性肝硬変におけるウイルス血症の改善。 [共通] ❻ソホスブビルとの併用によるC型慢性肝炎またはC型代償性肝硬変におけるウイルス血症の改善（セログループ2〈ジェノタイプ2〉、あるいはセログループ1〈ジェノタイプ1〉またはセログループ2〈ジェノタイプ2〉のいずれにも該当しない)。

用　法

[コペガス] ❶❷❻1日600～1,000mg（60kg以下は朝200mg、夕400mg。60kg超え80kg以下は朝400mg、夕400mg。80kg超えは朝400mg、夕600mg)。 [レベトール] ❺❻1日600～1,000mg（60kg以下は朝200mg、夕400mg。60kg超え80kg以下は朝400mg、夕400mg。80kg超えは朝400mg、夕600mg)。❹投与前Hb14g/dL以上：❸同様。投与前Hb14g/dL未満：1日400～800mg（60kg以下は朝200mg、夕400mg。60kg超え80kg以下は朝200mg、夕400mg。80kg超えは朝400mg、夕400mg)。 ❶～❻いずれも該当薬と併用。

警　告

(1) 催奇形性が報告されているので、妊婦または妊娠している可能性のある婦人には投与しない。 (2) 催奇形性および精巣・精子の形態変化などが報告されているので、妊娠する可能性のある女性およびパートナーが妊娠する可能性のある男性に投与する場合には、避妊させる。(3) 精液中への移行が否定できないことから、パートナーが妊婦の男性に投与する場合には、「重篤な基本的注意」を厳守する。

禁　忌

過敏症、妊婦、授乳婦、ヌクレオシドアナログ過敏症、コントロール困難な心疾患、異常ヘモグロビン症、慢性腎不全または腎機能障害（クレアチニンクリアランスが50mL/分以下)、重度のうつ病・精神病状態または既往歴、重篤な肝機能障害、自己免疫性肝炎。

併　用

ジダノシン（乳酸アシドーシス)、サニルブジン・ジドブジン（併効果減弱)、アザチオプリン（骨髄抑制)。

副作用

重大：[共通] 貧血、汎血球減少、無顆粒球症、白血球減少、血小板減少、血栓性血小板減少性紫斑病、溶血性尿毒症症候群、再生不良性貧血、間質性肺炎、呼吸困難、うつ病、自殺企図、躁状態、攻撃的行動、(重篤な) 肝機能障害、自己免疫現象、心筋症、心不全、狭心症、不整脈、心筋梗塞、敗血症、高血圧、脳血管障害、脳出血、脳梗塞、意識障害、痙攣、見当識障害、せん妄、錯乱、幻覚、認知症様症状、糖尿病、皮膚粘膜眼症候群、中毒性表皮壊死融解症、急性腎障害、ネフローゼ症候群、消化管出血、消化性潰瘍、虚血性大腸炎、ショック、網膜症。 [コペガス] 赤芽球癆、肺浸潤、自殺念慮、肝炎の増悪、心内膜炎、心膜炎、肺塞栓症、てんかん発作、昏睡、甲状腺機能異常、多形紅斑、乾癬、ネフローゼ症候群。 [レベトール] 顆粒球減少、抑うつ、失神、難聴、妄想、昏迷、統合失調症様症状、興奮、小腸潰瘍、喀痰増加、肺線維症、肺水腫、横紋筋融解症。　その他：［共通］倦怠感、発熱、頭痛、食欲減退、不眠症、そう痒症、発疹、脱毛症、血液障害など。

作　用

細胞内でリン酸化され、HCV由来RNA依存性RNAポリメラーゼの活性を阻害し、HCVのRNAに取り込まれることにより抗HCV作用を示す。

ナースのための知識

①ソホスブビルの用法・用量は、ソホスブビルの添付文書を確認する。　②抑うつ、自殺企図をはじめ、精神神経症状が現れた場合にはただちに連絡するよう注意を与える。

抗C型肝炎ウイルス薬

レジパスビル・ソホスブビル

［商品名］ハーボニー（ギリアド）

剤形：規格

レジパスビル90mg・ソホスブビル400mg

効　能

セログループ1（ジェノタイプ1）またはセログループ2（ジェノタイプ2）のC型慢性肝炎またはC型代償性肝硬変におけるウイルス血症の改善。

用　法

1日1回1錠を12週間。

警　告

専門医

禁　忌

過敏症、重度の腎障害、透析が必要な腎不全。　［併用禁忌］カルバマゼピン・フェニトイン・リファンピシン・セイヨウオトギリソウ（作用減弱）。

併　用

制酸薬・H_2受容体拮抗薬・プロトンポンプ阻害薬・リファブチン・フェノバルビタール（作用減弱）、アミオダロン（徐脈）、ジゴキシン・テノホビル（併血中濃度上昇）、ロスバスタチン（ミオパチー）。

副作用

重大：高血圧、脳血管障害。　その他：鼻咽頭炎、貧血、頭痛、悪心、便秘、口内炎、腹部不快感、そう痒症、発疹、倦怠感など。

作　用

レジパスビルは、HCVの複製およびHCV粒子の会合に必須である非構造タンパク質（NS）5Aを標的とする抗HCV薬である。ソホスブビルは、活性代謝物がC型肝炎ウイルス（HCV）の複製に必須であるHCV非構造タンパク質5B（NS5B）RNA依存性RNAポリメラーゼを阻害する。

ナースのための知識

アミオダロン併用時は、少なくとも開始から3日間は入院下で適切に心電図モニタリングを行い、退院後2週間は心拍数を連日確認する。

抗B型肝炎ウイルス薬

エンテカビル水和物

［商品名］バラクルード（ブリストル）

剤形：規格

0.5mg

効　能

B型肝炎ウイルスの増殖を伴い肝機能の異常が確認されたB型慢性肝疾患におけるB型肝炎ウイルスの増殖抑制。

用　法

1日1回0.5mgを空腹時（食後2時間以降かつ次の食事の2時間以上前）。ラミブジン不応患者には1日1回1mg。

警　告

B型肝炎治療終了患者で肝炎の急性増悪が報告されている。投与終了後少なくとも数か月間は患者の臨床症状と臨床検査値の観察を十分に行う。経過に応じて、B型肝炎に対する再治療が必要となることもある。

禁 忌

過敏症

副作用

重大：肝機能障害、投与終了後の肝炎の悪化、アナフィラキシー、乳酸アシドーシス。 その他：下痢、悪心、便秘、上腹部痛、倦怠感、鼻咽頭炎、筋硬直、頭痛、浮動性めまい、発疹、脱毛など。

作 用

HBV DNAポリメラーゼに対して強力かつ選択的な阻害活性をもち、プライミング、mRNAからマイナス鎖DNA合成時の逆転写、HBV DNAのプラス鎖合成の3種すべての機能活性を阻害する。

ナースのための知識

①定期的に肝機能検査を行う。 ②食事により吸収が低下するので、空腹時に服用するよう指導する。

抗B型肝炎ウイルス薬

テノホビル アラフェナミドフマル酸塩

［商品名］ベムリディ（ギリアド）

剤形：規格

錠25mg

効 能

B型肝炎ウイルスの増殖を伴い肝機能の異常が確認されたB型慢性肝疾患におけるB型肝炎ウイルスの増殖抑制。

用 法

1日1回25mg。

警 告

B型肝炎治療終了患者で肝炎の急性増悪が報告されている。投与終了後少なくとも数か月間は患者の臨床症状と臨床検査値の観察を十分に行う。経過に応じて、B型肝炎に対する再治療が必要となることもある。

禁 忌

過敏症。 ［併用禁忌］リファンピシン・セイヨウオトギリソウ（作用減弱）。

併 用

リファブチン・カルバマゼピン・フェノバルビタール・フェニトイン・ホスフェニトイン（作用減弱）。

副作用

重大：腎不全などの重度の腎障害、乳酸アシドーシスおよび脂肪沈着による重度の肝腫大。 その他：悪心、腹部膨満、頭痛、疲労など。

作 用

代謝物がHBVの逆転写酵素によりウイルスDNA鎖へと取り込まれ、HBVの複製を阻害し、ウイルスDNA鎖の伸長は停止する。

ナースのための知識

投与開始時にクレアチニンクリアランスが15mL/分以上であることを確認するとともに、定期的に腎機能検査を行う。

抗B型肝炎ウイルス薬

ラミブジン※ (3TC)

［商品名］ゼフィックス（GSK）

剤形：規格

錠100mg

効 能

B型肝炎ウイルスの増殖を伴い肝機能の異常が確認されたB型慢性肝疾患におけるB型肝炎ウイルスの増殖抑制。

用 法

1日1回100mg

警 告

投与終了後、ウイルス再増殖に伴い、肝機能の悪化もしくは肝炎の重症化が認められることがある。投与終了後少なくとも4か月間は原則として2週間ごとに臨床症状と臨床検査値（HBV-DNA、ALT、必要に応じ総ビリルビン）を観察する。特に、免疫応答が強いあるいは非代償性肝疾患では、投与終了後の経過観察をより慎重に行う。

禁忌

過敏症

併用

スルファメトキサゾール・トリメトプリム合剤（血中濃度上昇）。

副作用

重大：血小板減少、横紋筋融解症、抗HIV薬エピビルで重篤な血液障害・膵炎・乳酸アシドーシスおよび脂肪沈着による重度の肝腫大・横紋筋融解症・精神神経系・心不全。　その他：頭痛、CK上昇、倦怠感など。

作用

ウイルスのDNAポリメラーゼに対する競合的拮抗作用とDNA伸長停止作用を示す。

ナースのための知識

治療により他者へのB型肝炎ウイルス感染が避けられることは証明されていない旨を説明する。

※同成分で抗HIV薬（エピビル）あり。

予防接種用薬

●ケアのポイント

- 「予防接種実施規則」および「定期接種実施要領」に準拠して使用する。
- 発熱している、重篤な急性疾患にかかっている、接種するワクチンの成分によりアナフィラキシーショックを呈したことがある患者、予防接種を行うことが不適当な状態の患者には接種しない。
- 接種前に必ず問診、検温および診察（視診、聴診等）によって健康状態を調べる。
- 患者またはその保護者に、接種当日は過激な運動は避け、接種部位を清潔に保ち、また、接種後の健康監視に留意し、局所の異常反応や体調の変化、さらに高熱、けいれん等の異常な症状を呈した場合には、すみやかに医師の診察を受けるよう事前に説明する。
- 生ワクチンの接種を受けた者は、通常27日以上、また、不活化ワクチンの接種を受けた者は、通常6日以上間隔を置いて接種する。ただし、医師が必要と認めた場合には、同時に接種することができる（なお、他のワクチンと混合して接種してはならない）。

●主な予防接種用薬一覧

分類	一般名	商品名	備考
トキソイド	沈降ジフテリア破傷風混合トキソイド	DTビック、沈降ジフテリア破傷風混合トキソイド	ジフテリア、破傷風の予防
	沈降破傷風トキソイド	沈降破傷風トキソイド、破トキ「ビケンF」	破傷風の予防
	成人用沈降ジフテリアトキソイド	ジフトキ「ビケンF」	ジフテリアの予防
弱毒生ワクチン	乾燥弱毒生おたふくかぜワクチン	おたふくかぜ生ワクチン、乾燥弱毒生おたふくかぜワクチン	おたふくかぜの予防
	乾燥弱毒生麻しんワクチン	乾燥弱毒生麻しんワクチン、はしか生ワクチン、ビケンCAM	麻疹の予防
	乾燥弱毒生水痘ワクチン	乾燥弱毒生水痘ワクチン「ビケン」	水痘の予防
	乾燥弱毒生風しんワクチン	乾燥弱毒生風しんワクチン	風疹の予防
	乾燥弱毒生麻しん風しん混合ワクチン	乾燥弱毒生麻しん風しん混合ワクチン「タケダ」、はしか風しん混合生ワクチン「第一三共」、ミールビック	麻疹、風疹の予防

分類	一般名	商品名	備考
経口弱毒生ワクチン	5価経口弱毒生ロタウイルスワクチン	ロタテック	ロタウイルス胃腸炎の予防
	経口弱毒生ヒトロタウイルスワクチン	ロタリックス	
細菌ワクチン	乾燥BCGワクチン	乾燥BCGワクチン	結核の予防
不活化ワクチン	不活化ポリオワクチン	イモバックスポリオ	急性灰白髄炎の予防
	インフルエンザHAワクチン	インフルエンザHAワクチン、「ビケンHA」、フルービックHA	インフルエンザの予防
	細胞培養インフルエンザワクチンH5N1	細胞培養インフルエンザワクチンH5N1	新型インフルエンザ（H5N1）の予防
	沈降精製百日せきジフテリア破傷風不活化ポリオ混合ワクチン	クアトロバック、スクエアキッズ、テトラビック	百日せき、ジフテリア、破傷風、急性灰白髄炎の予防
	沈降精製百日せきジフテリア破傷風混合ワクチン（DPT）	トリビック	百日せき、ジフテリア、破傷風の予防
	乾燥細胞培養日本脳炎ワクチン	ジェービックV、エンセバック	日本脳炎の予防
	組換え沈降ヒトパピローマウイルス様粒子ワクチン	［4価］ガーダシル ［2価］サーバリックス	子宮頸癌の予防
	乾燥組織培養不活化狂犬病ワクチン	組織培養不活化狂犬病ワクチン	狂犬病の予防
	乾燥組換え帯状疱疹ワクチン	シングリックス	帯状疱疹の予防
不活化ワクチン（細菌抗原ワクチン）	乾燥ヘモフィルスb型ワクチン（破傷風トキソイド結合体）	アクトヒブ	インフルエンザ菌b型感染症の予防（Hibワクチン）
	肺炎球菌ワクチン（23価肺炎球菌多糖体ワクチン）	ニューモバックスNP	肺炎球菌による感染症の予防（小児・高齢者）
	沈降13価肺炎球菌結合型ワクチン	プレベナー13	
	4価髄膜炎菌ワクチン（ジフテリアトキソイド結合体）	メナクトラ	髄膜炎の予防

分類	一般名	商品名	備考
不活化ワクチン（肝炎ワクチン）	乾燥組織培養不活化A型肝炎ワクチン	エイムゲン	A型肝炎の予防
	組換え沈降B型肝炎ワクチン	ビームゲン、ヘプタバックス-Ⅱ	B型肝炎の予防、B型肝炎ウイルス母子感染の予防
結核診断薬	精製ツベルクリン	精製ツベルクリン（PPD）	結核の診断
水痘免疫能診断薬	水痘抗原	水痘抗原「ビケン」	水痘免疫能の検査

消毒薬

●ケアのポイント

- 消毒薬を選択する際は、有効な微生物および消毒対象物を考慮する（**表13-3**、**表13-4**）。
- 消毒薬に最も抵抗を示す微生物は、細菌芽胞（クロストリジウム・ディフィシル等）であり、高水準消毒薬と高濃度の次亜塩素酸ナトリウムのみ効果を示す。
- エンベロープは脂質からなる細胞膜で、この膜があるインフルエンザウイルス、B型肝炎ウイルス、HIV等のウイルスには消毒用エタノールが効果を示す。
- エンベロープのないノロウイルス等には消毒用エタノールが効きにくく、汚染された環境には1,000ppm（0.1%）の次亜塩素酸ナトリウム液を使用する。
- 消毒薬の効果には、濃度（消毒終了時に有効濃度の確保が重要）、温度（20℃が推奨）、微生物との接触時間が重要であり、さらに、pH、付着している有機物の量、微生物の量等の影響を受ける。

表13-3　消毒薬の有効微生物

消毒水準	消毒薬（一般名）	芽胞	結核菌	ウイルス（エンベロープなし）	糸状真菌	ウイルス（エンベロープあり）	一般細菌
高水準	グルタラール、過酢酸、フタラール	○	○	○	○	○	○
中水準	次亜塩素酸ナトリウム（高濃度）	(○)	(○)	○	○	○	○
	消毒用エタノール	×	○	△	△	○	○
	ポビドンヨード	△	○	○	○	○	○
	クレゾール石ケン液	×	○	×	△	△	○
低水準	ベンザルコニウム塩化物、ベンゼトニウム塩化物	×	×	×	△	△	○
	クロルヘキシジングルコン酸塩	×	×	×	△	△	○
	両性界面活性剤	×	○	×	△	△	○

○：有効　(○)：0.1%（1000ppm）以上の高濃度で有効　△：一部有効　×：無効

表13-4　消毒対象物

消毒水準	消毒薬（一般名）	環境	金属	非金属	皮膚	粘膜	排泄物
高水準	グルタラール、過酢酸、フタラール	×	○	○	×	×	△
中水準	次亜塩素酸ナトリウム	○	×	○	×	×	○
	消毒用エタノール	○	○	○	○	×	×
	ポビドンヨード	×	×	×	○	○	×
	クレゾール石ケン液	△	×	×	×	×	○
低水準	ベンザルコニウム塩化物、ベンゼトニウム塩化物	○	○	○	○	○	△
	クロルヘキシジングルコン酸塩	○	○	○	○	×	×
	両性界面活性剤	○	○	○	○	○	△

○：有効　△：一部有効　×：無効

●主な消毒薬一覧

消毒水準	分類	一般名	商品名	特徴
高水準	アルデヒド類	グルタラール	サイデックスプラス28、ステリスコープ、ステリハイド	医療器具の化学的滅菌・殺菌消毒用。環境・生体には使用不可
		フタラール	ディスオーパ	医療器具の殺菌消毒用。環境・生体には使用不可
	過酸化物製剤	過酢酸	アセサイド	医療器具の化学的滅菌・殺菌消毒用。環境・生体には使用不可
中水準	ハロゲン化合物（塩素系）製剤	次亜塩素酸ナトリウム	テキサント（一般用医薬品：ピューラックス、ミルトン）	0.1%（1,000ppm）以上で結核菌、ノロウイルスにも有効。金属器具には腐食作用あり
	ハロゲン化合物（ヨウ素系）製剤	ポビドンヨード	イソジン	即効性の生体消毒薬
		ヨードチンキ	ヨードチンキ	創傷・潰瘍の殺菌・消毒
		ヨードホルム	ヨードホルム	
	アルコール類	エタノール	消毒用エタノール	手指・皮膚、医療機器の消毒
		イソプロパノール	イソプロパノール	
	フェノール類	クレゾール石ケン液	クレゾール石ケン液	結核菌にも有効。排泄物の消毒（5ppmの排水規制）
		フェノール	消毒用フェノール	

消毒水準	分類	一般名	商品名	特徴
低水準	ビグアナイド系	クロルヘキシジングルコン酸塩	ヒビスクラブ	医療従事者の手指消毒
			ヒビテン	手指・皮膚・手術部位に用いる生体消毒薬（粘膜には使用しない）
			ヘキザック	手指・皮膚の消毒
	第四級アンモニウム塩（逆性石けん）	ベンザルコニウム塩化物	オスバン、ヂアミトール	手指・皮膚・手術部位・創傷部位、感染皮膚面、医療機器の消毒。結核菌・大部分のウイルスには効果なし
		ベンゼトニウム塩化物	ハイアミン	
	両性界面活性剤	アルキルジアミノエチルグリシン塩酸塩	テゴー51	結核菌に効果
その他	速乾性手指消毒薬	ポビドンヨード	イソジンパーム	手指の消毒
		クロルヘキシジングルコン酸塩・エタノール	ウエルアップ、ヒビソフト	
		エタノール	ウエルセプト	
		ベンザルコニウム塩酸塩	ウエルパス、オスバンラビング	

14 抗悪性腫瘍薬

●ケアのポイント

- 抗悪性腫瘍薬に共通する警告事項をおさえておく（**表14-1**）。
- 化学療法を受ける患者や家族への心理的支援を行う。
- 感染症、出血傾向の発現および増悪に十分注意する。
- 抗悪性腫瘍薬は他の薬剤との相互作用を起こしやすいので、併用する場合には必ず確認する。
- 他の注射薬との配合または混注は行わない。
- 抗悪性腫瘍薬の調製は、クラスⅡ以上の安全キャビネット内で行い、二重手袋を使用するなど慎重に行う。皮膚または粘膜に触れた場合にはただちに流水で洗い流し、さらに石けんでよく洗う。
- 分子標的治療薬等においては、投与開始直後から24時間以内にインフュージョンリアクション（infusion reaction）が現れることがある。投与中はバイタルサイン（血圧、脈拍、呼吸数等）のモニタリングや自他覚症状の観察を行うとともに、投与後も患者の状態を十分に観察する。症状が認められた場合には適切な処置（解熱鎮痛薬、抗ヒスタミン薬の投与等）を行うとともに症状が回復するまで患者の状態を十分に観察する➡ Check①。
- 血管外に漏出すると強いダメージをもたらし、皮膚の水疱や腫瘍から壊死にいたるおそれがある。漏出が疑われる場合には直ちに対応する➡ Check②。
- 白質脳症➡ Keywordが現れることがある。患者や家族に初期症状について十分説明しておくことが重要であり、症状が現れた場合には投与を中止する。

表14-1　抗悪性腫瘍薬に共通する警告（添付文書より）

抗悪性腫瘍薬に共通する警告*
本剤を含むがん化学療法は、緊急時に十分対応できる医療施設において、がん化学療法に十分な知識・経験を持つ医師のもとで、本療法が適切と判断される症例についてのみ実施すること。適応患者の選択にあたっては、各併用薬剤の添付文書を参照して十分注意すること。また、治療開始に先立ち、患者またはその家族に有効性および危険性を十分説明し、同意を得てから投与すること。
専門医*
本剤を使用する場合には、本治療に対して十分な知識・経験を持つ医師のもとで使用すること。

＊本書の各薬剤解説内においては、表記のように下線あるいはアイコンの形で簡略化して示している。

Check① インフュージョンリアクション（infusion reaction）の発現に注意

抗体医薬品を投与して数分～24時間のうちに、発熱、悪寒、嘔気、疼痛、頭痛、咳、眩暈、発疹等インフルエンザ発症時にみられるような症状、まれに、アナフィラキシー様症状、肺障害等の重篤な副作用が現れることがある。これは、抗体製剤をつくるときに使用される抗体が体内に入ることで、抗原抗体反応により免疫細胞からさまざまなサイトカイン等が放出されて起こる。初回投与時に多くみられ、2回目以降は少なくなり、起こっても症状は軽くなる。

【対応】

投与30分前にステロイド薬、抗ヒスタミン薬、H_2受容体拮抗薬、非ステロイド性消炎鎮痛薬（NSAIDs）を投与し、発症を予防する。また、重度のインフュージョンリアクションに備え、緊急時に十分に対応できる準備を行った上で開始する。

Keyword 白質脳症

大脳白質の神経線維が障害されたために起こる多彩な神経学的病態である。初期症状としては、歩行時のふらつきが最も多く、次いで舌のもつれ、四肢末端のしびれ感、物忘れ等である。進行すると、錐体外路症状、言語障害、運動失調、眼振、意識障害、痙攣、顔面麻痺、見当識障害、四肢末端のしびれ感、せん妄、記憶力低下、自発性低下、尿失禁等の精神神経症状が現れることがある。

ハイリスク薬 抗悪性腫瘍薬 ここに注意！

- 必ずレジメン➡ Keyword を確認する。患者に対する処方内容（薬剤名、投与量、投与の順序、投与速度、休薬期間等）を確認し、確実に投与する。
- 混注時、ルートの差し込み時や抜去時等には、個人防護具を使用し、曝露予防対策を実施する。皮膚に薬液が付着した場合は、ただちに石けんでよく洗浄し、粘膜に付着した場合は多量の流水で洗浄する。
- 患者の体重や身長を正確に測定する（投与量の過量投与防止）。
- 予想される副作用について、発現時期、発現部位、自覚症状、予防策および対応策を事前に患者および家族に指導する。
- 骨髄抑制、肝・腎・心障害等の重篤な副作用が起こるので、頻回に血液検査（血球数算定、白血球分画等）、腎・肝機能検査等の臨床検査を実施し、患者の状態を十分に観察する。異常が認められた場合には、減量・休薬等の適切な処置を行う。
- 血管以外に漏出すると、炎症、硬結、壊死を起こす危険性がある。定期的に刺入部を観察し、点滴の漏れがないかを確認する（表2）。

Keyword レジメン

がん治療において、投与する抗悪性腫瘍薬を特性に合わせて溶解したり、希釈したりする溶液の組成や量・投与速度・投与期間・投与順などを時系列で示した計画書である。嘔気などの副作用対策に使用する薬剤や抗悪性腫瘍薬投与後の休薬期間なども盛り込まれている。

Check②　抗悪性腫瘍薬の血管外漏出時の対応

①直ちに注射あるいは点滴を止める。
②注射針をすぐに抜去せず、3～5mLの薬液あるいは血液を吸引除去し、中和剤がない場合は抜針する。
③漏出した部位の輪郭をマーカーでなぞる。
④漏出部にステロイド薬の局所皮下注射を行う。
⑤患部を冷湿布する（ただし、ビンブラスチン等、ビンカアルカロイド系の薬剤は温める）。
⑥漏出側の四肢を挙上する。

●本書で取り上げた抗悪性腫瘍薬一覧

分類	一般名	商品名	略号	ページ
アルキル化薬	イホスファミド	イホマイド	IFM	p.434
	シクロホスファミド水和物	エンドキサン	CPA	p.435
	メルファラン	アルケラン	L-PAM	p.436
代謝拮抗薬	カペシタビン	ゼローダ	—	p.436
	ゲムシタビン塩酸塩	ジェムザール、ゲムシタビン	GEM	p.437
	シタラビン	キロサイド、キロサイドN	Ara-C	p.438
	テガフール・ウラシル	ユーエフティ、ユーエフティE	—	p.439
	テガフール・ギメラシル・オテラシルカリウム	ティーエスワン	TS-1	p.440
	フルオロウラシル	5-FU	5-FU	p.441
	ペメトレキセドナトリウム水和物	アリムタ	—	p.442
	ホリナートカルシウム	ロイコボリン、ユーゼル	LV	p.443
	メトトレキサート	メソトレキセート	MTX	p.444
	メルカプトプリン水和物	ロイケリン	6-MP	p.445
	レボホリナートカルシウム	アイソボリン	e-LV	p.445
白金製剤	オキサリプラチン	エルプラット	L-OHP	p.447
	カルボプラチン	パラプラチン	CBDCA	p.447
	シスプラチン	アイエーコール、ランダ	CDDP	p.448
抗生物質製剤	アムルビシン塩酸塩	カルセド	AMR	p.449
	エピルビシン塩酸塩	ファルモルビシン、ファルモルビシンRTU	EPI	p.450
	ドキソルビシン塩酸塩	アドリアシン	DXR	p.450
	ピラルビシン塩酸塩	テラルビシン	THP	p.451

分類	一般名	商品名	略号	ページ
植物成分製剤	イリノテカン塩酸塩水和物	カンプト、トポテシン	CPT-11	p.452
	エトポシド	ベプシド、ラステット	VP-16	p.453
	ドセタキセル水和物	タキソテール、ワンタキソテール	DTX	p.453
	パクリタキセル	タキソール	PTX	p.454
	ビンクリスチン硫酸塩	オンコビン	VCR	p.455
	ビンブラスチン硫酸塩	エクザール	VLB	p.456
分子標的治療薬	イピリムマブ	ヤーボイ	—	p.457
	イマチニブメシル酸塩	グリベック	—	p.457
	エルロチニブ塩酸塩	タルセバ	—	p.458
	ゲフィチニブ	イレッサ	—	p.459
	セツキシマブ	アービタックス	—	p.459
	ソラフェニブトシル酸塩	ネクサバール	—	p.460
	ダサチニブ水和物	スプリセル	—	p.461
	トラスツズマブ	ハーセプチン	—	p.461
	ニボルマブ	オプジーボ	—	p.462
	ニロチニブ塩酸塩水和物	タシグナ	—	p.463
	パニツムマブ	ベクティビックス	—	p.463
	ベバシズマブ	アバスチン	—	p.464
	ペムブロリズマブ	キイトルーダ	—	p.465
	ボルテゾミブ	ベルケイド	—	p.465
	リツキシマブ	リツキサン	—	p.466
ホルモン	アナストロゾール	アリミデックス	—	p.467
	オクトレオチド酢酸塩	サンドスタチン、サンドスタチンLAR	—	p.468
	ゴセレリン酢酸塩	ゾラデックス、ゾラデックスLA	—	p.468
	タモキシフェンクエン酸塩	ノルバデックス	TAM	p.469
	ビカルタミド	カソデックス	—	p.469
	リュープロレリン酢酸塩	リュープリン、リュープリンSR、リュープリンPRO	—	p.470
その他	サリドマイド	サレド	—	p.470
	ゾレドロン酸水和物	ゾメタ	—	p.471
	デノスマブ	ランマーク	—	p.472

アルキル化薬

イホスファミド (IFM)

[商品名] イホマイド (塩野義)

剤形：規格

1g

効　能

❶肺小細胞癌、前立腺癌、子宮頸癌、骨肉腫の症状の寛解。 ❷再発または難治性の胚細胞腫瘍（精巣腫瘍、卵巣腫瘍、性腺外腫瘍）の症状の寛解。 ❸悪性リンパ腫の症状の寛解。 ❹悪性骨・軟部腫瘍に対する他の抗悪性腫瘍薬との併用療法および本剤単独投与。 ❺小児悪性固形腫瘍（ユーイング肉腫ファミリー腫瘍、横紋筋肉腫、神経芽腫、網膜芽腫、肝芽腫、腎芽腫など）に対する他の抗悪性腫瘍薬との併用療法。

用　法

❶1日1.5～3g（30～60mg/kg）を3～5日間連日点滴または静注。末梢白血球の回復を待って3～4週間ごとに反復。 ❷確立された標準的な他の抗悪性腫瘍薬との併用療法で、1日1.2g/m^{2}を5日間連日点滴。末梢白血球の回復を待って3～4週間ごとに反復。 ❸他の抗悪性腫瘍薬と併用し、1日0.8～3g/m^{2}を3～5日間連日点滴。末梢白血球の回復を待って3～4週間ごとに反復（総投与量1コース10g/m^{2}以下、小児は全治療コース80g/m^{2}以下）。 ❹ドキソルビシンと併用し、1日1.5～3g/m^{2}を3～5日間連日点滴または静注。末梢白血球の回復を待って3～4週間ごとに反復（総投与量は1コース10g/m^{2}以下）、単独投与は14g/m^{2}まで。 ❺他の抗悪性腫瘍薬と併用し、1日1.5～3g/m^{2}を3～5日間連日点滴。末梢白血球の回復を待って3～4週間ごとに反復（総投与量1コース10g/m^{2}以下、全治療コース80g/m^{2}以下）。

警　告

(1) ペントスタチンと併用しない。
(2) 抗悪性腫瘍薬に共通する警告 (→p.430)。
(3) 小児悪性固形腫瘍に使用する場合は、専門医。

禁　忌

過敏症、腎または膀胱に重篤な障害。[併用禁忌] ペントスタチン（錯乱、呼吸困難など）。

併　用

他の抗悪性腫瘍薬・アロプリノール・放射線照射（相骨髄抑制）、フェノバルビタール（作用増強）、インスリン・スルフォニル尿素系薬（併血糖降下増強）、メスナ（脳症）。

副作用

重大：骨髄抑制、出血性膀胱炎、排尿障害、ファンコニー症候群、急性腎不全、意識障害、幻覚、錯乱、錐体外路症状、脳症、間質性肺炎、肺水腫、心筋障害、不整脈、抗利尿ホルモン不適合分泌症候群（SIADH）、急性膵炎。 その他：タンパク尿、悪心・嘔吐、食欲不振、脱毛、倦怠感など。

作　用

生体内で活性化された後、腫瘍細胞のDNA合成を阻害して抗腫瘍作用を示す。

ナースのための知識

①投与1時間前からできるだけ頻回かつ大量の経口水分摂取を行い、投与終了の翌日まで1日尿量3,000mL以上を確保する。 ②投与第1日目は投与終了直後から2,000～3,000mLの適当な輸液を投与するとともにメスナを併用する。 ③必要に応じて輸液1,000mLあたり40mLの7%炭酸水素ナトリウム注射液を混和し、尿のアルカリ化を図る。

アルキル化薬

シクロホスファミド水和物（CPA）

［商品名］エンドキサン（塩野義）

剤形：規格

（錠）50mg　（散）100mg　（注）100mg、500mg

効　能

［共通］❶❷の症状の寛解：❶（単独）多発性骨髄腫、悪性リンパ腫、乳癌、急性白血病、真性多血症、肺癌、神経腫瘍、骨腫瘍。（併用療法）慢性リンパ性白血病、慢性骨髄性白血病、咽頭癌、胃癌、膵癌、肝癌、結腸癌、睾丸腫瘍、絨毛性疾患、横紋筋肉腫、悪性黒色腫。（錠）・（散）❷（併用療法）子宮頸癌、子宮体癌、卵巣癌。❸治療抵抗性の全身性エリテマトーデス・全身性血管炎・多発性筋炎/皮膚筋炎・強皮症・混合性結合組織病・および血管炎を伴う難治性リウマチ性疾患。❹ネフローゼ症候群（副腎皮質ホルモン薬による適切な治療を行っても十分な効果がみられない場合に限る）。（注）❺（単独）子宮頸癌、子宮体癌、卵巣癌。❻乳癌の併用療法（術前・術後化学療法）。❼褐色細胞腫。❽造血幹細胞移植の前治療。❾（併用療法）悪性リンパ腫。❿腫瘍特異的T細胞輸注療法の前処置。

用　法

❶❷❺（錠）・（散）1日100～200mg。（注）1日1回100mg連日静注（1日200mgまたは300～500mgを 週1～2回）。❸（錠）・（散）1日50～100mg。（注）1日1回500～1,000mg/m^{2}を静注、小児は1日1回500mg/m^{2}を原則4週間ごと。❹（錠）・（散）1日50～100mg。小児は1日2～3mg/kg（1日100mgまで）を8～12週間。❻～❿の疾患の用法については添付文書参照。

警　告

専門医。（1）ペントスタチンと併用しない。（2）抗悪性腫瘍薬に共通する警告（→p.430）。（3）（注）重症感染症を合併している患者には投与しない。感染症予防のための処置（抗感染症薬の投与など）を行う。（4）添付文書の「禁忌」、「慎重投与」、「重要な基本的注意」の項を参照し、慎重に投与する。

禁　忌

過敏症、重症感染症。［併用禁忌］ペントスタチン（錯乱、呼吸困難など）。

併　用

他の抗悪性腫瘍薬・アロプリノール・放射線照射（副作用増強）、フェノバルビタール（作用増強）、副腎皮質ホルモン（作用減弱）、アントラサイクリン系薬剤（心筋障害増強）など。

副作用

重大：ショック、アナフィラキシー、骨髄抑制、出血性膀胱炎、排尿障害、イレウス、胃腸出血、間質性肺炎、肺線維症、心筋障害、心不全、抗利尿ホルモン不適合分泌症候群、中毒性表皮壊死融解症、皮膚粘膜眼症候群、肝機能障害、黄疸、急性腎不全、横紋筋融解症。（注）心タンポナーデ、心膜炎。その他：白血球減少、悪心・嘔吐、下痢、口内炎、脱毛など。

作　用

生体内で活性化された後、腫瘍細胞のDNA合成を阻害し、抗腫瘍作用を示す。

ナースのための知識

出血性膀胱炎を予防するため尿量の増加を図る（大量投与終了後24時間は150mL/時以上の尿量を保ちメスナを併用する）。

アルキル化薬

メルファラン（L-PAM） 毒薬

［商品名］アルケラン（アスペン）

剤形：規格

(錠)2mg　(注)50mg（専用溶解液10mL付）

効　能

(錠)❶多発性骨髄腫の症状寛解。　(注)❷白血病。　❸悪性リンパ腫。　❹多発性骨髄腫。　❺小児固形腫瘍における造血幹細胞移植時の前処置。

用　法

(錠)❶a：1日1回2～4mgを連日。b：1日1回6～10mgを4～10日間。休薬して骨髄機能の回復を待ち（通常2～6週間）、維持量は1日2mg。c：1日1回6～12mgを4～10日間。休薬して骨髄機能の回復を待ち（通常2～6週間）、反復。　(注)❷❸❹1日1回60mg/m^{2}を3日間静注（❹1日1回100mg/m^2、2日間も可）。小児は❷❺1日1回70mg/m^2、3日間静注。

警　告

(注) 専門医。　(1) 患者またはそれに代わる適切な者に有効性および危険性を十分に説明し、同意を得てから投与を開始する。　(2) 前処置剤として用いた造血幹細胞移植の施行後、重度の骨髄抑制状態となり、致命的な感染症および出血などを引き起こすことがある。1) 重症感染症を合併している患者には投与しない。2) 患者の状態を十分に観察し、抗感染症薬の投与などを行い、必要に応じ無菌管理を行う。3) 投与後は輸血および血液造血因子の投与など適切な支持療法を行う。　(3) 慎重に患者を選択する。

禁　忌

［共通］ 過敏症。　(錠)白血球数2,000/mm^{3}以下または血小板数50,000/mm^{3}以下。　(注)重症感染症合併。

併　用

(注)シクロスポリン・タクロリムス（腎障害）、ナリジクス酸（出血性腸炎）。

副作用

重大：［共通］ショック、アナフィラキシー、重篤な肝障害、黄疸、間質性肺炎、肺線維症、溶血性貧血。　(錠)骨髄抑制。　(注)感染症・出血、胃腸障害、心筋症、不整脈。　その他：［共通］食欲不振、脱毛、月経異常など。

作　用

ヒト多発性骨髄腫細胞のDNA合成開始を抑制することによりその増殖を抑制する。

ナースのための知識

［共通］ ①使用中に妊娠した場合は、胎児に異常が生じる可能性があることを説明し、適切な避妊をするよう指導する。　(注)②心電図、血圧および尿量などのモニターを行う。　③糖類を含む輸液と配合すると分解しやすいので、希釈するときは生理食塩液を使用する。

代謝拮抗薬

カペシタビン 妊婦

［商品名］ゼローダ（中外）

剤形：規格

(錠)300mg

効　能

❶手術不能または再発乳癌。　❷結腸・直腸癌。　❸胃癌。

用　法

A法・D法：体表面積1.31m^{2}未満は900mg、1.31m^2～1.64m^{2}未満は1,200mg、1.64m^{2}以上は1,500mg。　B法：1.33m^{2}未満は1,500mg、1.33m^2～1.57m^{2}未満は1,800mg、1.57m^2～1.81m^{2}未満は2,100mg、1.81m^{2}以上は2,400mg。　C法：1.36m^{2}未満は1,200mg、1.36m^2～1.66m^{2}未満は1,500mg、1.66m^2～1.96m^{2}未満は1,800mg、1.96m^{2}以上は2,100mg。A～D法共通して朝夕食後30分以内に1日2回。A法は21日間連日投与、7日間休

薬。B・C法は14日間連日投与、7日間休薬。D法は5日連続投与、2日間休薬。❶A法またはB法。❷補助化学療法にはB法。治癒切除不能な進行・再発の場合は他の抗悪性腫瘍薬と併用でC法。直腸癌における補助化学療法で放射線照射と併用にはD法。❸白金製剤と併用でC法。

警告

(1) 抗悪性腫瘍薬に共通する警告(→p.430)。(2) テガフール・ギメラシル・オテラシルカリウム配合剤と併用しない(重篤な血液障害など)。(3) ワルファリンと併用する場合には併用開始数日後から中止後1か月は血液凝固能検査を定期的に行い、必要に応じて適切な処置を行う。

禁忌

過敏症、重篤な腎障害、妊婦。[併用禁忌] テガフール・ギメラシル・オテラシルカリウム配合剤投与中および投与中止後7日以内(重篤な血液障害)。

併用

ワルファリン(出血)、フェニトイン(血中濃度上昇)、トリフルリジン・チピラシル配合剤(副作用増強)。

副作用

重大:脱水症状、手足症候群、心障害、肝障害、黄疸、腎障害、骨髄抑制、口内炎、間質性肺炎、重篤な腸炎、重篤な精神神経系障害、血栓塞栓症、皮膚粘膜眼症候群、溶血性貧血。 その他:悪心、食欲不振、赤血球数減少、下痢など。

作用

プロドラッグである。消化管から未変化体のまま吸収され、肝臓や腫瘍組織で活性体5-FUへ変換され抗腫瘍効果を発揮する。

代謝拮抗薬

ゲムシタビン塩酸塩(GEM)

妊婦

[商品名] ジェムザール(イーライリリー)、後ゲムシタビン(各社)

剤形:規格

[ジェムザール] 200mg、1g [ゲムシタビン] 200mg(5mL)、1g(25mL)

効能

❶非小細胞肺癌、膵癌、胆道癌、尿路上皮癌、がん化学療法後に増悪した卵巣癌、再発または難治性の悪性リンパ腫。❷手術不能または再発乳癌。

用法

❶1回1,000mg/m^{2}を30分かけて点滴。週1回投与を3週連続し、4週目は休薬を繰り返す。 ❷1回1,250mg/m^{2}を30分かけて点滴。週1回投与を2週連続し、3週目は休薬を繰り返す。

警告

(1) 抗悪性腫瘍薬に共通する警告(→p.430)。(2) 週1回投与を30分間点滴により行う。(3) 禁忌、慎重投与の項を参照して適応患者の選択に十分注意する。(4) 高度な骨髄抑制、間質性肺炎、肺線維症には投与しない。(5) 放射線療法との同時併用は避ける。(6) 頻回に臨床検査を、定期的に胸部X線検査などを行う。

禁忌

過敏症、高度な骨髄抑制、間質性肺炎、肺線維症、重症感染症、妊婦。[併用禁忌] 胸部放射線照射(重篤な食道炎、肺臓炎)。

併用

他の抗悪性腫瘍薬(骨髄抑制)。

副作用

重大:骨髄抑制、間質性肺炎、アナフィラキシー、心筋梗塞、うっ血性心不全、肺水腫、気管支痙攣、成人呼吸促迫症候

抗悪性腫瘍薬

群、腎不全、溶血性尿毒症症候群、皮膚障害、肝機能障害、黄疸、白質脳症。その他：疲労感、脱毛、発疹、悪心、血管障害、関節痛など。

作 用

細胞内で代謝されて二リン酸化物および三リン酸化物となり、DNA合成を直接的および間接的に阻害することにより殺細胞作用を示す。

ナースのための知識

［共通］①腫瘍の増大、新病変の出現などが認められた場合は投与を中止し他の治療に切り替える。［ジェムザール］②200mgバイアルは5mL以上、1gバイアルは25mL以上の生理食塩液に溶解して用いる。

代謝拮抗薬

シタラビン（Ara-C）

［商品名］キロサイド（日本新薬）

剤形：規格

20mg（1mL）、40mg（2mL）、60mg（3mL）、100mg（5mL）、200mg（10mL）

効 能

❶急性白血病（赤白血病、慢性骨髄性白血病の急性転化例を含む）。❷消化器癌（胃癌、膵癌、肝癌、結腸癌等）・肺癌・乳癌・女性性器癌（子宮癌等）など（ただし他の抗腫瘍薬との併用療法の場合に限る）。❸膀胱腫瘍。

用 法

❶寛解導入：1日0.8〜1.6mg/kg、小児0.6〜2.3mg/kgを静注または点滴で2〜3週間連続。維持療法：1週1回上記用量を皮下注・筋注・静注。髄腔内化学療法：1回25〜40mgを1週間に1〜2回髄腔内投与。小児は1歳15〜20mg、2歳20〜30mg、3歳以上25〜40mgを髄腔内投与。❷静注：他の抗腫瘍薬との併用療法で1回0.2〜0.8mg/kgを週1〜2回に点滴・静注。局所動注：他の抗腫瘍薬との併用療法で1日0.2〜0.4mg/kgを持続注入ポンプ。❸他の抗腫瘍薬との併用療法で100〜300mgを1日1回または週2〜3回、または単独で200〜400mgを1日1回または週2〜3回膀胱内注入。

警 告

抗悪性腫瘍薬に共通する警告（→p.430）。

禁 忌

過敏症

併 用

他の抗腫瘍薬・放射線照射・フルダラビン・フルシトシン（骨髄機能抑制）、他剤併用療法（静脈炎、脱毛）など。

副作用

重大：骨髄機能抑制に伴う血液障害、ショック、消化管障害、急性呼吸促迫症候群、間質性肺炎、急性心膜炎、心のう液貯留、中枢神経系障害。その他：悪心・嘔吐、食欲不振、腹痛・下痢など。

作 用

腫瘍細胞のDNA合成を阻害する。他の抗腫瘍薬との併用で相乗効果を示す。大量投与により抗腫瘍効果が増大、薬剤耐性を克服する。

ナースのための知識

①点滴時間は有効性・安全性に関与しており、遵守する。②頻回に臨床検査を行うなど、患者の状態を十分に観察する。③調整時には手袋を着用する。皮膚に薬液が付着した場合には、ただちに多量の流水でよく洗い流す。

代謝拮抗薬

シタラビン（Ara-C）

［商品名］キロサイドN（日本新薬）

剤形：規格

400mg（20mL）　1g（50mL）

(効 能)
❶～❸シタラビン大量療法（再発または難治性）：❶急性骨髄性白血病。 ❷急性リンパ性白血病の併用療法。 ❸悪性リンパ腫の併用療法。 ❹腫瘍特異的T細胞輸注療法の前処置。

(用 法)
❶❷1回2g/m²を5%ブドウ糖液か生理食塩液に混合し300～500mLとし、12時間ごとに3時間かけて点滴（最大6日間連続）。小児は❶は1回3g/m²、❷は1回2g/m²を12時間ごとに3時間かけて3日間連続点滴。 ❸1回2g/m²を5%ブドウ糖液か生理食塩液に混合し300～500mLとし、1日1～2回で3時間かけて1～2日間点滴（最大2回）。小児は1回2g/m²を12時間ごとに3時間かけて3日間連続点滴。❹は添付文書を参照。

(警 告)
(1) 抗悪性腫瘍薬に共通する警告（→p.430）。 (2) 大量療法は高度の危険性を伴うので、投与中および投与後の一定期間は患者を入院環境で医師の管理下に置く。 (3) 同意を得てから投与を開始する。 (4) 強い骨髄抑制が起こり、致命的な感染症および出血などを惹起することがあるので、無菌状態に近い状況下（無菌室、簡易無菌室など）で治療を行う。 (5) 骨髄が低形成あるいは骨髄機能抑制を起こしている患者では、有益性が危険性を上回ると判断されるとき以外は施行しない。 (6) 白血球（好中球）数減少時に悪寒・戦慄を伴う発熱をみた場合、血液培養により感染菌の同定を試みるとともに、ただちに十分な種類・量の広域抗菌薬を投与する。 (7)「禁忌」などを参照し、慎重に患者を選択する。

(禁 忌)
過敏症、重篤な感染症。

(併 用)
他の抗腫瘍薬・放射線照射・フルダラビン・フルシトシン（骨髄機能抑制）。

(副作用)
重大：骨髄機能抑制に伴う血液障害、ショック、シタラビン症候群、急性呼吸促迫症候群、間質性肺炎、肝機能障害、黄疸、不整脈、心不全、消化管障害、中枢神経系障害、肝膿瘍、急性膵炎、肺浮腫、有痛性紅斑。 その他：脱毛、発疹、嘔吐、食欲不振、倦怠など。

(作 用)
腫瘍細胞のDNA合成を阻害する。他の抗腫瘍薬との併用で相乗効果を示す。大量投与により抗腫瘍効果が増大、薬剤耐性を克服する。

ナースのための知識
点滴時間は有効性・安全性に関与しており、遵守する。

代謝拮抗薬

テガフール・ウラシル

妊婦

［商品名］ユーエフティ、ユーエフティE（大鵬）

(剤形：規格)
［T100］テガフール100mg・ウラシル224mg ［E：T100］テガフール100mg・ウラシル224mg、［E：T150］テガフール150mg・ウラシル336mg、［E：T200］テガフール200mg・ウラシル448mg

(効 能)
❶頭頸部癌、胃癌、結腸・直腸癌、肝臓癌、胆のう・胆管癌、膵臓癌、肺癌、乳癌、膀胱癌、前立腺癌、子宮頸癌の症状寛解。 ❷結腸・直腸癌のホリナート・テガフール・ウラシル療法。

(用 法)
❶テガフール300～600mgを1日2～3回に分割。子宮頸癌では、テガフール600mgを1日2～3回に分割。 ❷テガフール300～600mgを1日3回に分割（食事の前後1

時間は避ける)。同時にホリナート75mgを1日3回に分割(8時間ごと)。28日間連続し、その後7日間休薬、これを繰り返す。

警告

(1) 劇症肝炎などの重篤な肝障害が起こることがあるので、定期的(特に投与開始から2か月間は1か月に1回以上)に肝機能検査を行う。食欲不振を伴う倦怠感などの発現に十分に注意し、黄疸(眼球黄染)が現れた場合にはただちに投与を中止し、適切な処置を行う。 (2) テガフール・ギメラシル・オテラシルカリウム配合剤との併用により、重篤な血液障害などの副作用が発現する恐れがあるので、併用しない。 (3) ホリナート・テガフール・ウラシル療法:専門医、重篤な下痢が起こることがあるので、激しい腹痛、下痢、脱水症状に十分注意し、適切な処置を行う。重篤な肝障害、重篤な骨髄抑制が起こることがあり、定期的(少なくとも1クールに1回以上、特に投与開始から2クールは、各クール開始前および当該クール中に1回以上)に臨床検査(肝機能検査、血液検査など)を行い十分注意する。

禁忌

過敏症、妊婦、重篤な骨髄抑制、重篤な下痢、重篤な感染症。 [併用禁忌] **テガフール・ギメラシル・オテラシルカリウム配合剤投与中または投与中止後7日以内(血液障害、消化管障害)。**

併用

フェニトイン(フェニトイン中毒)、ワルファリン(併作用増強)、トリフルリジン・チピラシル配合剤(骨髄抑制)、他の抗悪性腫瘍薬・放射線照射(血液障害、消化管障害)。

副作用

重大:骨髄抑制、溶血性貧血等の血液障害、肝障害、肝硬変、脱水症状、重篤な腸炎、白質脳症などを含む精神神経障害、狭心症・心筋梗塞・不整脈、急性腎不全、ネフローゼ症候群、嗅覚脱失、間質性肺炎、急性膵炎、重篤な口内炎、消化管潰瘍、消化管出血、中毒性表皮壊死融解症、皮膚粘膜眼症候群。 その他:食欲不振、悪心・嘔吐、下痢、味覚異常、倦怠感、色素沈着、発疹、発熱など。

作用

テガフールは体内で5-FUに変換し、がん細胞のDNA合成を阻害し、RNAの機能障害を引き起こすことで抗腫瘍効果を現す。ウラシルは5-FU分解阻害薬で抗腫瘍効果を増強する。

ナースのための知識

①脱水症状が現れた場合は、補液など適切な処置を行う。 ②テガフール・ギメラシル・オテラシルカリウム配合剤中止後、少なくとも7日間以上の間隔をあけてから投与する。

代謝拮抗薬

テガフール・ギメラシル・オテラシルカリウム(TS-1)

妊婦

[商品名] ティーエスワン(大鵬)

剤形:規格

[OD:口腔内崩壊錠]・

[T20] テガフール20mg・ギメラシル5.8mg・オテラシルカリウム19.6mg、[T25] テガフール25mg・ギメラシル7.25mg・オテラシルカリウム24.5mg

効能

胃癌、結腸・直腸癌、頭頸部癌、非小細胞肺癌、手術不能または再発乳癌、膵癌、胆道癌。

用法

初回基準量(テガフール)を体表面積1.25m²未満:40mg/回、1.25m²以上~1.5m²未満:50mg/回、1.5m²以上:60mg/回とし、1日2回(朝・夕食後)、

28日間連続後14日間休薬（1クール）。増減量の段階を、40mg/回、50mg/回、60mg/回、75mg/回とする。

警 告

(1) 抗悪性腫瘍薬に共通する警告（→p.430）。 (2) 投与制限毒性（DLT）は骨髄抑制であり、臨床検査値に十分注意する。 (3) 劇症肝炎などの重篤な肝障害が起こることがあるので、定期的に肝機能検査を行う。食欲不振を伴う倦怠感などの発現に十分に注意し、黄疸（眼球黄染）が現れた場合にはただちに投与を中止し、適切な処置を行う。 (4) 他のフッ化ピリミジン系抗悪性腫瘍薬や併用療法、抗真菌薬フルシトシンとの併用により、重篤な血液障害などの副作用が発現する恐れがあるので、併用を行わない。 (5) 添付文書を熟読し、用法・用量を厳守する。

禁 忌

過敏症、重篤な骨髄抑制、重篤な腎障害・肝障害、妊婦。 ［併用禁忌］他のフッ化ピリミジン系抗悪性腫瘍薬・フルシトシン（血液障害、消化管障害）。

併 用

フェニトイン（フェニトイン中毒）、ワルファリン（併作用増強）、トリフルリジン・チピラシル配合剤（骨髄抑制）、他の抗悪性腫瘍薬・放射線照射（血液障害・消化管障害）。

副作用

重大：骨髄抑制、溶血性貧血、DIC、重篤な肝障害、脱水症状、重篤な腸炎、間質性肺炎、心筋梗塞、狭心症、不整脈、心不全、重篤な口内炎、消化管潰瘍、消化管出血、消化管穿孔、急性腎障害、ネフローゼ症候群、中毒性表皮壊死融解症、皮膚粘膜眼症候群、白質脳症などを含む精神神経障害、急性膵炎、横紋筋融解症、嗅覚脱失、涙道閉塞。 その他：食欲不振、悪心・嘔吐、貧血、全身倦怠感など。

作 用

テガフールから5-FUに変換して示す抗腫瘍効果を、5-FU分解阻害薬のギメラシルが増強し、オテラシルが消化管障害を軽減する。

ナースのための知識

①増量する場合は1クールごととし、一段階の増量にとどめる。 ②各クール開始前および投与期間中は2週間に1回以上、臨床検査を行う。 ③空腹時投与は抗腫瘍効果の減弱につながるため、食後投与とする。 ④本剤投与中止後、併用禁忌薬を投与する場合は7日間以上間隔をあける。また、併用禁忌薬中止後に本剤を投与する場合も適切な間隔（7日間以上）をあける。 ⑤腎機能に応じて減量が必要。

代謝拮抗薬

フルオロウラシル（5-FU）

［商品名］5-FU（協和キリン）

剤形：規格

（錠）50mg、100mg （注）250mg（5mL）、1,000mg（20mL） （軟膏）5%（5g、20g）

効 能

（錠）❶消化器癌（胃癌、結腸・直腸癌）、乳癌、子宮頸癌の症状緩解。 （注）❷胃癌、肝癌、結腸・直腸癌、乳癌、膵癌、子宮頸癌、子宮体癌、卵巣癌の症状緩解。 ❸（他の抗悪性腫瘍薬または放射線と併用）食道癌、肺癌、頭頸部腫瘍。 ❹（併用療法）頭頸部癌。 ❺結腸・直腸癌。 ❻小腸癌、治癒切除不能な膵癌。 （軟膏）❼皮膚悪性腫瘍。

用 法

（錠）❶1日200～300mgを1～3回に分割を連日。 （注）❷1日1回5～15mg/kg、5日間連日静注・点滴、以後5～7.5mg/kgを隔日に1日1回静注・点滴。1日5～15mg/kgを隔日に1日1回静注・点滴。1日5mg/kgを10～20日間連日1日1回静注・点滴。

抗悪性腫瘍薬

1日10〜20mg/kgを週1回静注・点滴。❸1日5〜10mg/kgを❷に準じまたは間欠的に週1〜2回。❹1日1,000mg/m²まで、4〜5日間連日持続点滴。❺❻レボホリナートとの併用療法：添付文書参照。
軟膏❼1日1〜2回塗布。原則ODT。

警告

錠・注 (1) テガフール・ギメラシル・オテラシルカリウム配合剤との併用により、重篤な血液障害などが発現する恐れがあるので、併用しない。注 (2) 専門医。(3) 抗悪性腫瘍薬に共通する警告（→p.430）。(4) メトトレキサート・5-FU交代療法、レボホリナート・5-FU療法は細胞毒性を増強する高度の危険性を伴うので、投与中および投与後の一定期間は患者を医師の監督下に置く。なお、本療法の開始にあたっては、添付文書を熟読。(5) 頭頸部癌に対するがん化学療法と放射線照射の併用は重篤な副作用や放射線合併症が発現する可能性があるため、十分な知識・経験を持つ医師のもとで実施する。

禁忌

過敏症。［併用禁忌］錠・注 テガフール・ギメラシル・オテラシルカリウム配合剤の投与中または投与中止後7日以内（重篤な血液障害）。

併用

錠・注 フェニトイン（フェニトイン中毒）、ワルファリン（併 作用増強）、トリフルリジン・チピラシル塩酸塩配合剤（重篤な骨髄抑制）、他の抗悪性腫瘍薬・放射線照射（副作用増強）。

副作用

重大：錠・注 脱水症状、腸炎、骨髄抑制、白質脳症、間質性肺炎、肝機能障害、黄疸、消化管潰瘍、重症な口内炎、嗅覚障害、嗅覚脱失、うっ血性心不全、心筋梗塞、安静狭心症、急性腎障害、急性膵炎。注 ショック、アナフィラキシー、肝・胆道障害、手足症候群、意識障害を伴うアンモニア血症、肝不全。軟膏 皮膚塗布部の激しい疼痛。その他：錠・注 食欲不振、下痢、悪心・嘔吐、全身倦怠感など。軟膏 光線過敏症、色素沈着など。

作用

チミジル酸の合成を抑制することにより、DNAの合成を阻害する。

ナースのための知識

錠・注 激しい下痢により脱水症状になることがある。投与を中止し、補液等の適切な処置を行う。

代謝拮抗薬

ペメトレキセドナトリウム水和物 妊婦

［商品名］アリムタ（イーライリリー）

剤形：規格

注 100mg、500mg

効能

❶悪性胸膜中皮腫。❷切除不能な進行・再発の非小細胞肺癌。

用法

❶のみシスプラチンと併用。❶❷ともに1日1回500mg/m²を10分間かけて点滴、少なくとも20日間休薬（1クール）。

警告

(1) 抗悪性腫瘍薬に共通する警告（→p.430）。(2) 重篤な副作用の発現を軽減するため、必ず葉酸およびビタミンB_{12}を前投与する。(3) 重度の腎機能障害患者で死亡例があるので投与しないことが望ましい。(4) 多量の胸水または腹水が認められたら、体腔液の排出を検討する。(5) 間質性肺炎が現れることがあるので胸部X線検査などを行い、疑われた場合には投与を中止し、適切な処置を行う。

禁忌

過敏症、高度な骨髄抑制、妊婦。

併　用

NSAIDs・プロベネシド・ペニシリン（血中濃度増加）、抗悪性腫瘍薬（副作用増強）。

副作用

重大：骨髄抑制、感染症、間質性肺炎、ショック、アナフィラキシー、重度の下痢、脱水、腎不全、中毒性表皮壊死融解症、皮膚粘膜眼症候群。　その他：発疹、食欲不振、悪心、嘔吐、発熱、AST・ALT↑、倦怠感など。

作　用

複数の葉酸代謝酵素を同時に阻害することによりDNA合成を阻害して抗腫瘍効果を示す。

ナースのための知識

乳酸リンゲル液およびリンゲル液などとの配合を避ける。

代謝拮抗薬

ホリナートカルシウム（LV）

妊婦

［商品名］**ロイコボリン**（ファイザー）、**ユーゼル**（大鵬）

剤形：規格

［ロイコボリン］5mg、25mg　3mg（1mL）［ユーゼル］25mg

効　能

［5mg］・❶葉酸代謝拮抗薬の毒性軽減。　［25mg］❷ホリナート・テガフール・ウラシル療法：結腸・直腸癌に対するテガフール・ウラシルの抗腫瘍効果の増強。

用　法

❶メトトレキサート通常療法、CMF療法、メトトレキサート関節リウマチ療法またはM-VAC療法：［5mg］1回10mgを6時間間隔で4回。1回6〜12mgを6時間間隔で4回筋注。　メトトレキサート・ロイコボリン救援療法：メトトレキサート投与後3時間目より1回15mgを3時間間隔で9回静注、以後6時間間隔で8回静注・筋注。　メトトレキサート・フルオロウラシル交代療法：［5mg］メトトレキサート投与後24時間目より1回15mgを6時間間隔で2〜6回を内服・筋注・静注。　❷ホリナート・テガフール・ウラシル療法：1日75mgを3回に分割（約8時間ごとに）、テガフール・ウラシル配合剤と同時投与。テガフール・ウラシル配合剤は、テガフール1日300〜600mg（300mg/m^{2}を基準）を3回に分割（約8時間ごとに）、食事の前後1時間を避けて投与。以上を28日間連日投与し、その後7日間休薬（1クール）。

警　告

［25mg］（1）ホリナート・テガフール・ウラシル療法は、細胞毒性を増強する療法で死亡例があるので、緊急時に十分に措置できる医療施設および癌化学療法に十分な経験を有する医師のもとで、両剤の添付文書を熟読し慎重に実施する。　（2）激しい腹痛、下痢などの症状が現れた場合には、ただちに投与を中止し、適切な処置を行う。脱水症状が現れた場合には補液などの適切な処置を行う。　（3）重篤な肝障害・骨髄抑制が起こることがあるので、定期的（少なくとも1クールに1回以上、特に投与開始から2クールは、各クール開始前および当該クール中に1回以上）に臨床検査（肝機能検査、血液検査など）を行う。食欲不振を伴う倦怠感などの発現に十分に注意し、黄疸（眼球黄染）が現れた場合にはただちに投与を中止し、適切な処置を行う。　（4）テガフール・ギメラシル・オテラシルカリウム配合剤との併用は行わない。

禁　忌

［共通］過敏症。　［25mg］**重篤な骨髄抑制・感染症、下痢（水様便）、テガフール・ウラシル配合剤に重篤な過敏症、妊婦。**　［併用禁忌］テガフール・

ギメラシル・オテラシルカリウム配合剤投与中または投与中止後7日以内（重篤な血液障害、下痢など）。

併　用

［共通］葉酸代謝拮抗薬（併作用減弱）。［25mg］フェニトイン（中毒）、ワルファリン（併作用増強）、他の抗悪性腫瘍薬・放射線照射（消化管・血液障害）。

副作用

重大：［共通］ショック、アナフィラキシー。［25mg］骨髄抑制、溶血性貧血などの血液障害、劇症肝炎などの重篤な肝障害、肝硬変、脱水症状、重篤な腸炎、白質脳症などを含む精神神経障害、狭心症、心筋梗塞、不整脈、急性腎不全、ネフローゼ症候群、嗅覚脱失、間質性肺炎、急性膵炎、重篤な口内炎、消化管潰瘍、消化管出血、皮膚粘膜眼症候群、中毒性表皮壊死症。　その他：［共通］発疹、発赤、発熱。［25mg］下痢、食欲不振、悪心、嘔吐、倦怠感、色素沈着、味覚異常など。血管痛（静注時）、一過性の疼痛（筋注時）など。

作　用

［5mg］・メトトレキサートの毒性を軽減させる。［25mg］フルオロウラシルの抗腫瘍効果を増強させる。

ナースのための知識

［25mg］①食事の影響を受けるので、食事の前後1時間を避けてテガフール・ウラシル配合剤と同時に投与する。　②激しい腹痛、下痢などの症状が現れた場合には投与を中止し、適切な処置を行う。　③テガフール・ギメラシル・オテラシルカリウム配合剤中止後、少なくとも7日間以上間隔をあけてから投与する。　④筋肉内注射はやむを得ない場合にのみ、必要最小限に行う。

代謝拮抗薬

メトトレキサート※（MTX）

［商品名］メソトレキセート（ファイザー）

剤形：規格

2.5mg　［注射用］5mg、50mg　［点滴静注用］200mg（8mL）、1,000mg（40mL）

効　能

・［5mg、50mg］❶❷の症状の寛解：❶急性白血病、慢性リンパ性白血病、慢性骨髄性白血病。❷絨毛性疾患。［50mg、200mg、1,000mg］メトトレキサート・ロイコボリン救援療法：❸肉腫（骨肉腫、軟部肉腫など）。❹急性白血病の中枢神経系および睾丸への浸潤に対する寛解、悪性リンパ腫の中枢神経系への浸潤に対する寛解。［5mg、50mg］❺CMF療法：乳癌。❻M-VAC療法：尿路上皮癌。［50mg］❼メトトレキサート・フルオロウラシル交代療法：胃癌に対するフルオロウラシルの抗腫瘍効果の増強。

用　法

❶1日5〜10mg、小児2.5〜5mg、幼児1.25〜5mgを1週間に3〜6日内服または静注・髄注・筋注。　❷1クール5日間、1日10〜30mgを内服または静注・髄注・筋注。休薬期間7日〜12日間。　❸1週間に1回100〜300mg/kgを約6時間で点滴。その後、ロイコボリン投与。投与間隔は、1〜4週間。　❹1週間に1回30〜100mg/kgを約6時間で点滴。その後、ロイコボリン投与。投与間隔は、1〜4週間。　❺1回40mg/m^{2}を第1日目と第8日目に静注。　❻治療1、15および22日目に1回30mg/m^{2}を静注。　❼1回100mg/m^{2}を静注、1〜3時間後にフルオロウラシルとして1回600mg/m^{2}を静注・点滴。その後、ロイコボリン投与。投与間隔は

1週間。 詳しい用法は添付文書参照。

警 告

[注] 専門医。 [注][50mg、200mg、1,000mg]メトトレキサート・ロイコボリン救援療法およびメトトレキサート・フルオロウラシル交代療法は高度の危険性を伴うので、投与中および投与後の一定期間は患者を医師の監督下に置く。

禁 忌

過敏症、肝・腎障害、胸水・腹水。

併 用

NSAIDs・スルホンアミド系薬・テトラサイクリン・ペニシリン・レフルノミド・プロトンポンプ阻害薬（副作用増強）、ポルフィマーナトリウム（光線過敏症）など。

副作用

重大：［共通］ショック、アナフィラキシー、骨髄抑制、感染症、劇症肝炎、肝不全、急性腎障害、尿細管壊死、重症ネフロパチー、間質性肺炎、肺線維症、胸水、中毒性表皮壊死融解症、皮膚粘膜眼症候群、出血性腸炎、壊死性腸炎、膵炎、骨粗鬆症、脳症。 [注]痙攣、麻痺、失語、認知症、昏睡、ギランバレー症候群。 その他：［共通］胃腸障害、脱毛、色素沈着、紅斑、頭痛、性線異常など。

作 用

葉酸を核酸合成に必要な活性型葉酸に還元させる酵素の働きを阻止し、チミジル酸合成およびプリン合成系を阻害して、細胞増殖を抑制する。

ナースのための知識

［共通］①患者に対し発熱、倦怠感が現れた場合には、ただちに連絡するよう注意を与える。 [注]［5mg、50mg］②筋肉内投与はやむを得ない場合にのみ、必要最小限に行う。

※同成分で抗リウマチ薬（リウマトレックス→p.112）あり。

代謝拮抗薬

メルカプトプリン水和物

(6-MP)

［商品名］**ロイケリン**（大原）

剤形：規格

[散] 10%

効 能

急性白血病、慢性骨髄性白血病の症状緩解。

用 法

緩解導入は1日2～3mg/kgを単独または他の抗腫瘍薬と併用（緩解後は緩解導入量以下）。

禁 忌

過敏症。 ［併用禁忌］生ワクチン（発症）、フェブキソスタット・トピロキソスタット（骨髄抑制増強）。

併 用

アロプリノール（副作用増強）、ワルファリン（抗凝血作用減弱）、不活性化ワクチン（ワクチンの作用減弱）、アミノサリチル酸誘導体（骨髄抑制）。

副作用

重大：骨髄抑制。 その他：出血、肝障害、黄疸、肝機能検査値異常、血尿、食欲不振、悪心、発疹、発熱、脱毛など。

作 用

細胞増殖に重要な意義をもつ核酸の生合成を阻害する。

代謝拮抗薬

レボホリナートカルシウム

(e-LV)

［商品名］**アイソボリン**（ファイザー）

剤形：規格

[注] 25mg、100mg

効 能

❶レボホリナート・フルオロウラシル(5-FU) 療法：胃癌（手術不能または再発）および結腸・直腸癌に対する5-FUの抗腫瘍効果の増強。 ❷レボホリナート・5-FU持続静注併用療法：結腸・直腸癌、小腸癌、治癒切除不能な膵癌に対する5-FUの抗腫瘍効果の増強。

用 法

❶1回250mg/m^{2}を2時間かけて点滴。開始1時間後に5-FU1回600mg/m^{2}を3分以内で静注。1週間ごとに6回繰り返した後。2週間休薬（1クール）。 ❷結腸・直腸癌a：1回100mg/m^{2}を2時間かけて点滴。終了直後に5-FU400mg/m^{2}を静注。さらに5-FU600mg/m^{2}を22時間持続静注。これを2日間連続し、2週間毎繰り返す。b：1回250mg/m^{2}を2時間かけて点滴。終了直後に5-FU1回2,600mg/m^{2}を24時間持続静注。1週間ごとに6回繰り返した後。2週間休薬（1クール）。 c：1回200mg/m^{2}を2時間かけて点滴。終了直後に5-FU1回400mg/m^{2}を静注。さらに5-FU2,400～3,000mg/m^{2}を46時間持続静注、2週間ごとに繰り返す。 小腸癌、膵癌：1回200mg/m^{2}を2時間かけて点滴。終了直後に5-FU1回400mg/m^{2}を静注。さらに5-FU1回2,400mg/m^{2}を46時間持続静注、2週間ごとに繰り返す。

警 告

(1) 5-FUの細胞毒性を増強する療法であり、死亡例が認められている。抗悪性腫瘍薬に共通する警告 (→p.430)。 (2) 重篤な骨髄抑制、激しい下痢などが起こることがあるので、特に投与初期は頻回に臨床検査を行い、異常が認められたらすみやかに適切な処置を行う。 (3) 他の化学療法または放射線照射との併用、前化学療法を受けていた場合に対する安全性は確立していない。 (4) テガフール・ギメラシル・オテラシルカリウム配合剤との併用を行わない。

禁 忌

過敏症、5-FUに重篤な過敏症の既往歴、重篤な骨髄抑制、下痢、重篤な感染症、多量の腹水・胸水、重篤な心疾患、全身状態の悪化。 ［併用禁止］テガフール・ギメラシル・オテラシルカリウム配合剤投与中および投与中止後7日以内(重篤な血液障害、下痢)。

併 用

フェニトイン（フェニトイン中毒)、ワルファリン（併作用増強)、他の化学療法・放射線治療（副作用増強)、葉酸代謝拮抗薬（併作用減弱)。

副作用

重大：激しい下痢、重篤な腸炎、骨髄抑制、ショック、アナフィラキシー、白質脳症、精神・神経障害、うっ血性心不全、心筋梗塞、安静狭心症、肝機能障害、黄疸、急性腎障害、間質性肺炎、消化管潰瘍、重篤な口内炎、手足症候群、DIC、嗅覚脱失、高アンモニア血症、急性膵炎、劇症肝炎、肝硬変、心室性頻拍、ネフローゼ症候群、皮膚粘膜眼症候群、中毒性表皮壊死融解症、溶血性貧血。 その他：食欲不振、悪心・嘔吐、色素沈着、脱毛、発熱、低タンパク血症、低アルブミン血症など。

作 用

チミジル酸合成酵素（TS）の解離を遅延させることにより、5-FUの抗腫瘍効果を増強させる。

ナースのための知識

①下痢、重篤な口内炎、重篤な白血球・血小板減少がみられたら回復するまで延期する。 ②定期的（特に投与初期は頻回）に臨床検査を行うなど、状態を十分観察する。 ③皮下、筋肉内に投与しない。 ④防腐剤を含有していないので、調整にあたっては細菌汚染に十分注意し、調整後は24時間以内に使用する。

白金製剤

オキサリプラチン（L-OHP）

毒薬 妊婦

［商品名］エルプラット（ヤクルト）

剤形：規格

50mg（10mL）、100mg（20mL）、200mg（40mL）

効　能

❶治癒切除不能な進行・再発の結腸・直腸癌。　❷結腸癌における術後補助化学療法。　❸治癒切除不能な膵癌。　❹胃癌。　❺小腸癌。

用　法

他の抗悪性腫瘍薬との併用において：❶❷❸❺85mg/m²を1日1回2時間で点滴、少なくとも13日間休薬（1サイクル）。❶❷❹130mg/m²を1日1回2時間で点滴、少なくとも20日間休薬（1サイクル）。

警　告

(1) 抗悪性腫瘍薬に共通する警告（→p.430）。　(2) 投与後数分以内の発疹、そう痒、気管支痙攣、呼吸困難、血圧低下などを伴うショック、アナフィラキシーが報告されているので、状態を十分に観察し、過敏症状（気管支痙攣、呼吸困難、血圧低下など）が認められた場合には、投与をただちに中止し適切な処置を行う。また、回復後は本剤を再投与しない。　(3) レボホリナートおよびフルオロウラシルの静脈内持続投与法などとの併用の場合に有用性が認められており、用法・用量を遵守する。また、併用療法において致死的な副作用が現れることがあるので、状態を十分観察し、異常には、すみやかに適切な処置を行う。

禁　忌

過敏症、機能障害を伴う重度の感覚異常または知覚不全、妊婦。

併　用

他の抗悪性腫瘍薬・放射線照射（骨髄抑制増強）。

副作用

重大：末梢神経症状、ショック、アナフィラキシー、間質性肺炎、肺線維症、骨髄機能抑制、溶血性尿毒症症候群、薬剤誘発性血小板減少症、溶血性貧血、視野欠損、視野障害、視神経炎、視力低下、血栓塞栓症、心室性不整脈、心筋梗塞、肝静脈閉塞症、急性腎障害、白質脳症、高アンモニア血症、横紋筋融解症、難聴、感染症、肝機能障害。　その他：悪心、下痢、嘔吐、食欲不振、口内炎、倦怠感など。

作　用

がん細胞内のDNA鎖と共有結合することでDNA鎖内および鎖間の両者に白金-DNA架橋を形成し、DNAの複製および転写を阻害する。

ナースのための知識

①末梢神経症状などを誘発するので、冷飲料・氷の使用を避け、低温時に皮膚を露出しないよう指導する。　②消化器症状が発現するので十分に観察する。

白金製剤

カルボプラチン（CBDCA）

毒薬 妊婦

［商品名］パラプラチン（ブリストル）

剤形：規格

50mg（5mL）、150mg（15mL）、450mg（45mL）

効　能

❶頭頸部癌、肺小細胞癌、睾丸腫瘍、卵巣癌、子宮頸癌、悪性リンパ腫、非小細胞肺癌。　❷乳癌。　❸小児悪性固形腫瘍（神経芽腫・肝芽腫・中枢神経系胚細胞腫瘍、再発または難治性のユーイング肉腫ファミリー腫瘍・腎芽腫）に対する他の抗悪性腫瘍薬との併用療法。　❹小児悪性固形腫瘍（網膜芽腫）に対する他

の抗悪性腫瘍薬との併用療法。

(用 法)
投与量に応じて250mL以上のブドウ糖注射液または生理食塩液に混和し、30分以上かけて点滴。 ❶1日1回300〜400mg/m^2、少なくとも4週間休薬を繰り返す。 ❷トラスツズマブおよびタキサン系抗悪性腫瘍薬との併用で1日1回300〜400mg/m^2、少なくとも3週間休薬を繰り返す。 ❸イホスファミドとエトポシドとの併用療法で1日間635mg/m^2（1歳未満と体重10kg未満の小児は投与量を十分配慮）を点滴または2日間400mg/m^{2}を点滴、少なくとも3〜4週間休薬を繰り返す。 ❹ビンクリスチンとエトポシドとの併用療法で1日間560mg/m^2（36か月齢以下の患児は18.6mg/kg）を点滴、少なくとも3〜4週間休薬を繰り返す。

(警 告)
(1) 抗悪性腫瘍薬に共通する警告(→p.430)。 (2) 専門医。

(禁 忌)
過敏症、白金製剤過敏症、重篤な骨髄抑制、妊婦。

(併 用)
放射線照射（副作用増強、食道炎・肺臓炎）、抗悪性腫瘍薬（副作用増強）、アミノグリコシド系抗菌薬（腎障害・聴器障害）。

(副作用)
重大：汎血球減少などの骨髄抑制、ショック、アナフィラキシー、間質性肺炎、急性腎障害、ファンコニー症候群、肝不全、肝機能障害、黄疸、消化管壊死、消化管穿孔、消化管出血、消化管潰瘍、出血性腸炎、偽膜性大腸炎、麻痺性イレウス、脳梗塞、肺梗塞、血栓・塞栓症、心筋梗塞、うっ血性心不全、溶血性尿毒症症候群、急性呼吸窮迫症候群、播種性血管内凝固症候群、急性膵炎、難聴、白質脳症、腫瘍崩壊症候群。 その他：悪心・嘔吐、食欲不振、脱毛など。

(作 用)
がん細胞内のDNA鎖と結合し、DNA合成やがん細胞の分裂を阻害する。

ナースのための知識
使用する際はアルミニウムを含む医療器具を用いない。

白金製剤

シスプラチン (CDDP)

毒薬 妊婦

［商品名］ランダ、アイエーコール（日本化薬）

(剤形：規格)
［ランダ］10mg（20mL）、25mg（50mL）、50mg（100mL） ［アイエーコール］［動注用］50mg、100mg

(効 能)
［ランダ］通常療法：睾丸腫瘍、膀胱癌、腎盂・尿管腫瘍、前立腺癌（A法、状態によりC法）、卵巣癌（B法、状態によりA・C法）、頭頸部癌（D法、状態によりB法）、非小細胞肺癌（E法、状態によりF法）、食道癌（B法、状態によりA法）、子宮頸癌（A法、状態によりE法）、神経芽細胞腫・胃癌・小細胞肺癌（E法）、骨肉腫（G法）、胚細胞腫瘍（併用療法としてF法）、悪性胸膜中皮腫（併用療法としてH法）、胆道癌（併用療法としてI法）。 併用療法：悪性骨腫瘍、子宮体癌（術後化学療法、転移・再発時化学療法）、再発・難治性悪性リンパ腫、小児悪性固形腫瘍（横紋筋肉腫、神経芽腫、肝芽腫その他肝原発悪性腫瘍、髄芽腫など）。 M-VAC療法：尿路上皮癌。
［アイエーコール］肝細胞癌。

(用 法)
［ランダ］A法：1日1回15〜20mg/m^{2}を5日間連続点滴、2週間以上休薬。 B法：1日1回50〜70mg/m^{2}点滴、3週間以上休薬。 C法：1日1回25〜35mg/m^{2}点 滴1

週間以上休薬。 D法：1日1回10～20mg/m²を5日間連続点滴、2週間以上休薬。 E法：1日1回70～90mg/m²点滴、3週間以上休薬。 F法：1日1回20mg/m²を5日間連続点滴、2週間以上休薬。 G法：1日1回100mg/m²点滴、3週間以上休薬。 H法：1日1回75mg/m²を点滴、20日間以上休薬。併用療法・M-VAC療法など、詳しい用法については添付文書参照。 ［アイエーコール］100mgあたり70mLの生理食塩液を加え溶解し、肝動脈内カテーテルから65mg/m²を1日1回肝動脈内に20～40分間で投与、4～6週間休薬を繰り返す。

警告

(1)［ランダ］抗悪性腫瘍薬に共通する警告（→p.430）。 (2) 専門医。

禁忌

過敏症、重篤な腎障害、白金含有薬剤過敏症、妊婦。

併用

抗悪性腫瘍薬・放射線照射・パクリタキセル（骨髄抑制増強）、アミノグリコシド系抗菌薬・バンコマイシン（腎障害・聴器障害増強）、フェニトイン（血中濃度低下）など。

副作用

重大：［共通］急性腎不全、骨髄抑制、ショック、アナフィラキシー、聴力低下・難聴、耳鳴、うっ血乳頭、球後視神経炎、皮質盲、脳梗塞、一過性脳虚血発作、溶血性尿毒症症候群、心筋梗塞、狭心症、うっ血性心不全、不整脈、溶血性貧血、間質性肺炎、抗利尿ホルモン不適合分泌症候群、劇症肝炎、肝機能障害、黄疸、消化管出血、消化性潰瘍、消化管穿孔、急性膵炎、高血糖、糖尿病悪化、横紋筋融解症、白質脳症、静脈血栓塞栓症。［アイエーコール］血小板減少、肝・胆道障害、肺結核、聴覚障害。 その他：悪心・嘔吐、脱毛など。

作用

がん細胞内のDNA鎖と結合し、DNA合成およびそれに引き続くがん細胞の分裂を阻害する。

ナースのための知識

①腎毒性を軽減するために、(1) 投与前および投与後1,000～2,000mLの輸液を4時間以上かけて投与する。(2) 投与時500～1,000mLの生理食塩液などに混和し、2時間以上かけて点滴する（長時間に及ぶ場合は遮光して投与）。尿量確保に注意する。(3) 必要に応じてマンニトールおよびフロセミドなどの利尿薬を投与する。 ②Clイオン濃度が低い輸液中では、活性が低下するので必ず生理食塩液に溶解する。調整時は湯浴（約50℃）で加温した生理食塩液を加えて強く振り混ぜ、溶解後はすみやかに投与する。

抗生物質製剤

アムルビシン塩酸塩（AMR）

妊婦

［商品名］カルセド（日本化薬）

剤形：規格

20mg、50mg

効能

非小細胞肺癌、小細胞肺癌。

用法

45mg/m²を約20mLの生理食塩液あるいは5%ブドウ糖注射液に溶解。1日1回、3日間連日静脈内投与し、3～4週間休薬を反復。

警告

(1) 抗悪性腫瘍薬に共通する警告（→p.430）。 (2) 間質性肺炎による死亡例、重篤な骨髄抑制に起因する重篤な感染症（敗血症、肺炎など）による死亡例が報告。投与中は感染徴候に十分注意し、異常を認めたら投与を中止。

禁忌

過敏症、重篤な骨髄抑制・感染症、間質性肺炎・肺線維症、心機能異常またはその既往歴、前治療が限界量に達している患者、妊婦。

(併　用)

アントラサイトクリン系薬・投与前の心臓部あるいは縦隔部への放射線治療（心筋障害増強）、抗悪性腫瘍薬・放射線照射（骨髄抑制）など。

(副作用)

重大：骨髄抑制、間質性肺炎、胃・十二指腸潰瘍。　その他：心電図異常、ALT・AST↑、食欲不振、悪心・嘔吐、口内炎、下痢、脱毛、発熱、白血球分画異常、血清総タンパク低下、血沈亢進など。

(作　用)

がん細胞のDNAの塩基間に入り込んで、トポイソメラーゼⅡの働きを阻害し、DNAの正常な複製を阻害する。

ナースのための知識

尿が赤くなることがある。

抗生物質製剤

エピルビシン塩酸塩 (EPI)

［商品名］ファルモルビシン、ファルモルビシンRTU（ファイザー）

(剤形：規格)

注 10mg、50mg、［RTU］10mg（5mL）、50mg（25mL）

(効　能)

❶～❹の症状緩解：❶急性白血病。　❷悪性リンパ腫。　❸乳癌、卵巣癌、胃癌、尿路上皮癌（膀胱癌、腎盂・尿管腫瘍）。　❹肝癌。　❺乳癌の併用療法（手術可能例における術前・術後化学療法）。

(用　法)

❶1日1回15mg/m^{2}を5～7日間連日静注後、3週間休薬を2～3クール反復。　❷1日1回40～60mg/m^{2}を静注後、3～4週間休薬を3～4クール反復。　❸1日1回60mg/m^{2}を静注後、3～4週間休薬を3～4クール反復。　❹1日1回60mg/m^{2}を肝動注後、3～4週間休薬を3～4クール反復。　❺1日1回100mg/m^{2}を静注後、20日間休薬を4～6クール反復。詳しい用法については添付文書参照。

(警　告)

抗悪性腫瘍薬に共通する警告（→p.430）。

(禁　忌)

［共通］過敏症、心機能異常またはその既往歴、アントラサイクリン系薬剤などの心毒性薬剤による前治療が限界量に達している。　注 肝癌のTACEの場合、ヨード系薬過敏症、重篤な甲状腺疾患。

(併　用)

アントラサイクリン系抗悪性腫瘍薬・投与前の心臓部や縦隔への放射線照射（蓄積毒性増強）、抗悪性腫瘍薬・放射線照射・パクリタキセル（骨髄抑制）、シメチジン（代謝阻害）。

(副作用)

重大：心筋障害、骨髄抑制、ショック、アナフィラキシー、間質性肺炎、萎縮膀胱、肝・胆道障害、胃潰瘍・十二指腸潰瘍、消化管出血。　その他：悪心・嘔吐、食欲不振、高度の脱毛、倦怠感、頻尿・排尿痛、発熱など。

(作　用)

がん細胞内のDNAと複合体をつくることでDNAの生合成を抑制し、抗腫瘍作用を示す。

ナースのための知識

①総投与量は900mg/m^{2}以下にする。　②腸管の癒着を起こすことがあるので、腹腔内投与はしない。　③尿が赤色になることがある。

抗生物質製剤

ドキソルビシン塩酸塩 (DXR)

［商品名］アドリアシン（アスペン）

(剤形：規格)

注 10mg、50mg

効能

❶悪性リンパ腫・肺癌・消化器癌（胃癌、胆のう・胆管癌、膵臓癌、肝癌、結腸癌、直腸癌など）・乳癌・骨肉腫・膀胱腫瘍の症状の緩解。　❷乳癌（手術可能例における術前、あるいは術後化学療法）・子宮体癌（術後化学療法、転移・再発時化学療法）・悪性骨軟部腫瘍・悪性骨腫瘍・多発性骨髄腫・小児悪性固形腫瘍（ユーイング肉腫ファミリー腫瘍、横紋筋肉腫、神経芽腫、網膜芽腫、肝芽腫、腎芽腫など）の他の抗悪性腫瘍薬との併用。　❸尿路上皮癌のM-VAC療法。

用法

❶［膀胱腫瘍を除く］（a）1日1回10mg（0.2mg/kg）を4～6日間連日ワンショット静注後、7～10日間休薬（1クール）を2～3クール繰り返す。（b）1日1回20mg（0.4mg/kg）を2～3日間連日ワンショット静注後、7～10日間休薬（1クール）を2～3クール繰り返す。（c）1日1回20～30mg（0.4～0.6mg/kg）を3日間連日ワンショット静注後、18日間休薬（1クール）を2～3クール繰り返す。　❶❷がんの種類により異なるので、詳しくは添付文書参照。　❸メトトレキサート、ビンブラスチン硫酸塩およびシスプラチンとの併用において、1回30mg/m^2を静注。詳しくは添付文書参照。

警告

（1）抗悪性腫瘍薬に共通する警告（→p.430）。（2）専門医。

禁忌

過敏症、心機能異常またはその既往歴。

併用

投与前の心臓部あるいは縦隔放射線照射・心毒性を有する抗悪性腫瘍薬（心筋障害増強）、他の抗悪性腫瘍薬・放射線照射（骨髄機能抑制増強）、パクリタキセル（骨髄抑制増強）。

副作用

重大：心筋障害、心不全、骨髄機能抑制・出血、ショック、間質性肺炎、萎縮膀胱。　その他：頻脈、脱毛、食欲不振、悪心・嘔吐、頻尿、発熱など。

作用

腫瘍細胞のDNA・RNAの双方の生合成を抑制することで抗腫瘍効果を示す。

ナースのための知識

①24時間持続静注を実施する場合は、中心静脈カテーテルを留置して投与する。
②尿が赤色を呈することがある。

抗生物質製剤

ピラルビシン塩酸塩（THP）

［商品名］テラルビシン（Meiji Seika）

剤形：規格

10mg、20mg

効能

❶～❽の症状寛解ならびに改善：❶頭頸部癌。❷乳癌。❸胃癌。❹尿路上皮癌（膀胱癌、腎盂・尿管腫瘍）。❺卵巣癌。❻子宮癌。❼急性白血病。❽悪性リンパ腫。

用法

静注：Ⅰ法（3～4週1回法）❷❸❹❺❻❽で1日1回40～60mg（25～40mg/m^2）、3～4週間休薬。　Ⅱ法（3～4週2回法）❹で1日1回30～40mg（20～25mg/m^2）を2日間連日投与、3～4週間休薬。　Ⅲ法（週1回法）❶❷❸で1日1回20～40mg（14～25mg/m^2）を1週間隔で2～3回投与、3～4週間休薬。　Ⅳ法（連日法）❶❽で1日1回10～20mg（7～14mg/m^2）を3～5日間連日投与、3～4週休薬。　Ⅴ法（連日法）❼で1日1回10～30mg（7～20mg/m^2）を5日間連日投与、骨髄機能が回復するまで休薬。　動注：（❹の膀胱癌）：1日1回10～20mg（7～14mg/m^2）を連日または隔日に5～10回。　膀胱内注入（膀胱癌）：1日1回15～30mgを500～1,000μg/mLの溶液として週3回、各1～2時間膀胱内把持（1クール）を2～3ク

抗悪性腫瘍薬

ール。

禁　忌

過敏症、心機能異常またはその既往歴、心毒性を有する薬剤による前治療が限界量。

併　用

心毒性を有する他の抗悪性腫瘍薬（心筋障害）、他の抗悪性腫瘍薬・放射線照射（副作用増強）。

副作用

重大：心筋障害、心不全、骨髄抑制、ショック、間質性肺炎、萎縮膀胱。　その他：肝障害、食欲不振、悪心、脱毛、全身倦怠、発熱、心電図異常など。

作　用

すみやかに腫瘍細胞に取り込まれ核酸合成を阻害し、G_2期（細胞分裂準備期）に細胞回転を止めて細胞を致死させる。

ナースのための知識

①心機能検査は心電図などを3〜4週ごとに実施することが望ましい。　②総投与量が950mg/m^{2}を超えると、うっ血性心不全を起こすことが多くなるので十分に注意する。　③膀胱注入療法の排尿時、尿が赤色になることがある。

植物成分製剤

イリノテカン塩酸塩水和物（CPT-11）

［商品名］**カンプト**（ヤクルト）、**トポテシン**（第一三共）

剤形：規格

40mg（2mL）、100mg（5mL）

効　能

❶小細胞肺癌、非小細胞肺癌、手術不能または再発の乳癌、有棘細胞癌。　❷子宮頸癌、卵巣癌、手術不能または再発の胃癌、手術不能または再発の結腸・直腸癌。　❸悪性リンパ腫（非ホジキンリンパ腫）。　❹小児悪性固形腫瘍　❺治癒切除不能な膵癌。

用　法

❶A法：1日1回100mg/m^{2}を1週間隔で3〜4回点滴後2週間休薬を反復。　❷A法またはB法：1日1回150mg/m^{2}を2週間隔で2〜3回点滴後3週間休薬を反復。　❸C法：1日1回40mg/m^{2}を3日間連続で点滴。これを1週間ごとに2〜3回反復、少なくとも2週間休薬を反復。　❹D法：1日1回20mg/m^{2}を5日間連続、これを1週ごとに2回点滴。少なくとも1週間休薬を入れて反復。　❺E法：1日1回180mg/m^{2}を点滴後、少なくとも2週間休薬。これを反復。

警　告

(1) 抗悪性腫瘍薬に共通する警告（→p.430）。　(2) 小児悪性固形腫瘍に対する癌化学療法は、専門医。　(3) 骨髄機能抑制、高度な下痢などの重篤な副作用が起こることがあるので、頻回に臨床検査（血液検査、肝機能検査、腎機能検査など）を行う。　(4) 投与予定日（投与前24時間以内）に末梢血液検査を必ず実施し、結果を確認してから、投与の適否を慎重に判断する。詳しくは添付文書参照。

禁　忌

過敏症、骨髄機能抑制、感染症、下痢（水様便）、腸管麻痺、腸閉塞、間質性肺炎・肺線維症、多量の腹水・胸水、黄疸。　［併用禁忌］アタザナビル（骨髄機能抑制）。

併　用

他の抗悪性腫瘍薬・放射線療法（作用増強）、末梢性筋弛緩薬（併作用減弱）、フェニトイン・セイヨウオトギリソウ（作用減弱）、アゾール系抗真菌薬・ソラフェニブ・ラパチニブ・レゴラフェニブ・グレープフルーツジュース（骨髄機能抑制）など。

副作用

重大：骨髄機能抑制、高度な下痢、腸炎、腸管穿孔、消化管出血、腸閉塞、間質性肺炎、ショック、アナフィラキシ

ー、肝機能障害、黄疸、急性腎障害、血栓塞栓症、脳梗塞、心筋梗塞、狭心症発作、心室性期外収縮。 その他：悪心・嘔吐、食欲不振、腹痛、脱毛など。

作 用

プロドラッグである。カルボキシルエステラーゼによって活性代謝物に分解され、I型DNAトポイソメラーゼを阻害してDNA合成を阻害する。

ナースのための知識

輸液の混和量、点滴時間は添付文書で確認する。

植物成分製剤

エトポシド (VP-16) 妊婦

[商品名] ベプシド（ブリストル）、ラステット（日本化薬）

剤形：規格

25mg、50mg 100mg（5mL）

効 能

[共通] ❶肺小細胞癌。❷悪性リンパ腫。 ❸子宮頸癌。❹がん化学療法後に増悪した卵巣癌。 ❺急性白血病、睾丸腫瘍、膀胱癌、絨毛性疾患。❻胚細胞腫瘍。❼小児悪性固形腫瘍での併用療法。❽腫瘍特異的T細胞輸注療法の前処置。

用 法

❶❷1日175～200mgを5日間連続し3週間休薬を反復。 ❷❸1日50mgを21日間連続し1～2週間休薬を反復。 ❹1日50mg/m^{2}を21日間連続し1週間休薬を反復。 ❶❷❺1日60～100mg/m^{2}を5日間連続点滴し3週間休薬を反復。 ❻併用療法で1日100mg/m^{2}を5日間連続点滴し16日間休薬を反復。 ❼併用療法で1日100～150mg/m^{2}を3～5日連続点滴し3週間休薬を反復。 ❽再生医療等製品の用法および用量または使用方法に基づき使用する。

警 告

(1) 抗悪性腫瘍薬に共通する警告（→p.430）。 (2) 小児悪性固形腫瘍に対する癌化学療法は専門医。

禁 忌

過敏症、重篤な骨髄抑制、妊婦。

併 用

抗悪性腫瘍薬・放射線照射（骨髄抑制増強）。

副作用

重大：[共通] 骨髄抑制、間質性肺炎。 ショック、アナフィラキシー。 その他：[共通] 悪心・嘔吐、脱毛、倦怠感など。

作 用

DNA構造変換を行う酵素トポイソメラーゼⅡの活性を阻害すると考えられ、殺細胞作用を示す。

ナースのための知識

①結晶が析出することがあるので0.4mg/mL濃度以下にする。30～60分かけて点滴する。 ②カテーテル、点滴セット、フィルターなどの材質に注意する（添付文書参照）。

植物成分製剤

ドセタキセル水和物 (DTX) 毒薬 妊婦

[商品名] タキソテール、ワンタキソテール（サノフィ）

剤形：規格

[タキソテール] 20mg（0.5mL）、80mg（2mL）溶解液（13%エタノール溶液）添付 [ワンタキソテール] 20mg（1mL）、80mg（4mL）

効 能

❶乳癌、非小細胞肺癌、胃癌、頭頸部癌。 ❷卵巣癌。 ❸食道癌、子宮体癌。 ❹前立腺癌。

用　法

❶1日1回60mg/m²を1時間以上かけて3～4週間間隔で点滴（1回75mg/m²まで）。　❷1日1回70mg/m²を1時間以上かけて3～4週間間隔で点滴（1回75mg/m²まで）。　❸1日1回70mg/m²を1時間以上かけて3～4週間間隔で点滴。　❹1日1回75mg/m²を1時間以上かけて3週間間隔で点滴。

警　告

(1) 抗悪性腫瘍薬に共通する警告（→p.430）。　(2) 重篤な骨髄抑制（主に好中球減少）、感染症合併、発熱を有し感染症の疑われる場合には投与しない。治療の開始に先立ち、有効性および危険性を十分説明し、同意を得てから投与する。

禁　忌

過敏症、ポリソルベート80含有製剤過敏症、重篤な骨髄抑制、感染症合併、発熱を有し感染症の疑い、妊婦。

併　用

他の抗悪性腫瘍薬（骨髄抑制）、放射線照射（放射線肺臓炎）、アゾール系抗真菌薬（副作用）。

副作用

重大：骨髄抑制、ショック症状・アナフィラキシー、黄疸、肝不全、肝機能障害、急性腎障害、間質性肺炎、肺線維症、心不全、DIC、腸管穿孔、胃腸出血、虚血性大腸炎、大腸炎、イレウス、急性呼吸促迫症候群、急性膵炎、皮膚粘膜眼症候群、中毒性表皮壊死症、多形紅斑、心タンポナーデ、肺水腫、浮腫・体液貯留、心筋梗塞、静脈血栓塞栓症、感染症、抗利尿ホルモン不適合分泌症候群。　その他：食欲不振、脱毛、全身倦怠感など。

作　用

微小管（チューブリン）の重合を促進し、安定な微小管を形成するとともに、その脱重合を抑制し、がん細胞の有糸分裂を停止させる。

ナースのための知識

①バイアル中には調剤時の損出を考慮し、過量充填されている。調製は添付文書で確認する。　②初回および第2回目投与の開始後1時間は頻回にバイタルサインのモニタリングを行うなど、患者の状態を十分に観察する。

植物成分製剤

パクリタキセル (PTX)

毒薬　妊婦

［商品名］タキソール（ブリストル）

剤形：規格

注※30mg（5mL）、100mg（16.7mL）

効　能

非小細胞肺癌・子宮体癌（A法）、乳癌（A法またはB法）、卵巣癌（A法またはC法）、胃癌（A法またはE法）、再発・難治性の胚細胞腫瘍（精巣腫瘍、卵巣腫瘍、性腺外腫瘍）（他の抗悪性腫瘍薬との併用でA法）、血管肉腫・再発・遠隔転移を有する食道癌・頭頸部癌（B法）、進行・再発の子宮頸癌（シスプラチンとの併用でD法）。

用　法

A法：1日1回210mg/m²を3時間かけて点滴し、少なくとも3週間休薬（1クール）。　B法：1日1回100mg/m²を1時間かけて点滴。週1回投与を6週連続し、少なくとも2週間休薬（1クール）。　C法：1日1回80mg/m²を1時間かけて点滴し、週1回投与を3週連続（1クール）。　D法：1日1回135mg/m²を24時間かけて点滴し、少なくとも3週間休薬（1クール）。　E法：1日1回80mg/m²を1時間かけて点滴。週1回投与を3週連続、少なくとも2週間休薬（1クール）。

警　告

(1) 抗悪性腫瘍薬に共通する警告（→p.430）。　(2) 骨髄抑制あるいは高度の過敏反応に起因したと考えられる死亡例が認められているので、頻回に臨床検査（血液検査、肝機能検査、腎機能検査など）を行い、状態を十分に観察する。投与前に必ず前投薬を行う（詳しくは添付文書参照）が、実施した場合においても死亡例が報告されているので、状態に十分に注意し、重篤な過敏症状が発現した場合は、投与をただちに中止し、適切な処置を行う。なお、重篤な過敏症状が発現した症例には、再投与しない。

禁 忌

過敏症、重篤な骨髄抑制、感染症、ポリオキシエチレンヒマシ油含有薬の過敏症、妊婦。［併用禁忌］ジスルフィラム・シアナミド・カルモフール・プロカルバジン（アルコール反応）。

併 用

放射線照射（重篤な食道炎・肺臓炎）、抗悪性腫瘍薬・シスプラチン・ドキソルビシン・ビタミンA・アゾール系抗真菌薬・マクロライド系抗菌薬・ステロイド系ホルモン（骨髄抑制）、N-メチルテトラゾールチオメチル含有セフェム系抗菌薬・メトロニダゾール（アルコール反応）など。

副作用

重大：ショック、アナフィラキシー、骨髄抑制、末梢神経障害、麻痺、間質性肺炎、肺線維症、急性呼吸窮迫症候群、心筋梗塞、うっ血性心不全、心伝導障害、肺塞栓、血栓性静脈炎、脳卒中、肺水腫、難聴、耳鳴、消化管壊死、消化管穿孔、消化管出血、消化管潰瘍、重篤な腸炎、腸管閉塞、腸管麻痺、肝機能障害、黄疸、膵炎、急性腎障害、中毒性表皮壊死融解症、皮膚粘膜眼症候群、DIC、腫瘍崩壊症候群、白質脳症。 その他：悪心・嘔吐、脱毛、関節痛、筋肉痛など。

作 用

微小管の安定化・過剰形成を引き起こし、紡錘体の機能を障害することにより細胞分裂を阻害して抗腫瘍活性を発揮する。

ナースのための知識

①薬液が血管外に漏れると注射部位に硬結・壊死を起こすことがある。 ②点滴用セットで本剤の溶解液が接触する部分に可塑剤としてDEHPを含有しているもの、チューブ内にろ過網が組み込まれたものは使用しない。 ③0.22ミクロン以下のメンブランフィルターを用いたインラインフィルターで投与する。

※無水エタノール含有。

植物成分製剤

ビンクリスチン硫酸塩(VCR)

［商品名］オンコビン（日本化薬）

剤形：規格

1mg

効 能

❶白血病（急性白血病、慢性白血病の急性転化時を含む）、悪性リンパ腫（細網肉腫、リンパ肉腫、ホジキン病）、小児腫瘍（神経芽腫、ウィルムス腫瘍、横紋筋肉腫、睾丸胎児性癌、血管肉腫など）。 ❷多発性骨髄腫の併用療法。 ❸悪性星細胞腫、乏突起膠腫成分を有する神経膠腫の併用療法。 ❹褐色細胞腫。

用 法

❶0.02～0.05mg/kgを 週1回 静 注（1回2mgまで）。小児は0.05～0.1mg/kgを週1回静注（1回2mgまで）。 ❷1日0.4mgを24時間持続静注で4日間連続、その後17～24日間休薬を反復。 ❸1.4mg/m^{2}を2回静注。1回目より3週間後に2回目投与。6～8週間を1クールとし反復（1回2mgまで）。 ❹1日1回1.4mg/m^{2}を静注、20日間以上休薬を反復（1回2mgまで）。

警 告

抗悪性腫瘍薬に共通する警告（→p.430）。

禁 忌

過敏症、脱髄性シャルコー・マリー・トゥース病、髄腔内投与。

併　用

アゾール系抗真菌薬（筋神経系副作用増強）、フェニトイン（痙攣増悪）、白金含有抗悪性腫瘍薬（神経系副作用増強）、L-アスパラギナーゼ（神経系および造血器系障害増強）、マイトマイシンC（呼吸困難、気管支痙攣）、他の抗悪性腫瘍薬（骨髄抑制、心筋梗塞など）、放射線照射（骨髄抑制、肝毒性増強）。

副作用

重大：末梢神経障害、骨髄抑制、錯乱、昏睡、イレウス、消化管出血、消化管穿孔、抗利尿ホルモン不適合分泌症候群(SIADH)、アナフィラキシー、心筋虚血、脳梗塞、難聴、呼吸困難・気管支痙攣、間質性肺炎、肝機能障害、黄疸。

その他：排尿困難、出血傾向、悪心・嘔吐、食欲不振、脱毛など。

作　用

紡錘体を形成している微小管のチューブリンに結合することにより、細胞周期を分裂中期で停止させる。

ナースのための知識

①褐色細胞腫において、高血圧クリーゼを含む血圧変動が報告されているためα遮断薬などを投与する。　②末梢神経伝達速度検査、握力測定、振動覚を含む知覚検査などを定期的に行う。　③血管外漏出時は、患部を温める（→p.432 Check② 参照）

植物成分製剤

ビンブラスチン硫酸塩

(VLB)

［商品名］エクザール（日本化薬）

剤形：規格

10mg

効　能

❶悪性リンパ腫、絨毛性疾患（絨毛癌、破壊胞状奇胎、胞状奇胎）の症状緩解。
❷再発または難治性の胚細胞腫瘍（精巣腫瘍、卵巣腫瘍、性腺外腫瘍）の症状緩解。　❸ランゲルハンス細胞組織球症の症状緩解。　④尿路上皮癌のM-VAC療法。

用　法

❶初回週1回0.1mg/kg、次いで0.05mg/kgずつ増量し週1回0.3mg/kgを静注。
❷1日1回0.11mg/kgを2日間静注し、19～26日間休薬を反復。　❸1回6mg/m^{2}を、導入療法では週1回、維持療法では2～3週に1回静注。　❹1回3mg/m^{2}を2日目、15日目、22日目に静注（メトトレキサート、ドキソルビシン塩酸塩およびシスプラチンとの併用）。くわしくは添付文書参照。

警　告

抗悪性腫瘍薬に共通する警告（→p.430）。

禁　忌

過敏症、髄腔内投与。

併　用

アゾール系抗真菌薬（筋神経系副作用増強）、マクロライド系抗菌薬（作用増強）、フェニトイン（痙攣増悪）、白金含有抗悪性腫瘍薬（神経系副作用増強）、マイトマイシンC（呼吸困難、気管支痙攣）、他の抗悪性腫瘍薬（骨髄抑制、心筋梗塞など）、放射線照射（骨髄抑制）。

副作用

重大：骨髄抑制、知覚異常、末梢神経炎、痙攣、錯乱、昏睡、昏蒙、イレウス、消化管出血、ショック、アナフィラキシー、心筋虚血、脳梗塞、難聴、呼吸困難・気管支痙攣、抗利尿ホルモン不適合分泌症候群（SIADH）。　その他：悪心・嘔吐、無精子症、食欲不振、深部腱反射の消失、頻脈など。

作　用

紡錘体を形成している微小管のチューブリンに結合することにより、細胞周期を分裂中期で停止させると考えられている。

ナースのための知識

①眼には接触させない。眼に入った場合はただちに水で洗う。 ②1mgあたり1mLの割合に注射用水または生理食塩液を加えて溶解する。 ③血管外漏出時は、患部を温める（→p.432 Check② 参照）

分子標的治療薬

イピリムマブ（遺伝子組換え）

［商品名］ヤーボイ（ブリストル）

剤形：規格

50mg（10mL）

効　能

❶根治切除不能な悪性黒色腫。 ❷根治切除不能または転移性の腎細胞癌。

用　法

❶1回3mg/kgを3週間間隔で4回点滴静注。他の抗悪性腫瘍薬と併用する場合はニボルマブと併用。 ❷1回1mg/kgを3週間間隔で4回点滴静注。ニボルマブと併用にて行う。

警　告

(1) 抗悪性腫瘍薬に共通する警告（→p.430）。 (2) 重篤な下痢、大腸炎、消化管穿孔が現れることがあり、投与終了から数か月後に発現し死亡例も報告されている。投与中だけでなく投与終了後も観察を十分に行い、異常が認められた場合には副腎皮質ホルモンの投与などの適切な処置を行う。

禁　忌

過敏症

副作用

重大：大腸炎、消化管穿孔、重度の下痢、肝不全、肝機能障害、重度の皮膚障害、下垂体炎、下垂体機能低下症、甲状腺機能低下症、副腎機能不全、末梢神経障害、腎障害、間質性肺疾患、筋炎、インフュージョンリアクション。 その他：そう痒症、発疹、悪心、嘔吐、腹痛、疲労、発熱、食欲減退など。

作　用

CTLA-4とそのリガンドである抗原提示細胞上のB7.1（CD80）およびB7.2（CD86）分子との結合を阻害することにより、活性化T細胞における抑制的調節を遮断し、腫瘍抗原特異的なT細胞の増殖、活性化および細胞傷害活性の増強により腫瘍増殖を抑制する。

ナースのための知識

急速静注は行わない。独立したラインにより、インラインフィルターを通して投与する。

分子標的治療薬

イマチニブメシル酸塩

妊婦

［商品名］グリベック（ノバルティス）

剤形：規格

100mg

効　能

❶慢性骨髄性白血病。 ❷KIT（CD117）陽性消化管間質腫瘍。 ❸フィラデルフィア染色体陽性急性リンパ性白血病。 ❹好酸球増多症候群・慢性好酸球性白血病（FIP1L1-PDGFRα陽性）。

用　法

❶慢性期：1日1回400mgを食後（1回600mgまで）。 移行期または急性期：1日1回600mgを食後（1回400mgを1日2回まで）。 ❷1日1回400mgを食後。 ❸1日1回600mgを食後。 ❹1日1回100mgを食後（1回400mgまで）。

警　告

抗悪性腫瘍薬に共通する警告（→p.430）。

禁　忌

過敏症、妊婦。 ［併用禁忌］ロミタピド（併血中濃度上昇）。

併　用

L-アスパラギナーゼ・アセトアミノフェ

ン（相肝障害）、エリスロマイシン・グレープフルーツジュース（血中濃度上昇）、シンバスタチン・ピモジド（併血中濃度上昇）、フェニトイン・リファンピシン・セイヨウオトギリソウ（血中濃度低下）、ニロチニブ（相血中濃度上昇）、ワルファリン（プロトロンビン比上昇）など。

副作用

重大：骨髄抑制、出血、消化管出血、胃前庭部毛細血管拡張症、消化管穿孔、腫瘍出血、肝機能障害、黄疸、肝不全、重篤な体液貯留、肺炎、敗血症、重篤な腎障害、間質性肺炎、肺線維症、中毒性表皮壊死融解症、皮膚粘膜眼症候群、多形紅斑、剥脱性皮膚炎、ショック、アナフィラキシー、心膜炎、脳浮腫、頭蓋内圧上昇、麻痺性イレウス、血栓症、塞栓症、横紋筋融解症、腫瘍崩壊症候群、肺高血圧症。　その他：発疹、脱毛、筋痙攣、嘔吐、下痢、リンパ球減少症、表在性浮腫、倦怠感など。

作　用

腫瘍細胞増殖を促すチロシンキナーゼの働きを阻害する。

ナースのための知識

①食後に多めの水で服用する。　②定期的に体重測定するなど体液貯留に注意する。　③投与開始前と投与後1か月ごと、あるいは状態に応じて肝機能検査を行う。　④血液検査は、投与開始前と投与後1か月間は毎週、2か月目から隔週、その後は2～3か月ごとに行う。

分子標的治療薬

エルロチニブ塩酸塩

［商品名］タルセバ（中外）

剤形：規格

錠 25mg、100mg、150mg

効　能

［共通］❶切除不能な再発・進行性で、がん化学療法施行後に増悪した非小細胞肺癌、EGFR遺伝子変異陽性の切除不能な再発・進行性で、がん化学療法未治療の非小細胞肺癌。［25mg、100mg］❷治癒切除不能な膵癌。

用　法

❶1日1回150mgを食事の1時間以上前または食後2時間以降に投与。　❷ゲムシタビンと併用し1日1回100mgを食事の1時間以上前または食後2時間以降に投与。

警　告

(1) 抗悪性腫瘍薬に共通する警告（→p.430）。　(2) 間質性肺疾患の初期症状（息切れ、呼吸困難、咳嗽、発熱など）の確認および胸部X線検査の実施など、観察を十分に行う（異常が認められた場合には投与を中止し、適切な処置を行う）。治療初期は入院またはそれに準ずる管理の下で、重篤な副作用発現に関する観察を十分に行う。　(3) 効能❷では、投与の可否を慎重に判断する。投与開始後は、胸部CT検査や胸部X線検査を定期的に実施し、肺の異常所見の有無を十分に観察する。

禁　忌

過敏症

併　用

ケトコナゾール・クラリスロマイシン・リトナビル・グレープフルーツジュース（血漿中濃度上昇）、リファンピシン・カルバマゼピン・セイヨウオトギリソウ（血漿中濃度低下）、シプロフロキサシン（代謝阻害）、オメプラゾール（吸収低下）、ワルファリン（胃腸出血）、タバコ（代謝亢進）など。

副作用

重大：間質性肺疾患、肝炎、肝不全、肝機能障害、重度の下痢、急性腎障害、重度の皮膚障害、皮膚粘膜眼症候群、中毒性表皮壊死融解症、多形紅斑、消化管穿孔、消化管潰瘍、消化管出血、角膜穿

孔、角膜潰瘍。　その他：発疹、爪の障害、口内炎、食欲不振、男性型多毛症、味覚異常など。

作用

上皮増殖因子受容体（EGFR）チロキシナーゼを選択的に阻害し、細胞増殖の抑制、アポトーシス（細胞死）誘導作用により腫瘍増殖を抑制する。

ナースのための知識

①副作用の発現により減量する際は50mgずつ減らす。　②食事の影響を受けるため、投与は食間（食事の1時間以上前または食後2時間以降）。

分子標的治療薬

ゲフィチニブ

［商品名］イレッサ（アストラゼネカ）

剤形：規格

250mg

効能

EGFR遺伝子変異陽性の手術不能または再発非小細胞肺癌。

用法

1日1回250mgを食後。

警告

(1) 有効性・安全性、息切れなどの副作用などについて十分に説明し、同意を得た上で投与する。　(2) 急性肺障害、間質性肺炎が現れることがあるので、少なくとも投与開始後4週間は入院またはそれに準ずる管理の下で観察を十分に行う。(3) 特発性肺線維症、間質性肺炎、じん肺症、放射線肺炎、薬剤性肺炎の合併症を有する場合には特に注意する。(4) 特に全身状態の悪い場合ほど、急性肺障害、間質性肺炎の発現率および死亡率が上昇するので十分に注意する。(5) 抗悪性腫瘍薬に共通する警告（→p.430）。

禁忌

過敏症。

併用

バルビツール酸系薬・プロトンポンプ阻害薬・H_2-受容体拮抗薬（作用減弱）、イトラコナゾール・マクロライド系抗菌薬（副作用発現）、ワルファリン（出血）など。

副作用

重大：急性肺障害、間質性肺炎、重度の下痢、脱水、中毒性表皮壊死融解症、皮膚粘膜眼症候群、多形紅斑、肝炎、肝機能障害、黄疸、肝不全、血尿、出血性膀胱炎、急性膵炎、消化管穿孔、消化管潰瘍、消化管出血。　その他：発疹、皮膚乾燥、下痢など。

作用

EGFRチロシンキナーゼを選択的に阻害し、腫瘍細胞の増殖能を低下させる。

ナースのための知識

①副作用について十分説明し、息切れ、呼吸困難、咳および発熱などが発現した場合には、すみやかに医療機関を受診するように指導する。　②下痢、皮膚の副作用が現れた場合、休薬・対症療法など適切な処置を行う。　③投与中は1～2か月に1回、あるいは状態に応じて肝機能検査を実施する。

分子標的治療薬

セツキシマブ（遺伝子組換え）

［商品名］アービタックス（メルクバイオファーマ）

剤形：規格

100mg（20mL）

効能

*RAS*遺伝子野生型の治癒切除不能な進行・再発の結腸・直腸癌。頭頸部癌。

用法

初回400mg/m^{2}を2時間で、2回目以降は250mg/m^{2}を1時間で点滴静注。

抗悪性腫瘍薬

警 告
(1) 抗悪性腫瘍薬に共通する警告（→p.430）。 (2) 気管支痙攣、蕁麻疹、低血圧、意識消失、ショックが現れ、心筋梗塞、心停止も報告されている。初回投与中または投与終了後1時間以内に観察されているが、投与数時間後または2回目以降の本剤投与でも発現することがあるので、患者の状態を十分に確認しながら慎重に投与する。重度のインフュージョンリアクションが発現した場合は、本剤の投与をただちに中止し、再投与しない。なお、使用にあたっては添付文書を熟読する。

禁 忌
過敏症

副作用
重大：重度のインフュージョンリアクション、重度の皮膚症状、間質性肺疾患、心不全、重度の下痢、血栓塞栓症、感染症。 その他：下痢、低Mg血症、ざ瘡/ざ瘡様皮膚炎、皮膚乾燥、発疹、爪囲炎、そう痒症、放射線性皮膚炎など。

作 用
EGFR発現細胞のEGFRに対して高い親和性で結合し、腫瘍増殖を阻害する。

ナースのための知識
投与速度は10mg/分以下とし急速静注は行わない。投与終了後は生理食塩液にてラインをフラッシュする。

分子標的治療薬

ソラフェニブトシル酸塩

妊婦

［商品名］ネクサバール（バイエル）

剤形：規格
錠 200mg

効 能
根治切除不能または転移性の腎細胞癌、切除不能な肝細胞癌、根治切除不能な甲状腺癌。

用 法
1回400mgを1日2回。

警 告
抗悪性腫瘍薬に共通する警告（→p.430）。

禁 忌
過敏症、妊婦。

併 用
イリノテカン・ドキソルビシン・ドセタキセル・カペシタビン（併AUC増加）、パクリタキセル・カルボプラチン（相AUC増加）、リファンピシン・セイヨウオトギリソウ（AUC減少）、ワルファリン（出血）など。

副作用
重大：手足症候群、剥脱性皮膚炎、中毒性表皮壊死融解症、皮膚粘膜眼症候群、多形紅斑、ケラトアカントーマ、皮膚有棘細胞癌、出血、劇症肝炎、肝機能障害・黄疸、肝不全、肝性脳症、急性肺障害、間質性肺炎、高血圧クリーゼ、可逆性後白質脳症症候群、心筋虚血・心筋梗塞、うっ血性心不全、消化管穿孔、消化管潰瘍、出血性腸炎、虚血性腸炎、白血球減少、好中球減少、リンパ球減少、血小板減少、貧血、膵炎、腎不全、ネフローゼ症候群、タンパク尿、低Na血症、ショック、アナフィラキシー、横紋筋融解症、低Ca血症。 その他：脱毛、高血圧、下痢、発疹・皮膚落屑、疼痛など。

作 用
腫瘍細胞の増殖と腫瘍血管新生に関与するチロシンキナーゼ活性を阻害する。

ナースのための知識
①副作用の症状、重症度に応じて減量・休薬もしくは中止を検討する（添付文書参照）。 ②高脂肪食摂取時には食事の1時間前から食後2時間までの間を避けて服用する。 ③定期的に手足の皮膚の確認、血圧測定、肝機能を含む臨床検査を行う。

分子標的治療薬

ダサチニブ水和物 妊婦

［商品名］スプリセル（ブリストル）

剤形：規格

錠 20mg、50mg

効　能

❶慢性骨髄性白血病。　❷再発または難治性のフィラデルフィア染色体陽性急性リンパ性白血病。

用　法

❶慢性期：1日1回100mg（1日140mgまで）。❶移行期・急性期および❷1回70mgを1日2回（1回90mgを1日2回まで）。

警　告

抗悪性腫瘍薬に共通する警告（→p.430）。

禁　忌

過敏症、妊婦。

併　用

CYP3A4阻害薬・グレープフルーツジュース（血中濃度上昇）、CYP3A4誘導薬・セイヨウオトギリソウ・制酸薬・H_2受容体拮抗薬・プロトンポンプ阻害薬（血中濃度低下）、CYP3A4基質薬（併血中濃度上昇）、CT間隔延長薬・抗不整脈薬（QT延長）。

副作用

重大：骨髄抑制、出血、体液貯留、感染症、間質性肺疾患、腫瘍崩壊症候群、心電図QT延長、心不全、心筋梗塞、急性腎障害、肺動脈性肺高血圧症。　その他：リンパ球数減少、電解質異常、頭痛、出血、咳嗽、下痢、悪心、AST・ALT・LDH↑、発疹、筋痛、CK↑、発熱、表在性浮腫、倦怠感、体重増加など。

作　用

特定のタンパクチロシンキナーゼのキナーゼドメインにあるATP結合部位においてATPと競合し、白血病細胞に対し細胞障害作用または増殖阻害作用を示す。

分子標的治療薬

トラスツズマブ（遺伝子組換え）

［商品名］ハーセプチン（中外）

剤形：規格

注 60mg、150mg

効　能

❶HER2（ヒト上皮増殖因子受容体2型）過剰発現が確認された乳癌。　❷HER2過剰発現が確認された治癒切除不能な進行・再発の胃癌。

用　法

［A法］1日1回、初回投与時には4mg/kg、2回目以降は2mg/kgを90分以上かけて、1週間間隔で点滴（2回目以降は30分に短縮可）。　［B法］1日1回、初回投与時には8mg/kg、2回目以降は6mg/kgを90分以上かけて、3週間間隔で点滴（2回目以降は30分に短縮可）。　❶A法またはB法。　❷B法（併用療法）。

警　告

(1) 抗悪性腫瘍薬に共通する警告（→p.430）。　(2) 重篤な心障害の死亡例もあるので、必ず投与開始前に心機能を確認し、投与中は適宜心機能検査を行い十分に観察する。特にアントラサイクリン系薬を投与中またはその前治療歴、胸部へ放射線を照射中、心不全症状、冠動脈疾患またはその既往歴、高血圧症またはその既往歴がある場合については、心機能検査を頻回に行う。　(3) 投与中または開始後24時間以内のインフュージョンリアクションによりアナフィラキシー、肺障害などが発現し死亡例が報告されている。特に安静時呼吸困難またはその既往歴がある場合重篤化しやすいので、状態を十分に観察する。

禁　忌

過敏症

副作用

重大：心障害、infusion reaction、間質

性肺炎・肺障害、白血球減少、好中球減少、血小板減少、貧血、肝不全、黄疸、肝炎、肝障害、腎障害、昏睡、脳血管障害、脳浮腫、敗血症、腫瘍崩壊症候群。その他：頭痛、悪心、嘔吐、ニューロパチーなど。

作用

HER2に特異的に結合した後、ナチュラルキラー細胞、単球を作用細胞とした抗体依存性細胞障害作用（ADCC）により抗腫瘍効果を発揮する。

ナースのための知識

本剤と一般名が類似しているトラスツズマブエムタンシン（商品名カドサイラ）との取り違えに注意する（用法・用量が異なる）。

分子標的治療薬

ニボルマブ（遺伝子組換え）

［商品名］オプジーボ（小野）

剤形：規格

20mg（2mL）、100mg（10mL）、240mg（24mL）

効能

❶悪性黒色腫。 ❷根治切除不能または転移性の腎細胞癌。 ❸切除不能な進行・再発の非小細胞肺癌、再発または難治性の古典的ホジキンリンパ腫、再発または遠隔転移を有する頭頸部癌、がん化学療法後に増悪した治癒切除不能な進行・再発の胃癌、がん化学療法後に増悪した切除不能な進行・再発の悪性胸膜中皮腫。

用法

❶❷❸1回240mgを2週間間隔で点滴静注。 ❶術後補助療法の場合は投与期間12か月まで。根治不能な悪性黒色腫に対してイピリムマブと併用する場合は1回80mgを3週間間隔で4回、その後1回240mgを2週間間隔で点滴静注。 ❷化学療法未治療でイピリムマブと併用する場合は1回240mgを3週間間隔で4回、その後1回240mgを2週間間隔で点滴静注。

警告

(1) 抗悪性腫瘍薬に共通する警告（→p.430）。 (2) 間質性肺疾患が現れ、死亡に至った例も報告されているので、初期症状（息切れ、呼吸困難、咳嗽、疲労など）の確認および胸部X線検査の実施など、観察を十分に行う。異常が認められた場合には投与を中止し、副腎皮質ホルモンの投与などの適切な処置を行う。

禁忌

過敏症

併用

生ワクチン・弱毒生ワクチン・不活化ワクチン（過度の免疫反応）。

副作用

重大：間質性肺疾患、重症筋無力症、心筋炎、筋炎、横紋筋融解症、大腸炎、小腸炎、重度の下痢、1型糖尿病、重篤な血液障害、肝不全、肝機能障害、肝炎、硬化性胆管炎、甲状腺機能障害、下垂体機能障害、神経障害、腎障害、副腎障害、脳炎、重度の皮膚障害、静脈血栓塞栓症、インフュージョンリアクション（発熱、悪寒、そう痒症など）、血球貪食症候群、結核。 その他：貧血、下痢、悪心、嘔吐、便秘、疲労、発熱、食欲減退、関節痛、血中クレアチニン増加、呼吸困難、咳嗽、そう痒症、発疹など。

作用

ヒトPD-1と、PD-L1やPD-L2との結合を阻害し、癌抗原特異的なT細胞の増殖・活性化・細胞傷害活性を増強して腫瘍増殖を抑制する。

ナースのための知識

①30分以上かけて点滴する。 ②バイアルは振盪せず激しく攪拌しない。 ③投与終了後に重篤な副作用が現れることがあるので、投与終了後も観察を十分に行う。

分子標的治療薬

ニロチニブ塩酸塩水和物

妊婦

[商品名] タシグナ(ノバルティス)

剤形:規格

50mg、150mg、200mg

効 能

慢性期または移行期の慢性骨髄性白血病。

用 法

1回400mgを食事の1時間以上前または食後2時間以降に1日2回、12時間ごと。初発の慢性期の場合は1回300mg。小児の場合は1回約230mg/m^2。

警 告

(1) 抗悪性腫瘍薬に共通する警告(→p.430)。(2) QT間隔延長が認められており、心タンポナーデによる死亡も報告されているので、患者状態を十分に観察する。

禁 忌

過敏症、妊婦または妊娠している可能性のある婦人。

併 用

CYP3A4阻害薬・グレープフルーツジュース(血中濃度上昇)、CYP3A4誘導薬・セイヨウオトギリソウ・プロトンポンプ阻害薬(血中濃度低下)、ミダゾラム(併血中濃度上昇)、CYP3A4基質薬(相血中濃度上昇)、QT間隔延長薬・抗不整脈薬(QT延長)。

副作用

重大:骨髄抑制、QT間隔延長、心筋梗塞、狭心症、心不全、末梢動脈閉塞性疾患、脳梗塞、一過性脳虚血発作、高血糖、心膜炎、出血、感染症、肝炎、肝機能障害、黄疸、膵炎、体液貯留、間質性肺疾患、脳浮腫、消化管穿孔、腫瘍崩壊症候群。　その他:発疹、そう痒症、脱毛症、皮膚乾燥、頭痛、筋骨格痛、悪心、ビリルビン・ALT・AST↑、疲労など。

作 用

ATPと競合的に拮抗し、Bcr-Abl発現細胞に細胞死を誘導する。

ナースのための知識

食後投与によって血中濃度が増加することがあるため、食事1時間前から食後2時までの間の服用は避けるよう伝える。

分子標的治療薬

パニツムマブ(遺伝子組換え)

[商品名] ベクティビックス(武田)

剤形:規格

100mg(5mL)、400mg(20mL)

効 能

KRAS遺伝子野生型の治癒切除不能な進行・再発の結腸・直腸癌。

用 法

2週間に1回6mg/kgを60分以上かけて点滴。

警 告

(1) 抗悪性腫瘍薬に共通する警告(→p.430)。　(2) 間質性肺疾患による死亡例があるので、異常が認められた場合には本剤の投与を中止し、副腎皮質ホルモンの投与などの適切な処置を行う。(3) 重度のインフュージョンリアクションによる死亡例がある。アナフィラキシー様症状、血管浮腫、気管支痙攣、発熱、悪寒、呼吸困難、低血圧などが現れた場合には、投与を中止し、以降、再投与しない。

禁 忌

過敏症

副作用

重大:重度の皮膚障害、間質性肺疾患、重度のインフュージョンリアクション、重度の下痢、低Mg血症、中毒性表皮壊死融解症、皮膚粘膜眼症候群。　その

抗悪性腫瘍薬

他：ざ瘡様皮膚炎、皮膚乾燥、爪囲炎、口内炎、発疹など。

作 用

上皮細胞増殖因子受容体（EGFR）を特異的に阻害することによって、がん細胞の増殖を抑制する。

ナースのための知識

①0.2または0.22ミクロンのインラインフィルターを使用する。　②投与開始前、投与中および投与終了後も血清中電解質をモニタリングする。

分子標的治療薬

ベバシズマブ（遺伝子組換え）

［商品名］アバスチン（中外）

剤形：規格

100mg（4mL）、400mg（16mL）

効 能

❶治癒切除不能な進行・再発の結腸・直腸癌。　❷扁平上皮癌を除く切除不能な進行・再発の非小細胞肺癌。　❸卵巣癌。　❹進行または再発の子宮頸癌。　❺手術不能または再発乳癌。　❻悪性神経膠腫。

用 法

他の抗悪性腫瘍薬との併用：❶～❹。❶1回5mg/kgまたは10mg/kgを点滴、投与間隔は2週間以上。または、1回7.5mg/kgを点滴、投与間隔は3週間以上。　❷❸❹1回15mg/kgを点滴、投与間隔は3週間以上。　パクリタキセルとの併用❺1回10mg/kgを点滴、投与間隔は2週間以上。　❻1回10mg/kgを点滴、2週間間隔。または1回15mg/kgを点滴、3週間間隔。

警 告

（1）抗悪性腫瘍薬に共通する警告（→p.430）。　（2）消化管穿孔による死亡例があるので、消化管穿孔と診断された場合は、投与を中止し、適切な処置を行い、以降、再投与しない。　（3）創傷治癒遅延による合併症があるので、手術の術創が治癒していない場合は投与しない。投与中に創傷治癒遅延による合併症が現れた場合は、治癒するまで投与を中止し、適切な処置を行う。投与終了後に手術を行う場合は十分な期間をおく。　（4）脳腫瘍（脳転移を含む）を有する患者への投与による脳出血や、適応癌腫全般に肺出血（喀血）、動脈血栓塞栓症、高血圧性脳症または高血圧性クリーゼが現れた場合は、投与を中止し、適切な処置を行い、以降、再投与しない。また、投与期間中は血圧を定期的に測定する。可逆性後白質脳症症候群が疑われた場合は、投与を中止し、適切な処置を行う。

禁 忌

過敏症、喀血の既往。

副作用

重大：ショック、アナフィラキシー、消化管穿孔、瘻孔、創傷治癒遅延、出血、血栓塞栓症、高血圧性脳症、高血圧性クリーゼ、可逆性後白質脳症症候群、ネフローゼ症候群、骨髄抑制、感染症、うっ血性心不全、間質性肺炎、血栓性微小血管症。　その他：神経毒性、食欲減退、悪心、口内炎、尿タンパク陽性、高血圧、脱毛症、倦怠感など。

作 用

ヒト血管内皮増殖因子（VEGF）の生物活性を阻止することにより、腫瘍組織での血管新生を抑制、腫瘍増殖を阻害する。また、VEGFで亢進した血管透過性を低下させ、腫瘍組織で亢進した間質圧を低減する。

ナースのための知識

①投与時には必要量を注射筒で抜き取り、生理食塩液に添加して約100mLとする。初回投与時は90分かけて点滴する。　②投与期間中は定期的に血圧・尿タンパクの検査をする。

分子標的治療薬

ペムブロリズマブ（遺伝子組換え）

［商品名］キイトルーダ（MSD）

剤形：規格

20mg（0.8mL）、100mg（4mL）

効　能

❶悪性黒色腫。　❷切除不能な進行・再発の非小細胞肺癌。再発または難治性の古典的ホジキンリンパ腫。がん化学療法後に増悪した、根治切除不能な尿路上皮癌・進行または再発の高頻度マイクロサテライト不安定性を有する固形癌（標準治療困難な場合に限る）。

用　法

❶1回200mgを3週間間隔で30分間かけて点滴静注。ただし、術後補助療法の場合は12ヵ月間まで。　❷1回200mgを3週間間隔で30分かけて点滴静注。

警　告

（1）抗悪性腫瘍薬に共通する警告（→p.430）。　（2）間質性肺疾患が現れ、死亡に至った症例も報告されているので、初期症状（息切れ、呼吸困難、咳嗽など）の確認および胸部X線検査の実施など、観察を十分に行うこと。また、異常が認められた場合には本剤の投与を中止し、副腎皮質ホルモン剤の投与などの適切な処置を行う。詳細は添付文書を参照。

禁　忌

過敏症

副作用

重大：間質性肺疾患、大腸炎、小腸炎、重度の下痢、皮膚粘膜眼症候群、多形紅斑、類天疱瘡、神経障害、肝機能障害、肝炎、硬化性胆管炎、甲状腺機能障害、下垂体機能障害、副腎機能障害、1型糖尿病、腎障害、膵炎、筋炎、横紋筋融解症、重症筋無力症、心筋炎、脳炎、髄膜炎、重篤な血液障害、血球貪食症候群、結核、インフュージョンリアクション。
その他：下痢、疲労、そう痒症、発疹など。

作　用

PD-1とそのリガンド（PD-L1およびPD-L2）との結合を阻害することにより、腫瘍特異的な細胞傷害性T細胞を活性化させ、腫瘍増殖を抑制する。

ナースのための知識

①凍結を避け、バイアルを振盪しない。調製時は必要量をバイアルから抜き取り、点滴バッグに注入しゆっくりと反転させ混和する。　②インラインフィルターを使用して30分間かけて静注する。急速静注は行わない。

分子標的治療薬

ボルテゾミブ　毒薬

［商品名］ベルケイド（ヤンセン）

剤形：規格

3mg

効　能

❶多発性骨髄腫。　❷マントル細胞リンパ腫。　❸原発性マクログロブリン血症およびリンパ形質細胞リンパ腫。

用　法

❶1日1回、72時間空けて1.3mg/m²をA法またはB法で静注・皮下注。　A法：1、4、8、11日目に投与し、10日間休薬を繰り返し（2または8サイクルまで）。3または9サイクル以降は、1、8日目に投与し、13日間休薬を繰り返し（18サイクルまで）。他の抗悪性腫瘍剤との併用。B法（再発または難治性）：1、4、8、11日目に投与し、10日間休薬を繰り返し。
❷1日1回1.3mg/m²を1、4、8、11日目に静注し、10日間休薬を繰り返し（6サイクルまで）。他の抗悪性腫瘍薬と併用。
❸1日1回1.3mg/m²を1、4、8、11日目に静注または皮下注し、10日間休薬を繰り

返し。詳細は添付文書を参照。

警告

(1) 抗悪性腫瘍薬に共通する警告(→p.430)。(2) 治療初期は入院環境で医師の管理下で行う。(3) 因果関係の否定できない肺障害による死亡例が認められている。開始前に胸部X線検査、胸部CT検査などを実施し、異常の有無を確認する。治療中・治療後は息切れや呼吸困難（自覚症状)、胸部聴器所見など異常の有無を慎重に観察する。(4) 添付文書などを熟読する。

禁忌

過敏症、ボルテゾシブ、マンニトール・ホウ素過敏症。

併用

CYP3A4阻害薬(血中濃度上昇)、CYP3A4誘導薬（血中濃度低下)。

副作用

重大：肺障害、心障害、末梢神経障害、骨髄抑制、イレウス、肝機能障害、低血圧、腫瘍崩壊症候群、皮膚粘膜眼症候群、中毒性表皮壊死症、発熱、可逆性後白質脳症症候群、進行性多巣性白質脳症。
その他：帯状疱疹、感染、食欲不振、下痢、便秘、悪心、発疹、腎機能障害、倦怠感、LDH↑、CRP↑など。

作用

腫瘍細胞のプロテアソームを阻害することにより、その増殖を抑制しアポトーシスを誘導する。また、細胞の増殖やアポトーシスを制御する転写因子NF-κBの活性化を阻害することにより、骨髄腫細胞と骨髄ストローマ細胞の接着を阻害し、IL-6などのサイトカインの分泌を抑制し、骨髄腫細胞の増殖を抑制する。

ナースのための知識

投与前に毎回血小板数を確認し、血小板数が25,000/μL未満では休薬する。

分子標的治療薬

リツキマシブ（遺伝子組換え）

［商品名］リツキサン（全薬）

剤形：規格

100mg（10mL)、500mg（50mL)

効能

❶CD20陽性のB細胞性非ホジキンリンパ腫。❷免疫抑制状態下のCD20陽性のB細胞性リンパ増殖性疾患。❸多発性血管炎症肉芽腫症、顕微鏡的多発血管炎。❹慢性特発性血小板減少性紫斑病。❺難治性のネフローゼ症候群（頻回再発型あるいはステロイド依存性を示す場合)。❻次のABO血液型不適合移植における抗体関連型拒絶反応の抑制：胃移植・肝移植。❼インジウム（^{111}In）イブリツモマブ チウキセタン（遺伝子組換え）注射液およびイットリウム（^{90}Y）イブリツモマブ チウキセタン（遺伝子組換え）注射液投与の前投与。❽［点滴静注］CD20陽性の慢性リンパ性白血病。

用法

❶❷1回375mg/m^2、1週間間隔で点滴（最大投与8回まで)。❶併用療法：抗悪性腫瘍薬の投与間隔に合わせて1サイクルあたり1回375mg/m^2。維持療法：1回375mg/m^2、8週間間隔を目安に点滴（最大投与12回まで)。❸❹1回375mg/m^2、1週間間隔で4回点滴。❺1回375mg/m^2、1週間間隔で4回点滴（1回500mgまで)。❻1回375mg/m^{2}を点滴、適宜減量。❼1回250mg/m^{2}を点滴。❽初回は1回375mg/m^2、2回目以降1回500mg/m^{2}を、併用する抗悪性腫瘍薬の投与間隔に合わせて点滴静注（最大投与6回まで)。

警告

(1) 抗悪性腫瘍薬に共通する警告(→p.430)。専門医。(2) 投与開始後30分～2時間より現れるインフュージョンリアクションのうちアナフィラキシー様症状、肺障害、心障害などの重篤な副作用が初回投与後24時間以内にみられる。また、再投与時の初回投与後にも現れる恐れがあるので、投与中はバイタルサイン（血圧、脈拍、呼吸数など）のモニタリングや自他覚症状の観察を行うとともに、投与後も状態を十分観察する。特に1）血液中に大量の腫瘍細胞がある（25,000/μL以上）など腫瘍量が多い。2）脾腫を伴う。 3）心機能、肺機能障害を有する場合は注意する。 (3) 腫瘍量の急激な減少に伴い、腫瘍崩壊症候群が現れ、急性腎障害による死亡例および透析が必要となった例が報告されている。血液中に大量の腫瘍細胞がある場合の初回（再投与時の初回含む）投与後12～24時間以内に高頻度に認められるので、血清中電解質濃度および腎機能検査を行うなど、状態を十分観察する。(4) B型肝炎ウイルスキャリアで、治療期間中または終了後に、劇症肝炎または肝炎の増悪、肝不全による死亡例が報告されている。 (5) 皮膚粘膜眼症候群、中毒性表皮壊死融解症などの皮膚粘膜症状による死亡例が報告されている。(6) ^{90}Yおよび^{111}Inの前投薬として使用時は^{90}Yおよび^{111}Inの添付文書を熟読する。

禁忌

過敏症、マウスタンパク質由来製品過敏症またはアナフィラキシー反応の既往。

併用

生ワクチンまたは弱毒性ワクチン（発病）、不活性化ワクチン（ワクチン効果減弱）、免疫抑制作用を有する薬剤（感染症発現）。

副作用

重大：アナフィラキシー、肺障害、心障害、腫瘍崩壊症候群、B型肝炎ウイルスによる劇症肝炎・肝炎の増悪、肝機能障害、黄疸、皮膚粘膜症状、汎血球・白血球・好中球・血小板減少、無顆粒球症、感染症、進行性多巣性白質脳症、間質性肺炎、心障害、腎障害、消化管穿孔・閉塞、血圧下降、可逆性後白質脳症症候群などの脳神経症状。 その他：咽喉頭炎、鼻炎、口腔咽頭不快感、血圧上昇、悪心・嘔吐、発熱、悪寒、疼痛、倦怠感、貧血など。

作用

Bリンパ球表面に発現するCD20抗原に特異的に結合した後、補体依存性細胞傷害作用と抗体依存性細胞介在性細胞傷害作用により効果を発現する。

ナースのための知識

①希釈液として生理食塩液または5%ブドウ糖注射液以外は使用しない。 ②抗体が凝集する恐れがあるので、希釈時および希釈後に泡立つような激しい振動を加えない。 ③点滴のみとし、急速静注、静脈内大量投与はしない。 ④他剤との混注はしない。

ホルモン

アナストロゾール

妊婦 授乳婦

［商品名］アリミデックス（アストラゼネカ）

剤形：規格

錠 1mg

効能

閉経後乳癌。

用法

1日1回1mg。

禁忌

過敏症、妊婦、授乳婦。

副作用

重大：皮膚粘膜眼症候群、アナフィラキシー、血管浮腫、蕁麻疹、肝機能障害、黄疸、間質性肺炎、血栓塞栓症。 その他：関節痛、ALT・AST・γ-GTP↑、ほてり、発疹、感覚異常、性器出血など。

作　用

アロマターゼの活性を阻害することでアンドロゲンからのエストロゲン産生を阻害し、乳癌の増殖を抑制する。

ナースのための知識

骨密度など骨状態を定期的に検査する。

ホルモン

オクトレオチド酢酸塩

［商品名］サンドスタチン、サンドスタチンLAR（ノバルティス）

剤形：規格

［皮下注用］50μg（1mL）、100μg（1mL）［LAR：筋注用キット］10mg、20mg、30mg（専用分散液2mL〈シリンジ〉付）

効　能

［共通］❶消化管ホルモン産生腫瘍（VIP産生腫瘍、カルチノイド症候群の特徴を示すカルチノイド腫瘍、ガストリン産生腫瘍）。❷先端巨大症・下垂体性巨人症（外科的処置、他剤による治療で効果が不十分な場合または施行が困難な場合）。❸進行・再発癌の緩和医療における消化管閉塞に伴う消化器症状改善。❹消化管神経内分泌腫瘍。

用　法

❶❷1日100または150μgを2～3回に分割し皮下注（1日300μgまで）。❸1日300μgを24時間持続皮下注。❶❷20mgを4週ごとに3か月間、臀部筋注。その後10mg、20mgまたは30mgを4週ごとに（❷30mgで効果不十分な場合40mgまで）。❹30mgを4週ごとに臀部筋注。

禁　忌

過敏症

併　用

シクロスポリン（血中濃度低下）、インスリン製剤（血糖値変動）、ブロモクリプチン（AUC上昇）。

副作用

重大：アナフィラキシー、徐脈。　その他：注射部位硬結・疼痛、胆石症、下痢、嘔気など。

作　用

ソマトスタチン受容体に結合して過剰なホルモン分泌を抑制し、さまざまな組織、臓器に対し多彩な生理作用を発揮する。

ナースのための知識

①胆石を形成することがあるので投与前後に定期的に超音波・X線による胆嚢および胆管検査を受ける。　②40mgの投与にあたっては、20mgずつを異なる2か所に注射する。　③薬剤および専用分散液を少なくとも30分室温で静置し、内容物を室温に戻してから行う。

ホルモン

ゴセレリン酢酸塩

妊婦　授乳婦

［商品名］ゾラデックス、ゾラデックスLA（アストラゼネカ）

剤形：規格

［デポ］1.8mg、3.6mg　［LAデポ］10.8mg

効　能

［1.8mg］❶子宮内膜症。［3.6mg、10.8mg］❷前立腺癌、閉経前乳癌（ホルモン受容体が陰性例を除く）。

用　法

❶1筒（1.8mg）を前腹部に4週ごとに1回皮下注。初回は必ず月経中投与。❷1筒（3.6mg）を前腹部に4週ごとに1回皮下注、あるいは1筒（10.8mg）を前腹部に12～13週ごとに1回皮下注。

禁　忌

［共通］過敏症、LH-RH作動薬過敏症、妊婦、授乳婦。［1.8mg］診断のつかない異常性器出血。

副作用
重大：[共通] アナフィラキシー、肝機能障害、黄疸、血栓塞栓症。 [3.6mg、10.8mg] 前立腺癌随伴症状の増悪、高Ca血症、間質性肺炎、糖尿病の発症または増悪、心不全。 その他：[共通] 血圧の変動、のぼせ、ほてり、貧血、頭痛など。

作　用
下垂体の黄体形成ホルモン放出ホルモン受容体に作用して、ゴナドトロピン分泌能を低下させ、ホルモン分泌を抑制する。

ナースのための知識
①子宮内膜症治療中はホルモン剤以外の避妊法で避妊させる。また、長期投与または再投与では、骨塩量の検査を行いながら慎重に投与する。 ②がんへの投与開始初期に、骨性疼痛の一過性増悪がみられた場合には対症療法を行う。

ホルモン

タモキシフェンクエン酸塩 (TAM) 妊婦

[商品名] ノルバデックス(アストラゼネカ)

剤形：規格
10mg、20mg

効　能
乳癌。

用　法
1日20mgを1回あるいは2回に分割（1日40mgまで）。

禁　忌
過敏症、妊婦。

併　用
ワルファリン（抗凝血作用増強）、リファンピシン（血中濃度低下）、SSRI（作用減弱）など。

副作用
重大：無顆粒球症、白血球減少、好中球減少、貧血、血小板減少、視力異常、視覚障害、血栓塞栓症、静脈炎、劇症肝炎、肝炎、胆汁うっ滞、肝不全、高Ca血症、子宮筋腫、子宮内膜ポリープ、子宮内膜増殖症、子宮内膜症、間質性肺炎、アナフィラキシー、血管浮腫、皮膚粘膜眼症候群、水疱性類天疱瘡、膵炎。 その他：無月経、月経異常、悪心・嘔吐、頭痛など。

作　用
乳癌組織のエストロゲン受容体に対し、エストロゲンと競合的に結合し、抗エストロゲン作用を示すことによって抗乳癌作用を発揮する。

ナースのための知識
不正出血などの症状がみられた場合にはただちに適切な処置を行う。

ホルモン

ビカルタミド

[商品名] カソデックス(アストラゼネカ)

剤形：規格
80mg　[OD：口腔内崩壊錠] 80mg

効　能
前立腺癌。

用　法
1日1回80mg。

禁　忌
過敏症、小児、女性。

併　用
ワルファリン・トルブタミド・デキストロメトルファン・カルバマゼピン（併作用増強）など。

副作用
重大：劇症肝炎、肝機能障害、黄疸、白血球減少、血小板減少、間質性肺炎、心不全、心筋梗塞。 その他：乳房腫脹、乳房圧痛、ほてり、勃起力低下、腎機能障害、性欲減退など。

(作 用)
前立腺腫瘍組織のアンドロゲン受容体に対するアンドロゲンの結合を阻害し、抗腫瘍効果を発揮する。

ナースのための知識
根治療法ではないので、12週間後に期待する効果が得られない場合は他の治療法を考慮する。

ホルモン

リュープロレリン酢酸塩

妊婦 授乳婦

[商品名] リュープリン、リュープリンSR、リュープリンPRO（武田）

(剤形：規格)
注 1.88mg、3.75mg 注[キット]1.88mg、3.75mg、[SR：徐放] 11.25mg、[PRO：キット] 22.5mg（すべて懸濁用液1mL）

(効 能)
[1.88mg、3.75mg] ❶子宮内膜症。 ❷過多月経、下腹痛、腰痛および貧血などを伴う子宮筋腫における筋腫核の縮小および症状の改善。 ❸中枢性思春期早発症。 [1.88mg以外] ❹閉経前乳癌。前立腺癌。 ❺[SR] 球脊髄性筋萎縮症の進行抑制。

(用 法)
❶4週に1回3.75mgを皮下注。体重50kg未満は1.88mgでも可。初回は月経1～5日目に行う。 ❷4週に1回1.88mgを皮下注。体重の重い人、子宮腫大の人は3.75mg投与。初回は月経1～5日目に行う。 ❸4週に1回30μg/kgを皮下注（180μg/kgまで）。 ❹❺[3.75mg] 4週に1回3.75mgを皮下注。[SR] 12週に1回11.25mgを皮下注。[PRO] 24週に1回22.5mgを皮下注。

(禁 忌)
[共通] 過敏症、合成LH-RH、LH-RH誘導体過敏症。[⑤を除く] 妊婦、授乳婦。[④⑤を除く] 診断のつかない異常性器出血。

(併 用)
[1.88mg、3.75mg] 性ホルモン剤（効果減弱）。

(副作用)
重大：間質性肺炎、アナフィラキシー、肝機能障害、黄疸、糖尿病の発症または増悪、下垂体卒中、血栓塞栓症。 効能❶❷❹で更年期障害様うつ状態。 効能❺でうつ状態、骨疼痛の一過性増悪、尿路閉塞、脊髄圧迫、心不全。 その他：ほてり、熱感、関節痛、骨疼痛、肝機能異常など。

(作 用)
卵巣および精巣の反応性低下をもたらし、下垂体-性腺機能抑制作用を示す。

ナースのための知識
①臨床所見が一過性に悪化する恐れがあるので、投与間隔・用法を厳守する。[1.88mg、3.75mg] ②注射針は25ゲージまたはそれよりも太いものを用いる。

その他の抗悪性腫瘍薬

サリドマイド

毒薬 妊婦

[商品名] サレド（藤本）

(剤形：規格)
カ 25mg、50mg、100mg

(効 能)
❶再発または難治性の多発性骨髄腫。 ❷らい性結節性紅斑。

(用 法)
❶1日1回100mgを就寝前。症状により増減（1日400mgまで）。 ❷1日1回50～100mgを就寝前より開始。症状により漸増（1日400mgまで）。

(警 告)
(1) 抗悪性腫瘍薬に共通する警告（→p.430）。 専門医。 (2) 催奇形性（サリドマイド胎芽病：無肢症、海豹肢症、奇肢症などの四肢奇形、心臓疾患、消化器系の閉塞などの内臓障害など）が確認されており、妊娠期間中の投与は重篤な胎児奇形または流産・死産を起こす可能性があるため、妊婦または妊娠している可能性のある婦人には決して投与しない。　(3) 胎児への曝露を避けるため、全ての関係者は安全管理手順を遵守する。　(4) ～ (5)、その他詳細は添付文書を参照。

禁忌

過敏症、妊婦、安全管理手順遵守不可能。

併用

中枢神経抑制薬・アルコール・抗うつ薬・交感神経遮断薬・ヒスタミンH_1受容体遮断薬・バクロフェン（鎮静作用増強）、ザルシタビン・ビンクリスチン・シダノシン（末梢神経障害）、ドキソルビシン・デキサメタゾン・経口避妊薬（血栓症、血栓塞栓症）、デキサメタゾン・デキサメタゾンリン酸エステル（中毒性表皮壊死症）、ゾレドロン酸（腎機能不全）。

副作用

重大：催奇形性（サリドマイド胎芽病）、深部静脈血栓症、肺塞栓症、脳梗塞、末梢神経障害、骨髄機能抑制、感染症、間質性肺炎、消化管穿孔、虚血性心疾患、皮膚粘膜眼症候群、中毒性表皮壊死症、嗜眠状態、傾眠、鎮静、痙攣、起立性低血圧、心不全、不整脈、甲状腺機能低下症、腫瘍崩壊症候群、肝機能障害。　その他：発疹、皮膚そう痒感、眠気、不安、目のかすみ、便秘、口内乾燥、γ-GTP↓など。

作用

抗血管新生作用をもち、ヒト骨髄腫細胞などの腫瘍細胞に対してアポトーシス誘導と細胞増殖抑制を示す。また、TNF-αおよびIL-6の産生を抑制する。

ナースのための知識

①催奇形性をもつため、投与開始予定の4週間前、2週間前および投与直前に妊娠検査を実施する。投与中も間隔が4週間を超えないように定期的に妊娠検査を実施する。　②男女ともに患者およびパートナーに避妊の徹底を説明する。

その他の抗悪性腫瘍薬

ゾレドロン酸水和物※

妊婦

［商品名］ゾメタ（ノバルティス）

剤形：規格

4mg/5mL、4mg/100mL

効能

❶悪性腫瘍による高Ca血症。　❷多発性骨髄腫による骨病変および固形癌骨転移による骨病変。

用法

❶4mgを100mLに希釈し、15分以上かけて点滴。再投与の場合、少なくとも1週間の間隔をおく。　❷4mgを100mLに希釈し、15分以上かけて3～4週間間隔で点滴。

警告

(1) 点滴のみに用い、投与は必ず15分間以上かける。　(2) 悪性腫瘍による高Ca血症に投与する場合には、脱水症状を是正するため十分な補液治療を行った上で投与する。

禁忌

過敏症、ビスホスホン酸塩過敏症、妊婦または妊娠している可能性のある女性。

併用

カルシトニン・アミノグリコシド系抗菌薬・シナカルセト（血清Ca低下）。

副作用

重大：急性腎不全、間質性腎炎、ファンコニー症候群、うっ血性心不全、低Ca血症、間質性肺炎、顎骨壊死・顎骨骨髄

抗悪性腫瘍薬

炎、外耳道骨壊死、大腿骨転子および近位大腿骨骨幹部の非定型骨折。 その他：発熱、低リン酸血症、頭痛、嘔気など。

作　用

破骨細胞のアポトーシス誘導および機能喪失により、骨吸収が抑制される。

ナースのための知識

CaおよびMgを含有する点滴用液と混合しない。

※同成分で骨粗鬆症治療薬（リクラスト→p.298）あり。

その他の抗悪性腫瘍薬

デノスマブ※（遺伝子組換え） 妊婦

［商品名］ランマーク（第一三共）

剤形：規格

120mg（1.7mL）

効　能

❶多発性骨髄腫による骨病変および固形癌骨転移による骨病変。 ❷骨巨細胞腫。

用　法

❶120mgを4週間に1回皮下注。 ❷120mgを第1日、第8日、第15日、第29日、その後は4週間に1回皮下注。

警　告

(1) 治療開始後数日から、重篤な低Ca血症が現れることがあり、死亡に至った例が報告されている。投与に際しては、頻回に血液検査を行い、観察を十分に行うこと。重篤な低Ca血症の発現を軽減するため、血清補正Ca値が高値でない限り、Ca（①500mg、②600mg）およびビタミンD（①②400IU）の経口補充のもとに投与する。(2) 重度の腎機能障害では低Ca血症を起こす恐れが高いため、慎重に投与する。 (3) 低Ca血症が認められた場合には、CaおよびビタミンDの経口投与に加えて、緊急を要する場合には、Caの点滴を併用するなど、適切な処置をすみやかに行う。 (4) 効能❷では、専門医。

禁　忌

過敏症、妊婦。

副作用

重大：低Ca血症、顎骨壊死・顎骨骨髄炎、アナフィラキシー、大腿骨転子下および近位大腿骨骨幹部の非定型骨折、治療中止後の多発性椎体骨折、重篤な皮膚感染症。 効能❷で治療中止後の高Ca血症。 その他：低リン酸血症、貧血、悪心、関節痛、疲労など。

作　用

骨吸収を司る破骨細胞の形成、機能および生存を調節するタンパク質のRANKLに結合して、骨破壊を抑制、骨巨細胞腫の進行を抑制する。

ナースのための知識

①投与開始前に侵襲的な歯科処置をできる限り済ませ、投与中には定期的に歯科検査を受ける。 ②大腿部や鼠径部において前駆痛がある場合はX線検査などを行い、適切な処置を行う。 ③頻回に血清Ca、リンなどの血清電解質濃度を測定する。

※同成分で骨粗鬆症治療薬（プラリア→p.301）あり。

15 感覚器官用薬

〔眼科用薬、耳鼻科用薬、皮膚科用薬（外皮用薬）〕

眼科用薬

●ケアのポイント

- 正しい点眼方法として、以下の点を指導する。
  ①点眼前には手を洗う。
  ②点眼容器の先端が目やまつ毛に触れないようにする。
  ③きちんと1滴を眼に入れる（点眼薬は結膜嚢に溜まり浸透していくが、結膜嚢は25～30μLで、点眼薬1滴は約50μLである）。
  ④複数の点眼薬を使用する場合、5分ほど間隔をあけて点眼する（すぐに点眼すると前の点眼薬を流してしまい効果が減弱する）。
  ⑤点眼薬の順番は、水溶性点眼薬、懸濁性点眼薬、油性点眼薬、ゲル化点眼薬、眼軟膏とする。
  ⑥緑内障治療用点眼薬は、原則として仰向けの状態で結膜嚢内に点眼し、1～5分間まぶたを閉じ、指先で目頭を圧迫した後に眼をあける。
  ⑦眼からあふれた点眼薬は清潔なガーゼかティッシュで拭き取る。

●主な眼科用薬一覧

※太字は該当ページに詳細を掲載

分類		一般名	商品名	ページ
加齢黄斑変性症治療薬		アフリベルセプト	**アイリーア**	p.477
		ラニビズマブ	**ルセンティス**	p.477
点眼薬				
緑内障治療薬	プロスタグランジン（PG）関連薬	タフルプロスト	タプロス	—
		トラボプロスト	トラバタンズ	—
		ラタノプロスト	**キサラタン**	p.477
	β遮断薬	カルテオロール塩酸塩	ミケラン、ミケランLA	—
		チモロールマレイン酸塩	**チモプトール、チモプトールXE、リズモンTG**	p.478
	α・β遮断薬	ニプラジロール	ハイパジール、ニプラノール	—

分類		一般名	商品名	ページ
緑内障治療薬	α_1遮断薬	ブナゾシン塩酸塩	デタントール	—
	α_2刺激薬	ブリモニジン酒石酸塩	**アイファガン**	p.478
	炭酸脱水酵素阻害薬	ドルゾラミド塩酸塩	トルソプト	—
		ブリンゾラミド	**エイゾプト**	p.479
	ROCK阻害薬	リパスジル塩酸塩水和物	グラナテック	—
	PG関連薬・β遮断薬配合剤	トラボプロスト・チモロールマレイン酸塩	デュオトラバ	—
		ラタノプロスト・チモロールマレイン酸塩	ザラカム	—
		タフルプロスト・チモロールマレイン酸塩	タプコム	—
	炭酸脱水酵素阻害薬・β遮断薬配合剤	ドルゾラミド塩酸塩・チモロールマレイン酸塩	コソプト	—
		ブリンゾラミド・チモロールマレイン酸塩	アゾルガ	—
	イオンチャネル開口薬	イソプロピル ウノプロストン	**レスキュラ**	p.479
	アドレナリンプロドラッグ	ジピベフリン塩酸塩	ピバレフリン	—
抗微生物薬	キノロン系抗菌薬	塩酸ロメフロキサシン	**ロメフロン、ロメフロンミニムス**	p.479
		オフロキサシン	**タリビッド**	p.480
		トスフロキサシントシル酸塩水和物	**オゼックス、トスフロ**	p.390（抗菌薬）
		レボフロキサシン水和物	**クラビット**	p.392（抗菌薬）
	アミノグリコシド系抗菌薬	ゲンタマイシン硫酸塩	**ゲンタマイシン**	p.385（抗菌薬）
	グリコペプチド系抗菌薬	バンコマイシン塩酸塩	**バンコマイシン**	p.383（抗菌薬）
	セフェム系抗菌薬	セフメノキシム塩酸塩	**ベストロン**	p.480
	抗ウイルス薬	アシクロビル	**ゾビラックス**	p.412（抗ウイルス薬）
	抗真菌薬	ピマリシン	ピマリシン	—

分類	一般名	商品名	ページ
白内障治療薬	グルタチオン	**タチオン**	p.248 (肝疾患治療薬)
	ピレノキシン	カタリン、カタリンK、カリーユニ	—
縮瞳薬	ジスチグミン臭化物	**ウブレチド**	p.61 (自律神経薬)
	ピロカルピン塩酸塩	サンピロ	—
散瞳薬	アトロピン硫酸塩水和物	**日点アトロピン、リュウアト**	p.62 (鎮痙薬)
	トロピカミド	ミドリンM	—
	トロピカミド・フェニレフリン塩酸塩	ミドリンP	—
副腎皮質ホルモン	デキサメタゾンメタスルホ安息香酸エステルナトリウム	サンテゾーン	—
	ベタメタゾンリン酸エステルナトリウム・フラジオマイシン硫酸塩	リンデロンA	—
	フラジオマイシン硫酸塩・メチルプレドニゾロン	ネオメドロールEE	—
	フルオロメトロン	フルメトロン	—
	プレドニゾロン酢酸エステル	**プレドニン**	p.94 (副腎皮質ステロイド)
	ベタメタゾンリン酸エステルナトリウム	リンデロン	—
NSAIDs	ジクロフェナクナトリウム	**ジクロード**	p.102 (鎮痛薬)
	ネパフェナク	ネバナック	—
	ブロムフェナクナトリウム水和物	ブロナック	—

分類	一般名	商品名	ページ
抗アレルギー薬	イブジラスト	**ケタス**	p.130 （アレルギー疾患治療薬）
	エピナスチン塩酸塩	**アレジオン**	p.125 （アレルギー疾患治療薬）
	オロパタジン塩酸塩	パタノール	—
	クロモグリク酸ナトリウム	**インタール**	p.130 （アレルギー疾患治療薬）
	ケトチフェンフマル酸塩	**ザジテン**	p.126 （アレルギー疾患治療薬）
	トラニラスト	**リザベン、トラメラス**	p.131 （アレルギー疾患治療薬）
	レボカバスチン塩酸塩	**リボスチン**	p.481
角膜治療薬	コンドロイチン硫酸エステルナトリウム	アイドロイチン	—
	ヒアルロン酸ナトリウム	ヒアレイン	—
	フラビンアデニンジヌクレオチド	フラビタン	—
人工涙液	ホウ酸・無機塩類	人工涙液マイティア	—
ドライアイ治療薬	ジクアホソルナトリウム	ジクアス	—
	レバミピド	ムコスタUD	—
血管収縮薬	ナファゾリン硝酸塩	**プリビナ**	p.481
調節機能改善薬	シアノコバラミン	サンコバ	—
免疫抑制薬	シクロスポリン	**パピロックミニ**	p.482
	タクロリムス水和物	**タリムス**	p.490 （皮膚科用薬）

加齢黄斑変性症治療薬

アフリベルセプト（遺伝子組換え）

妊婦

［商品名］アイリーア（参天）

剤形：規格

［硝子体内用］40mg/mL

効　能

❶中心窩下脈絡膜新生血管を伴う加齢黄斑変性。　❷網膜静脈閉塞症に伴う黄斑浮腫。病的近視における脈絡膜新生血管。　❸糖尿病黄斑浮腫。

用　法

❶1回2mg（0.05mL）を、1か月ごとに1回連続3回硝子体内投与。その後は2か月ごとに1回。　❷1回2mg（0.05mL）を硝子体内投与。　❸1回2mg（0.05mL）を、1か月ごとに1回連続5回硝子体内投与。その後は2か月ごとに1回。

禁　忌

過敏症、眼・眼周辺の感染・感染疑い、眼内の重度炎症、妊婦。

副作用

重大：眼障害、脳卒中。　その他：結膜出血、眼痛、硝子体浮遊物など。

作　用

VEGF受容体のデコイ受容体として働き、病的な血管新生や血管漏出を阻害する。

ナースのための知識

専門医　①定期的に視力などの測定を行う。　②冷蔵保存し、注射前に室温に戻す（24時間以上放置しない）。

加齢黄斑変性症治療薬

ラニビズマブ（遺伝子組換え）

［商品名］ルセンティス（ノバルティス）

剤形：規格

［硝子体内用］10mg/mL　［キット：硝子体内用］10mg/mL

効　能

❶中心窩下脈絡膜新生血管を伴う加齢黄斑変性症。　❷網膜静脈閉塞症に伴う黄斑浮腫。病的近視における脈絡膜新生血管。糖尿病黄斑浮腫。

用　法

❶1回0.5mg（0.05mL）を1か月ごとに連続3回硝子体内投与。その後は症状により投与間隔調節（1か月以上あける）。
❷1回0.5mg（0.05mL）を硝子体内投与、投与間隔は1か月以上あける。

禁　忌

過敏症、眼・眼周囲の感染・感染疑い、眼内の重度炎症。

副作用

重大：眼障害、脳卒中。　その他：眼炎症、霧視、視覚障害、眼瞼浮腫、結膜出血、硝子体浮遊物、眼圧上昇、眼刺激など。

作　用

VEGFを阻害し、脈絡膜新生血管の形成や血管外漏出を抑制する。

ナースのための知識

専門医　①定期的に視力などの測定を行う。　②冷蔵保存し、注射前に室温に戻す（24時間以上放置しない）。

緑内障治療薬（PG関連薬）

ラタノプロスト

［商品名］キサラタン（ファイザー）

剤形：規格

点眼0.005%（2.5mL）

効　能

緑内障、高眼圧症。

用　法

1回1滴、1日1回点眼。

禁　忌

過敏症

併　用

プロスタグランジン系点眼薬(眼圧上昇)。

副作用

重大：虹彩色素沈着。　その他：結膜充血、ぶどう膜炎、角膜上皮障害、眼刺激症状など。

作　用

ぶどう膜硬膜流出経路からの房水流出を促進し、眼圧降下作用を示す。

ナースのための知識

①頻回投与により作用が減弱する可能性があるため、用法用量を守る。②コンタクトレンズは点眼前に外し、点眼後15分以上経過してから再装用し、液が眼瞼皮膚等についた場合はすぐにふきとるよう指導する。

緑内障治療薬（β遮断薬）

チモロールマレイン酸塩

［商品名］チモプトール、チモプトールXE（参天）、リズモンTG（わかもと）

剤形：規格

［チモプトール］点眼0.25%、0.5%（5mL）、［チモプトールXE、リズモンTG：持続性製剤］0.25%、0.5%（2.5mL）

効　能

緑内障、高眼圧症。

用　法

［チモプトール］0.25%製剤を1回1滴、1日2回点眼。効果不十分では0.5%製剤を1回1滴、1日2回点眼。［チモプトールXE、リズモンTG］0.25%製剤を1回1滴、1日1回点眼。効果不十分では0.5%製剤を1回1滴、1日1回点眼。

禁　忌

過敏症、気管支喘息・既往歴、気管支痙攣、重篤な慢性閉塞性肺疾患、コントロール不十分な心不全、洞性徐脈、房室ブロック（Ⅱ、Ⅲ度）、心原性ショック。

併　用

アドレナリン・ジピベフリン塩酸塩（散瞳作用助長）、カテコールアミン枯渇薬（交感神経系抑制）、全身性β遮断薬・Ca拮抗薬・ジギタリス製剤（相作用増強）、CYP2D6阻害薬（作用増強）、オミデネパグ イソプロピル（副作用増強）。

副作用

重大：眼類天疱瘡、気管支痙攣、呼吸困難、呼吸不全、心ブロック、うっ血性心不全、脳虚血、心停止、脳血管障害、全身性エリテマトーデス。　その他：眼刺激症状、動悸、徐脈、頭痛、めまいなど。

作　用

房水産生を抑制することで、眼圧下降作用を示す。

ナースのための知識

①β遮断作用が全身性に現れることがあるため、注意する。［チモプトールXE、リズモンTG］②点眼直後に涙液と接することでゲル化する。他の点眼剤と併用する際は、本剤投与前に少なくとも10分間の間隔をあけ、最後に使用する。

緑内障治療薬（α_2刺激薬）

ブリモニジン酒石酸塩

［商品名］アイファガン（千寿）

剤形：規格

点眼0.1%（5mL）

効　能

他の緑内障治療薬が効果不十分または使用できない緑内障、高眼圧症。

用　法

1回1滴、1日2回点眼。

禁　忌

過敏症、低出生体重児、新生児、乳児、2歳未満の幼児。

併　用

降圧薬・中枢神経抑制薬・アルコール（相作用増強）、MAO阻害薬（血圧変動）。

副作用

点状角膜炎、結膜炎、眼瞼炎、接触性皮

膚炎など。

作用

房水産生の抑制およびぶどう膜強膜流出路を介した房水流出の促進により、眼圧降下作用を示す。

ナースのための知識

α_2刺激作用が全身性に現れることがあるため、注意する。

緑内障治療薬（炭酸脱水酵素阻害薬）

ブリンゾラミド

［商品名］エイゾプト（ノバルティス）

剤形：規格

点眼［懸濁性］1%（5mL）

効能

緑内障・高眼圧症（他の緑内障治療薬が効果不十分または使用できない場合）。

用法

1回1滴、1日2回点眼(1回1滴、1日3回まで)。

禁忌

過敏症、重篤な腎障害。

併用

アセタゾラミド（相加的作用)、大量のアスピリン（副作用増強)。

副作用

味覚異常、霧視、角膜炎、眼充血、眼痛、眼の不快感、異物感、眼瞼炎、吐き気、疲労、頭痛など。

作用

Ⅱ型炭酸脱水酵素を阻害し、房水の分泌抑制によって眼圧を下げる。

ナースのための知識

①キャップを閉じたままよく振ってからキャップを開けて点眼する。 ②コンタクトレンズは点眼前に外し、15分以上経過してから再装用するよう指導する。

緑内障治療薬（イオンチャネル開口薬）

イソプロピルウノプロストン

［商品名］レスキュラ（日東メディック）

剤形：規格

点眼0.12%（5mL）

効能

緑内障、高眼圧症。

用法

1回1滴、1日2回点眼。

副作用

一過性眼刺激、角膜炎、角膜びらん、結膜充血、眼瞼発赤、霧視など。

作用

主経路または副経路からの房水流出の促進により眼圧を下降させる。

ナースのための知識

①霧視、異物感、眼痛などの自覚症状が持続する場合はただちに受診するよう指導する。 ②保存剤であるベンザルコニウム塩化物による過敏症が知られている。

抗微生物薬（キノロン系抗菌薬）

塩酸ロメフロキサシン

［商品名］ロメフロン、ロメフロンミニムス（千寿）

剤形：規格

点眼0.3%（5mL） 点耳0.3%（5mL） ［ミニムス：眼科耳科用］0.3%（0.5mL）

効能

点眼・ 眼瞼炎、涙嚢炎、麦粒腫、結膜炎、瞼板腺炎、角膜炎（角膜潰瘍を含む)、眼科周術期の無菌化療法。 点耳・ 外耳炎、中耳炎。

用法

点眼・ 1回1滴、1日3回点眼。 点耳・

1回6～10回点耳し、約10分間の耳浴、1日2回。

禁 忌

過敏症

副作用

重大：ショック、アナフィラキシー。その他：[眼科用] 眼刺激症状、眼そう痒感など。［耳科用］耳の菌交代症、外耳道そう痒感、点耳時耳痛など。

作 用

細菌のDNA合成を阻害して抗菌作用を示す。

ナースのための知識

①耳科用はできるだけ体温に近い状態で使用する。②1回使い切り容器であり、開封時には2～3滴捨ててから使用し、使用後は薬液が残っていても必ず捨てる。

抗微生物薬（キノロン系抗菌薬）

オフロキサシン

［商品名］タリビッド（点眼・眼軟膏参天、点耳第一三共）

剤形：規格

点眼0.3%（5mL）　眼軟膏0.3%（3.5g）　点耳0.3%（5mL）

効 能

点眼・眼軟膏眼瞼炎、涙嚢炎、麦粒腫、結膜炎、瞼板腺炎、角膜炎（角膜潰瘍を含む）、眼科周術期の無菌化療法。点耳外耳炎、中耳炎。

用 法

点眼1回1滴、1日3回点眼。　眼軟膏適量を1日3回塗布。　点耳1回6～10滴を1日2回点耳。点耳後は約10分間の耳浴を行う。小児には適宜滴数を減ずる。

禁 忌

過敏症、キノロン系抗菌薬過敏症。

副作用

点眼・眼軟膏重大：ショック、アナフィラキシー。　その他：[眼科用] そう痒感、眼瞼炎、角膜障害など。［耳科用］過敏症状、耳痛など。

作 用

細菌のDNA複製に働く酵素（DNAジャイレースおよびトポイソメラーゼⅣ）を阻害する。

ナースのための知識

点耳できるだけ体温に近い状態で使用する。

抗微生物薬（セフェム系抗菌薬）

セフメノキシム塩酸塩

［商品名］ベストロン（千寿）

剤形：規格

点眼0.5%（25mg/溶解液5mL）　点耳・点鼻1%（50mg/溶解液5mL、500mg/溶解液50mL）

効 能

点眼眼瞼炎、涙嚢炎、麦粒腫、結膜炎、瞼板腺炎、角膜炎（角膜潰瘍を含む）、眼科周術期の無菌化療法。　点耳外耳炎、中耳炎。　点鼻副鼻腔炎（ただし、ネブライザーを用いた噴霧吸入においては中鼻道閉塞が高度の症例を除く）。

用 法

点眼添付の溶解液で5mg/mLに溶解し、1回1～2滴を1日4回点眼。　点耳添付の溶解液で10mg/mLに溶解し、1回6～10滴点耳後に約10分間の耳浴、1日2回。　点鼻添付の溶解液で10mg/mLに溶解し1回2～4mLを隔日に1週間に3回、ネブライザーによる噴霧吸入。または、1回1mLを1週間に1回上顎洞内に注入。

禁 忌

過敏症。

副作用

重大：[共通] ショック。　点耳・点鼻アナフィラキシー。　点鼻喘息発作、呼吸困難。　その他：点眼眼刺激感、そう痒感、結膜充血など。　点耳・点鼻鼻炎、嘔気、発疹など。

作用

細菌の細胞壁の合成を阻害することにより抗菌作用を示す。

ナースのための知識

［共通］①粉末および溶解液は分割して調製せずにバイアルごとに調製する。②溶解後は冷所保存で7日以内に使用する。ネブライザーにより室温で保存する場合は溶解後20時間以内に使用する。点耳できるだけ体温に近い状態で使用する。

抗アレルギー薬

レボカバスチン塩酸塩

［商品名］リボスチン（日本新薬）

剤形：規格

点眼0.025％（5mL）　点鼻0.025mg（15mL）

効能

点眼アレルギー性結膜炎。　点鼻アレルギー性鼻炎。

用法

点眼1回1～2滴を1日4回（朝、昼、夕方、就寝前）に点眼。　点鼻1回各鼻腔に0.05mg（2噴霧）を吸入、1日4回（朝、昼、夕方、就寝前）。

禁忌

過敏症

併用

オキシメタゾリン（吸収低下）。

副作用

重大：ショック、アナフィラキシー。
その他：点眼眼瞼炎、眼刺激、角膜上皮障害など。　点鼻鼻内刺激、眠気、頭痛など。

作用

ヒスタミンH_1受容体に特異的に働き、強力かつ持続的な拮抗作用を有し、アレルギー性の症状を改善する。

ナースのための知識

点鼻 ［共通］①懸濁液のため、使用の際にはその都度容器をよく振盪するよう指導する。　点眼②ベンザルコニウムを含有するため含水性ソフトコンタクトレンズ装用時の点眼は避ける。

血管収縮薬

ナファゾリン硝酸塩

［商品名］プリビナ（日新）

剤形：規格

点眼0.5mg/mL（500mL）　点鼻0.05％（0.5mg/mL：500mL）

効能

点眼表在性充血（原因療法と併用）。
点鼻❶上気道の諸疾患の充血・うっ血。❷上気道粘膜の表面麻酔時における局所麻酔剤の効力持続時間の延長。

用法

点眼1回1～2滴を1日2～3回点眼。　点鼻❶鼻腔内には1回2～4滴を1日数回、咽頭・喉頭には1回1～2mLを1日数回塗布または噴霧。　❷局所麻酔薬1mLあたり0.05％液2～4滴の割合で添加。

禁忌

点眼閉塞隅角緑内障。　点鼻過敏症、2歳未満の乳幼児。　［併用禁忌］［共通］MAO阻害薬（急激な血圧上昇）

副作用

点眼散瞳、調節近点延長、眼乾燥感など。　点鼻眠気等の鎮静作用、くしゃみ、鼻の熱感・刺激痛など。

作用

血管平滑筋のα-アドレナリン受容体に直接作用して血管を収縮させる。

ナースのための知識

連用・頻回使用により反応性の低下や局所粘膜の二次充血を起こすことがあるので、急性充血期に限って使用するか、適切な休薬期間をおいて使用する。

免疫抑制薬

シクロスポリン※

［商品名］パピロックミニ（参天）

剤形：規格

点眼0.1%（0.4mL）

効　能

春季カタル（抗アレルギー薬が効果不十分な場合）。

用　法

1回1滴、1日3回点眼。

禁　忌

過敏症、眼感染症。

副作用

眼瞼炎、ヘルペス性角膜炎、眼の刺激感など。

作　用

T細胞内のシクロフィリンと結合することによって、サイトカインの産生を抑制して、強力な免疫抑制作用を示す。

ナースのための知識

1回使い捨ての製剤であり、使用の際は最初の1～2滴は点眼せずに捨て、使用後の残液は廃棄するよう指導する。

※同成分で免疫抑制薬（サンディミュン、ネオーラル→p.87）あり。

耳鼻科用薬

●ケアのポイント

【点鼻薬】

●正しい点鼻方法として、以下の点を指導する。

〈噴霧用点鼻薬〉

①点鼻前には手を洗う。
②両方の鼻をしっかりかみ、鼻の通りをよくする。
③指示がある点鼻薬は、上下に振り薬剤を混ぜる。
④新品の点鼻薬は数回空噴霧して、薬が一定量噴霧されるようになったのを確認する。
⑤うつむきながらもう一方の鼻の穴をふさぎ、息を軽く吸いながら噴霧する。
⑥1回に各鼻2噴霧以上する場合には、液だれ防止のため、交互に1噴霧を繰り返す。
⑦薬剤を鼻の奥まで浸透させるため、数秒間上を向き、鼻からゆっくり息を吸って口から吐く動作を数回行う。
⑧容器の先をティッシュでよく拭き、キャップをして清潔に保つ。

〈滴下用点鼻薬〉

①点鼻前には手を洗う。
②両方の鼻をしっかりかみ、鼻の中をきれいにする。
③鼻が上を向くようにし、薬液を鼻の中に直接滴下する。
※横になって滴下すると効果的である。
④滴下したら数分間その状態を維持する。薬液が溢れて流れ出た場合には、ティッシュで拭き取る。
⑤容器の先をティッシュでよく拭き、キャップをして清潔に保つ。

【点耳薬】

●正しい点耳方法として、以下の点を指導する。

①点耳前には手を洗う。
②医師の指導にしたがって、綿棒等で耳の中の分泌物を掃除する。
③容器を2〜3分手に持って、薬液を体温に近い状態まで温める。
※冷たいまま点耳すると、めまいを起こすことがある。
④点耳する耳を上にして、横向きに寝る。容器の先が耳に触れないようにして、耳の中に指示された滴数を入れる。
※軽く耳たぶを後ろに引っ張るようにして点すとよい。中耳炎の場合は、耳たぶを後上方向に引っ張ると中耳腔まで到達しやすくなる。
※唾を飲み込むようにすると液が奥にまで行きやすい。
⑤点耳なら約2〜3分、耳浴なら約10分、同じ姿勢（横になったまま）でいる。
⑥起き上がり、耳の外に流れ出た液はティッシュ等で拭き取る。
⑦容器の先をティッシュでよく拭き、キャップをして清潔に保つ。

●主な耳鼻科用薬一覧

※太字は該当ページに詳細を掲載

分類		一般名	商品名	ページ
点鼻薬				
血管収縮薬		ナファゾリン硝酸塩	**プリビナ**	p.481（眼科用薬）
抗微生物薬	キノロン系抗菌薬	オフロキサシン	**タリビッド**	p.480（眼科用薬）
	セフェム系抗菌薬	セフメノキシム塩酸塩	**ベストロン**	p.480（眼科用薬）
	抗MRSA薬	ムピロシンカルシウム水和物	**バクトロバン**	p.485
副腎皮質ホルモン		デキサメタゾンシペシル酸エステル	エリザス	—
		フルチカゾンフランカルボン酸エステル	**アラミスト**	p.485
		フルチカゾンプロピオン酸エステル	フルナーゼ	—
		ベクロメタゾンプロピオン酸エステル	リノコート	—
		モメタゾンフランカルボン酸エステル水和物	**ナゾネックス**	p.485
抗アレルギー薬		ケトチフェンフマル酸塩	**ザジテン**	p.126（アレルギー疾患治療薬）
		レボカバスチン塩酸塩	**リボスチン**	p.481（眼科用薬）
点耳薬				
抗微生物薬	キノロン系抗菌薬	塩酸ロメフロキサシン	**ロメフロン、ロメフロンミニムス**	p.479（眼科用薬）
		オフロキサシン	**タリビッド**	p.480（眼科用薬）
	その他	ホスホマイシンナトリウム	**ホスミシンS**	p.390（抗菌薬）
副腎皮質ホルモン		ベタメタゾンリン酸エステルナトリウム	リンデロン	—
耳垢除去薬		ジオクチルソジウムスルホサクシネート	ジオクチルソジウムスルホサクシネート	—

点鼻薬：抗微生物薬(抗MRSA薬)

ムピロシンカルシウム

［商品名］バクトロバン（GSK）

剤形：規格
［鼻腔用］2%（3g）

効　能
鼻腔内のメチシリン耐性黄色ブドウ球菌（MRSA）の除菌（MRSA易感染患者、易感染患者から隔離することが困難な入院患者、易感染患者に接する医療従事者）。

用　法
適量を1日3回鼻腔内に塗布。

禁　忌
過敏症

副作用
投与部位に軽度の局所反応（鼻炎様症状、刺激感など。）、過敏症（発疹、発赤、そう痒）など。

作　用
細菌のリボゾームにおけるペプチド合成を阻害し、細菌内でのタンパク合成を抑制することによって抗菌活性を示す。

ナースのための知識
①うがい、手洗いなどの他の適切なMRSA感染対策を講じた上で、適用する。　②医療従事者の除菌に使用する場合は、保険給付対象外。

点鼻薬：副腎皮質ホルモン

フルチカゾンフランカルボン酸エステル

［商品名］アラミスト（GSK）

剤形：規格
点鼻 27.5μg（56噴霧用、120噴霧用）

効　能
アレルギー性鼻炎。

用　法
成人には各鼻腔に2噴霧ずつ1日1回。小児には各鼻腔に1噴霧ずつ1日1回。

禁　忌
過敏症、有効な抗菌薬の存在しない感染症、深在性真菌症。

併　用
CYP3A4阻害薬（血中濃度上昇）。

副作用
重大：アナフィラキシー。　その他：発疹、鼻出血、鼻刺激感・疼痛・乾燥感、コルチゾール減少、白血球数増加など。

作　用
炎症に関与するケミカルメディエーターやサイトカインの産生を遺伝子レベルで調節し、抗炎症作用を発揮する。

ナースのための知識
鼻閉の副作用をもつ降圧薬（レセルピン系製剤、α-メチルドパ製剤など）と併用すると、本剤の効果が隠蔽される恐れがあるので、臨床的観察を十分に行う。

点鼻薬：副腎皮質ホルモン

モメタゾンフランカルボン酸エステル

［商品名］ナゾネックス（杏林）

剤形：規格
点鼻 50μg（56噴霧用、112噴霧用）

効　能
アレルギー性鼻炎。

用　法
成人および12歳以上の小児には各鼻腔に2噴霧ずつ1日1回。12歳未満の小児には各鼻腔に1噴霧ずつ1日1回。

禁　忌
過敏症、有効な抗菌薬の存在しない感染症、全身性の真菌症。

副作用
重大：アナフィラキシー。　その他：鼻刺激感・そう痒感・乾燥感、鼻真菌検査陽性、咽喉頭刺激感・疼痛、コルチゾール減少など。

作 用

IL-4およびIL-5の産生抑制、鼻腔内のIgEおよびIgG抗体産生抑制により、鼻症状抑制作用を示す。

ナースのための知識

投与が数か月以上にわたる場合は、鼻中隔潰瘍等の鼻所見に注意する。

皮膚科用薬（外皮用薬）

ケアのポイント

- 塗る前にはきれいに手を洗い、よく拭くよう指導する。
- 患部を清潔にする。
- 塗布回数や塗布量（FTU➡Keyword）、塗布期間を守るよう指導する。
- 患部に軟膏を少しずつ分けて乗せ、指の腹で皮膚になじませるようにまんべんなく伸ばすよう指導する。

Keyword FTU（finger-tip unit）

FTU（finger-tip unit）は、軟膏またはクリームのチューブで、患者の人差し指の先端から第1関節まで押し出した量が1FTU（約0.5g）であり、患者の手掌で2枚分の範囲に外用薬を塗布する目安の量となる。ただし、5gチューブでは0.5gに満たないことが多いので注意が必要である。

表15-1　軟膏とクリームの特徴

	軟膏	クリーム
基剤	主に脂溶性成分の白色ワセリン	親水クリーム（水溶性基剤）と吸水クリーム（脂溶性基剤）
刺激	刺激が少ない	添加物による刺激が起きやすい
塗布場所	乾燥面および湿潤面	湿潤面には適さないこともある
吸収率	やや低い	高い
使用感	べたべたする	べたつきが少ない

【ステロイド外用薬】

- ステロイド外用薬の必要性と副作用について説明する。
- ステロイドのランク別（**表15-2**）の使い分けについて説明する。特に適用部位ごとに異なるステロイド外用薬を使用する場合には、取り違えないよう指導する。
- 1回の塗布量を具体的に説明する➡Keyword。
- 保湿剤と併用する場合には、塗る面積の広い保湿剤を先に塗り、後からステロイド外用薬を患部のみに塗るよう指導する。
- 自己判断で中止しないよう指導する。
- 皮膚感染を伴う湿疹・皮膚炎には使用しない。
- 大量または長期にわたる広範囲の使用、密封法（ODT）により、後嚢白内障や緑内障を発現させる可能性があるので留意する。

表15-2 主なステロイド外用薬

分類	一般名	商品名
ストロンゲスト（最も強い）	クロベタゾールプロピオン酸エステル	デルモベート
	ジフロラゾン酢酸エステル	ジフラール、ダイアコート
ベリーストロング（非常に強い）	アムシノニド	ビスダーム
	ジフルコルトロン吉草酸エステル	テクスメテン、ネリゾナ
	ジフルプレドナート	マイザー
	フルオシノニド	トプシム
	ベタメタゾンジプロピオン酸エステル	リンデロン-DP
	ベタメタゾン酪酸エステルプロピオン酸エステル	アンテベート
	モメタゾンフランカルボン酸エステル	フルメタ
	酪酸プロピオン酸ヒドロコルチゾン	パンデル
ストロング（強い）	デキサメタゾンプロピオン酸エステル	メサデルム
	デキサメタゾン吉草酸エステル	ザルックス、ボアラ
	デプロドンプロピオン酸エステル	エクラー
	フルオシノロンアセトニド	フルコート
	フルオシノロンアセトニド・フラジオマイシン硫酸塩	フルコートF
	ベタメタゾン吉草酸エステル	ベトネベート、リンデロン-V
	ベタメタゾン吉草酸エステル・ゲンタマイシン硫酸塩	リンデロン-VG
	ベタメタゾン吉草酸エステル・フラジオマイシン硫酸塩	ベトネベートN
マイルド（おだやか）	アルクロメタゾンプロピオン酸エステル	アルメタ
	クロベタゾン酪酸エステル	キンダベート
	デキサメタゾン	オイラゾン
	デキサメタゾン・脱脂大豆乾留タール	グリメサゾン
	トリアムシノロンアセトニド	レダコート
	ヒドロコルチゾン酪酸エステル	ロコイド
	プレドニゾロン吉草酸エステル酢酸エステル	リドメックス
ウイーク（弱い）	ヒドロコルチゾン・オキシテトラサイクリン塩酸塩	テラ・コートリル
	プレドニゾロン	プレドニゾロン

●本書で取り上げた皮膚科用薬（外皮用薬）一覧

分類	一般名	商品名	ページ
化膿性疾患用薬	スルファジアジン銀	ゲーベン	p.489
鎮痛、鎮痒、収斂、消炎薬	トリアムシノロンアセトニド	アフタッチ	p.489
	ヘパリン類似物質	ヒルドイド	p.490
その他	アルプロスタジル アルファデクス	プロスタンディン	p.185（血管拡張薬）
	タクロリムス水和物	プロトピック、タリムス*	p.490
	トラフェルミン	フィブラスト	p.491

＊眼科用薬（p.476）。

化膿性疾患用薬

スルファジアジン銀

［商品名］ゲーベン（田辺三菱）

剤形：規格

1%

効 能

外傷、熱傷および手術創などの二次感染、びらん、潰瘍の二次感染。

用 法

1日1回、創面を覆うに必要かつ十分な厚さ（約2～3mm）に滅菌手袋などを用いて直接塗布、またはガーゼに同様の厚さにのばし貼付。第2日目以降は、前日塗布した薬剤を清拭または温水浴などで洗い落として新たに塗布する。

禁 忌

過敏症、サルファ剤過敏症、新生児、低出生体重児、軽症熱傷。

副作用

重大：汎血球減少、皮膚壊死、間質性腎炎。　その他：発疹、白血球減少、疼痛など。

作 用

スルファジアジン銀はブドウ球菌、大腸菌などに抗菌力があり、また銀が細胞膜、細胞壁に作用して抗菌作用を示す。

ナースのための知識

①できる限り温水浴、シャワーなどを併用し、創面の清浄化、壊死組織の除去を行う。　②軟膏ベラはよく清拭して用いる。

鎮痛、鎮痒、収斂、消炎薬

トリアムシノロンアセトニド

［商品名］アフタッチ（帝人ファーマ）

剤形：規格

［口腔内貼付用］25μg

効 能

アフタ性口内炎。

用 法

1患部に1回1錠を1日1～2回、白色面を患部粘膜に付着。

禁 忌

過敏症

副作用

カンジダ症など。

作 用

抗炎症作用、抗アレルギー作用を有する。

ナースのための知識

乳幼児への使用においては、貼付後指で剥がし取る恐れがあるので注意する。

鎮痛、鎮痒、収斂、消炎薬

ヘパリン類似物質

［商品名］ヒルドイド（マルホ）

剤形：規格

0.3%　［ローション］0.3%　［ソフト］0.3%　ゲル0.3%

効　能

［共通］進行性指掌角皮症、凍瘡、肥厚性瘢痕・ケロイドの治療と予防、血行障害に基づく疼痛と炎症性疾患（注射後の硬結ならびに疼痛）、血栓性静脈炎（痔核を含む）、外傷（打撲、捻挫、挫傷）後の腫脹・血腫・腱鞘炎・筋肉痛・関節炎、筋性斜頸（乳児期）。　・・皮脂欠乏症。

用　法

1日1〜数回適量を患部に塗擦・ガーゼなど貼付・塗布。

禁　忌

出血性血液疾患、僅少な出血でも重大な結果が予想される患者。

副作用

［共通］そう痒、発赤、発疹など。　・皮膚炎など。　ゲル皮膚刺激感など。

作　用

［共通］血液凝固抑制作用、血流増加作用によって皮膚の血行を改善する。・・角層水分保持増強作用を持ち、皮膚に対して保湿作用を示す。ゲル抗炎症作用、鎮痛作用などを示す。

ナースのための知識

①潰瘍、びらん面への直接塗擦を避ける。
②眼には使用しない。

その他の皮膚科用薬

タクロリムス水和物※

［商品名］プロトピック（マルホ）、タリムス（千寿）

剤形：規格

［プロトピック］0.1%（5g）、［小児用］0.03%（5g）［タリムス］点眼0.1%（5mL）

効　能

アトピー性皮膚炎。　点眼春季カタル（抗アレルギー薬が効果不十分な場合）。

用　法

適量を1日1〜2回、患部に塗布する（1回あたり5gまで）。　点眼用時よく振り混ぜたのち、通常、1回1滴を1日2回点眼。

警　告

［プロトピック］（1）専門医。（2）関連性は明らかでないがリンパ腫、皮膚癌の発現が報告されていることを説明し、理解したことを確認した上で使用する。（3）潰瘍、びらんに使用する場合には、血中濃度が高くなり、腎障害などが発現する可能性があるので処置を行い、改善を確認した後に使用を開始する。

禁　忌

［共通］過敏症。　潰瘍・明らかに局面を形成しているびらん、高度の腎障害・高K血症、魚鱗癬様紅皮症。［併用禁忌］PUVA療法などの紫外線療法（動物実験にて皮膚腫瘍発生）。［0.1%］小児。［0.03%］低出生体重児・新生児・乳児・2歳未満の幼児。　点眼眼感染症。

副作用

灼熱感、ほてり感、疼痛、そう痒感、細菌性感染症、ウイルス性感染症、真菌性感染症、ざ瘡など。　点眼眼の異常感など。

作　用

炎症細胞であるT細胞からのサイトカイ

ンの産生を強く抑制し、これらの炎症性細胞の相互作用により誘発される皮膚・眼の炎症に対して抑制作用を示す。

ナースのための知識

①2週間以内に皮疹の改善が認められない場合には使用を中止する。 ②1日2回塗布する場合はおよそ12時間間隔で塗布する。 ③使用後、一過性に皮膚刺激感があること、皮疹の改善とともに発現しなくなることを患者に十分説明する。 点眼 ④コンタクトレンズは点眼前にはずし、点眼後十分な間隔をあけてから再度装着する。

※同成分で免疫抑制薬（グラセプター、プログラフ→p.88）あり。

その他の皮膚科用薬

トラフェルミン（遺伝子組換え）

［商品名］フィブラスト（科研）

剤形：規格

スプレー 250μg（2.5mL）、500μg（5mL）

効能

褥瘡、皮膚潰瘍（熱傷潰瘍、下腿潰瘍）

用法

用時溶解し、潰瘍面を清拭後1日1回噴霧。潰瘍の最大径が6cm以内の場合は、潰瘍面から約5cm離して5噴霧（トラフェルミンとして30μg）。潰瘍の最大径が6cmを超える場合は、薬剤が同一潰瘍面に5噴霧されるよう、潰瘍面から約5cm離して操作を繰り返す。

禁忌

過敏症、投与部分に悪性腫瘍があるまたはその既往歴。

副作用

刺激感・疼痛、発赤、そう痒感など。

作用

血管内皮細胞、線維芽細胞などに存在するFGF受容体に作用する。血管新生作用や肉芽形成促進作用などを有し、褥瘡、皮膚潰瘍に対して効果を発揮する。

ナースのための知識

①単位面積あたりの投与量が規定されているため、用法・用量に注意する。 ②投与後は30秒静置後に被覆材などで被覆する。 ③溶解後、冷所保存のため冷蔵庫に保管する。 ④抗菌作用は有さないため、感染創の場合は感染の制御を行った上で使用する。

16 造影剤

ケアのポイント

- 規格により適応が異なるので、事前に十分確認する。
- ショックが起こることがあるので、十分な問診を行う。
- 必ず救急処置の準備をしておく。
- 投与開始時より状態を観察し、異常が認められた場合にはただちに投与を中止し、適切な処置を行う。
- 検査終了数時間後にも遅発性の副作用発現の可能性があることを説明し、発疹、発熱、悪心、めまい、胸内苦悶感等が現れた場合には、すみやかに連絡するように指導する。

主な造影剤一覧

分類	一般名	商品名	備考
MRI用	ガドジアミド水和物	オムニスキャン	脳・脊髄造影、躯幹部・四肢造影（腎臓など）
	ガドテリドール	プロハンス	
	ガドブトロール	ガドビスト	脳・脊髄造影、躯幹部・四肢造影
	ガドテル酸メグルミン	マグネスコープ	脳・脊髄造影、躯幹部・四肢造影（腎臓など）
	ガドペンテト酸ジメグルミン	マグネビスト	
	ガドキセト酸ナトリウム	EOB・プリモビスト	肝腫瘍の造影
	クエン酸鉄アンモニウム	フェリセルツ	消化管造影、胆道膵管撮影時の消化管陰性造影
	塩化マンガン四水和物	ボーステル	胆道膵管撮影時の消化管陰性造影
	フェルカルボトラン	リゾビスト	肝腫瘍の局在診断のための肝臓造影

分類		一般名	商品名	備考
X線用	尿路・血管系	イオプロミド	プロスコープ	脳・心臓・胸部・腹部・四肢の血管撮影
		イオメプロール	イオメロン	
		イオパミドール	イオパミロン	脳・心臓・大動脈・選択的血管・四肢の血管撮影
		イオベルソール	オプチレイ	
		イオヘキソール	オムニパーク	脳・心腔内・冠状動脈・肺動脈・大動脈・選択的血管・四肢の血管撮影
		イオジキサノール	ビジパーク	脳・四肢の血管撮影、逆行性尿路撮影、内視鏡的逆行性膵胆管撮影
		イオキサグル酸	ヘキサブリックス	脳・心臓・胸部・腹部・四肢の血管撮影
	消化管系	アミドトリゾ酸ナトリウムメグルミン	ガストログラフイン	消化管撮影、CTにおける上部消化管・下部消化管撮影
		硫酸バリウム	バリトゲン、バリトップ、コロンフォート	
	脳槽・脊髄系	イオヘキソール	オムニパーク	CTによる脳槽・脊髄造影、頸部・胸部・腰部の脊髄造影
	膵胆・尿路・関節・唾液腺系	アミドトリゾ酸ナトリウムメグルミン	ウログラフイン	逆行性尿路撮影、内視鏡的逆行性膵胆管撮影
	胆道系	イオトロクス酸メグルミン	ビリスコピン	胆嚢・胆管撮影
	脳・脊髄・関節・子宮卵管系	イオトロラン	イソビスト	脊髄撮影、CTによる脳室・脳槽・脊髄造影
	リンパ・子宮卵管系調製用剤	ヨード化ケシ油脂肪酸エチルエステル	リピオドール	リンパ系撮影、子宮卵管撮影
	X線診断二重造影用発泡剤	炭酸水素ナトリウム・酒石酸	バロス	胃・十二指腸の透視・撮影の造影補助

分類	一般名	商品名	備考
エコー用	ペルフルブタン	ソナゾイド	超音波検査における肝・乳房腫瘤性病変造影
	ガラクトース・パルミチン酸	レボビスト	心エコー図検査における心臓血管造影、ドプラ検査における造影
放射性医薬品	フルデオキシグルコース（^{18}F）	FDGスキャン	悪性腫瘍、虚血性心疾患、難治性部分てんかんの診断
	イオマゼニル（^{123}I）	ベンゾダイン	てんかん焦点の診断
	イオフルパン（^{123}I）	ダットスキャン	パーキンソン症候群、レビー小体型認知症の診断
	フルテメタモル（^{18}F）	ビザミル	アルツハイマー型認知症の診断
	インジウムペンテトレオチド（^{111}In）	オクトレオスキャン	神経内分泌腫瘍の診断

17 漢方薬

●ケアのポイント

- 重大な副作用として間質性肺炎を起こす漢方薬（小柴胡湯など）を投与する際は、発熱、咳嗽、呼吸困難等が現れた場合には、服用を中止しただちに連絡するよう指導する（主な漢方薬一覧参照）。
- 甘草が入っている漢方薬（芍薬甘草湯など）により、低カリウム血症、血圧上昇の浮腫等の偽アルドステロン症が現れることがある。また、低カリウム血症の結果としてミオパチーが現れることがあるので、脱力感、四肢痙攣・麻痺等の異常が認められた場合には、投与を中止し、カリウム製剤の投与等の適切な処置を行う（主な漢方薬一覧参照）。
- 漢方薬は空腹時に吸収されやすく、食事と食事の間（食後2時間程度）の服用が望ましいが、食欲不振等が現れる場合には、食後投与でもよいことを説明する。
- 経管投与時やざらつきを嫌う小児に投与する際は、顆粒剤をすりつぶして粉状にしてもよい。

●主な漢方薬一覧

※黒字に白抜き数字は、ツムラ以外の番号

番号	漢方名	おもな適応	重大な副作用	
			間質性肺炎	偽アルドステロン症・ミオパチー
1	葛根湯（カッコントウ）	感冒、熱性疾患の初期、肩こり	○	○
2	葛根湯加川芎辛夷（カッコントウカセンキュウシンイ）	鼻づまり、蓄膿症、慢性鼻炎		○
3	乙字湯（オツジトウ）	切れ痔、イボ痔	○	○
5	安中散（アンチュウサン）	神経性・慢性胃炎、胃腸虚弱		○
05	芍薬甘草附子湯（シャクヤクカンゾウブシトウ）	慢性神経痛、慢性関節炎、関節リウマチ		○
6	十味敗毒湯（ジュウミハイドクトウ）	化膿性・急性皮膚疾患の初期		○
7	八味地黄丸（ハチミジオウガン）	腎炎、糖尿病、坐骨神経痛		

番号	漢方名	おもな適応	重大な副作用	
			間質性肺炎	偽アルドステロン症・ミオパチー
07	葛根加朮附湯（カッコンカジュツブトウ）	肩こり、肩甲部の神経痛	○	○
8	大柴胡湯（ダイサイコトウ）	胆石症、高血圧症、胃酸過多症	○	
9	小柴胡湯（ショウサイコトウ）	急性熱性病、慢性胃腸障害	○	○
10	柴胡桂枝湯（サイコケイシトウ）	発熱、汗・悪寒・頭痛・吐気のある感冒	○	○
11	柴胡桂枝乾姜湯（サイコケイシカンキョウトウ）	更年期障害、神経症、不眠症	○	○
12	柴胡加竜骨牡蛎湯（サイコカリュウコツボレイトウ）	高血圧症、動脈硬化症、神経衰弱症	○	
14	半夏瀉心湯（ハンゲシャシントウ）	急・慢性胃腸カタル、発酵性下痢	○	○
15	黄連解毒湯（オウレンゲドクトウ）	鼻出血、高血圧、動悸	○	
16	半夏厚朴湯（ハンゲコウボクトウ）	不安神経症、神経性胃炎、つわり		
17	五苓散（ゴレイサン）	浮腫、二日酔い、下痢		
18	桂枝加朮附湯（ケイシカジュツブトウ）	関節痛、神経痛		○
18	桂枝加苓朮附湯（ケイシカリョウジュツブトウ）	関節痛、神経痛		○
19	小青竜湯（ショウセイリュウトウ）	気管支炎、気管支喘息、アレルギー性鼻炎	○	○
20	防已黄耆湯（ボウイオウギトウ）	腎炎、関節炎、浮腫	○	○
21	小半夏加茯苓湯（ショウハンゲカブクリョウトウ）	妊娠嘔吐、諸病の嘔吐		
22	消風散（ショウフウサン）	湿疹、蕁麻疹、水虫		○
23	当帰芍薬散（トウキシャクヤクサン）	貧血、倦怠感、更年期障害		
24	加味逍遙散（カミショウヨウサン）	冷え症、虚弱体質、更年期障害		○
25	桂枝茯苓丸（ケイシブクリョウガン）	子宮・子宮付属器炎症、月経不順		

番号	漢方名	おもな適応	重大な副作用	
			間質性肺炎	偽アルドステロン症・ミオパチー
26	桂枝加竜骨牡蛎湯（ケイシカリュウコツボレイトウ）	小児夜尿症、神経衰弱、陰萎		○
026	桂枝加黄耆湯（ケイシカオウギトウ）	体力が衰えているものの寝汗、あせも		○
27	麻黄湯（マオウトウ）	感冒、関節リウマチ		○
027	桂枝加葛根湯（ケイシカカッコントウ）	風邪の初期で、肩こり・頭痛		○
28	越婢加朮湯（エッピカジュツトウ）	腎炎、ネフローゼ、関節リウマチ	○	
028	桂枝加厚朴杏仁湯（ケイシカコウボクキョウニントウ）	身体虚弱の咳		○
29	麦門冬湯（バクモンドウトウ）	痰の切れにくい咳、気管支炎、気管支喘息	○	○
29	当帰芍薬散加附子（トウキシャクヤクサンカブシ）	婦人の冷え、月経痛、神経痛		
30	真武湯（シンブトウ）	胃腸疾患、脊髄疾患による運動・知覚麻痺		
31	呉茱萸湯（ゴシュユトウ）	習慣性片頭痛、習慣性頭痛、嘔吐		
32	人参湯（ニンジントウ）	胃腸虚弱、下痢、嘔吐		○
33	大黄牡丹皮湯（ダイオウボタンピトウ）	月経不順、便秘、痔疾		
34	白虎加人参湯（ビャッコカニンジントウ）	のどの渇きとほてりのあるもの		○
35	四逆散（シギャクサン）	胆嚢炎、胃炎、神経症		○
35	黄芩湯（オウゴントウ）	腸カタル、消化不良、嘔吐		○
36	木防已湯（モクボウイトウ）	咳を伴う呼吸困難のある浮腫、心臓性喘息		
37	半夏白朮天麻湯（ハンゲビャクジュツテンマトウ）	冷え症、めまい、頭痛		
037	桂麻各半湯（ケイマカクハントウ）	感冒、咳、かゆみ		○
38	当帰四逆加呉茱萸生姜湯（トウキシギャクカゴシュユショウキョウトウ）	しもやけ、頭痛、下腹部痛		○

漢方薬

番号	漢方名	おもな適応	重大な副作用	
			間質性肺炎	偽アルドステロン症・ミオパチー
39	苓桂朮甘湯（リョウケイジュツカントウ）	神経質、めまい、頭痛		○
40	猪苓湯（チョレイトウ）	尿道炎、排尿痛、腎臓炎		
41	補中益気湯（ホチュウエッキトウ）	虚弱体質、胃腸虚弱、病後の体力増強	○	○
43	六君子湯（リックンシトウ）	胃炎、胃腸虚弱、消化不良		○
45	桂枝湯（ケイシトウ）	体力が衰えた時の風邪の初期		○
46	七物降下湯（シチモツコウカトウ）	高血圧に伴うのぼせ・肩こり		
47	釣藤散（チョウトウサン）	慢性頭痛、高血圧		○
48	十全大補湯（ジュウゼンタイホトウ）	病後の体力低下、疲労倦怠、食欲不振		○
50	荊芥連翹湯（ケイガイレンギョウトウ）	蓄膿症、慢性鼻炎、慢性扁桃炎	○	○
51	潤腸湯（ジュンチョウトウ）	便秘	○	○
52	薏苡仁湯（ヨクイニントウ）	関節痛、筋肉痛		○
53	疎経活血湯（ソケイカッケツトウ）	関節痛、神経痛、腰痛		○
54	抑肝散（ヨクカンサン）	神経症、不眠症、小児夜泣き	○	○
55	麻杏甘石湯（マキョウカンセキトウ）	小児喘息、気管支喘息		○
56	五淋散（ゴリンサン）	頻尿、排尿痛、残尿感	○	
57	温清飲（ウンセイイン）	月経不順、血の道症、更年期障害	○	
58	清上防風湯（セイジョウボウフウトウ）	にきび		○
59	治頭瘡一方（ヂヅソウイッポウ）	湿疹、乳幼児の湿疹		○
60	桂枝加芍薬湯（ケイシカシャクヤクトウ）	しぶり腹、腹痛		○
61	桃核承気湯（トウカクジョウキトウ）	月経不順、月経・産後の精神不安、便秘		○
62	防風通聖散（ボウフウツウショウサン）	高血圧の動悸・肩こり、便秘	○	○
63	五積散（ゴシャクサン）	胃腸炎、腰痛、関節痛		○

番号	漢方名	おもな適応	重大な副作用	
			間質性肺炎	偽アルドステロン症・ミオパチー
64	炙甘草湯（シャカンゾウトウ）	動悸、息切れ		○
65	帰脾湯（キヒトウ）	貧血、不眠症		○
66	参蘇飲（ジンソイン）	感冒、咳		○
67	女神散（ニョシンサン）	産前産後の神経症、月経不順、血の道症		○
68	芍薬甘草湯（シャクヤクカンゾウトウ）	痙攣を伴う疼痛、筋肉・関節痛、胃痛	○	○
69	茯苓飲（ブクリョウイン）	胃炎、胃アトニー、溜飲		
70	香蘇散（コウソサン）	胃腸虚弱で神経質の人の風邪の初期		○
71	四物湯（シモツトウ）	産後の疲労回復、月経不順、冷え症		
72	甘麦大棗湯（カンバクタイソウトウ）	夜泣き、ひきつけ		○
73	柴陥湯（サイカントウ）	咳、咳による胸痛		○
74	調胃承気湯（チョウイジョウキトウ）	便秘		○
75	四君子湯（シクンシトウ）	胃腸虚弱、慢性胃炎、嘔吐		○
76	竜胆瀉肝湯（リュウタンシャカントウ）	排尿痛、残尿感、尿の濁り	○	○
77	芎帰膠艾湯（キュウキキョウガイトウ）	痔出血		○
78	麻杏薏甘湯（マキョウヨクカントウ）	関節痛、神経痛、筋肉痛		○
79	平胃散（ヘイイサン）	急・慢性胃炎、消化不良、食欲不振		○
80	柴胡清肝湯（サイコセイカントウ）	神経症、慢性扁桃腺炎、湿疹		○
81	二陳湯（ニチントウ）	悪心・嘔吐		○
82	桂枝人参湯（ケイシニンジントウ）	頭痛、動悸、慢性胃腸炎		○
83	抑肝散加陳皮半夏（ヨクカンサンカチンピハンゲ）	神経症、不眠症、小児夜泣き		○
84	大黄甘草湯（ダイオウカンゾウトウ）	便秘症		○

番号	漢方名	おもな適応	重大な副作用	
			間質性肺炎	偽アルドステロン症・ミオパチー
85	神秘湯（シンピトウ）	小児喘息、気管支喘息、気管支炎		○
86	当帰飲子（トウキインシ）	慢性湿疹、かゆみ		○
87	六味丸（ロクミガン）	排尿困難、残尿、むくみ		
88	二朮湯（ニジュツトウ）	五十肩	○	○
89	治打撲一方（ヂダボクイッポウ）	打撲による腫れ・痛み		○
90	清肺湯（セイハイトウ）	痰の多く出る咳	○	○
91	竹筎温胆湯（チクジョウンタントウ）	風邪、肺炎などの回復期の熱の長引き		○
92	滋陰至宝湯（ジインシホウトウ）	虚弱なものの慢性の咳・痰		○
93	滋陰降火湯（ジインコウカトウ）	痰が出なくて咳込むもの		○
95	五虎湯（ゴコトウ）	咳、気管支喘息		○
96	柴朴湯（サイボクトウ）	小児喘息、気管支喘息、気管支炎	○	○
97	大防風湯（ダイボウフウトウ）	下肢の関節リウマチ、慢性関節炎、痛風		○
98	黄耆建中湯（オウギケンチュウトウ）	虚弱体質、病後の衰弱、寝汗		○
99	小建中湯（ショウケンチュウトウ）	小児虚弱体質、疲労倦怠、小児夜尿症		○
100	大建中湯（ダイケンチュウトウ）	下腹部痛、腹部膨満	○	
101	升麻葛根湯（ショウマカッコントウ）	感冒の初期、皮膚炎		○
102	当帰湯（トウキトウ）	腹部膨満、腰痛		○
103	酸棗仁湯（サンソウニントウ）	心身が疲れている不眠症、神経症		○
104	辛夷清肺湯（シンイセイハイトウ）	鼻づまり、慢性鼻炎、蓄膿症	○	
105	通導散（ツウドウサン）	月経不順、更年期障害、便秘		○
106	温経湯（ウンケイトウ）	月経不順、更年期障害、不眠		○
107	牛車腎気丸（ゴシャジンキガン）	下肢痛、しびれ、老人のかすみ目	○	

番号	漢方名	おもな適応	重大な副作用	
			間質性肺炎	偽アルドステロン症・ミオパチー
108	人参養栄湯（ニンジンヨウエイトウ）	病後の体力低下、疲労倦怠、食欲不振		○
109	小柴胡湯加桔梗石膏（ショウサイコトウカキキョウセッコウ）	扁桃炎、扁桃周囲炎	○	○
110	立効散（リッコウサン）	歯痛、抜歯後疼痛		○
111	清心蓮子飲（セイシンレンシイン）	残尿感、頻尿、排尿痛	○	○
112	猪苓湯合四物湯（チョレイトウゴウシモツトウ）	排尿困難、排尿痛、残尿感		
113	三黄瀉心湯（サンオウシャシントウ）	高血圧に伴うのぼせ・肩こり、鼻血	○	
114	柴苓湯（サイレイトウ）	水瀉性下痢、急性胃腸炎、暑気あたり	○	○
115	胃苓湯（イレイトウ）	食あたり、冷え腹、急性胃腸炎		○
116	茯苓飲合半夏厚朴湯（ブクリョウインゴウハンゲコウボクトウ）	不安神経症、神経性胃炎、つわり		
117	茵蔯五苓散（インチンゴレイサン）	嘔吐、蕁麻疹、二日酔い		
118	苓姜朮甘湯（リョウキョウジュツカントウ）	腰痛、腰の冷え、夜尿症		○
119	苓甘姜味辛夏仁湯（リョウカンキョウミシンゲニントウ）	気管支炎、気管支喘息、心臓衰弱		○
120	黄連湯（オウレントウ）	急性胃炎、二日酔い、口内炎		○
121	三物黄芩湯（サンモツオウゴントウ）	手足のほてり	○	
122	排膿散及湯（ハイノウサンキュウトウ）	化膿症、瘡、面疔		○
123	当帰建中湯（トウキケンチュウトウ）	月経痛、下腹部痛、痔		○
124	川芎茶調散（センキュウチャチョウサン）	風邪、血の道症、頭痛		○
125	桂枝茯苓丸加薏苡仁（ケイシブクリョウガンカヨクイニン）	月経不順、にきび、しみ		

漢方薬

番号	漢方名	おもな適応	重大な副作用	
			間質性肺炎	偽アルドステロン症・ミオパチー
126	麻子仁丸（マシニンガン）	便秘		
127	麻黄附子細辛湯（マオウブシサイシントウ）	感冒、気管支炎		
128	啓脾湯（ケイヒトウ）	胃腸虚弱、慢性胃腸炎、消化不良		○
133	大承気湯（ダイジョウキトウ）	常習便秘、急性便秘、高血圧、神経症		
134	桂枝加芍薬大黄湯（ケイシカシャクヤクダイオウトウ）	急性腸炎、大腸カタル、常習便秘		○
135	茵蔯蒿湯（インチンコウトウ）	黄疸、肝硬変症、蕁麻疹		
136	清暑益気湯（セイショエッキトウ）	暑気あたり、暑さによる食欲不振		○
137	加味帰脾湯（カミキヒトウ）	貧血、不眠症、精神不安		○
138	桔梗湯（キキョウトウ）	扁桃炎、扁桃周囲炎		○
140	四苓湯（シレイトウ）	暑気あたり、急性胃腸炎、むくみ		
180	桂芍知母湯（ケイシャクチモトウ）	神経痛、関節痛		○
230	芎帰調血飲（キュウキチョウケツイン）	産後の神経症、体力低下、月経不順		○
311	九味檳榔湯（クミビンロウトウ）	脚気、高血圧に伴う頭痛		○
314	梔子柏皮湯（シシハクヒトウ）	黄疸、皮膚そう痒症		○
319	大柴胡湯去大黄（ダイサイコトウキョダイオウ）	高血圧、胃腸病、胆石症		
320	腸癰湯（チョウヨウトウ）	盲腸部の急性・慢性の痛み、月経痛		
324	桔梗石膏（キキョウセッコウ）	咳嗽、化膿するもの		
401	甘草湯（カンゾウトウ）	激しい咳、咽頭痛の寛解		○
410	附子理中湯（ブシリチュウトウ）	胃腸虚弱、手足の冷え、下痢		○
501	紫雲膏（シウンコウ）	火傷、痔核による疼痛、肛門裂傷		

ナースのための基本薬　第2版

2017年3月22日　第1版第1刷発行
2020年2月4日　第2版第1刷発行
2022年1月17日　第2版第3刷発行

編　集　木津　純子
発行者　有賀　洋文
発行所　株式会社 照林社
〒112－0002
東京都文京区小石川2丁目3－23
電話　03－3815－4921（編集）
　　　03－5689－7377（営業）
http://www.shorinsha.co.jp/
印刷所　共同印刷株式会社

検印省略（定価はカバーに表示してあります）

ISBN978-4-7965-2476-6

脂質異常症治療薬
糖尿病治療薬
痛風治療薬、中毒治療薬
骨粗鬆症治療薬、その他の内分泌系作用薬
腎疾患・透析用薬、泌尿生殖器・痔疾患治療薬
ビタミン製剤、輸液・栄養製剤
血液製剤、造血薬、止血薬
抗血栓薬
抗菌薬
抗真菌薬、抗ウイルス薬、予防接種用薬、消毒薬
抗悪性腫瘍薬
眼科用薬、耳鼻科用薬、皮膚科用薬（外皮用薬）
造影剤
漢方薬